中国科学院教材建设专家委员会规划教材

全国高等医药院校规划教材

供护理学类专业使用

案例版™

护理管理学

主　编　李　伟　穆　贤

副主编　李惠玲　张俊娥　毛　俊　王　萍

编　委　（按姓氏笔画排序）

于丽荣（潍坊医学院）

王　欢（锦州医科大学）

王　萍（广东医科大学）

王　雪（辽宁中医药大学）

毛　俊（广东药科大学）

孔繁莹（哈尔滨医科大学）

刘聿秀（潍坊医学院）

刘丽萍（齐齐哈尔医学院附属第二医院）

许丽娟（丽水学院）

孙雅博（包头医学院第一附属医院）

李　伟（潍坊医学院）

李现文（南京医科大学）

李惠玲（苏州大学）

吴春荣（包头医学院第二附属医院）

张俊娥（中山大学）

林　莉（陆军军医大学）

赵永娟（大连医科大学附属第二医院）

郭慧芳（大连医科大学附属第一医院）

眭文洁（苏州大学第一附属医院）

穆　贤（包头医学院）

魏洪娟（齐齐哈尔医学院）

科学出版社

北　京

郑 重 声 明

为顺应教育部教学改革潮流和改进现有的教学模式，适应目前高等医学院校的教育现状，提高医学教育质量，培养具有创新精神和创新能力的医学人才，科学出版社在充分调研的基础上，引进国外先进的教学模式，独创案例与教学内容相结合的编写形式，组织编写了国内首套引领医学教育发展趋势的案例版教材。案例教学在医学教育中，是培养高素质、创新型和实用型医学人才的有效途径。

案例版教材版权所有，其内容和引用案例的编写模式受法律保护，一切抄袭、模仿和盗版等侵权行为及不正当竞争行为，将被追究法律责任。

图书在版编目（CIP）数据

护理管理学 / 李伟，穆贤主编. —北京：科学出版社，2020.1
中国科学院教材建设专家委员会规划教材·全国高等医药院校规划教材
ISBN 978-7-03-061315-8

Ⅰ. ①护… Ⅱ. ①李… ②穆… Ⅲ. ①护理学–管理学–医学院校–教材
Ⅳ. ①R47

中国版本图书馆 CIP 数据核字（2019）第 107785 号

责任编辑：张天佐 胡治国 / 责任校对：杨 赛
责任印制：赵 博 / 封面设计：陈 敬

科学出版社 出版
北京东黄城根北街 16 号
邮政编码：100717
http://www.sciencep.com
北京富资园科技发展有限公司印刷
科学出版社发行 各地新华书店经销
*
2020 年 1 月第 一 版 开本：787×1092 1/16
2025 年 3 月第三次印刷 印张：21 1/2
字数：650 000
定价：75.00 元
（如有印装质量问题，我社负责调换）

前　言

　　护理管理学是将管理学理论和方法应用于护理实践的一门应用学科，是护理学专业本科生的一门重要的必修课程。护理管理是医院管理的重要组成部分，护理管理学以现代管理学的原理为指导，依据护理工作特点和实践，形成了一门理论性、实践性、实用性较强的交叉学科。

　　本教材在编写过程中注重管理理论的系统性。以管理学的五大职能为主线，整体框架分为导论篇、计划篇、组织篇、人力资源管理篇、领导篇、控制篇和护理管理实用篇。导论篇对管理、管理学和护理管理进行了概述，介绍了管理的基本原理和方法；计划篇、组织篇、人力资源管理篇、领导篇、控制篇结合护理专业对计划、组织、人力资源管理、领导、控制五大管理职能进行了详述；最后护理管理实用篇以实用为目的，介绍了护理资源管理、护理成本管理与护理时间管理、护理信息管理、护理安全管理与护理风险管理、护理管理常用方法及技术。

　　本教材在强调系统性和完整性的同时，也重视实用性，理论联系实际。注重用管理学的基本理论和方法解决护理管理中的实际问题，同时力求反映护理管理科学新动态。本教材既可作为护理学专业本科生的教科书，也可作为临床护理管理人员的参考书。

　　本教材将医院管理中真实或标准化的案例导入，引导教学，启发学生思维。通过贴近现实的案例揭示管理内涵，有助于学生加深对理论知识和实践应用的理解和掌握。结合各单元的相关内容，本教材增设了一些精练的知识链接，学生可进行拓展性自学。

　　本书由全国十余所高等院校从事护理教学和临床医疗的老师共同编写，全体编委以科学、严谨的态度和极大的热情编写本教材，在此向各位编委表示诚挚的感谢！并恳请广大读者对本教材的不足之处提出宝贵意见和建议。

李　伟

2019 年 5 月

目　　录

导 论 篇

第一章 绪 论

　　管理是人类最为重要的活动之一，人类的管理实践活动自古有之。管理学是在人类丰富的管理实践基础上凝聚而成的管理智慧结晶，是一门由社会科学、自然科学和其他学科相互渗透融合形成的综合性学科。而护理管理学则是将管理学的基本理论、基本方法和技术应用于护理实践，结合护理管理的特点，使护理管理更趋科学化、专业化和效益化。

第一节 管 理 概 述

一、管理的内涵

　　管理（management）是指在特定环境中，通过计划、组织、领导、控制等活动，对组织拥有的资源有效整合，以达到组织目标的活动过程。对于管理的概念有多种解释，不同的管理学派有不同的理解。管理职能学派认为：管理就是计划、组织、指挥、协调和控制；管理决策学派认为：管理就是决策，管理就是领导；行为科学学派认为：管理是由一人或多人协调他人的活动，以便收到个人单个活动不能收到的效果；现代管理学派认为：管理是创造和保持一种环境，在这个环境中使人们共同为达到一个群体的目标而有效地工作。

管理的概念包括以下4层含义：

第一，管理作为组织的一种有目的活动，必须为有效实现组织目标服务，是一个有目的、有意识的活动过程。

第二，管理工作要通过计划、组织、领导、控制等一系列活动体现和完成。

第三，管理的重点在于对组织资源，包括人、财、物、信息、技术、时间等的有效整合。

第四，管理活动是在一定的环境中进行的。

二、管理的基本特征

（一）管理的二重性

管理具有自然属性和社会属性，称为管理的二重性。管理的二重性是马克思主义关于管理问题的基本观点。

1. 管理的自然属性　管理的自然属性是指对人、财、物、时间、信息等资源进行组合、协调和利用的管理过程，包含着许多客观的、不因社会制度与社会文化的不同而变化的规律和特征。管理的这种不因生产关系、社会文化的变化而变化，只与生产力发展水平相关的属性，就是管理的自然属性。任何组织的管理活动或生产活动，都要经过计划、组织、领导和控制等管理过程，应有效地运用人力、物力和财力资源，以取得最佳的管理效益。这在任何时期、任何国家、任何阶级都是相同的，具有普遍性和共性。

2. 管理的社会属性　管理的社会属性是指人们在一定的生产关系条件下和一定的社会文化、政治、经济制度中，必然要受到生产关系的制约和社会文化、政治、经济制度影响的特性。在资本主义制度下，管理是以追求最大的资本利润为根本目的；在社会主义制度下，管理的目的是满足社会的需要，提高人民物质、文化生活水平。管理总是在一定的生产关系下进行的，不同社会制度、不同历史阶段和不同社会文化，都会使管理出现一定的差别，具有其特殊性和个性。

遵循管理的自然属性，借鉴国外先进的管理经验和方法，提高管理水平；遵循管理的社会属性，在借鉴国外经验的同时，结合中国的实际情况创立管理体系，从实际出发开展各种管理活动。

（二）管理的科学性与艺术性

1. 管理的科学性　管理的科学性是指管理作为一个活动过程，其间存在着基本的客观规律。管理是由概念、原理、原则和方法构成的知识体系，反映了管理活动的科学性。利用这些理论和方法指导管理实践，又以管理活动的结果来衡量管理过程中所使用的理论和方法是否正确，从而使管理的科学理论和方法在实践中得到不断的验证和丰富。管理是一门科学，以反映管理客观规律的管理理论和方法为指导，运用分析问题、解决问题的科学方法论进行管理。

2. 管理的艺术性　管理的艺术性是管理者熟练运用管理知识，针对不同的管理情景采用不同的管理方法和技能达到预期管理效果的管理行为。管理活动是处理和协调人与人之间关系的社会活动，管理主体是人，虽然管理活动必须遵循客观规律办事，但是管理者在应用管理理论指导管理实践时，不可能像自然科学应用其定理和公式去指导自然科学实践那么"刻板"，而是要求管理者在管理实践中，灵活地运用管理理论对具体问题具体分析。管理者如何在管理工作中应用不同的管理艺术关系到管理工作的成败。

知识链接：

美国通用食品公司前总裁弗朗西斯认为：你可以买到一个人的时间，你可以雇一个人到固定的工作岗位，你可以买到按时或按日计算的技术操作，但你买不到热情，你买不到创造性，你买不到全身心的投入，你不得不设法争取这些。

（三）管理的动态性

管理的动态性是指管理系统在运行过程中因受内部条件和外部环境的影响而不断变化,管理者在管理过程中应当以动态的观点把握管理系统运动变化的规律性,及时调节管理的各个环节和各种关系,以保证管理活动不偏离预定的目标。这一特征在运用中具体体现在相关性原则和弹性原则。相关性原则要求管理者把管理系统看作一个运动过程,防止用凝固的、静止的观点去看待管理系统,并充分认识和掌握系统内部各要素之间及各要素与系统之间的相关程度、作用大小和变化方向,以保证管理系统的有效运行。弹性原则既要求管理者在决策和计划制订过程中,设有备选方案,使决策和计划具有可调整性,也要求管理者必须具有敏锐的反应能力和灵活机动的应变能力,根据环境变化及时调整管理。

【案例 1-2】　　　　　　　　　医院管理委员会负责制

某医院借鉴国外医院的委员会制度,在院务委员会下设立行政管理委员会和医疗执行委员会两大委员会体系。

行政管理委员会下设工资奖金委员会、采购委员会、空间分配委员会、分房委员会、奖惩委员会和伦理委员会等多个小组委员会。各小组委员会的组成人员为相关科室的负责人。各委员会负责制定各有关规章制度,汇总日常工作中发现的问题并提出处理意见报院务委员会,最后负责实施院务委员会通过的相关决定。行政管理委员会充分发扬民主,通过集思广益的方式做出各种决定,为医院行政管理的有效实施起到了决定性作用。

医疗执行委员会下设医疗质量改进委员会、感染控制委员会、内科委员会、外科委员会、ICU 委员会、药事委员会、检验科委员会、门诊委员会、急诊委员会、牙科委员会、教育委员会等多个小组委员会。每个小组委员会每次开会都要首先回顾上一次会议的纪要,如有需要修改的,要做出说明,然后讨论本次会议要研究的问题,并列出需要提交医疗执行委员会讨论的问题。医疗执行委员会的主要职责:制定并贯彻各项医疗规章制度,协调全院的日常医疗工作,确保医疗质量;组织实施医疗发展规划,协调与行政管理部门的联系;参与医疗事务的整个管理过程,在重大医疗问题的处理中发挥主要作用。各小组委员会都有明确的工作职责,负责处理本委员会管辖范围内的具体问题。

委员会制度使医疗行政管理决策客观公正。因为委员会解决的问题往往是来自业务科室和基层人员在实际工作中发现的,能够反映客观实际情况,而参加委员会的委员都是临床业务科室的骨干,在讨论问题时可以从医院管理的实际情况出发,提出解决问题的办法。

委员会制度使医疗行政管理具有民主性。由于针对某一问题所做出的决定并不是领导单凭自身经验个人做出的,而是来自临床各科室的代表共同讨论、表决的结果,使有关决策符合客观,体现绝大多数员工的意愿,使医疗行政管理具有民主性。

委员会制度使解决问题变得迅速有效。一般由委员会做出的决定一经院务委员会同意即刻就落实到相关科室实施,由于问题的提出者往往是决策的执行者,这样就避免了领导者在处理问题时拖沓,也不会因环节过多而延误了问题的及时解决。

问题:

1. 医院的委员会负责制反映了管理的什么特征?
2. 医院的委员会负责制给我们哪些启示?

（四）管理的创造性

管理思想、管理方式和管理技术会随着内部条件和外部环境的变化而变化,每一次变化都将把管理系统推向新的运行状态,这就体现了管理的创造性,是一切事物向前发展的根本动力。管理系统没有唯一万能的管理模式,为达到预期的目的,管理者必须具备一定的创新性思维,创造性地对特定资源进行不同的管理。管理的创造性是管理系统从量变到质变的过程,是管理思想、管理方式、管理技术从低水平到高水平的发展过程。

（五）管理的经济性

管理的经济性是指管理人员面对不同的管理环境和资源，采用适宜的管理手段，用最小的资源投入得到最大的效益产出。资源的稀缺性产生了管理的经济性，即如何利用稀缺资源最大限度地满足人类的需要。

三、管理职能

管理职能（management function）是管理者在管理活动中应当承担的职责和任务，是管理活动内容的理论概括。1916 年，西方管理学史上的代表人物亨利·法约尔最早提出管理过程包括计划、组织、指挥、协调和控制 5 个管理职能。后来，美国的管理学家卢瑟·古力克与英国管理学家林德尔·厄威克于 1937 年在法约尔管理思想的基础上，提出了管理的七职能学说，即计划、组织、人事、指挥、协调、报告、预算。美国的唐纳利等则坚持认为管理只包括计划、组织、控制 3 项职能。虽然说法不一，但都是对管理内容的基本概括，只是对各职能给予的定义范围不同。管理的主要职能为以下几点：

（一）计划职能

计划职能是管理的首要职能，是确定组织未来一定时期的目标及如何实现目标。其中心任务是确定组织的目标和实现目标的具体方案。科学的计划工作，可以确定组织未来的发展方向，有效地利用现有资源，以获得最佳的经济效益和社会效益。

（二）组织职能

组织职能是管理的组织保障，是为了实现组织目标，根据计划对组织拥有的各种资源进行科学安排、设计和维持合理的组织结构。

（三）人力资源管理

人力资源管理是管理的核心职能，主要对各岗位的人员进行选拔、培训和考核，以及人力资源的有效利用和开发，目的是保证组织任务的顺利完成。人力资源管理作为一项独立的管理职能，已得到越来越多的管理理论家和实际工作者的认同，并把人员配备职能的含义扩展为选人、育人、用人、评人和留人 5 个方面。随着管理理论研究和实践的不断深入，这一职能已经发展成为一门独立的管理学分支。

（四）领导职能

领导职能是指通过指导、沟通和激励等工作，指导和协调组织中的成员，选择最有效的沟通渠道，解决组织成员之间的冲突，从而使组织中的全体成员以高昂的士气、饱满的热情为实现组织目标而努力。人是组织活动中具有能动性的因素，组织目标的实现需要依靠全体成员的共同努力。组织中每个人在目标、需求、性格、偏好及价值观等方面存在较大差异，在相互合作中不可避免地会产生各种矛盾和冲突。因此，需要领导者进行指导、沟通与协调，增强其凝聚力，从而保证组织目标的顺利实现。

（五）控制职能

控制职能是管理过程的关键职能，是通过信息反馈和绩效评估，对组织的活动进行监督、检查、纠正偏差的过程，是连续不断、反复进行的过程，贯穿于整个活动。其目的是减少或防止偏差的积累，根据外界环境的变化及时调整计划，保证组织目标的实现。

第二节　管理学概述

一、管理学的内涵

　　管理学（science of management）是一门系统地研究管理过程及其基本规律、基本原理和一般方法的科学，是自然科学和社会科学相互交叉产生的交叉学科。管理活动的基本规律，包括一般原理、理论、方法和技术。管理学来源于人类社会的管理实践活动，是人类长期从事管理实践活动的科学总结，是人类智慧的结晶。管理学发展到今天，已经形成非常严密的科学体系。

二、管理的对象

　　管理对象，也称管理要素，是管理者实施管理活动的对象。随着人们对管理认识的变化，对于管理要素的认识也不断拓宽。最初，在科学管理阶段，美国著名的管理学家弗雷德里克·温斯洛·泰勒等提出管理对象"三要素"观点，即人力、财力、物力。后来，随着管理实践和理论的发展，管理学家提出了管理对象包括人力、财力、物力、时间、信息的"五要素"观点。目前，管理者也把技术、空间、公共关系等视为管理对象。

（一）人力

　　人是管理中最重要的内容，是管理的核心。传统上人的管理内容包括人员的选择、聘任、培养、考核、晋升等一系列活动，现在延伸到人力资源的开发和利用。对人的管理不仅强调以人为本，而且要重视对人的思想、心理和行为进行有效的管理。高效能的管理应该人尽其才、才尽其用和用人所长。

（二）财力

　　财力管理是指按照经济规律办事，对资金的分配和使用进行管理，以保证有限的资金产生最大的效益。财力管理包括预算管理、收入和支出管理、成本管理、财产和物资管理等。财力管理的好坏直接影响到管理工作的成效，任何组织都可以通过财力资源的有效整合及运用，达到提高管理成效的目的。财力管理要做到财尽其力，用有效的财力资源创造出更大的社会效益和经济效益。

（三）物力

　　物质是人们从事社会实践活动的基础，所有组织的生存发展都离不开物质基础。这里的物是指设备、材料、仪器、能源等。对物的管理要遵循：保证供应、合理配置、物尽其用、检验维修、监督使用和资源共享的原则。目的是提高物的利用率，防止浪费、积压和任意损害。

（四）时间

　　时间是最宝贵的资源，它没有弹性，没有替代品。对于管理者来说，在时间上常处于被动状态，因此，管理者应学会时间管理的艺术，善于安排时间，善于抓住机遇，充分利用组织系统的时间和自己的时间，使系统和个人在最短的时间内完成更多的事情，创造更多的财富。

（五）信息

　　信息产生于人类的活动，是重要的资源、管理活动的媒介和提高管理效能的关键。信息的管理包括广泛地收集信息、精确地加工和提取信息、快速准确地传递信息、利用信息和开发信息。保证信息精确、迅速、及时的传递及处理是信息管理的重要内容。作为管理者，应具有系统收集、准确识别、处理与分析信息的能力，保持对信息的敏感性及迅速做出反应的能力。

三、管理学的特点

管理学作为一门理论与实践相结合的综合交叉型应用学科，具有如下特点：

（一）综合性

管理学从各种不同的组织管理中概括、抽象、提炼出共同点，并形成系统的理论。管理学的内容具有交叉性、丰富性和广泛性。

（二）实践性

管理学具有实际性、应用性和具体性。管理学是一门应用科学，它的理论与方法要通过实践来检验其有效性。同时，有效的管理理论与方法只有通过实践，才能带来实效，发挥其指导实际工作的作用，并在不断反复的实践中，完善管理学的理论和方法。

（三）社会性

构成管理过程主要因素的管理主体与管理客体，都是社会中最有生命力的人，这就决定了管理的社会性；同时管理在很大程度上带有生产关系的特征，因此没有超阶级的管理学，这也体现了管理的社会性。

（四）历史性

管理学是对前人管理实践、管理思想和管理理论的总结、扬弃和发展，脱离历史，不了解前人对管理经验的理论总结和管理历史，就难以很好地理解、把握和运用管理学。

四、管理学的主要研究方法

管理学在对一些管理问题和规律的研究中，需要有其科学的研究方法，主要研究方法为以下几种：

（一）案例分析法

案例分析法是通过对现实中发生的典型管理案例进行系统分析，从中把握不同情况下处理管理问题的不同手段和方法，以掌握管理理论、提高管理技能的一种方法。案例分析中所用的案例都具有典型性、生动性、具体性，因而能够调动学习者的学习积极性，引导学习者独立思考。

（二）比较研究法

比较研究法是通过对不同管理理论或管理方法异同点的研究，总结其优劣，以借鉴或归纳出具有普遍指导意义的管理规律的方法，是对不同社会制度或不同管理体制下、不同历史条件和不同生产力水平下、不同文化背景和不同文化水平条件下的管理等进行的比较研究。比较管理学是建立在比较分析的基础上对管理现象进行研究的一个管理学分支，其研究范围往往是跨国度的，它主要分析不同体制、不同国家之间管理的差异及管理的影响因素，探索管理发展的模式和普遍适用于发达国家和发展中国家的管理规律。

（三）系统分析法

系统分析法是用系统的观点学习管理的原理，分析和研究管理活动。组织要进行有效的管理活动，必须对影响管理过程中的各种因素及其相互之间的关系，进行系统的分析研究，才能形成可行的科学合理的决策。系统方法不仅把组织的各组成部分视为相互联系，也把组织及其环境视为相互联系。

（四）定量分析法

定量分析法是运用自然科学知识尤其是数学知识，把握管理活动与管理现象内在的数量关系，寻求其数量规律，解决管理问题的方法。对管理问题进行定量分析，既是管理实践的客观要求，又是管理走向科学化的必经之路。

（五）定性分析、定量分析相结合的方法

任何事物都兼有质与量的规定性，管理也不例外。定性分析和定量分析是相互结合和互为补充的，管理学的研究需采用定量分析与定性分析相结合的方法。

五、管理学与其他学科的关系

管理学已经发展成为具有庞大知识体系和学科分支的复杂学科，在人类文明进程和知识宝库中占有重要地位。虽然管理学已成为一个独立的研究领域，但它的发生和发展与其他社会科学和自然科学的发展有着密切的联系。管理学与其他主要学科的关系为以下几个方面：

（一）管理学与哲学

哲学中的辩证唯物论与历史唯物论是人们认识世界和改造世界的指导思想，是管理学产生和发展的思想理论基础，对管理学的发展产生了重大影响，也为管理学提供了重要的思想武器。

（二）管理学与社会学

社会学是研究人类社会各种生活现象的学科，主要致力于研究个体发挥作用的社会关系，即研究人与人之间的关系，特别是研究复杂组织中组织行为对管理的影响。管理学在正式组织理论、信息沟通等管理领域借用了社会学方法，特别是通过研究复杂组织中的小组行为，发展了管理学理论。

（三）管理学与心理学

心理学研究个体行为和个体在群体中的行为等理论已广泛应用于管理领域中，有对疲劳问题和工作条件问题等的研究，现在已扩展到训练、监督、领导方式、需求、激励、业绩评定、态度测试、改变组织中人们的行为等方面。

（四）管理学与经济学

在预测和决策方面，经济学家为现代管理学的发展做出了重要贡献。经济学为管理者提供了资源优化分配的有效方法，在管理方面提供了许多有用的概念和工具，如固定成本、不变成本、机会成本、边际效用、盈亏平衡分析、投资回收率、贴现率、经济预测等。

（五）管理学与数理统计

数理统计对决策等做出了贡献。在管理学中主要包括风险决策、不确定型决策、排队论、线性规划、决策树、数学模型的建立等定量决策方法。

（六）管理学与计算机科学和信息技术

计算机技术的应用，促使现代管理产生了重大变化，计算机代替人力进行了更有效的信息传递，减少了管理中间环节，提高了管理效率。

【案例1-3】　　　　　　　　　　护士长的烦恼

在某医院工作的李红（化名）护士长向院长申请调职，"院长，我再也干不下去了，我在外科当护士长已经4个月了，我有两个上司，每个人都有不同的要求，都要求优先处理，我只是一个凡人，我已经尽最大努力适应这份工作，但看来这是不可能的。举个例子吧。昨天早上7：40我来到办公室就发现桌上留了张纸条，是医院护理部主任给我的，让我上午10：00提供一份床位利用情况报告，供她下午向院长办公会汇报时用。这样一份报告至少要用一个半小

时才能写出来。30 分钟后，我们科主任走进来问我，为什么我的两位护士不在岗位？我告诉他急诊科主任从我这借走了两位护士，说是急诊外科手术正缺人手，需要借用一下。我告诉他，我也反对过，但急诊科主任坚持说只能这么办。你猜，我们主任说什么？他叫我立即让这两位护士回到科室。主任还说，1 小时以后会回来检查是否把这事办好了。院长，类似事情每天都发生好几次。一家医院就只能这样运作吗？"

问题：

1. 案例中体现出组织结构设计、组织管理中的哪些问题？
2. 如果你是院长，你会如何处理这件事情？

第三节　护理管理概述

一、护理管理的内涵

（一）护理管理的概念

护理管理（nursing management）是以提高护理质量和工作效率为主要目的的活动过程。世界卫生组织对护理管理的定义为：护理管理是为了提高人们的健康水平，系统地利用护士的潜在能力和其他有关人员或设备、环境及社会活动的过程。

护理管理总体上可分为护理行政管理、护理业务管理和护理教育管理三部分。护理行政管理主要是依据国家有关的法律、法规及医院管理的规章制度，对护理工作进行组织管理、物资管理、经济管理。护理业务管理是指为提高护理质量和工作效率而进行的业务技术管理活动，包括护理规章制度、技术规范、质量标准的制定、执行和控制，新业务、新技术的开展和推行，护理科研的组织领导等。护理教育管理是指为提高各级护理人员的综合素质和业务水平而采取的招聘、培训、任用活动的管理过程，包括护士生的教学安排、新护士的岗前培训、在职护士的业务水平提高等。

护理管理学是管理学在护理专业中的具体应用，是研究护理管理活动中普遍规律、基本原理、方法和技术的科学。护理管理学的任务是研究护理工作的特点，找出其规律性，对护理工作的人员、时间、信息、技术、设备等要素进行科学的计划、组织、领导、协调和控制，从而提高护理工作的效率和质量，更好地满足人们的健康需求。

（二）护理管理研究的内容

护理管理研究的内容非常广泛，涉及护理领域的各方面，包括临床护理、护理教育、护理科研、护理理论中的许多问题。当前护理管理研究的主要内容有以下几个方面：

1. 护理管理模式研究　有效的管理模式对提高护理工作者的护理水平非常重要，要求护理管理者不断改进护理管理模式。护理学专业专科护理的发展越来越精细，临床护理的地位日益提升，逐步形成了以患者为中心的护理管理模式。以人为本、优质护理服务模式是现代管理科学发展和研究的必然趋势。

2. 护理质量管理研究　护理质量是护理工作为患者提供护理技术和护理服务的效果和程度。广义的护理质量指护理所涉及的各方面的工作质量总和。狭义的护理质量指临床护理质量，主要包括基础护理、专科护理、心理护理及预防和治疗患者现有和潜在健康问题等所达到的护理效果。护理质量直接关系到患者的生命与健康。护理质量是衡量医院医疗服务水平的重要标志，也是护理管理的核心。护理质量管理是制定护理质量标准，按照标准对护理工作的全过程进行有目的评价、判断，检查患者是否得到应有护理效果，不断地总结经验、找出差距，通过信息反馈实现有效控制管理的过程。研究各种护理质量管理方法、控制手段以保证优质护理服务是护理管理研究的重要内容。

3. 护理人力资源管理研究　护理人力资源管理要对护理人员进行有效选择、安置、考评、培训和开发，使之达到岗位和组织的要求。护理人力资源的合理配置与优化是护理管理改革研究的一项重要内容。护理人力资源管理要从建立规范入手，逐步实现从行业规范管理为主到依法管理为主的转变，建立适宜护理人力资源管理的体系和考核的指标体系。对医院和科室护士进行科学合理的测算，制定各级护士的聘任标准和岗位职数。建立护理人才库，研究探讨各级护士继续教育培训机制和内容。

4. 护理经济管理研究　护理管理者应增强成本管理意识，关注护理成本、市场需求及护理相关政策方面的研究。对成本进行正确评估与控制，重视成本效益，通过成本核算合理使用护理资源，减少护理资源浪费和护理资源不足共存的现象，以适应护理科学现代化的需求。

5. 护理文化与环境建设研究　医院护理文化内涵包括了人文科学、思想意识、沟通技巧、行为规范等，体现了医院护理的文化素质、护理特色和服务意识。关注护理文化的研究，提升护理文化建设水平。护理管理者面对医院内外环境的变化，研究国内外护理管理的信息和发展动态，吸取国内外先进的管理理念和方法，发展护理学科。

二、护理管理者的角色

（一）角色概念

"角色"（role）是社会学、社会心理学中的一个专门术语，是描述一个人在某位置或状况下被他人期望的行为总和。角色也可以是社会结构中或社会制度中的一个特定位置，有其特定的权利和义务。

亨利·明茨伯格的研究发现管理者扮演着十种角色，这十种角色可被归入三大类：人际角色、信息角色和决策角色。人际角色归因于管理者的正式权利，管理者所扮演的三种人际角色是代表人角色、领导者角色和联络者角色。在信息角色中，管理者负责确保和其一起工作的人能够得到足够的信息。在决策角色中，管理者处理信息并得出结论、做出决策、分配资源以保证决策方案的实施。

（二）护士长的角色

护士长在医院护理管理系统中，上有护理部的领导，下有被领导的护理人员，在信息沟通中承上启下；护士长还是医护、护技及护患关系的协调者，既是桥梁，又是纽带。护士长承担多重角色，在工作中应以管理者角色为主，并良好地适应这一角色，满足护士长管理角色的期望。结合护士长在基层护理管理工作中实际扮演的多种角色，护士长的角色可以归纳为以下几个方面：

1. 领导者　护士长在病房指导并带领下属护理人员共同完成护理任务，主持各种病房会议，组织查房，考核下属的行为表现和工作成绩，管理病房教学和科研，负责排班等。

2. 联络者　护士长在工作中不断地与护理人员、上级领导、医师、其他医技人员、患者及其家属、后勤人员等进行沟通，为创造一个良好的工作场所和有利于患者治疗康复的环境提供保障。

3. 代表者　在处理行政、业务工作中，护士长代表病房参加护理部及院方的各种会议，并接待来访、介绍环境和设施等。

4. 监督者　护士长监督并审核病房的各项护理活动与资料。护士长巡视病房，收集患者的病情信息，检查护理计划的实施情况，查对处理医嘱，检查每班护士的交班记录、技术操作、护理质量，听取医生、患者及其家属的反映，监督各项规章制度的落实，促进各项护理活动顺利进行。

5. 传达者和宣传者　主持病室各种会议，将上级的文件、指示、命令和政策精神等传达给护理人员；宣传有关的方针、规定及有关护理知识等；同时收集患者、家属及护理人员的信息，上报给上级管理部门。

6. 代言人　护士长满足下属护理人员的群体利益，代表护理人员与其他医务人员协商业务工作，与行政及后勤部门协商争取护理人员的权益。同时，代表患者反映其要求，与相关人员联络沟通，以解决患者的问题，满足他们健康的要求。

7. 计划者 规划病房护理业务，制订年度、季度和月度工作计划，提出工作改进方案，以促进护理质量的提高；协助护理人员制订修改患者护理计划；提出修改病房有关规章制度、护理人员岗位职责的意见和建议等。

8. 冲突处理者 病房任何人员之间发生冲突和矛盾，护士长要帮助矛盾双方协商、劝告、相互理解、达成一致，最终化解矛盾和冲突。

9. 资源调配者 护士长负责病房资源的分配。护士长排班时，选择一定数量的具有适当工作能力的人员承担适当的护理工作，充分调动和发挥其积极性。由护理人员负责各种医疗仪器、设备、文具用品、病室用物的申请、领取、保管、维修和报废，使各项工作准备充分，调整合理，保证工作质量和工作效率。

10. 协商谈判者 护士长经常与有关部门人员进行正式、非正式的协商和谈判，如向上级申请调整护理人员，增添医疗仪器设备，改造病室环境，讨论护理人员的培训计划、福利待遇、医护协作问题等。

11. 教育者 病房是实施患者健康教育最直接的场所。护士长巡视病房，召开患者会议，开展健康教育项目，向患者及其家属进行护理指导、健康教育。另外，护士长是护理人员、进修护士、实习护士生的指导者和教育者。

12. 变革者 护士长是医院临床第一线的管理者，有着丰富的基础护理管理经验，最能发现护理管理中的问题，对病房护理管理有一定的权威性。护士长在病房护理的服务模式上有较大的自主权，要勇于变革、创新，提高护理服务的质量。

13. 护理学科带头人 护士长除承担病房管理工作外，还承担专科护理、教学和科研发展的任务，是护理学科带头人。护士长在现代护理理论的学习、推广、应用，新业务、新技术的引进和开展，护理人员的业务训练与提高，护理科研的开展，以及护理疑难问题的解决等方面起带头作用。

（三）护理部主任的角色

护理部主任在临床工作中扮演多重角色。国内外专家将护理部主任的角色概括为领导者、管理者、监督者、传播者、协调者、教育者、专业照顾者、变革者、科研者、资源管理者、社会活动者、联络者等多重角色。

1. 领导者 护理部是医院的一个职能部门，护理部主任是护理部第一负责人，拥有领导职权，承担领导责任，实施领导职能。履行职责、行使职能是护理部主任工作的实质和核心。

2. 管理者 护理部主任正确领会上级的指示精神，结合本部门的护理工作实际，有效指挥全院护理工作人员开展工作。

3. 监督者 护理部主任通过持续关注组织内外环境的变化以获取对组织有用的信息，依据信息识别护理组织潜在的机会和危机。

4. 传播者 护理部主任分享并分配信息，把外部信息传递到医院内部，把内部信息传递给相关者。

5. 协调者 护理部主任需要以患者利益最大化为共同目标，协调自己管理下不同部门的工作，打破信息藩篱和互相隔绝的工作状态。

6. 教育者 在护理工作中，护理部主任的言行举止对护理人员均有较强的示范作用。

7. 专业照顾者 护理部主任在对待患者时要具备人道主义精神和专业的护理技能。

8. 变革者 护理部主任能够根据医院整体的发展目标，不断做出变革，从宏观方面制订与医疗发展同步的护理发展策略、管理标准及目标，从微观方面改进管理以促进目标的实现。

9. 科研者 护理部主任要承担引领护理学科发展的任务，成为护理学科带头人。

10. 资源管理者 护理部主任在一定程度上有权决定护理组织的人力、财力、物力等资源用于哪些项目，并有责任确保这些资源得到最大化利用。

11. 社会活动者 护理部主任起到联系医院内部与外部的作用，主要是通过把组织信息发送给外部社会的利益相关者，如患者和政府主管部门，使他们更加了解医院护理工作的运作，对外传递关于护理组织的目标、社会责任、政策和成果信息，使得相关部门和人员能够了解护理工作的现状和发展。

12. 联络者 护理部主任与他所领导的组织以外的个人或团体保持联络关系。

知识链接：新中国护理第一人——王琇瑛

1983 年 5 月 12 日，红十字国际委员会公布第二十九次奖章颁发通告，授予中国优秀的护理工作者王琇瑛国际护士最高荣誉奖——南丁格尔奖章。这是中华人民共和国成立以来护理工作者首次荣获的最高荣誉。

1931 年，王琇瑛以优异成绩从北京协和医学院护士学校毕业后，又在美国哥伦比亚大学师范学院获得理科硕士学位。在她心中护士是一个崇高的职业，她牺牲了个人幸福，把整个身心献给了护理事业。在协和医院工作时，她穿梭于每一个病房，像对亲人一样待患者，当发现内科病房中的患者有一半以上患感冒、疟疾、肺结核等可以预防的传染病时，她就走街串巷，深入群众，全身心扑在公共卫生护理工作上。

中华人民共和国成立前夕，王琇瑛接到了邀请她到英国留学的通知。"我不能离开祖国，尤其是在这个时候。"在她看来，理想的殿堂应建筑在祖国的土地上。于是，她毅然放弃了出国的机会，以极大的热情投入到我国的建设中。抗美援朝期间，她自告奋勇率领第一批护士教学团队奔赴东北，为前线培训了 50 余名优秀的护士长。之后在她的积极努力下，改建并创办了北京市三所护士学校。1961 年，她调任北京第二医学院护理系主任，这是新中国自己开办的第一个高等护理专业，从聘请老师、扩建教室到编写教材、制订教学计划无不凝聚着她的心血。她还创办了《护理杂志》，为数万名护士开辟了一块耕耘的园地。如今，她的学生已遍布国内外，其中许多已成为护理教育和护理岗位的骨干和专家。

王琇瑛晚年的生活忙碌而充实，没有周末，不过节假日，时常伏案工作到深夜。已是七八十岁的老人，不但要参加组织中华护理学会的日常工作和学术活动，还要到全国各地宣传护理工作的重要性。1982 年，王琇瑛光荣地加入了中国共产党，实现了 30 年的夙愿。1986 年，王琇瑛被英国皇家护理学院接纳为名誉会员。

"国家不可一日无兵，亦不可一日无护士。护士的工作必须像田园中的水一样灌注到人们生活中的每个角落。"王琇瑛对护理工作的诠释正是她一生履行的誓言。

三、护理管理的历史

护理管理的形成和发展，既伴随着护理学科的发展，也作为管理学的分支学科受管理学发展的重要影响。

（一）护理管理形成和发展的历史背景

科学管理理论和管理科学形成于 19 世纪末 20 世纪初。在这之前，已经经历了几千年的管理实践活动，但并没有将管理作为一门学问来研究。

早期的管理活动比较简单，管理也没有成为人们自觉有意识的行为。但人们在管理实践中积累了丰富的经验，并形成了许多重要的管理思想。护理方面，在公元 400 年，基督教会的 Phoebe 首先组织修女建立了护理团体，从事护理工作，这是护理管理的开始。欧洲文艺复兴时期，随着管理实践的发展，管理思想有所深化，护理在一般医疗机构和教会式医疗机构两种医疗环境中得到发展，护理管理的重点是改变医疗环境，包括改变采光、通风及空间的安排等。护理管理除了重视医疗环境的改善外，也开始重视护理人员的训练、护理技术的发展、对患者的关怀、工作划分及其他方面。

文艺复兴后，慈善事业的发展，使护理逐渐脱离教会控制，成为一项独立事业。1576 年，法国天主教神父圣·文森保罗在巴黎成立慈善姊妹会，会员们经过一定培训后，深入群众为病弱者提供护理服务，深受人们的欢迎。早期的管理实践和管理思想，为系统的管理理论的形成做了充分的准备，管理思想和方法的形成过程对护理事业的管理产生了重要影响。

（二）南丁格尔对护理管理的贡献

近代护理管理的发展是从 19 世纪中叶，英国的弗罗伦斯·南丁格尔开创科学的护理开始。1853 年，南丁格尔受聘担任伦敦一家看护所的管理者，1854 年 10 月，被任命为"驻土耳其英国总医院妇女护士团团长"。她不论是在当时的看护所里，还是在克里米亚战争救护伤员中，不仅用先进的技术加强护理，而且注意加强管理，在疾病恢复中发挥了巨大作用。南丁格尔对护理管理的主要贡献表现在以下几个方面：

1. 设立了一套护理管理制度　她提出护理管理要采用系统化方式，强调设立医院必须先确定相应的政策，使护理人员担负起护理患者的责任，适当授权以充分发挥每位护理人员的潜能。在护理组织的设置上，要求每个医院必须设立护理部并由护理部主任管理护理工作；各病区设有护士长，管理病房的护理行政及业务。

2. 设立医院设备及环境方面的管理要求　要求重视改善病房环境，包括采光、通风、照明、墙壁的颜色等，使患者有一个舒适的康复环境。强调医院设备要满足护理的需要。

3. 努力提高护理工作效率及质量　要求护理人员做好患者的护理记录，及时和认真对患者护理情况进行统计。强调护理人员除了照顾患者的身体之外，必须重视心理问题。研究改善护理人员的工作环境及节省人力、物力资源的方法。要求病房护理用品有条理地存放并注意库存量，以保证正常供应。

4. 注重护理人员的训练及资历要求　南丁格尔建立了世界上第一所护士学校，要求护理人员经过专门培训，护理管理者必须接受一定的管理训练。

南丁格尔的努力使护理学在向科学化、正规化方向发展的同时，使护理管理也走上了独立发展的道路，她对近代护理和护理管理的发展产生了深远影响。

（三）管理学发展的多样化时期及其对护理管理的影响

20 世纪的前半期是管理思想发展的多样化时期，不同的管理学家从不同背景和角度出发，对管理加以研究，形成了不同的管理理论和学说，为理解管理规律做出了重要贡献，也对现代护理科学管理的形成和发展产生了重要影响。

1. 科学管理（scientific management）　科学管理理论的创始人是美国的弗雷德里克·温斯洛·泰勒。他研究设计出有效的标准化动作、标准化工具，使生产中使用最短时间和最精练的动作，提高了劳动生产率。科学管理的 3 个基本出发点：①谋求最高工作效率；②谋求取得最高效率的重要手段；③要求劳资双方实行重大精神变革，在工作中互相协作，共同努力，并把管理职能与执行职能分开。科学管理理论对现代护理管理理论的形成与发展也产生了深远的影响。例如，①使用科学方法改进护理人员在病房工作的分工方式；②部分护理工作标准化，并加强对护士的训练；③改善工作条件和环境，提高工作效率和质量。包括护理用物、仪器设备、药品等规格化，放置位置标准、统一、固定等。

2. 一般行政管理理论（general administrative theory）　与科学管理同时代的另一批思想家是从整个组织上层管理问题入手关注管理，称为一般行政管理理论家。主要包括：①法约尔的一般管理理论，区别经营和管理；提出管理的 5 大职能；提出管理教育的必要性及管理的十四项原则。②韦伯的行政组织理论，在管理思想上提出了"理想的行政组织体系理论"。在护理方面，19 世纪时医院护理组织体系尚未形成，护理部主任和总护士长主要是协助医院干事完成一些具体管理工作。

进入 20 世纪以后，在南丁格尔使护理组织管理开始走向正规化的基础上，受一般行政管理理论影响，医院护理组织管理得到迅速发展。主要表现在：①护理组织系统逐渐完善。例如，大多数医院采用层级结构,建立护理部。形成护理部正副主任—科室护士长—护士长—护士直线指挥系统,明确沟通路线和权力关系,每一层职位均授予相应职权。②各级管理人员和护士职能不断明确。护理管理中各种岗位、各级职责、各班护士角色与功能划分开始明确。③建立规章制度和进行考核。奖惩、绩效考核和各部门工作相应的规章制度建立起来,依章处理问题;建立护理操作规程手册,并成为正式的工作说明单,使技术一致化。④强调各级护理管理者负担部门的计划、组织、指挥、协调、控制等事项。⑤建立一套固定的员工薪资办法,使酬劳公平化。

3. 人际关系(human relations)和行为科学理论(behavioral science theory)　行为科学理论产生于 20 世纪 20~30 年代。行为科学管理阶段应用了心理学、社会学、人类学及其他相关科学,着重研究组织中人的行为规律,发现人类行为产生原因及行为动机的发展变化。研究改善组织中人与人关系和激励人的积极性,以提高劳动生产率。有代表性的理论学说有:①梅奥及人际关系学说;②马斯洛的人类"需求层次论";③麦格雷戈的"X-Y 理论";④卢因的团体力学理论。行为科学理论的发展对护理管理有巨大影响,表现在:a. 小组制护理产生。小组制护理形成于 20 世纪 50 年代初期,管理的人际关系学说和行为科学形成以后。该护理方式是由一位有经验的护士任组长,领导一组护士(一般 3~4 人)为一组患者(10~20 位)提供护理,各小组有较大权责。b. 在日常管理中关心和尊重护理人员、满足心理需要。c. 建立双向沟通渠道。例如,有的医院采用意见小本子或意见箱,有的护理部主任开放办公室时间或召开护理人员生活检查会等。d. 改变管理者的领导方式。主张采用参与式管理,贯彻人性化原则。护理人员可参与单位决策,同时也可对全院问题提出建议等。⑤重视人的因素。例如,重视培训,重视对护理人员的激励与奖励,加强人力资源的开发及合理应用,调动护理人员的工作积极性,建立护理人力资源库等。

4. 定量方法(quantitative approach)　定量方法的应用、最优化决策数学模型、信息处理模型和计算机的应用等。此理论的应用目的是降低不确定性,寻找管理的定量化。定量方法对护理管理的影响是使护理管理业务量化和电脑化。例如,使用统计抽样方法检查、监测护理质量问题,应用数学方法计算合格率等,开展了应用计算机排班、计算护理人力编制、统计出勤率、物资管理、质量考核及评估护理单位的劳动生产率等项工作。

【案例 1-4】　　　　　**创造与破坏——医院护理管理的组织创新**

　　在护理部的极力推行下,某医院建立了护理质量控制办公室(简称"护理质控办"),负责对全院护理工作进行指导、监督和考核。护理质量控制人员由退休的护理专家担任,实行半天工作制,根据护理质量标准,建立护理质量考核表,对护理质量进行考核。专门的护理质量控制办公室加强了平时的监督、指导,让患者得到更多的实惠。

　　护理质控办负责每月、每天的院内护理工作常规检查。检查方式采用了定期与不定期检查相结合、随机抽查与针对存在问题及时指导改进相结合的质量控制方法,达到了指导、考核相结合的目的。护理质控办针对医院较为普遍的管理问题,采取专项质量管理和考核,如执行输血制度、住院老年患者的护理安全管理、留置针护理、留置尿管患者的护理过程质量等,使各项质量管理措施环环相扣,从而有效地保证了临床护理质量。护理部每月向全院通报一次考核结果并进行原因分析,要求各病房加强防范,防止类似情况出现,对有问题的科室重点指导与反复检查,直到解决问题。

　　护理质量控制办公室的成立,健全了护理质量管理网络,紧紧跟上了社会发展和患者需求。护理质控办建立运转后,没有成为护理部下属的机关,也没有成为传统意义的"办公室"。所属人员开展的是走动式管理,护理部的工作前移,提前干预风险,实施全程的质量动态控制。

问题:

　　1. 医院护理管理的改革说明了哪些问题?

　　2. 如何评价案例中所成立的护理质量控制办公室?

四、护理管理的挑战与发展趋势

（一）护理管理面临的挑战

在国家改革开放和进行现代化建设的大环境中，在现代管理思想的影响下，我国近几十年护理事业和护理管理的发展，取得了长足进步，为社会主义现代化建设和人民群众的健康做出了应有的贡献。我国的护理管理现代化建设虽然取得了巨大成绩，但与世界先进水平比较，还有很大的差距。护理管理面临的主要挑战为以下几个方面：

1. 护理管理体制与日益扩大的护理工作范畴不相适应 医学模式从生物医学模式转变为生物—心理—社会医学模式，护理学科服务对象从单纯患者扩大到社会人群，工作范围也从临床护理发展到康复和健康保健。医疗保健服务模式转变为以个人、家庭和社区为基础的医疗保健服务模式，已是全球卫生事业发展的必然趋势。护理工作的重点从医院扩大到社区，由个体到群体，从以疾病护理治疗为重点转向以预防保健为重点。但长期以来护理管理体制一直是以患者群的临床护理管理为重点，这种护理体制远不能适应医疗护理服务的需求。改革护理行政管理体制已是摆在各级行政领导和护理管理者面前的一项紧迫任务。

2. 护理人员的素质与日益增长的健康保健需求不相适应 目前医学科技飞速发展，与之相比护理事业的发展无论在速度、深度还是广度上都明显滞后。尤其随着高新技术的飞速发展，大量高精尖仪器设备和技术应用于医疗领域，使医疗技术水平和医疗质量达到了一个新的高度。我国高等护理教育起步晚，护理高级人才缺乏，护理人员整体学历不高，知识结构不协调，成为制约学科发展的主要因素。

3. 护理人员的编配与不断增加的工作量不相适应 目前我国大部分医院都存在着护士缺编的问题。随着护理专业自身的变革及人们对健康需要的增加，护理任务日益繁重，护士工作量大为增加，各种新业务、新技术广泛开展，护理服务的内涵和外延日益丰富。护士人力资源的缺乏成为影响护理服务质量的因素，制约了护理事业的发展。

（二）护理管理的发展趋势

随着医疗卫生事业的快速发展，护理工作越来越受到重视。加强科学管理，提高管理效率，促进护理事业发展以适应社会经济发展和人民健康需求，是护理管理未来的发展方向。

1. 护理服务内容和模式多样化 随着城镇医药卫生体制改革的深入，将建立和健全由社区卫生服务组织、综合医院和专科医院合理分工的医疗服务体系，社区护理将得到大力发展。我国的社区护理起步较晚，至今还未形成较完善的社区护理组织形式和管理办法等，社区护理的服务内容、规模、质量与人民群众的需求有很大差距。今后培养和建立一支社区护士队伍、扩大社区护理范围、深化社区护理内容将是一个重要的趋势。

2. 加强护理人力资源管理 与社会发展、卫生事业发展和广大群众的需求相比，我国护士无论在数量上还是质量上仍有较大差距，普遍存在着临床护理人力编制不足和人员素质与实施整体护理模式不相适应的问题。今后的护理管理中，加强护理人力资源管理仍是重要发展趋势。主要表现在以下方面：改变护理队伍整体素质偏低、人力资源编制不足的状况；重视培养和合理使用人才；重视护理人员专业化的趋势；加强人性化管理；注重护理管理队伍建设。

3. 加强护理质量管理，使其更为科学化、标准化 护理质量管理是护理管理的核心，已成为人们的共识。医院医疗质量管理的快速发展、医疗市场竞争的需要和群众对提高医疗质量的迫切要求，使医疗、护理质量管理受到前所未有的重视。

4. 巩固和发展高等护理教育，注重教学改革 为满足护理专业发展和社会需求，我国护理从单一的中专教育发展到大专、本科、研究生教育，今后需进一步巩固、提高和发展高等护理教育，不断提高教材质量、优化教学内容、改革教学方法、解决护理教育结构的变化带来的师资力量短缺等，特别是要研究解决各层次护理教育如何突出自己的培养目标和特点，避免课程内容简单重复等问题。

5. 护理信息系统的发展和应用 护理信息系统是一个可以迅速收集、储存、处理、检索、显示所需护理动态资料，并进行对话的计算机系统。近几年，随着医院信息系统的开发和使用，护理信息系统已成为医院信息系统的重要组成部分。计算机网络在护理管理中多功能的应用，可增加工作的针对性和主动性，提高工作效率和管理效能，有利于实现从传统管理向现代化管理、办公自动化的转化。因此，广泛运用计算机网络技术是护理管理今后发展的必然趋势。

6. 护理管理关注高科技护理产品，提高管理的综合水平 发达国家高科技护理产品的发展引人瞩目，许多高科技护理产品有利于提高医疗效果、方便患者、节约护理人力资源，提高工作效率，减轻护士劳动量等。通过科学研究、鼓励护士发明创造、引进先进成果等，改善工作条件和环境，改进和提高护理辅助技术。

7. 加大护理研究力度，加强护理学科建设 加大力度培养更多高水平的科研人才；办好现有护理期刊，创办专业性更强的期刊；开展学术交流和研究成果推广应用；深入开展专项、专科护理业务研究；创造和发展适用于我国的护理理论，加强护理学科建设。

思 考 题

1. 如何理解管理的二重性？
2. 护理管理者的角色有哪些？
3. 护理管理学研究的内容有哪些？

（李 伟 刘聿秀）

第二章　管理的形成与发展

【案例 2-1】　　　　　　　　　　**企业不良人际关系**

　　美国著名的福特汽车公司新泽西的一家分工厂，过去曾因管理混乱而濒临倒闭。于是总公司派去了一位经理，在他到任后的第 3 天，就发现了问题的症结：偌大的厂房里，一道道流水线如同一道道屏障隔断了工人们之间的直接交流；机器的轰鸣声使人们关于工作的信息交流越发难以实现。工厂的领导为了完成生产任务，而将大家一同聚餐、厂外共同娱乐时间压缩到了最低限。所有这些，使得员工彼此谈心、交往的机会微乎其微，工作热情大减，人际关系的冷漠也使员工本来很坏的心情雪上加霜。组织内出现了混乱，人们口角不断，不必要的争议也开始增多，有的人干脆破罐破摔，工厂的情势每况愈下才向总部求援。

　　这位新任的经理在敏锐地觉察到这一问题的根本之后，果断地决定以后员工的午餐费由厂方负担，希望所有人都能留下来聚餐，共渡难关。在员工看来，工厂可能到了最后关头，需要大干一番了，所以心甘情愿地努力工作，其实这位经理的真实意图就在于给员工们一个互相沟通了解的机会，以建立信任空间，使组织的人际关系有所改观。

　　每天中午大家就餐时，经理还亲自在食堂的一角架起烤肉架，免费为每位员工烤肉。一番辛苦没有白费，在那段日子，员工们在餐桌上谈论的话题都是有关组织未来走向的问题，大家纷纷献计献策，并就工作中的问题主动拿出来讨论，寻求最佳的解决途径。这位经理成功拯救了企业内不良的人际关系，使所有的成员又都回到了一个和谐的氛围中。尽管机器的噪声还是不止，但已经挡不住人们发自内心深处的交流了。2 个月后，企业业绩回转，5 个月后，企业奇迹般地开始盈利。这个企业至今还保持着这一传统，中午就餐大家欢聚一堂，由经理亲自派送烤肉。

问题：

　　试用西方古典管理思想的相关知识，谈谈你对这位新经理做法的认识。

第一节　管理思想的发展

一、管理实践及管理思想

　　人类有了社会生活就有了管理，也就萌发了管理思想。管理思想源于人类的管理实践，是对管理经验的概括和总结。管理理论是对管理实践中积累起来的经验进行提炼总结，逐步形成对管理活动的系统化认识，它的形成受到管理活动所处历史环境与阶段的影响，管理理论反过来又会对管理实践起指导和推动作用。

　　管理理论出现以前，管理思想的发展分为两大阶段：早期管理实践与管理思想阶段（从有了人类集体劳动开始到 18 世纪）和管理理论产生的萌芽阶段（从 18～19 世纪）。这一时期的管理思想非常朴素和直观，主要停留在经验描述或类比思维的阶段，没有系统的理论形式。19 世纪末至 20 世纪初，管理学成为一门独立学科后，管理学的发展经历了三个发展阶段：古典管理理论阶段、行为科学理论阶段和现代管理理论阶段。

（一）中国古代的管理实践与管理思想

　　中国在两千多年的封建社会中，出现了许多杰出的管理人才，在诸多领域显示了卓越的管理才能。战国时期著名的"商鞅变法"是通过变法提高国家管理水平的一个范例；汉代"文景之治"使国家出现了政治安定、经济繁荣的局面；古代长城的修建，充分反映了当时测量、规划设计、建筑和工程管理等方面的高超水平，体现了工程指挥者所具有的高度管理智慧；都江堰等大型水利工程，将防洪、排灌、航运综合规划，显示了我国古代工程建设与组织管理的高超水平；丁谓主持的"一举三得"皇宫修建工程，堪称运用系统管理、统筹规划的范例。还有许多令人赞叹的管理实践都体现了中国古人高超的管理智慧。中国古代道家、儒家、兵家、墨家和法家五大思想流派在其论著中记载着丰富的管理思想，其中，老子、孔子、孙子、墨子、商鞅的管理思想最具有代表性。老子是先秦道家学说的创始人，他的思想体系中，不仅有着深邃的哲学思想，而且包含着涉及政治、经济、文化、军事诸多方面的社会及国家管理思想。例如，"道法自然""无为而治"等许多思想对中外管理思想的发展产生了深刻影响。孔子作为儒家学派的创始人，他的"以仁为核心，以礼为准则，以和为目标"的以德治国思想是其管理思想的精髓，成为中国传统思想的主流。孙子是兵家学派的代表人物，其军事思想和管理思想主要体现在他的传世之作《孙子兵法》中，"不战而屈人之兵""上兵伐谋""必以全争于天下""攻其无备，出其不意""唯民是保"等思想至今仍为管理者们所运用。墨子是墨家学派的代表人物，"兼相爱，交相利""尚贤使能"是墨家管理思想的核心内容，提倡人与人之间不分远近亲疏，应"兼爱"；利益是相互的，只有彼此互利，互不相害，把个人利益融进整体利益中才能实现富国安民的愿望，实行"有能则举之，无能则下之"的能上能下的用人制度。商鞅是法家学派的代表人物，法家的思想特点是："不别亲疏，不殊贵贱，一断于法"，提倡以法治为核心的管理思想。

（二）西方古代的管理实践与管理思想

西方文明起源于古希腊、古罗马、古埃及和古巴比伦等文明古国，它与以中国为代表的东方文明相互影响和共存，是人类文明的重要组成部分。西方古代的管理思想为早期管理理论的形成奠定了重要基础。

古巴比伦在国王汉穆拉比的统治下，建立起了强大的中央集权。为了治理国家，从中央到地方设立了一系列法庭，国王总揽国家的司法、行政和军事权力，在汉穆拉比统治时期，其颁布的著名的《汉穆拉比法典》可称为最早有文字记载的有关社会管理思想的著作。

古埃及在法老之下设置了各级官吏，最高为宰相，辅助法老处理全国政务，总管王室农庄、司法、国家档案，监督公共工程的兴建。宰相之下设有一大批大臣，分别管理财政、水利建设及各地方事务。上至宰相，下至书史、监工，各有专职，形成了以法老为最高统治者的金字塔式的管理机构。

古罗马时期的统治者戴克里先执政后，看到罗马帝国组织庞大，事物繁杂，又人浮于事，为此他重新设计了罗马帝国的组织结构，把军队和政府分为不同的权力层次，对每一层次规定了严明的纪律以保证组织职能的发挥。

公元约8～9世纪，西欧大部分地区的统治者法立克国王查理曼大帝在组织管理思想上也有许多贡献。他首先改造了帝国的行政机构，重新设立了新的机构和官员，并且这一体制相继被西欧各个封建国家沿袭和发展。特别重要的是，他对司法管理制度的改革所确定的陪审作证制度，不仅成为中世纪普通法发展的开端，也使"法治"管理思想在组织上有所保证。

二、近代管理思想的代表

从西方古代管理思想的产生到19世纪末20世纪初泰勒科学管理理论的形成，其中还经历了近代管理思想发展阶段。该时期比较有影响的代表人物主要包括：阿克怀特——最早的企业管理思想提出者；亚当·斯密——最早提出生产经济学的概念；小波尔顿和小瓦特——生产管理思想；罗伯特·欧文——人事管理思想及亨利·普尔——系统管理思想。

第二节　古典管理理论

19世纪下半叶，工业革命发展到一个全新的阶段，工业技术进步飞快。在当时，传统管理还没有摆脱小生产经营方式的影响，仍然靠个人经验进行生产和管理，管理方式是家长式的，工人则凭借自己的经验来操作，没有统一的操作规程。随着社会生产力的发展，市场的扩大，科学技术的进步，传统管理已经不再适应资本主义发展的需要，客观上要求向科学管理阶段过渡，从而促进了古典管理理论的形成与发展。古典管理理论阶段是管理理论最初形成阶段，该阶段侧重于从管理职能、组织方式等方面研究工作效率问题，其观点注重管理的科学性、准确性、纪律性和法理性，对人的心理素质考虑很少。这一阶段以泰勒的科学管理理论、法约尔的管理过程理论和韦伯的行政组织理论为代表，也被称为经典管理理论。

一、泰勒的科学管理理论

知识链接：

　　弗雷德里克·温斯洛·泰勒出生于美国宾夕法尼亚州，父亲是一位知名律师。泰勒接受了良好的早期教育，考入哈佛大学法律系，后由于眼疾不得已而辍学。1875 年，进入费城恩特普里斯水压工厂当模具工和机工学徒。1878 年，转入费城米德维尔钢铁公司工作。从机械工人做起，历任车间管理员、小组长、工长、总技师，最后成为总工程师。基于长期的工作实践，泰勒对车间的生产活动和工人的劳动状况非常熟悉，除了进行大量技术工作的研究发明之外，泰勒还不断地对管理活动进行研究，于 1911 年出版了《科学管理原理》一书，在该书中，提出了通过对工作方法的科学研究来提高生产效率的基本理论和方法。由于对科学管理理论的杰出贡献，他被尊称为"科学管理之父"。

泰勒的系列实验

　　1898 年，泰勒受雇于伯利恒钢铁公司期间，他在伯利恒钢铁公司的一个生铁塔料场进行搬运生铁和铁锹的研究。

　　搬运生铁块实验：他在伯利恒钢铁公司进行了著名的"搬运生铁块实验"，实验前一名工人平均每天搬运 12.5 英吨[①]。泰勒对搬运的姿势、行走的速度、把握的位置等操作进行研究，利用改进操作方法训练工人，结果一名工人每天可搬运 47.5 英吨。研究结果指出工人必须有 57% 的休息时间，这是工人每天沉重工作所必需的，若工作轻松，休息时间可以减少。新制度使生铁搬运量由人均每天 12.5 英吨增加到 47.5 英吨。由于该研究改进了操作方法，训练了工人，使生铁块搬运量提高 3 倍，工人工资由 1.15 美元/日增加到 1.85 美元/日。

　　铁锹实验：泰勒在伯利恒钢铁公司进行了另一项著名的"铁锹实验"。泰勒发现，劳动效率高的工人大多使用自己的铁锹。用公司的铁锹装卸矿砂时，每锹重达 38 磅[②]，而装卸煤屑时只有 3.5 磅，泰勒开始研究何种铁锹最为合适。研究结果认为，不管是装卸铁矿还是煤屑，以每锹装 21.5 磅为最佳，为此他设计了两种不同大小的铁锹，装卸铁矿砂时用小锹，装卸煤屑时用大锹，使工人每动作一次都是 21.5 磅。训练推广后，堆料场工人减少到 140 人即可完成任务，规定每人每天的定额，完成定额发 80% 的奖金，达不到定额，只发原工资。从此搬运量每人每天从 16 英吨提高到 56 英吨，工人工资由 1.15 美元/日增加到 1.85 美元/日。铁锹实验首先是系统地研究了铁锹上负载应为多大的问题，其次研究各种材料能够达到标准负载的锹的形状、规格问题，与此同时还研究了各种原料装锹的最好方法。此外还对每一套动作的精确时间进行了研究，从而得出了一个"一流工人"每天应该完成的工作量。这些研究的最初结果成为实践科学管理的良好开端。

　　为了解决工人的怠工问题，泰勒进行了一项"金属切削实验"，由此研究出金属切削工人每个工作日的合适工作量。经过两年的初步实验以后，给工人制定了一套工作量标准。泰勒的金属切削实验延续了 26 年之久，实验结果发现了能大大提高金属切削机工产量的高速工具钢，并取得了各种机床适当的转速和进刀量及切削用量标准等资料。

[①] 1 英吨≈1016 千克。

[②] 1 磅≈0.4536 千克。

（一）泰勒《科学管理原理》的主要内容

1. 通过动作研究和时间研究对工人工作过程中的每一个环节进行科学的观察分析，制定标准的操作方法，用以规范工人的工作活动和工作定额。

2. 细致地挑选工人，并对他们进行专门的培训，使他们能按照规定的标准工作进行操作，提高劳动生产的效率。

3. 真诚地与工人合作，以确保劳资双方都能从生产效率的提高中获得好处。

4. 实行"差别工资制"，对完成工作定额的工人按较高的计件工资率来计算和发放工资，对未完成工作定额的工人则按低的计件工资率来计算和发放工资，采用刺激性的工资报酬制度激励工人努力工作。

5. 明确管理者和工人各自的工作和责任，实现计划职能与执行职能分离，把管理工作称为计划职能，工人劳动称为执行职能。

6. 实行例外管理原则，即主张高层管理者将一般的日常事务授权给下级去处理，自己只保留对例外事项（如企业重大政策的制定和重要的人事任免等）的决策权和例外状态的监督权。

（二）泰勒《科学管理原理》的主要贡献

1. 科学管理理论在历史上第一次使管理从经验上升为科学，泰勒在研究过程中首次提出要以效率、效益的科学性管理，取代经验型管理，使人们认识到在管理上引进科学研究方法的重要性和必要性。

2. 积极主张劳资双方是合作关系，许多人认为雇主和雇员的根本利益是对立的，而科学管理理论却恰恰相反，它相信双方的利益是一致的。当双方友好合作，互相帮助以代替对抗和斗争时，就能够生产出比过去更大的利润，从而使雇员工资提高，获得较高的满意度，并使雇主的利润增加，使企业规模扩大。

3. 率先提出工作标准化思想，是标准化管理的创始人。泰勒的管理理论最初为了实现生产效率最大化，由于研究结果以标准化为表现形式，开启了标准化管理的先河。标准化管理已成为现代管理的一个普遍性核心组成部分。

4. 首次将管理者和被管理者区分开来，泰勒在工作和研究中强调分工和专业化，强调提高生产效率的重要性，管理者主要在计划，被管理者主要在执行，把管理从生产中分离出来，是管理专业化、职业化的重要标志，管理因此被公认是一门独立的科学。

二、一般管理理论

知识链接：

亨利·法约尔，法国人，1858年毕业于圣太田国立高等矿业学校，1860年进入康门塔里-福香博采矿冶金公司工作，从技术员、矿长到公司总经理，法约尔从事多年的管理工作，其中在总经理的位置上一干就是30年，退休后创建了一个管理研究中心。法约尔的管理理论站在高层管理者的角度研究整个组织的管理问题，针对的主要是一般性经营管理，自上而下考察管理实践，该理论适用于各种类型的组织。

法约尔在管理方面的著作主要有《管理的一般原则》、《工业管理和一般管理》、《国家管理理论》等。因为法约尔对经营管理理论的杰出贡献，他被尊称为"现代经营管理理论之父"。

（一）一般管理理论（general management theory）的主要内容

1. 区别经营和管理　法约尔认为经营与管理是不同的概念。经营活动可以划分为六类：

技术活动——生产、制造、加工；

商业活动——购买、销售、交换；

财务活动——资金筹集和运用；

安全活动——设备和人员的安全保护；

会计活动——存货盘点、成本核算、统计；

管理活动计划——组织、指挥、协调、控制。

管理活动是六类经营活动的核心。

2. 管理的五大职能 法约尔提出管理包括计划、组织、指挥、协调、控制五大职能，并对这五大职能进行了详细的分析和讨论。他认为：计划就是预测未来并制订行动方案；组织就是确定企业在物质资源和人力资源方面的结构；指挥就是保证企业人员能履行赋予他的职能；协调是指使企业中所有人员、活动和努力得到协调统一；控制就是保证一切活动符合原定的计划、原则和命令。

3. 提出管理教育的必要性 法约尔建立管理教育制度，指出未来管理者必须接受管理方面的培训，并在实践中提高自己的管理才能。

4. 管理的十四项原则

（1）劳动分工原则：法约尔认为，劳动分工不仅适用于技术工作，而且也适用于管理工作，分工可使管理专业化，从而提高管理工作的效率。

（2）权力与责任统一原则：有权力的地方，就有责任。责任是权力的孪生物，法约尔认为，要贯彻权力与责任相符的原则，就应该制定有效奖励和惩罚的制度，即权、责、利相结合。

（3）纪律原则：法约尔认为纪律应包括两个方面，即企业与下属人员之间的协定和人们对这个协定的态度及其对协定遵守的情况。严明的纪律需要有效的领导者和合理的惩罚行为。

（4）统一指挥原则：一个下级人员只能接受一个上级的命令。

（5）统一领导原则：具有相同目标的组织活动，只能有一个领导人和一项计划。

（6）个体服从整体利益原则：在企业中，总目标是至高无上的，个人利益不应超越公司的利益。

（7）人员的报酬原则：薪酬制度应当公平，对工作成绩和工作效率优良者应有奖励。但奖励应以能激起员工的热情为限，否则将会出现副作用。

（8）集权与分权相适应的原则：集权就是上级领导者可以直接把命令传达给下层人员；分权就是上级领导者与基层人员之间还有许多中间环节。集权与分权相适应就是要找到该组织的最适尺度。

（9）等级制度原则：从最高权力机构直到低层管理人员的领导系列称为等级链，这个等级链表明了组织中各个环节之间的权力关系和组织中信息传递的路线。

（10）秩序原则：秩序原则包括物品的秩序原则和人的社会秩序原则。坚持物品的秩序原则就是要使每一件物品都在它应该放的地方，贯彻人的社会秩序原则就是使每个人都在最适合他的岗位上工作。

（11）公平原则：公平是由公道与善意产生的。贯彻公道原则就是要按一定的协定办事，但是在执行过程中可能会因为各种因素的变化使得原来制定的"公道"的协定变成"不公道"的协定，这样就会影响员工的工作积极性。因此，在管理中要贯彻"公平"的原则，所谓"公平"原则就是"公道"原则加上善意地对待职工，也就是说要根据实际情况对职工的劳动表现进行善意的评价。

（12）人员的稳定原则：法约尔认为一个人要适应他的新职位，并做到能很好地完成他的工作，这需要时间，这就是"人员的稳定原则"。但人员的稳定是相对的，而人员的流动是绝对的，对于企业来说，就要把握好人员稳定和流动的度，以利于企业中成员的能力得到充分的发挥。

（13）首创精神：法约尔认为，想出一个计划并保证其成功是一个聪明人最大的快乐之一，也是人类活动最有力的刺激物之一，这种发明执行的可能性就是人们所说的首创精神。领导者要善于激发和支持员工的首创精神。

（14）团队精神：法约尔认为，团结就是力量，管理人员应当积极鼓励职工紧密团结，发扬团队精神。

（二）一般管理理论的主要贡献

1. 该理论最先将经营与管理分开，归纳了管理的五大职能，在管理学史上是一个重要的里程碑，为管理科学提供了科学的理论框架，成为管理过程学派的基础理论。

2. 法约尔是以大企业最高管理者的身份自上而下地研究管理，虽然他是以企业为研究对象，但由于他强调管理的一般性，使得他的理论适用于许多领域。

3. 法约尔对管理普遍性的认识和实践，在当时是一个重大贡献。管理活动从经营中分离出来，具有独立职能，体现了管理活动的普遍性。

【案例 2-2】

A 公司是一家生产游戏机的企业，员工们喜欢在 A 公司工作，因为这里的气氛轻松，这种轻松的气氛有助于新想法的发展。后来 A 公司更换了新的领导人，新经理行使了强有力的管理领导权，制定了许多规章制度，设定了明确的目标，实行了严格的财务控制。A 公司由过去的松散管理变为现在的严格管理，触怒了许多老资格的工程师，他们中的很多人离开了 A 公司，有些甚至成立了自己的软件公司，从而成为他们以前工作过的公司的直接竞争者。

问题：

1. A 公司的新经理在集权分权决策方面有什么变化？新的领导方式有什么特点？
2. 影响集权分权的因素有哪些？

三、行政组织理论

知识链接：

马克斯·韦伯（1864—1920），德国社会学家。他于 1882 年进入海德堡大学就读法律专业，后来就读于柏林大学和哥廷根大学，他在社会学、宗教学、经济学和政治学上都有非常高的造诣。在管理思想方面，他在《社会组织和经济组织理论》一书中提出了理想行政组织体系理论，由此被人们称为"行政组织理论之父"。韦伯的行政组织理论从行政管理的角度出发，对管理组织结构进行了深入研究，解决了管理组织结构优化的问题，创立了全新的组织理论。

（一）行政组织理论的内容

1. 组织的权力 韦伯认为，任何组织都必须以某种形式的权力为基础，权力包括传统权力、超凡权力和法定权力。其中，传统权力由传统惯例或世袭得来，领导者占据传统所赋予的权力地位，也受传统的制约。超凡权力来源于别人的崇拜与追随，带有感情色彩，具有非理性特点。法定权力是以对法律确立的职位或地位权力的服从为基础的权力，只有法定权力才能作为行政组织体系的基础，理想的行政性组织应当以合法权力作为组织的基础。

2. 理想行政组织体系的特征 ①明确分工：组织中的人员应有固定和正式的职责，依法行使职权。②权力体系：组织内各个职位按照等级原则进行法定的安排，形成自上而下的等级系统，规定成员间的命令与服从关系。③人员的选拔及任用：人员的选拔完全依据职务的要求，经公开考试合格予以使用，务求人尽其才。④专业分工与技术训练：对成员进行合理分工，明确工作范围及权责，通过技术培训提高工作效率。⑤人员的工资及升迁：按职位支付薪金，并建立奖惩与升迁制度，使成员安心工作，培养事业心。⑥组织成员间非人格化的关系：成员间只有对事的关系，而无对人的关系。韦伯认为：具有上述特征，可使组织表现出高度的理性化，成员工作行为能达到预期效果，组织目标也能顺利完成。

（二）行政组织理论的主要贡献

1. 韦伯提出的行政组织结构（也被称作"官僚组织结构"）在精确性、稳定性、纪律性和可靠性方面优于其他组织，这一理论对当时新兴资本主义企业制度的完善起到了划时代的作用。

2. 为社会发展提供了一种高效率、合乎理性的管理体制，韦伯的行政管理理论经过时间的验证，成为现代管理体制的基础，也奠定了其在古典组织理论中不可动摇的地位。

四、对古典管理理论的评价

（一）古典管理理论的意义

1. 古典管理理论确立了管理学是一门科学。通过科学的研究方法能发现管理学的普遍规律，古典管理理论的建立使得管理者开始摆脱了传统的经验管理的局限。

2. 古典管理理论提出的一些管理理念、管理原则和管理方法，对管理实践有着很重要的指导意义。

3. 韦伯提出的官僚组织理论是组织理论的基石，今天的组织结构虽然变得更加复杂，但是，古典管理理论设计的组织基本框架仍然在发挥作用。

4. 古典管理理论为后来的行为科学和现代管理学派的产生奠定了基础，当今的许多技术与管理方法也都是对古典管理思想的继承和发展。

（二）古典管理理论的局限

1. 将人视为单纯追求金钱的"经济人"，忽视"人"的因素及人的需要和行为。

2. 过于重视技术，强调个别作业效率，忽视了企业的整体功能等。

3. 过分强调企业内部的管理，忽视外部环境对管理的影响。

第三节　行为科学理论

从 20 世纪 30 年代开始，资本主义经济进入了一个新时期，生产规模扩大，社会化大生产程度提高，新技术被广泛应用，同时，劳资矛盾加剧，工人不满和对抗情绪日益严重，而古典管理理论忽视了对"社会人"的研究，已不能适应新的形势，于是，一些学者开始运用心理学、社会学、人类学等理论和方法研究人的心理、行为等对实现组织目标的影响作用，行为科学理论由此应运而生。其代表包括梅奥的"人际关系学说"、马斯洛的"需求层次论"、赫茨伯格的"双因素理论"、麦格雷戈的"X-Y 理论"等。

一、梅奥的人际关系理论

知识链接：

　　乔治·埃尔顿·梅奥（1880—1949），出生在澳大利亚的阿德莱德，后移居美国，是美国行为科学家，人际关系学说的创始人。1926 年，梅奥进入哈佛大学工商管理学院从事工业研究，其后一直在哈佛大学工作直到退休。1927 年冬，梅奥应邀参加了开始于 1924 年但中途遇到困难的霍桑实验，有关霍桑实验的结论主要集中在他的两部著作——《工业文明中的人的问题》（1933 年）和《工业文明中的社会问题》（1945 年）中。这两部著作对霍桑实验进行了总结，也是梅奥人际关系学说的代表性论著。

知识拓展：

霍桑实验的背景：霍桑实验是在隶属于西方电器公司的霍桑工厂进行的，霍桑工厂拥有25 000名员工，工厂设备完善，工资福利优越，娱乐设施齐全，有良好的医疗制度和养老金制度。但是工人仍有强烈的不满情绪并严重地影响了整个企业的生产效率。为了探究其中的原因，1924年，美国国家科学委员会组织了一个包括全方面的专家在内的研究小组，对该厂的工作条件与生产效率的关系进行了全面的考察和多种实验研究。从1924~1932年，整个实验前后经历了四个阶段。

1. 工厂照明实验（1924~1927年）　实验目的是研究照明强度对生产效率的影响。研究人员把工人分为两组，一组为"实验组"，先后改变工厂照明强度，另一组为"控制组"，照明强度始终维持不变。研究人员希望由此推测出照明强度变化后对产量的影响。但实验结果却出乎意料，两组产量都大为增加，而且增加数量相差无几，照明强度变化与工人的产量之间似乎不存在因果关系。这个结果令当时的专家们都迷惑不解，因此有许多人都退出了实验。

梅奥和他在哈佛大学的同事们后来进一步的分析认为，导致两组生产效率上升的主要原因是：在实验期间，参与实验的工人们得到了专家的尊重而提高了工作的积极性。

2. 继电器装配室实验（又被称为"福利实验"）（1927~1928年）　在此阶段，梅奥参与了进来，并组织了一批哈佛大学的教授成立了一个新的研究小组，该阶段实验目的是了解福利待遇、各种工作条件的变动对小组生产效率的影响。

实验发现，不管福利待遇如何改变（包括工资支付办法的改变、优惠措施的增加、休息时间的增减等），都不影响产量的持续上升，甚至工人自己对生产效率提高的原因也说不清。后来经过进一步的分析发现，导致生产效率上升的主要原因有两点：其一，参加实验的光荣感。实验开始时，6名参加实验者曾被召进谈话室，他们认为这是莫大的荣誉。这说明被重视的自豪感对人的积极性有显著的促进作用。其二，成员间良好的相互关系及工人们得到了专家的尊重，即社会条件和督导方式的改变导致工人们态度的变化和生产效率的提高。为了掌握更多的消息，管理部门决定通过一个访谈计划，来调查职工的态度。

3. 大规模访谈计划（1928~1930年）　既然实验表明，管理方式与职工的士气和劳动生产率有密切的关系，那么就应该了解职工对现有的管理方式有什么意见，为改进管理方式提供依据。于是梅奥等制订了一个征询职工意见的访谈计划，在1928年9月到1930年5月不到两年的时间内，研究人员与工厂中的两万名左右的职工进行了访谈。

每次访谈的平均时间从30分钟延长到1~1.5小时，多听少说，详细记录工人的不满和意见。在两年多的大规模访谈期间内，工人的产量大幅提高。工人们长期以来对工厂的各项管理制度和方法存在许多不满，无处发泄，访谈为他们提供了发泄通道。发泄过后心情舒畅，士气提高进而使产量得到提高。

根据这些分析，研究人员认识到，工人由于关心自己个人问题而会影响到工作的效率。所以管理人员应该了解工人的这些问题，为此，需要对管理人员，特别是要对基层的管理人员进行训练，使他们成为能够倾听并理解工人的访谈者，能够重视人的因素，在与工人相处时更为热情、更为关心他们，这样能够促进人际关系的改善和职工士气的提高。

4. 电话线圈装配工实验（又称为"团体实验"）（1931~1932年）　这是一项关于工人群体的实验，实验目的是观察在群体中工人之间的相互影响，实验挑选了14名男职工，分成3组，工人的工资报酬是以小组的总产量为基础付酬给每个工人，强调他们在工作中要协作以便共同提高产量和工资报酬。

实验结果表明：工人们心目中"合理的日工作量"低于管理者所拟定的产量定额，究其原因，工人们认为，如果他们的产量超过了非正式的定额（工人们认为的"合理的日工作量"），作为计酬基础的产量定额就会提高，而如果他们的产量少于非正式的定额，又会引起管理者的不满。所以，他们就"制订"了这个非正式的产量定额，并运用群体的压力使每个工人都遵守这个定额。所运用的群体压力有：讽刺、嘲笑、拍打一下等。在正式组织中存在着两个小集团即非正式组织，这两个小集团在工作中有许多行为准则会影响工人的行动，如工作干多干少、与管理人员的信息交往、不应向上级告密有关同事中发生的事情等。

（一）人际关系学说的主要观点

1. 员工是"社会人"而不是"经济人" 梅奥认为人们的行为并不单纯出自追求金钱的动机，还有社会方面、心理方面的需要，即追求人与人之间的友情、安全感、归属感和受人尊敬等，而后者更为重要。因此，应该把职工当作不同的个体来看待，当作社会人来对待。

2. 企业中除了正式组织外，还存在非正式组织 企业中除了存在着为了实现企业目标需要明确规定各成员相互关系和职责范围的正式组织之外，还存在着非正式组织。非正式组织是人们在接触过程中自发形成的。在正式组织中，以效率逻辑为其行为规范，而在非正式组织中，则以感情逻辑为其行为规范，非正式组织对于生产效率、工作满意度具有强大的影响，非正式组织对管理人员的支持很有可能使调节配合更融洽、生产效率更高，从而有助于工作任务的圆满完成。因此，管理者必须重视非正式组织的作用，注意在正式组织效率逻辑与非正式组织的感情逻辑之间保持平衡，以便管理人员与工人之间能够充分协作。

3. 新型领导重视提高员工的满意度 霍桑实验表明在决定劳动生产率的诸因素中，位于首位的因素是工人的满意度，而生产条件、工资报酬只是第二位的。员工的满意度越高，其士气就越高涨，生产效率就越高。员工的满意度不仅包括物质需求，还包括精神需求。所以，新型的领导应该认真分析员工的需求，以便采取相应的措施满足员工的不同需求，这样才能适时、充分地激励员工，达到提高生产率的目的。

（二）人际关系学说的主要贡献

1. 霍桑实验发现了人际关系，创立了人际关系学说，人际关系学说是行为科学理论的早期思想，它为以后行为科学的发展奠定了基础。

2. 行为科学给管理学的发展开辟了一个崭新的领域，许多管理学家、社会学家和心理学家从行为的特点，行为的环境、行为的过程及行为的原因等多种角度开展对人行为的研究，形成了一系列的理论，使行为科学成为现代西方管理理论的一个重要流派。理论的研究和发展，反过来促进了企业管理人员重视人的因素，强调人力资源的开发，注意改善企业的人际关系，注意使组织的需要和成员的需要协调一致等。

二、行为科学理论

行为科学的研究，基本上可以分为两个阶段。第一个阶段以人际关系学说为主要内容。从 20世纪 20～30 年代梅奥的霍桑实验开始，到 1949 年在美国芝加哥讨论会上，第一次提出行为科学的概念。第二个阶段是在 20 世纪 50 年代以后，在 1953 年，美国福特基金会召开的各大学科学家参加的会议上，正式定名为行为科学。20 世纪 60 年代以后又出现了组织行为学的名称，组织行为学是由行为科学进一步发展起来的，它是研究在一定组织中人的行为的发展规律，重点是研究企业组织中的行为。组织行为学分三个层次：个体行为理论、团体行为理论和组织行为理论。

（一）个体行为理论

个体行为理论主要包括两方面的内容：一是有关人的需要、动机和激励的理论；二是有关企业中人性的理论。

1. 激励理论

（1）马斯洛需求层次论：由美国心理学家亚伯拉罕·马斯洛于 1943 年在《人类激励理论》论文中提出。该理论将人的需求分为 5 层：第一层生理需求、第二层安全需求、第三层归属与爱需求、第四层尊重需求、第五层自我实现需求。这些需求由较低层次到较高层次依次排列，只有低层次的需求得到满足才会转向高层次的需求。人的行为动机就是为了满足某一层次的需求，因此，领导者的激励工作应主要针对某一层次需求采取措施。此理论在本书第十五章详细介绍。

（2）双因素理论：由美国心理学家弗雷德里克·赫茨伯格于 1959 年提出。该理论认为引起人们工作的动机有两个：一是激励因素，二是保健因素。使员工感到满意的因素称作激励因素，使员工感到不满意的因素称作保健因素。该理论告诉管理者，在对下属实施激励时，一方面要认识到保健因素不可缺少，以免引起员工对工作产生不满；另一方面更要注意提供真正起作用的激励因素，以使员工产生对工作的满足感和内在动力。

2. 人性假设理论　美国著名的行为学家和管理学家道格拉斯·麦克雷戈，于1957年在《企业的人性方面》一书中提出了著名的"X-Y理论"。麦克雷戈认为，管理者对员工有两种截然不同的看法，他将这两种不同的人性假设概括为"X理论"和"Y理论"。

麦克雷戈把传统的管理观点称为"X理论"，其主要内容是：大多数人都是懒惰的，尽可能地逃避工作；大多数人缺乏进取心，不愿负责任，宁可让别人领导；大多数人的自我目标和组织目标是自相矛盾的，为了达到组织目标必须靠外力严加管制；大多数人缺乏理智，不能克制自己，很容易受他人影响；大多数人都是为了满足基本的生理需要和安全需要，所以他们选择那些在经济上获利最大的事做。与之相应的管理方式：管理人员的重要任务是如何提高生产效率、完成任务；应用职权发号施令，使对方服从，让员工适应工作和组织的要求；强调组织的严密性，规定具体的规范和工作制度，如工时定额、技术规程等；应以金钱报酬来激励员工效力和服从。

"Y理论"的主要内容：一般人并不是天生就不喜欢工作的；人们愿意通过自我管理和自我控制来完成应当完成的目标；如果给人提供适当的机会，就能将个人目标和组织目标统一起来；一般人在适当的条件下，不仅学会了接受职责，还学会了谋求职责；大多数人都具有一定的创造力；在现代社会中，人的智慧和潜能只是部分得到了发挥。与之相应的管理方式是：管理者的首要任务是创造一个使人发挥才能的工作环境，发挥职工的潜力，并使员工在实现组织目标的同时，也能达到自己的目标；让员工担当有挑战性的工作，促使其工作做出成绩，满足自我实现的需要；实行自我控制，让员工参与管理和决策，共同分享权力。

【案例2-3】

甲研究所设备先进，人才济济，但却一直没有很高水平的科研成果。该所负责人王所长采用"重金悬赏"的方法，他坚信"重赏之下，必有勇夫"，但收效甚微。为了更好地管理研究人员，他制定了严格的考勤制度：迟到3分钟要罚款100元。为此，员工有时为准时到达，不惜打出租车上班，该所员工的出勤率一直保持较高水平。在一次行业研讨会上，规模相近的乙研究所发布了几项重要科研成果，并介绍了经验，他们认为每个员工都希望做好工作，为此推行了"弹性工作制"及研究人员自我组合、自主管理的方法。尽管乙研究所取得了这样的成绩，但王所长仍然认为采用这种方法会失去控制，这种方法不宜推广。

问题：

请结合人性假设理论，判断这两家研究所对人性的假设分别是什么。说明以上两种假设的基本观点及两者相应的管理方式，并对王所长对人性的看法和管理方法进行评价。

（二）团体行为理论

代表人物是德国社会心理学家库尔特·卢因。卢因认为人的行为决定于内在的需要和周围环境的相互作用。当人的需要尚未得到满足时，会产生内部力场的张力，而周围环境因素起着导火索的作用。人的行为动向取决于内部力场和情境力场（即环境因素）相互作用，但主要的决定因素是内部力场的张力。

团体行为理论强调重视人的因素，把团体与其成员间的相互作用看成团体行为的动力，把如何提高团体绩效的问题看作充分调动人的积极性问题。

（三）组织行为理论

1. 支持关系理论　这是美国现代行为科学家伦西斯里·利克特提出的。该理论的主要观点：对人的领导是管理工作的核心；把组织领导方式分为专权命令式、温和命令式、协商式和参与式四种。其中参与式效率最高，能最有效地发挥激励的作用。参与程度越高，管理越民主，组织的效率越高；要求组织成员都认识到自己肩负着重要使命和目标，每个人的工作对组织来说都是不可或缺的。

2. 管理方格理论 由美国得克萨斯大学的罗伯特·布莱克和简·莫顿在 1964 年出版的《管理方格》一书中提出，研究组织的领导方式及其有效性的理论。这种理论倡导用方格图表示和研究领导方式。管理方格图是一张纵轴和横轴各 9 等分的方格图，横轴是领导者对任务的关心，纵轴是领导者对人的关心。一共 81 个方格，每个方格代表"关心人"和"关心任务"这两个因素以不同比例结合的领导方式，其中 1.1 方格型表示对人和任务都很少关心，这种领导必然失败；9.9 方格型对任务和人员都很关心，能使组织的目标和个人的需要有效地结合起来，是最理想的管理方式，是每一位管理者努力的方向。

第四节　西方现代管理理论

20 世纪的生产和组织规模急剧扩大。生产力迅速发展，生产社会化程度不断提高。科学技术发展迅猛，现代科学技术的新成果层出不穷，数学、经济学、社会学、心理学、计算机等各学科的研究成果越来越多地应用于企业管理。进入 20 世纪 50 年代以后，管理方面的理论大量出现，到 70 年代，管理理论进入了一个新的发展阶段——现代管理理论阶段。现代管理理论阶段派别众多、理论繁杂的现象被美国管理学家哈罗德·孔茨称为"管理理论丛林"。"管理理论丛林"的出现反映了管理理论的复杂性和渗透性，也反映了现代管理理论的繁荣和发展。

一、管理科学理论学派

管理科学理论学派又称数量学派，或计量学派。英国曼彻斯特大学教授布莱克特领导的运筹学小组，将数学引入管理领域，用电子计算机作为工具，把科学的原理、方法和工具应用于管理的各种活动，使管理问题的研究由定性分析发展为定量分析。该学派建立用于管理决策的数学统计模型，并进行求解，以减低管理的不确定性，使投入的资源发挥最大的作用。代表人物有埃尔伍德·斯潘塞·伯法、霍勒斯卡·文森希尔。

管理科学理论学派有如下论点：

1. 力求减少决策的个人艺术成分，依靠建立一套决策程序和数字模型来提高决策的科学性。他们将众多方案中的各种变数和因素加以数量化，利用数学工具建立数量模型，研究各变数和因素之间的相互关系，寻求一个用数量表示的最优化答案。决策的过程就是建立和运用数学模型的过程。

2. 各种可行的方案均是以经济效果作为评价的依据，如成本、总收入和投资利润率等。

3. 广泛地使用电子计算机，现代企业管理中影响某一事物的因素错综复杂，建立模型后，计算任务极为繁重，依靠传统的计算方法获得结果往往需要若干年时间，致使计算结果无法用于企业管理。电子计算机的出现大大提高了运算的速度，使数学模型应用于企业和组织成为可能。

虽然管理科学理论在实践中发挥了巨大的作用，但也存在局限：管理科学理论的核心就是定量分析，但在现实中并不是所有管理问题都是能够定量的，这就影响了它的适用范围；管理科学只注重管理中应用的先进工具和科学方法，不注重管理中人的作用；管理问题的研究与实践，不可能也不应该只依靠定量的分析，而忽视定性的分析。

二、社会系统学派

社会系统学派创始人是美国管理学家切斯特·巴纳德（1886—1961）。他在 1938 年出版的《经理人员的职能》书中提出：组织是一个复杂的社会系统，应从社会学的观点来分析和研究管理的问题。因他把各类组织都作为协作的系统来研究，所以后人把由他开创的管理理论体系称作社会系统学派。

社会系统学派的主要内容：组织是一个由个人组成的协作系统，个人只有在一定的相互作用的社会关系下，同他人协作才能发挥作用；组织作为一个协作系统都包含三个基本要素，即信息交流、做贡献的愿望、共同的目的；在组织这个社会协作系统中，管理者应处于相互联系的中心，并致力于获得有效协作所必需的协调，因此，经理人员要招募和选择那些能为组织目标的实现做出最大贡献并能协调地工作在一起的人员。为了使组织的成员能为组织目标的实现做出贡献和进行有效的协调，巴纳德认为应该采用"维持"的方法，包括"诱因"方案的维持和"威慑"方案的维持。"诱因"方案的维持是指采用各种报酬奖励的方式来鼓励成员为组织目标的实现做出他们的贡献，"威慑"方案的维持是指采用监督、控制、检验、教育和训练的方法来促使成员为组织目标的实现做出他们的贡献。经理人员的主要职能有三个方面：①设定组织目标；②筹集所需资源，使组织成员能为实现组织目标做出贡献，管理者应带头工作，以使其权威为组织成员所接受；③建立并维持一个信息系统。

巴纳德在组织管理理论方面的开创性研究，奠定了现代组织理论的基础，后来的许多学者，如彼得·德鲁克、哈罗德·孔茨、亨利·明茨伯格、赫伯特·西蒙、伦西斯·利克特等都极大地受益于巴纳德，并在不同程度上有所发展。

三、决策理论学派

决策理论学派的代表人物是美国的赫伯特·西蒙，其代表作为《管理决策新学科》，基于他对决策理论的杰出贡献，西蒙教授荣获了1978年诺贝尔经济学奖。决策理论学派是以统计学和行为科学为基础，运用电子计算机技术和统筹学的方法而发展起来的一门新兴管理学派。

决策理论的主要观点：①决策是一个复杂的过程。决策不是一瞬间就能完成的一种活动，它至少应该分成四个阶段：a. 提出制订决策的理由；b. 尽可能找出所有可能的行动方案；c. 在诸行动方案中进行抉择，选出最满意的方案；d. 对方案进行评价。②程序化决策和非程序化决策。西蒙根据决策的性质把决策分成程序化决策和非程序化决策。程序化决策是指反复出现和例行的决策。非程序化决策是指那种从未出现过的，或者其确切的性质和结构还不是很清楚或相当复杂的决策。③有限理性和满意化行为准则。西蒙提出了"管理人"的主张，认为：现实中的决策者是"意图上理性，但实际上有限理性"，即管理者的理性是有局限的。由于组织处于不断变动的外界影响之下，搜集到决策所需的全部资料是困难的，而要列举出所有可能的行动方案就更加困难，况且人的知识和能力也是有限的，所以在制订决策时，很难求得最佳方案。另外，即使可以求得最佳方案，可能也要付出极高的成本，不符合经济性原则。所以在实践中，人们不应该遵循最优化原则，而应该根据满意化行为准则进行决策。④组织设计的任务就是建立一种制订决策的人机系统。计算机的广泛应用对管理工作和组织结构产生了重大影响。由于组织本身就是一个由个人组成的系统，现代组织又引入自动化技术，就变成了一个由人与计算机所共同组成的组合体。组织设计的任务就是要建立这种制订决策的人机系统。

决策理论的不足之处在于管理是一种复杂的社会现象，仅靠决策也无法给管理者有效的指导，实用性不大；决策理论学派没有把管理决策和人们的其他决策行为区别开来，其根本原因是没有认识到管理的本质。

四、经验主义学派

经验主义学派，又称经理主义学派，是研究实际管理工作者的管理经验教训和企业管理的实际经验，强调用比较的方法来研究和概括管理经验的管理学派。创始人是彼得·德鲁克，代表人物有欧内斯特·戴尔、艾尔弗雷德·斯隆。

经验主义学派的具体研究内容主要包括以下几个方面：

1. 管理应侧重于以知识和责任为依据的实际应用，而不是纯粹理论的研究。

2. 管理者的任务是了解本组织的特殊目的和使命，使工作富有活力，并使成员有成就，承担相应的社会责任。

3. 实行目标管理的管理方法。

经验主义学派认为，管理学就是研究管理经验。该学派认为通过对管理人员在个别情况下成功的经验和失败的教训的研究，会使人们懂得在将来相应的情况下如何运用有效的方法解决管理问题。因此，这个学派的学者把对管理理论的研究重点放在对实际管理工作者的管理经验教训上，强调从企业管理的实际经验而不是从一般原理出发进行研究，强调用比较的方法来研究和概括管理经验。他们认为成功管理者的经验是最值得借鉴的。因此，他们重点分析许多管理人员的经验，然后加以概括，找出他们成功经验中具有共性的东西，使其系统化、理论化，并据此向管理人员提出建议。

经验主义学派的方法在实践中发挥了巨大的效用，但同时他们也受到了许多管理学家的批评。经验主义学派由于强调经验而无法形成有效的原理和原则，无法形成统一完整的管理理论，管理者可以依靠自己的经验，而无经验的初学者则无所适从。而且，过去所依赖的经验未必能运用到将来的管理中。管理学家哈罗德·孔茨在书中指出，没有人能否认对过去的管理经验或过去的管理工作是怎样做的进行分析的重要性。未来情况与过去完全相同是不可能的。确实，过多地依赖于过去的经验，依赖历史上已经解决的那些问题的原始素材，肯定是危险的。其理由很简单，一种在过去认为是正确的方法，可能远不适合于未来状况。这段话说明，由于组织环境一直处于变化之中，过分地依赖未经提炼的实践经验来解决管理问题是无法满足需要的。

五、系统管理理论学派

系统管理理论是运用一般系统论和控制论的理论和方法考察组织结构及管理的基本职能，以系统解决管理问题的理论体系。代表人物为弗里蒙特·卡斯特，其代表作是《系统理论和管理》。

系统管理理论学派（system management theory school）的主要观点包括以下几个方面：

1. 组织是一个由许多子系统组成的，组织作为一个开放的社会技术系统，是由五个不同的分系统构成的整体，这五个分系统包括目标与价值分系统、技术分系统、社会心理分系统、组织结构分系统、管理分系统。这五个分系统之间既相互独立，又相互作用，不可分割，从而构成一个整体。这些系统还可以继续分为更小的子系统。

2. 企业是由人、物资、机器和其他资源在一定的目标下组成的一体化系统，它的成长和发展同时受到这些组成要素的影响，在这些要素的相互关系中，人是主体，其他要素则是被动的。管理人员需力求保持各部分之间的动态平衡、相对稳定、一定的连续性，以便适应情况的变化，达到预期目标。同时，企业还是社会这个大系统中的一个子系统，企业预定目标的实现，不仅取决于内部条件，还取决于企业外部条件，如资源、市场、社会技术水平、法律制度等，它只有在与外部条件的相互影响中才能达到动态平衡。

3. 如果运用系统观点来考察管理的基本职能，可以把企业看成一个投入-产出系统，投入的是物资、劳动力和各种信息，产出的是各种产品（或服务）。运用系统观点使管理人员不至于只重视某些与自己有关的特殊职能而忽视了大目标，也不至于忽视自己在组织中的地位与作用，可以提高组织的整体效率。

六、权变理论学派

权变管理理论（contingency theory of management）是 20 世纪 70 年代在美国形成的一种管理

理论。这一理论的核心就是力图研究组织的各子系统内部和各子系统之间的相互关系，以及组织和它所处的环境之间的联系，并确定这种变数的关系类型和结构类型。它强调在管理中要根据组织所处的内外部条件随机而变，针对不同的具体条件寻求不同的最合适的管理模式、方案或方法。其代表人物是琼·伍德沃德、弗雷德·卢森斯、弗雷德·菲德勒等。伍德沃德的代表作为《工业组织：理论和实践》。

权变理论学派（contingency theory school）强调，管理者的实际工作取决于所属的环境条件，因此管理者应根据不同的情境及其变量来决定采取何种行动和方法。他试图寻求最为有效的方法来处理一个特定的情境或问题。管理人员遇到的每一个情形，虽然有可能和其他情形相类似，但他们都有各自独具的特征。权变理论家们广泛地应用了古典理论、管理科学和系统观念来分析解决问题。有人甚至认为真正的权变理论学派是一个综合各家理论的学派。在有的情形中需要"人治"（由人来寻求答案），换种情形则可能需要"法治"（按逻辑程序解决问题）。他们汲取在某种情境中行为学家的经验，也学习在另一种形势下数理学派所用的知识。

权变理论学派处理问题的方法：首先分析问题；然后列出当时主要的情况和条件；最后提出可能的行动方案（可获得的），即各行动路线的结果。由于没有两种情境是完全一样的，所以对任何情形来说，其解决办法总是独一无二的。

权变理论包括以下三个方面：

1. 以何而变　即说明可用以相机而变的管理方式和手段有哪些。例如，是采取"Y"行动还是"Z"行动。这里，"Y"、"Z"代表了两种可供选择的管理方案。至少要有两个备选管理方案存在，否则，权变管理就难以进行。

2. 因何而变　即明确影响管理方案选择的权变因素。《三国演义》中赤壁之战，孙刘联军采取火攻之策，风向是影响这一政策有效性的权变因素。就前述的"Y"、"Z"管理之策来说，是否采取"Y"行动，取决于这一情境状态是否出现。

3. 如何匹配　权变管理主张没有最优的管理方式，只有最适合的管理方式，"匹配"就强调了这种合适性，管理决策过程中，对多个备选方案的理性的选择就是谋求特定方案与情境状态的最优和最满意的匹配。

总的来说，权变理论是在继承以前的各种管理理论的基础上，把管理研究的重点转向了对管理行动有重大影响的环境（情境）因素，希望通过对环境因素的研究找到各种管理原则和理论的具体适用场合。权变理论的产生实际上是适应当代经济活动的国际化、组织的大规模化和组织环境的复杂多变等新形势而提出的对管理方式多样性和灵活性的要求。它告诉管理者，不仅需要掌握处理问题的多种模式和方法，还必须清楚各种模式和方法究竟在什么样的条件下使用才会取得最好的效果。任何管理模式和方法都不可能是普遍最佳的，而只可能是最合适、最适用的，适合的才会是有效的。因此，管理者不但要注重学习和开发管理的新模式、新方法，还应该通过实践和自身的体会领悟各种模式或方法适用的场合，以便将管理的学问变成其卓越的管理业绩。

七、管理过程学派

管理过程学派又叫管理职能学派、经营管理学派，是当代管理理论的主要流派之一，主要致力于研究和说明"管理人员做些什么和如何做好这些工作"，侧重说明管理工作实务。创始人是法约尔，代表人物有哈罗德·孔茨。

管理过程学派的主要特点是将管理理论同管理人员所执行的管理职能，也就是管理人员所从事的工作联系起来。该学派认为，无论组织的性质多么不同（如经济组织、政府组织、宗教组织和军事组织等），组织所处的环境有多么不同，管理人员所从事的管理职能却是相同的。管理活动的过程就是管理的职能逐步展开和实现的过程。管理过程学派把管理的职能作为研究的对象，他们先把管理的工作划分为若干职能，然后对这些职能进行研究，阐明每项职能的性质、特点和重要性，论述实现这些职能的原则和方法。管理过程学派认为，应用这种方法就可以把管理工作的主要方面加以理论概括，有助于建立起系统的管理理论，用以指导管理的实践。

管理过程学派确定的管理职能和管理原则，为训练管理人员提了基础。把管理的任务和非管理的任务（如财务、生产及市场交易）加以明显地区分，能使管理人员精力集中于基本工作上。管理过程学派认为，管理存在着一些普遍适用的原则，这些原则是可以运用科学方法发现的。管理的原则如同灯塔一样，能使人们在管理活动中辨明方向。

相对于其他学派而言，它是最为系统的学派。该学派首先从确定管理人员的管理职能入手，并将此作为他们理论的核心结构，哈罗德·孔茨认为管理学这样分类具有内容广泛、能划分足够多的篇章、有利于进行逻辑性分析等优点。该学派对后世影响很大，当前大多数管理学原理教科书都是按照管理的职能来编写的。

第五节　管理理论新进展

随着知识经济的崛起、全球经济一体化进程的加快、市场竞争的日益加剧、员工需求的不断增加，导致企业面临前所未有的新情况和新问题，当管理者不断追求解决这些情况和问题的新方法时，一些新的管理理论被发展起来，形成了新管理理论丛林。

一、战　略　管　理

战略管理（strategic management）是管理学领域中出现较晚的学科，最早出现于企业管理中。1976年，伊格尔·安索夫在《从战略规划到战略管理》一书中首次提出了战略管理一词。他认为，战略管理是将企业的日常业务决策同长期计划决策相结合而形成的一系列经营管理业务。费雷德·大卫教授在《战略管理思想》一书中将战略管理定义为：一门着重制订、实施和评估管理决策与行动的具有综合功能的艺术和科学，这样的管理决策和行动可以保证在一个相对稳定的时间内达到一个机构所制订的目标。1982年，美国学者斯坦纳在《企业政策与战略》一书中则认为：企业战略管理是确定企业使命、根据企业外部环境和内部经营要素确定企业目标、保证目标的正确落实并使企业使命最终得以实现的一个动态过程。

战略自上而下分为三个层次，组织总体战略、业务战略和职能战略。战略管理包含四个关键要素：战略分析、战略选择、战略实施、战略评估和调整。战略分析是制订战略的必要前提，包括内外环境分析和影响因素分析；战略选择包括两方面，一是战略方案评价，二是战略方案选择；战略实施分为五个步骤，分别为评估组织文化、解析组织结构、战略分解、战略支持与战略执行；战略评估时，首先要确定评估的内容，然后采取适宜的评估方法。评估方法可以采取波士顿矩阵、麦肯锡矩阵、竞争能力矩阵、战略与绩效分析等；战略调整的原则有动态适应、局部调整及有效控制原则；调整的依据为企业的核心竞争能力、企业家的行为倾向及组织文化。

二、学　习　型　组　织

学习型组织是由美国彼得·圣吉于1990年在《第五项修炼——学习型组织的艺术与实务》一书中提出，学习型组织是指通过培养弥漫于整个组织的学习气氛、充分发挥员工的创造性思维能力而建立起来的一种有机的、高度柔性的、扁平的、符合人性的、能持续发展的组织。这种组织具有持续学习的能力，具有高于个人绩效总和的综合绩效。学习型组织理论认为，当组织面临剧烈的外在环境变化，组织应力求精简、扁平化、弹性应对、终生学习、不断自我组织再造，以维持竞争力。学习型组织的五项修炼：第一项修炼：自我超越，是学习型组织的精神基础，自我超越的修炼是对学习型组织每个成员的要求，要求他们学习如何认清、加深自己心中的个人愿景，并且通过观察现实，超越自我而努力实现它。当组织中的每个人都具有自我超越的意识和能力的时候，这个组织也具有了向前不断发展的精神保证。第二项修炼：改善心智模式，是五项修炼中最实际、最具体也是最艰难的修炼项目，意味着否定和抛弃原有的观念和秉性，改变既有的认知和动作方式，建立全新的模式，其中最关键的是组织中决策者的心智模式的改善程度，因为他们的认知和行为方式直接影响到组织的发展方向。第三项修炼：建立共同愿景，是学习型组织的动力基础，愿景可以凝聚公司上下的意志力，透过组织共识，大家努力的方向一致，个人也乐于奉献，为组织目标奋斗。第四项修炼：团队学习，是学习型组织的方法基础，团队内的成员各自发挥自己的优势，资源共享，经验交流，在团队共同学习的氛围里，不仅每个人得到了提升，整个团队也会不断进步。第五项修炼：系统思考，是学习型组织的灵魂，也是五项修炼的基石，它要求做工作就要以动态的眼光注视、分析周围变化的情况，从大局出发，从整体工作出发思考问题、解决问题。通过不懈地修炼，最终使组织成员形成整体意识、全局观念和动态平衡的思想。

三、组 织 再 造

美国麻省理工学院的教授迈克·哈默和管理咨询专家詹姆斯·钱皮最早提出了"再造"的观念，这种观念后来被越来越多的管理者和实践者所接受，很多组织都对其组织结构和业务流程进行了再造。组织再造是指为了在衡量绩效的关键指标上取得显著改善，从根本上重新思考、彻底改造业务流程。其中衡量绩效的关键指标包括产品和服务质量、顾客满意度、成本、员工工作效率等。我们可以从四个方面来把握组织再造的含义：①组织再造需要从根本上重新思考已经形成的基本信念；②组织再造是一次彻底的改革；③企业可以通过再造工程取得很显著的进步；④组织再造主要是指重新设计业务流程。组织再造一般应遵循有效领导、顾客至上、面向流程、以人为本四项原则。组织再造在实施中需要克服个体阻力、技术阻力、组织阻力和文化阻力。要应对组织再造中的阻力，可采取塑造创新型的企业文化，创立高效的组织领导团队，树立积极的企业价值观，推进学习型组织建设等措施和策略。

四、标杆管理理论

标杆管理又称基准管理，是美国施乐公司于 1979 年首先提出的，是现代西方国家企业管理活动中支持企业不断改进和获得竞争优势的最重要的管理方法之一。

1. 标杆管理理论的主要观点

（1）标杆管理是定点赶超的学习程序：美国生产力与质量中心认为，标杆管理是一个系统、持续性的评估过程，通过不断地将组织流程与世界居领先地位的组织相比较获得帮助组织改善经营绩效的信息，标杆管理不仅是个信息评估过程，还涉及规划和组织实施的过程，是一个定点赶超的学习程序。组织不断地寻找和研究最佳实践，并就关键绩效指标和行为在自身和行业领先组织之间进行比较评价，分析关键绩效差距的形成原因，在此基础上，组织对关键业务流程进行重新思考和改进，创造组织最佳实践的程序与方法，提高组织经营业绩。

（2）标杆管理包括战略标杆管理和营运标杆管理：战略标杆管理是为了寻找最佳战略，主要方法是收集各竞争对手的财务、市场状况、流程和学习成长方法，进行分析比较，研究领先组织成功的战略和制胜的竞争模式。营运标杆管理更注重具体运作的有效性，找出同行最佳运作方法，强调通过对环节、成本和差异性三个方面进行比较，寻求最佳运作方法。营运标杆管理从内容上又分为流程标杆管理和职能标杆管理。职能标杆管理是以优异的职能操作为基准进行的标杆管理。流程标杆管理是以最佳工作流程为基准进行的标杆管理。

（3）确定标杆基准包括内部标杆基准法和外部标杆基准法：内部标杆基准法以组织内部操作为基准，通过辨别内部绩效标杆的标准，即确立内部标杆管理的主要目标，做到组织内部信息共享。

外部标杆基准法以竞争对象为基准，和有着相同市场的组织在产品、服务和工作流程等方面的绩效与实践进行比较，具有强烈竞争导向和动态意义。

2. 标杆管理理论的贡献 标杆管理理论从出现就因为能给组织带来巨大的实效，而引起各大组织的重视，风靡世界。标杆管理理论的主要贡献：①确定组织战略和计划：通过标杆管理，组织可以选择标杆，确定组织中、长期发展战略，并与对手对比，制订战略实施计划，选择相应的策略与措施，促进组织发展。②作为组织业绩提升与业绩评估的工具：标杆管理通过设定可达目标来改进和提高组织的经营业绩。标杆管理是一种辨识世界上最好的组织实践并进行学习的过程。通过辨识行业内外最佳组织业绩及其实践途径，组织可以制定业绩评估标准；对业绩进行评估，制订相应改善措施，制订适合本组织发展的有效战略。③标杆管理有助于组织建立学习型组织，形成持续学习的文化；组织运作是动态变化的，只有持续追求最佳才能获得持续的竞争力。实施标杆管理有助于组织发现不足，学习成功经验，结合实际，将其充分运用到自己的组织中。随着竞争环境不断改变，组织自身业务范围和规模的不断变化，学习过程持续往复。

思 考 题

1. 法约尔提出的管理五大职能与本书中对管理职能的介绍有什么主要的不同？
2. 梅奥的"霍桑实验"解决了管理学中的哪些问题？

（穆 贤）

第三章 管理的基本原理及方法

    管理原理是对管理工作的实质内容进行科学分析总结而形成的基本真理，是对各项管理制度和管理方法的高度综合与概括，因而对一切管理活动具有普遍的指导意义。学习和掌握管理原理，并将其在管理实践活动中加以运用，指导管理行为，强化管理工作，对提高管理工作的效率和效益，具有重要的意义。

第一节 管理的基本原理

    管理原理有狭义和广义之分：广义的管理原理包括管理的性质、过程、职能、方法等系列的内容；狭义的管理原理是指管理活动的指导思想和基本准则。本节主要从狭义角度阐述管理的基本原理，包括系统原理、整分合原理、封闭原理、效益原理、人本原理、能级原理及动力原理、动态原理、反馈原理等。这些原理既相互独立，又互相联系，构成一个有机整体。

一、系 统 原 理

（一）系统的含义

    系统是指由若干相互联系、相互作用的各种要素组成，在一定环境中具有特定功能的有机整体。要素是指系统内部相互联系、相互作用的各个组成部分，包括信息、人力、财力、设备、材料、能源、任务等。功能是指系统所能发挥的作用和效能。系统的构成必须满足下列三个条件：①应包括两个或两个以上的要素；②各要素之间有一定的联系；③各要素之间的联系应产生一定的功能。

（二）系统的特征

    系统种类繁多，但明确系统的特征是认识系统的关键，无论何种系统都应具备以下特征：

    1. 目的性   每个系统的存在都有其一定的目的，不同的系统有不同的目的，系统的存在就是为了完成系统的工作或实现系统功能。一个系统通常只有一个总目的，根据系统的目的和需要不同又设置若干子系统，各子系统的目的与系统总目的应保持一致。如果子系统的目的或功能与系统总目的或功能不相协调，必然导致效率低下，甚至混乱。

2. 全局性 又称整体性，是指具有独立功能的各子系统，围绕共同目标组成不可分割的整体。各子系统之间、各子系统与整体之间都存在着有机联系，系统的存在和发展，是子系统存在和发展的前提，各子系统的作用和效益都会影响整个系统的作用和效益。要做到从整体着眼，部分着手，统筹考虑，各方协调，达到整体的最优化。

3. 层次性 系统从总体上看，都有宏观和微观之分，而微观上，还有各种层次。系统的运动能否协调、有效，以及效率的高低，整体效果的好坏，在很大程度上取决于系统结构的层次是否清晰，每一层次的功能是否清楚，每个层次的任务职责与权利范围是否理顺，同一层次的各子系统之间的关系是否界定。只有做到各层次之间分工明确、积极配合、相互协调、各司其职，才能实现有效的管理。否则就会在工作中出现越俎代庖、事必躬亲，挫伤下级工作的积极性和主动性。

4. 适应性 系统不是孤立存在的，它要存在于一定的环境之中，适应环境的变化，与环境进行物质、能量和信息的交换。环境变化对系统有很大的影响，只有经常与外部环境保持最佳适应状态，才是理想的系统，不能适应环境变化的系统难以生存。

知识链接：贝塔朗菲与系统论

系统论是美籍奥地利生物学家贝塔朗菲创立的。在《理论生物学》中，贝塔朗菲首次用"开放系统"的概念来描述生命体。其哲学观点的核心内容是"有机体并不是被动地对刺激做出反应，而是一个在本质上能自主活动的系统"。只有首先意识到这一事实，才能理解人类关系的各个领域。他站在人文系统观的立场上，强调人类所创造的社会系统必须服务于人类目标，而不是相反。人类必须与这些系统相处，但绝不是为这些系统而活，这就是人类社会和昆虫群体的本质区别。人类具有不可剥夺的权利和尊严，这是一般系统论所要达到的最高目的。

（三）系统原理的主要观点

系统原理（principle of system）是指人们在从事管理工作时，要从组织整体的系统性出发，按照系统特征的要求从整体上把握系统运行的规律，运用系统的观点、理论和方法对管理活动进行系统分析和系统优化，及时调整和控制组织系统的运行，最终实现目标。系统原理是随系统论发展起来的，它所提供的观点和方法广泛渗透到其他管理原理之中，是现代管理学中最基本的原理。系统原理要求管理者将组织看成一个人造的、开放的社会技术系统，是一个整体的动态系统，同时该系统又是更大系统的组成部分。具体来说，系统原理主要有以下五个主要观点：

1. 整体性观点 系统是由若干要素构成的，但绝不是由这些要素简单拼凑而成，而是各要素按一定的逻辑要求，为实现系统目标而构成的一个整体，从而产生了各要素不可能单独具有的系统功能。系统整体功能不等于各要素功能的简单相加，而往往是大于各个部分功能之和。因此，系统要素的功能必须服从系统整体的功能，否则就会削弱整体功能，也就失去了系统的功能。例如，团队中各成员之间如缺乏团队意识，就很难形成合力，也就不能放大团队的力量。

2. 开放性观点 任何一个系统都不是一个完全封闭的系统，它与外界不断进行着物质、能量和信息的交流。在交流过程中，当系统从外部获得的能量大于系统内部散失的能量时，系统才能发展壮大。作为管理者，不能将系统完全封闭起来，应从开放性出发，充分估计到外部对本系统的影响，努力从开放中扩大本系统，从外部吸入的物质、能量和信息，只有这样才能维持系统的生命，实现系统的可持续发展。

3. 动态性观点 任何一个系统都不是静止不变的，而是处于不断运动、不断变化的状态。系统的变化受客观和主观环境的影响。看待一个系统要用历史的、运动的、发展的眼光，正确掌握系统的过去、现在和未来的变化规律，要正确和认真处理好系统的内部和外部状况，以及与环境的动态适应关系。例如，医院为了适应外部社会经济系统的需要，必须不断完善和改变自身的功能，同时医院内部各子系统的功能及其相互关系也要随之发生变化,这种不断变化的动态过程才能确保医院的生存与发展。

4. 综合性观点　所谓综合性就是一方面要把系统的各部分、各方面和各种要素联系起来,考察其中的共同性和规律性。任何复杂的系统都是由许多子系统和单元综合而成的,因此都是可以分解的。管理者既要学会把许多普通的东西综合为新的构思、新的产品,创造出新的系统,又要善于把复杂的系统分解为简单的单元加以分析和应对。

5. 环境适应性观点　任何系统都是存在于特定的环境当中,这些环境包括外部环境和内部环境。国家的政策法令、行业的竞争、消费者的需求,都属于环境的范畴。环境可以施加作用和影响于系统,系统也可以施加作用和影响于环境,两者之间存在着相互作用。作为构成社会系统的人类具有改造环境的能力,没有条件可以创造条件,没有良好的环境可以改造环境。作为管理者既要有勇气看到能动地改变环境的可能,又要冷静地看到自身的局限性,才能实事求是地做出科学决策。

> **知识链接:木桶原理**
>
> 　　木桶原理是指一只水桶能装多少水取决于它最短的那块木板。一只木桶要盛满水,必须每块木板都一样平齐且无破损,如果这只桶的木板中有一块不齐或者某块木板下面有破洞,这只桶就无法盛满水。也就是说木桶能盛多少水,并不取决于最长的那块木板,而是取决于最短的那块木板。
>
> 　　我们可以将一个组织系统看成是一个木桶,系统中的每一个要素就是构成木桶的木板。如果系统中某一个要素出了问题,那么这个系统就不能"盛满水"。因此,组织管理者要平衡好系统中的每一个要素,才能保证整个系统的有效运行。

(四)系统原理在护理管理中的运用

护理管理者应树立全局观念,用系统原理去分析实际问题,正确处理护理系统内部、护理系统与其他系统、局部与全局、眼前利益与长远利益的关系。护理部门作为医院大系统中的一个子系统,护理部门的各项工作应与医院总体目标一致。因此,护理部在制订年度护理工作计划时,既要考虑护理工作目标与医院整体工作目标的吻合,也要关注护理部与各护理单元的工作目标之间的关系。同时医院护理系统中从上至下有护理部主任、科室护士长、护士长、护士等不同的职位,分别又有着不同的职责、职权及待遇。护理管理者应从组织最高层到最低层,都做到权责分明,确立分工合作,实施分级管理,这样才能确保组织的高效性。另外,护理管理者还要协调好整体功能与要素功能之间的关系,注意根据反馈的信息不断调节系统行为,以实现系统整体功能最优化。

二、整分合原理

> **【案例3-2】　病房实施小组管理的启示**
>
> 　　A医院骨外科病房,共有4个病区,52名护理人员。根据病房护理工作内容,先后成立了护理科研小组、健康教育学习小组、护理质控监督小组、护理技能操作学习小组、护理教学管理小组等多个小组。每名护士结合自身特点,加入到不同的小组。各小组之间工作职责明确,既有分工,又有合作,共同在护士长的领导下分管病房工作。小组每周召开会议,依据职责范围,讨论工作计划及实施情况。护士长不定期参与各小组会议,与小组长一对一交流,了解护士实际工作情况。
>
> **问题:**
> 　　1. 该病房的护理管理模式体现的管理原理是什么?
> 　　2. 为达到有效管理,护士长应注意的问题有哪些?

（一）整分合原理的含义

整分合原理（whole-divide-compound principle）是系统原理在管理活动中的具体化，是指管理者在进行现代管理活动时，必须从系统原理出发，把管理过程当成一个系统，正确处理系统与环境、系统与子系统的关系，协调好各子系统间的横向关系，充分实现系统的整体功能。整分合原理可以表述为：要提高工作效率，必须首先对如何完成整体工作有一个充分细致的了解，即是"整"的含义；在此基础上，再将整体科学地分解为一个个的组成部分或基本要素，根据分工，使每项工作规范化，建立责任制，即是"分"的含义；最后进行总体组织综合，实现系统的目标，即是"合"的含义。这就是现代管理中整分合原理的基本含义。

（二）整分合原理三环节

1. 整体把握 "整"即整体，是整分合原理的首要环节。它要求管理者要对系统的全局做到心中有数，即对系统的目标、系统的全局及各子系统的组成、工作运转、本系统在更大系统中的地位及作用都要有确切掌握，只有明确这一点，才能减少工作中的偏差。此外，管理者应处理好整体和局部的关系，对如何完成整体工作进行细致的分析，然后从总体要求出发，制订整个系统的目标，方能顺利地完成管理任务。

2. 科学分解 这是整分合原理的关键环节。科学的系统分解就是运用科学方法将系统的总体目标分解成一个个具体的组成单位，据此进行分工。也就是把系统总目标分解为各个具体的子目标，并将其分别落实到各个子系统，建立明确的责任制，使每项工作规范化。例如，对不同的人分配不同的工作，将不同的人群组成不同的部门，确定职责，就是分工；把医院总计划分为若干不同性质的部门计划、个人计划，则为分解；这些都可统称为分解。要做到科学分解，首先要目标分解正确，分工才能合理，员工承担的任务才能恰当，才能建立有效的目标责任制，做到员工职责明确，工作成果奖罚分明。科学的分解要求包括以下几个方面：

（1）分解要适度：任何分工在既定条件下都有一个界限，即分工所带来的系统整体效益的变化，存在着一个最佳点。分工过粗或过细都会降低系统效益。

（2）分解要完全：分解时不能出现"空白"或"断口"，分解后各部分功能必须能有机地整合为系统整体功能。

（3）分解不能出现多余部分和环节：出现多余部分则意味着系统的内部浪费，必将降低系统的整体功能。

（4）分解后各部分的比例要合理：分解后不能出现某些部分过重、过大，某些部分过轻、过小，造成结构比例失衡和不协调。

（5）分解后要配套：分解后的部分要委以一定的职责，同时要赋予相应的权利，做到责、权、利相一致。

3. 组织综合 组织综合是整分合原理中最主要的环节。分工不是管理的终结，分工更不是万能的。分工不当常常会带来各自为政、互不协调、相互脱节。因此，管理实践中要强调做好组织综合，即抓住各个环节间的同步协调，促使各子系统间的相互协作，有计划地综合平衡发展。组织综合主要包括以下几方面的工作：

（1）合理确定部门间的关系：管理者要合理确定各局部之间的协作关系和沟通方式，以减少和避免相互隔绝、脱节和牵制。

（2）合理调节部门间的利益：管理者要合理调节部门利益、个人利益和系统整体利益之间的关系，以便集中整体力量。

（3）合理利用有效的信息反馈：管理者应合理利用有效的沟通与信息反馈机制，确保指挥和控制的有效性，进而确保整体目标的实现。

（4）始终把握整体目标：管理者应以总体目标统领各分目标，统一员工的思想与行动，以明确方向提高整体工作效率。

> **知识链接："V"形飞雁**
>
> 　　大雁有一种合作的本能，它们飞行时都呈"V"形。这些雁飞行时定期变换领导者，因为为首的雁在前面开路，能帮助它两边的雁形成局部的上升气流，节省体力。科学家发现，大雁以这种形式飞行，要比单独飞行多出12%的距离。
>
> 　　管理启示：合作可以产生1+1＞2的倍增效果。据统计，在诺贝尔奖获奖项目中，因协作获奖的占2/3以上。诺贝尔奖设立的前25年，合作获奖占41%，而现在则跃居80%。分工合作正成为组织中的一种工作方式，并被更多的管理者所提倡。如果我们能把容易的事情变得简单，把简单的事情也变得很容易，我们做事的效率就会倍增。合作，就是简单化、专业化、标准化的一个关键。世界正逐步向简单化、专业化、标准化发展，于是合作也就理所当然地成为这个时代的产物。一个由相互联系、相互制约的若干部分组成的整体，经过优化设计后，整体功能能够大于部分之和，产生1+1＞2的效果。

（三）整分合原理在护理管理中的运用

护理系统是由不同层次的护理部门分工合作而形成的。护理系统的总目标和总效率是单个护理人员和单个护理部门独立活动所无法完成的。作为护理管理者在整体把握护理系统、医院整体的情况下，还要重视分工的重要性。应合理分解护理职权、职责与任务，做到上下贯穿、分工合作、相互关联，汇成一个整体。护理组织必须形成一个自上而下的强有力的管理系统，使各个部门、各个环节的工作既相对独立，又同步协调、平衡发展，从而提供高质、高效的护理服务。

三、封　闭　原　理

（一）封闭原理的含义

管理的封闭原理（closed principle）是指在任何一个系统内部，管理手段、管理过程必须相对构成一个连续封闭的回路，只有这样才能形成有效的管理运动。封闭原理要求管理者在进行组织管理时，必须在保证组织系统对外开放的前提下，对系统内部的活动采取相对封闭性的管理。强调组织系统内各种管理机构之间，各种管理制度、方法之间，必须具有相互制约的管理，以便提高管理效果。

（二）管理活动封闭流程

管理活动本身就是一种各要素、各环节相互影响、相互制约、环环相扣的链式循环过程。构成管理封闭的组织要素有指挥中心、执行机构、监督机构及反馈机构。管理活动的起点是由指挥中心发出的。指挥中心又称决策中心，是管理系统的"司令部"，是管理工作的起点。指挥中心发出指令一方面通向执行机构，同时发向监督机构，监督执行情况。指令执行效果输入反馈机构。反馈机构对原始信息进行处理，比较效果与指令间的差距后，返回指挥中心，根据情况需要发出新的指令，这就形成了管理的封闭回路。管理运动在封闭回路中不断振荡，并循环下去，形成管理的有效运动，从而推动了系统整体功能的有效发挥。在这个相对封闭的回路中，监督机构和反馈机构起着相当重要的作用。依靠监督机构，确保执行机构能准确无误地执行决策中心的指令。应用反馈机构，对管理系统进行检查和反馈，了解执行情况，确保系统运行的方向和速度。

（三）封闭原理运用的基本条件

1. 管理系统相对独立　管理系统的相对独立是指管理系统在人、财、物的支配上，在目标和计划的制订上，组织控制及规章制度的实施上都有不受外界干扰的相对独立权限，从而保证管理指令的下达和有效的信息反馈。

2. 封闭职能机构相互制约且相互促进　管理封闭原理的实质，就是强调管理过程中管理活动及各管理机构相互制约和相互促进的机制。一个管理系统的指挥中心、执行机构、监督机构和反馈机构四个机构在封闭回路中相互制约，相互促进，构成了完整的封闭职能体系，如果不具备这一封闭职能机构体系，管理的封闭回路就不可能形成。

3. 信息系统能及时传递信息和灵敏捕捉信息　管理活动离不开信息，信息贯穿于管理封闭回路的全过程。为了更有效地为管理活动提供及时准确的信息服务，形成独立专门的管理信息系统，及时传递和捕捉信息，是实现管理活动封闭的前提和保证。

（四）封闭原理在护理管理中的运用

一般来说，工作中总会出现偏差，关键是要针对偏差，采取对策，加以封闭，杜绝偏离目标的后果。护理管理者应针对管理的后果进行评估并分析管理过程。评估后果指的是对后果质的评议与对后果量的估计，就是把管理系统运行的后果与管理系统的目的进行对照，检验管理系统执行的结果是否达到预期的目的。在护理工作中的管理方法有两种，一种是分析管理过程的结果找出导致不良结果的因素和环节，采取相应的预防和纠正措施，杜绝和减少问题的再次发生，提高管理的工作效率。另一种是不论原因，只对后果采取措施，即根据管理结果或护理效果进行相应的处理，对护士给予物质或精神上的相应奖励或惩罚，促使管理人员提高责任心，减少问题的出现。

四、效 益 原 理

（一）效益的相关概念

效果是指人们或组织通过某种行为、力量、手段、方式而产生的结果。这种结果有的是有效益的，有的是无效益的。例如，有的组织生产的产品虽然质量合格，但不符合社会需要，在市场上卖不出去，积压在仓库里，甚至最后变成了废弃产品。这些产品是不具有效益的。只有那些为社会所接受的效果，才是有效益的。

效率是指单位时间内所取得的效果的数量，反映了劳动时间的利用状况，与效益有一定的联系。效率侧重于客观评价，通常用来衡量管理水平。例如，衡量一个组织的管理水平，就必须考察组织投入的资金、技术、人力、物力等因素与所获得的利润之间的比率。在一定的时间内，如果消耗的物资、能量等因素越少，而产出的效果越好，就意味着效率越高；反之，如果消耗的物资、能量等因素越多，而产生的效果越不理想，就意味着效率越低。

效益是有效产出与投入之间的一种比例关系。效益可分为经济效益和社会效益。经济效益是人们在社会经济活动中所取得的收益性成果，如护理工作所产生的经济效益。社会效益是在经济效益之外的对社会生活有益的效果。例如，护士为了救治患者，不计个人得失而产生的社会影响。管理者应把讲求经济效益和社会效益有机结合起来。

效益是与效果和效率既相互联系、又相互区别的概念。效益、效果和效率都是对投入与产出之间关系的评价。效果侧重于主观的方面，强调合乎目的的程度；效率侧重于客观的方面，强调单位时间内完成工作量的情况；效益则要求从主观与客观两方面的统一中来判断，强调收获与消耗之间的比例关系。

（二）效益原理的含义

效益原理（principle of benefit）是指组织的各项管理活动都要以实现有效性、追求高效益作为目标。管理者在管理工作中，应该把管理对象中的各个要素的功能统一起来，从总体上予以放大，使有限的资源得到最充分、有效的利用。

组织在追求效益时，还要注意处理好目前效益与长远效益、局部效益与全局效益、组织效益与社会效益之间的关系，促进社会、组织的持续稳定发展。

（三）效益原理在护理管理中的运用

作为护理管理者必须在管理实践中学会自觉运用价值规律，随时掌握医疗护理市场情况，快速适应复杂多变的竞争环境，制订灵活的服务措施，在讲求经济效益同时，注重社会效益，并以社会效益作为最高目标。护理管理的有效性是指管理效率、效果和效益的统一。提高管理的有效性，其实现的重要途径是确立有效管理的评价体系。例如，为建立符合护士工作实际的绩效考核机制，充分调动护士工作积极性，管理者在制订绩效考核评价方案时必须体现护理岗位责任、风险、劳动强度、技术含量等价值要素，形成以绩效考核为核心导向的护理质量管理机制。此外，作为护理管理者，应树立全局效益高于局部效益的观念，当局部效益与全局效益发生冲突时，必须把全局效益放在首位，局部效益要服从全局效益。护理管理者还要善于把长远目标与当前任务相结合，增强工作的预见性、计划性，减少盲目性、随意性，以获取长期稳定高效益。

五、人本原理

【案例 3-3】　　　　　　　　　A 医院的护理人本管理

A 医院始终倡导"患者第一，员工第一"的人本管理理念。管理者经常深入临床科室，以身作则，用模范行动来带领下属。医院尊重护士，关心护士的工作及生活，维护护士的权利，提供心理支持，疏导压力。院方重视护士的各种反馈，积极创造良好的工作环境，尽最大努力满足护士的期望。医院重视护士的培养，认为培养优秀护士是医院的光荣使命，应使医院成为护士心中最好的雇主。医院非常注重护理队伍的稳定，力求保障充足的护理人力资源，进而保证护理服务安全，提升医疗质量。

问题：

1. 该医院的管理模式中，护士处于什么样的地位？
2. 护士的地位在管理中是如何体现的？

（一）人本原理的含义

人本原理（principle of humanism）就是以人为本的管理原理。它要求人们在管理活动中坚持一切以人为核心，以人的权利为根本，以调动人的积极性、创造性为根本，力求实现人的全面、自由发展。即管理活动中的一切工作都离不开人，人在管理中居于核心地位，尊重人、依靠人、为了人、发展人是管理工作的根本。所以在管理活动中，处理人与人之间的关系，调动人的积极性，发挥人的主观能动性和创造性尤为重要。

（二）人本原理的主要观点

人是有思想、有感情、有主动性和创造力的有机复合体，是管理系统内最活跃的因素，现代管理的核心，是做好人的管理。人本原理的主要观点主要包括以下 4 个方面：

1. 员工是组织的主体——尊重人　管理是人的活动，管理的主体是人，管理的客体主要也是人。管理既是对人的管理，也是为人的管理。要做好管理工作，管理者必须要明确员工在管理中的作用，通过研究员工的需要、动机和行为，激发员工的工作热情，引导他们的行为，实现高效管理。

2. 员工参与是有效管理的关键——依靠人　组织实现高效管理有两条完全不同的途径：一个是高度集权，从严办事，依靠严格的管理和铁的纪律，重奖重罚，取得组织目标统一、行动一致，从而提高工作效率。另一个是适度分权，民主治理，依靠科学管理和员工参与，使个人利益与组织利益紧密结合，激发全体员工为了组织目标共同努力。两者的不同之处在于，前者将员工当作管理的客体，员工处于被动地位；后者把员工当作管理主体，使其处于主动参与管理的地位。

人本原理认为让员工参与管理，是提高管理成效的关键因素。

3. 管理是为人服务的——为了人　管理是以人为中心，是为人服务的，这个人包括组织内的人，也包括组织外的人，如护理组织的内部人就是护士，外部人包括了其他医务人员、患者、社会人群等。管理者不仅要满足组织内部人的需求，并能通过引导组织内部员工的行为，满足组织外部人的需求。

4. 现代管理的核心是使人性得到最完美的发展——发展人 任何管理者在管理过程中都会影响员工人性的发展，管理者应将引导和促进人性的发展放在管理的首要地位。同时，管理者行为本身也是管理者人性的反映，只有管理者自身的人性达到较完美的状态，才能促使管理过程人性化，使员工的人性得到健康的发展。

（三）人本原理在护理管理中的运用

人的需要是客观存在的，需要产生动机，动机激发行为。需要是激励的起点和基础，激励的过程就是满足需要的过程。作为管理者应通过满足下属的需要，激发下属发挥主观能动性。在护理工作中，应注意了解护士需求，分析需求的序列性和潜在性，根据需要层次，采用精神、信息或物质的激励方法，促使其产生工作动力。同时，作为护理管理者应营造出公正公平的工作环境。公正公平的工作环境是指每个员工在工作与成长机会、绩效考核、薪金报酬等各方面都能得到平等公正的待遇。作为护理管理者在护理人员的晋升、选拔、任用、考核等方面，要应用科学合理的方法与标准，建立多种监督机制，公正实施管理，兼顾多种因素，促使优秀人才脱颖而出，提供良好的个人发展与成长机会。此外，作为护理管理者应尊重每名护士，通过采取让护士参与决策、适时授权、倾听意见等方式，让他们时刻感觉到自己是组织中不可或缺的一部分。只有当护士认为个人的成长与医院及科室的发展是息息相关的，才能化被动接受管理为主动参与管理，最大限度地调动其工作热情。

六、能 级 原 理

【案例 3-4】　　　　　　　　护士分级管理的应用

A 医院根据临床护理工作特点，将护士岗位分为 N1、N2、N3、N4、CNS 岗位，并制定了岗位管理相关制度，包括各岗位任职要求、岗位职责、岗位培训、晋级标准及岗位绩效考核等内容。护士根据岗位任职要求，自愿申请符合自己能力的岗位。实施分级管理后，病情危重复杂的患者由经验丰富、业务能力强的高级护士管理，病情稳定的一般患者由能力相对低的护士管理，确保了护理安全及质量。护士通过分级管理，明确了个人的职业发展方向，提高了其专业认可度。

问题：
1. 护士分级管理体现的管理原理是什么？
2. 这种管理方式对护理管理工作的意义有哪些？

（一）能级原理的含义

管理学中的"能"是指人们从事组织活动和管理活动的能力；"级"是指不同事物做功的大小的层次级别。作为管理手段的各级组织结构、人员、规章制度均有能量，且有大小之分。能量的分级就是建立各级不同的工作规范和标准，以利于进行有效的管理。能级原理（principle of grading energy）是指在管理过程中根据不同的能级建立层次分明的组织机构，赋予不同的权力和利益，安排与职位能级要求相适应的人去担负管理任务。

（二）能级的分类

1. 机构能级 任何一个管理系统都有一个稳定的组织形态。如传统的组织管理体系呈现一个封闭的正三角形，从上至下分别为经营层、管理层、执行层和操作层。

2. 岗位能级 岗位能级与岗位的责任、权力和利益应该是一致的。责任、权力和利益是能量的一种外在的体现，只有互相对应才符合能级原理。

3. 人员能级　由于人员的学识、经历、性格等存在着差异，因而每个人的能级亦有所差别。因而在岗位能级明确条件下必须选拔适宜的人员承担岗位责任，称之为能级对应。

> **知识链接：鲶鱼效应**
>
> 　　沙丁鱼在运输过程中成活率很低。后来有人发现，若在沙丁鱼群中放一条鲶鱼，情况就有所改观，沙丁鱼成活率会大大提高。这是何故呢？原来鲶鱼到了一个陌生的环境后，就会性情急躁，四处乱游，这对于大量好静的沙丁鱼来说，无疑起到了搅拌作用；而沙丁鱼发现多了这样一个"异己分子"，也会很紧张，加速游动。这样沙丁鱼缺氧的问题就迎刃而解了，沙丁鱼也就不会死了。"鲶鱼效应"是管理者在团队管理中有效激发员工活力的措施之一。

（三）能级原理在护理管理中的运用

人的能力是有差异的，也是多面的。作为管理者应从多个方面去评价并尽量全面掌握下属的能力结构，然后根据其特长和工作性质，将其安排在合适的岗位上，做到知人善任、用人所长，发挥每个人的才能。例如，有的护士不仅护理操作熟练，且语言表达能力也很强，可适当安排做一些临床教学工作。要提高管理系统的效率，护理管理者必须使各个不同的能级与不同的权力、物质利益和荣誉相对应，使处于不同能级上的护士都能在其位、谋其政、行其权、尽其责、取其酬、获其荣、惩其误，充分调动大家的积极性，发挥每个人的作用。现代化管理必须使相应才能的人处于相应能级的岗位，做到人尽其才，各尽所能。要通过每个能级的实践、发展，锻炼和检验人们的才能，使之各得其位。对护士的合理使用就是要按才能的变化更换不同能级的岗位，实现能级的动态对应。

七、动　力　原　理

（一）动力原理的含义

工作的积极性和主动性依赖于员工的工作动力。在管理过程中，必须有强大的动力推动，才能驱动和维持管理的运转。动力原理（kinetic principle）是指管理者正确认识、掌握各种动力源、动力，并创造、提供一系列有效的动力机制，正确使用动力，使管理活动持续有效地进行，促使组织目标的实现。

（二）管理动力的基本形态

1. 物质动力　物质动力是指通过一定的物质手段，推动管理活动向特定方向运动的力量，包括对个人的物质奖励和社会经济效益。物质动力不只是物质刺激，也包括物质处罚。在管理活动中，物质动力是根本的动力，物质需求是人们最基本的需求。因此，管理者可通过必要的奖金、适当的提级等物质待遇调动员工的工作积极性。但要注意物质动力也不是万能的，需要正确地应用，避免其副作用。正确方法是克服单纯重视物质动力，注意合理运用物质动力并充分发挥精神动力和信息动力的作用。

2. 精神动力　精神动力包括对理想信念的追求、精神鼓励和日常思想教育工作。管理是人的活动，人不仅有物质上的需求，也有精神上的需求，有需求就会产生动力。在一定时期和条件下，精神动力可以起到补偿物质动力的缺陷。在特定的情况下，精神动力可以发挥出物质动力无法比拟的巨大威力。

3. 信息动力　信息动力是指信息的传递所构成的反馈对组织活动发展的推动作用。信息作为一种动力是现代管理的一大特色，它有超越物质和精神的相对独立性。在千变万化的社会中，管理者需要掌握变化的契机，信息是其中的关键。广泛收集信息，进行加工、分析与处理，是做出正确决策、采取有效措施的基础。

（三）动力原理在护理管理中的运用

合理地运用物质、精神和信息动力，既包含每个动力的合理运用，又包含三种动力联合运用与合理的搭配。在管理系统中，三种动力会因时间、地点、人物的不同，发挥的作用有显著差异，运用不当会降低动力作用。因此，在运用动力原理时应当注意以下几个问题：①综合协调运用三种动力。护理管理者要充分重视对各种动力的应用，构建科学合理的护理系统动力机制，包括组织结构和相关制度。在护理工作中，管理者要把握好物质动力、精神动力与信息动力的辩证关系，协调开发，相互补充，发挥三种动力的整体效能。②正确认识个体动力与集体动力的关系。在护理管理中要注意以集体动力为基础，充分发挥个体动力的作用，以获得最佳的管理效果。③合理掌握刺激量。管理的三种动力，都有一个适当量的问题。作为护理管理者，要掌握各种动力合理的刺激量，正确运用动力效应，才能充分调动起护士的主观能动性。

八、动 态 原 理

（一）动态原理的含义

动态原理（dynamic principle）是指管理者在管理活动中，注意把握管理对象运动、变化的情况及与外界环境的交流关系，不断调整整个环节，以实现整体管理目标。管理系统是一个动态的系统，是一个不断产生、发展、更新、消亡的过程。组织内外部环境也处在不断变化之中，不存在固定的管理模式，也不存在普遍适用于任何组织的管理手段和管理方法。动态原理要求管理者要注意更新观念，应采取因地制宜、因情况而定、有针对性的有效管理，要避免僵化的管理思想和方法，不能凭经验、主观臆断去行事。

（二）动态原理的主要观点

1. 管理环境处于动态变化中　世界上一切事物都处于运动状态，处于发展变化的过程中。作为管理系统，受到内部各要素状况的制约，同时也受到外部环境的制约和外界各因素的影响，管理环境处于发展变化之中。管理的实质就是及时正确把握内外部环境的变化情况，适时适度调整管理目标和管理手段。

2. 管理对象处于动态变化中　现代管理纷繁复杂，管理对象中的人、财、物等要素也始终处于动态变化中，作为管理者要把握管理对象的这种特点，重视收集信息，保持充分弹性，及早识别客观事物的变化，及时调整管理目标，才能有效实现动态管理。

（三）动态原理在护理管理中的运用

护理管理者应客观认识事物的发展变化规律，适时调整护理管理的整体目标。通过建立有效的信息收集与反馈机制，实行动态决策，克服管理的僵化和盲目，保持管理机制的活力。管理活动中，没有一成不变的管理对象，也没有永远适用的管理手段。作为管理者应让管理方式保持适度的弹性，随时注意环境的多变性、组织任务的多样性、员工需求的变动性等因素，能结合新形势的变化，及时调整工作目标，因地制宜地进行管理。

九、反 馈 原 理

【案例 3-5】　　　　　　　　信息系统助力护理管理工作

医院护理信息系统的设计与应用，可提高医院的护理管理水平，降低不良事件的发生率。通过系统护理管理者可了解全院护理人员动态，结合各科室工作量合理调配护理人力资源。系统可依据护士工作轨迹的全程记录，实施科学的绩效考核。管理者可借助系统随时查看各科室护理质量存在的问题，系统同时可进行多角度分析，实时给予预警。系统可根据患者各项指标的变化进行判断，提示护士及时进行相关评估，根据评估结果推荐相关护理措施。系统还可以对医嘱进行自动检测，判断有无不合理用药，提示配伍禁忌，提醒相关注意事项。

问题：护理信息系统对管理工作的反馈作用主要体现在哪些方面？

（一）反馈原理的含义

反馈是控制论中一个极为重要的概念。所谓反馈，就是控制系统把信息输送出去，又把其作用结果输送回来，并对信息的再输出发生影响，起到控制作用，以达到预定的目的。反馈原理（feedback principle）是指管理者要随时收集反馈信息，并与管理目的进行比较，当行动偏离目的时，及时进行调整，以达到预期的管理目的。通过反馈，使管理不断进步和完善，促使计划不脱离实际，又保证计划贯彻落实。管理的 PDCA 循环实际就是反馈原理的应用。

（二）反馈的类型

依据反馈对管理系统运动状态的影响，反馈可分为正反馈和负反馈两类。正反馈是指系统的输入对输出的影响增大，导致管理系统偏离目标的运动加剧发散，使其不稳定程度增加。如管理者通过职位晋升、提高奖金等激励机制刺激员工提高工作效率，这种激励机制就是正反馈。负反馈是指反馈使系统的输入对输出的影响减小，导致管理系统偏离目标的运动加剧收敛，趋于稳定状态，如护理部鼓励护士发现护理隐患及时上报，并根据分析结果将改进措施再反馈给每一位护士，以达到有效杜绝护理差错的管理办法，就属于负反馈。

（三）有效反馈的条件

1. 灵敏　管理机构和管理过程中必须要有灵敏的感受器，以便及时发现管理目标与客观实际之间的矛盾和变化的信息，及时发现偏差。此外，还要具备善于捕捉反馈信息的人员。

2. 准确　在反馈过程中，要做到准确。首先，原始信息要具有准确性，虚报、漏报等现象都会影响到原始资料的准确性；其次，要求对反馈信息的加工处理非常准确。

3. 有力　有力的指挥依赖灵敏准确的信息，经过判断转化为有力的行动。

（四）反馈原理在护理管理中的运用

为确保组织能及时有效地收集和接受系统内外信息，开展适时的反馈活动，系统必须建立功能齐全的信息反馈机构，为信息反馈控制提供有力的工具，并形成良好的信息反馈机制。此外，应加强对初始信息的分析综合，从各种数据中获取真正有价值的信息，这就要求护理管理者必须对信息进行科学的分析和处理，包括去伪存真、对照比较、分门别类等，提供可供决策参考的信息资料。护理管理中为保证反馈有效，决策中心在接到反馈信息后，要及时准确地发出指令，使系统保持稳定的状态，减少问题所带来的损失。并应有监督系统作为其发挥控制作用的保证。要给控制人员以相应的权力和条件，从而保证反馈控制活动的及时有效。

第二节　管理的基本方法

管理从实质来看，就是管理主体作用于管理对象的过程，这种作用的发挥及执行管理职能的行为，必然要借助于具体的方法，即管理方法。管理的基本方法是指在管理过程中，为提高管理功效和实现管理目标而采取的各种有关管理的方式、方法、手段和措施的总和。管理方法是管理原理指导管理活动的必要中介和桥梁，是实现目标的手段。管理的方法有很多，本节主要介绍行政方法、法律方法、经济方法和教育方法。

一、行政方法

（一）行政方法的内容与实质

行政方法是指管理主体依靠行政组织的权威，运用命令、指示等强制性的行政手段，对下属施加直接影响的管理方法。

行政方法的实质是通过行政组织中的职务和职位进行管理，特别强调职责、职权、职位，而并非个人的能力或特权，要求下级服从上级。任何单位、部门总要建立起若干行政机构进行管理。它们都有着严格的职责和权限范围，上级指挥下级，下级服从上级的指挥都是由管理的权限决定的。

（二）行政方法的特点

1. 权威性　行政方法主要依靠上级组织和领导人的权力与威信及下级无条件服从上级的原则，上级直接影响下级的意志，左右下级的行动，使上下级之间在行动上保持一致性。

2. 强制性　行政方法是依靠法定职权并通过命令、指示和规定来进行管理的，对下级具有程度不同的强制性。其形式包括表扬、奖励、晋升、工作调动、批评、记过等作为保证来执行的。

3. 垂直性　行政方法是通过组织行政系统，按照自上而下的垂直指挥方式进行管理，要求下级只能接受其主管上级的指挥，基本不理会横向的指令。

4. 具体性　由于行政方法是针对具体事物和具体问题的管理方法，相对于其他方法来说，则比较具体。任何行政指令往往是在某一特定的时间内对某一特定对象起作用，因此，具有明确的指向性和一定的时效性。

（三）行政方法的作用

1. 有利于管理系统集中统一　行政方法的运用有利于组织内部统一目标、统一意志、统一行动，能够迅速有力地贯彻上级的方针和政策，对全局活动实行有效的控制。尤其是在需要高度集中和适当保密的领域，更具有独特作用。

2. 实施其他管理方法的必要手段　在管理活动中，经济方法、法律方法、教育方法、数理方法，多需要以行政系统为中介，才能得以贯彻实施。

3. 可强化管理作用　行政方法可以强化管理，便于发挥管理职能，使全局、各部门和各单位密切配合，前后衔接，并不断调整它们之间的进度和相互关系。

4. 便于处理特殊问题　行政方法时效性强，它能及时地针对具体问题发出命令和指示，可以较好地处理特殊问题和管理活动中出现的新情况。

（四）行政方法的运用

1. 管理者必须充分认识行政方法的本质是服务　服务是行政的根本目的，这是由管理的实质、生产的社会化及市场经济的基本特征决定的。

2. 行政方法的管理效果受领导者水平制约　行政管理更多地依赖人治，其效果基本上取决于领导者的领导艺术和心理素质，以及执行者的理解能力和执行能力。

3. 重视信息在行政方法运用中的重要性　为实现有效管理，领导者必须及时获取组织内外有用的信息，才能保证决策正确，避免指挥失误。此外，一个灵敏的信息管理系统，要求上级应及时传递行政命令、规定或指示，供下级决策时使用。

4. 尊重客观规律、实事求是　在行政方法的使用上，一定要遵循客观规律，科学地、实事求是地加以运用，切忌头脑发热，感情用事，凭个人主观愿望盲目使用。

二、法律方法

（一）法律方法的内容与实质

法律方法是指国家为保证和促进社会经济发展，保护公民的根本利益，通过各种法律、法令、条例和司法、仲裁工作，调整社会经济的总体活动和各级各类组织在微观活动中所发生的各种关系的管理方法。其内容不仅包括建立和健全各种法规，而且包括相应的司法公正和仲裁工作。这两个方面相辅相成，缺一不可。

法律方法的实质是维护全体人民的根本利益，实现人民的意志，代表人民对社会经济、政治、文化活动实行强制性的、统一性的管理。

（二）法律方法的特点

1. 严肃性　法律和法规的制定必须严格地按照法律规定的程序和规定进行。一旦制定和颁布出来后，就具有相对的稳定性。法律和法规不可因人而异，滥加修改，必须保持它的严肃性。

2. 规范性　法律、法规和规章制度是所在组织和个人行动统一的准则，对他们具有同等的约束力。法律和法规之间不允许互相冲突，法规应服从法律，法律应服从宪法。

3. 强制性　法律代表统治阶级的意志，一经制定和颁布便具有普遍的约束力和权威性，就要强制执行，每个组织和个人都必须无条件地遵守。否则，将受到法律的追究和惩罚。

（三）法律方法的作用

1. 保证必要的管理秩序　只有通过法律方法才能公正、合理地调整管理系统内外部的各种社会经济关系，及时排除各种不利因素的影响，保证社会经济秩序的正常运行。

2. 调整管理因素之间的关系　只有在法律的调解下，各种管理因素才能根据自身的特点和任务，明确应尽的义务和应起的作用。

3. 使管理工作规范化与制度化　通过法律方法的运用，可以使符合客观规律、行之有效的管理制度和管理方法用法律的形式加以规范，使人们在管理活动中有章可循，并行之有效。

（四）法律方法的运用

1. 法律方法具有广泛的适用性　从纵的方面看，上至国家行政机关，每个组织、每个部门，下至每个个体都需要运用法律来进行管理。从横的方面看，法律方法适用于社会管理的各个领域，对经济管理、科学管理和教育管理都是适用的。

2. 法律方法应用的两面性　法律方法如果运用得当，对社会经济的发展将起到极好的保障作用；如果运用不当，如法律过于宽松或者执法不严会出现集体和个人钻空子的现象，而如果过于严格或者僵硬。缺少弹性，又会限制组织和个人的主观能动性和创造性。

3. 注意与其他方法相配合　由于组织关系的复杂多面性，管理活动中的经济关系、社会关系就是在法律的作用范围之外，为达到最有效的管理目标，就需要将法律方法与其他方法有机结合。

三、经　济　方　法

（一）经济方法的内容与实质

经济方法就是根据客观经济规律，运用经济手段调节各方面经济利益关系，刺激组织行为动力，以提高经济效益和社会效益的管理方法。经济手段主要包括价格、税收、信贷、利息、工资、奖金、罚款及经济合同等。不同的经济手段可调节不同经济主体之间的关系，刺激主体之间的组织行为以谋取较高的经济效益与社会效益。

经济方法的实质是围绕着物质利益，运用各种经济手段正确处理好国家、集体与劳动者个人三者之间的经济关系，最大限度地调动各方面的积极性、主动性、创造性和责任感。

（二）经济方法的特点

1. 利益性　这是经济方法的根本特征。运用经济方法进行管理，其核心就是通过利益机制把经济责任和物质利益结合起来，引导和激励组织成员投入组织活动。

2. 关联性　经济方法的适用范围很广，不但各种经济手段之间的关系错综复杂，影响面广，而且每一种经济手段的变化都会引起社会经济活动和社会经济关系的连锁反应，甚至波及长远，产生难以预料的后果。

3. 间接性 管理的经济方法是通过对经济利益的调节来间接地影响组织和个人的行为，而不是靠直接干预来控制组织、个人的行为，这是经济管理方法与行政命令方法的显著区别。在现代管理中，它表现为利用各种经济手段制约和影响人们的行为及经济往来，调节国家、集体和个人之间的关系。通过管理把被管理者的行为引向管理的目标。

4. 平等性 经济方法是以经济原则和具体的经济方法来实现管理目标的，它承认被管理的组织或个人在获取经济利益的权利上是平等的，经济手段对相同条件的被管理者起着同样的作用。

5. 多样性 管理的经济方法多种多样。对于不同的管理对象，可以采取不同的经济管理手段。对于同一管理对象，在不同情况下也可以采用不同的经济管理方式，以适应形势的发展。

（三）经济方法的作用

1. 有利于国家对经济活动进行宏观调控 经济方法可以有效地调节经济活动和各方面的经济利益关系，从而有利于国家对经济活动进行宏观调控。

2. 有利于组织和管理者更快发展 有效地运用经济方法进行管理，可以促使经济主体遵循客观经济规律，履行经济职能、维护经济环境的稳定性，提高生产效率，从而为社会创造更多的价值。同时还有助于提高管理者的管理水平，完善管理技能。

3. 有利于调动员工的工作积极性 经济方法把管理对象的工作付出与绩效成果，物质利益与其劳动所得进行紧密结合，依据奖惩分明的原则，通过绩效考核，有效地激励了员工的工作积极性和创造性，可以调动员工的工作热情，提高生产效率，创造更多的社会效益。

（四）经济方法的运用

1. 注意将经济方法与其他方法有机结合 管理者在满足员工物质需要的同时，要注意员工的精神和社会需求，避免单纯运用经济方法，导致一切"向钱看"的不良倾向。在满足人们物质需求的基础上合理应用经济方法，要有效结合教育方法，做到物质文明与精神文明两手抓，实现社会的协调发展。

2. 要注意经济方法的综合与恰当运用 既要发挥经济杠杆各自的作用，更要重视整体上的协调配合。如果忽视综合运用，孤立地运用单一杠杆，往往不能取得预期的效果。且在实践中，要按照已计划好的经济方法，予以正确实施。

四、教育方法

（一）教育方法的内容与实质

教育方法是在对被管理者的思想和行为进行了解和分析的基础上进行说服教育，启发觉悟，从而使其自觉地按照管理者的意志行动的管理方法。教育主要通过宣传、诱导和启发的方式来进行。教育的目的是提高人的素质，其内容主要包括人生观及道德教育、爱国主义与集体主义教育、民主法制和纪律教育、科学文化教育及组织文化建设等。

教育的实质就是对受教育者施加影响的有计划的活动，通过教育，不断提高人的政治思想素质、文化知识素质与专业水平素质，这也是管理工作的重要任务。

（二）教育方法的特点

1. 启发性 教育工作的重点在于启发人们的觉悟，唤醒理智与良知。

2. 灵活性 教育的对象由于年龄、职业、素质的不同，思想状况也不同。因此，在进行说服教育时，要因人而异、因时制宜、因势利导地采取多种有效方式。

3. 长期性 由于思想观念的确立是一个较长的工作过程，不是一朝一夕就能完成的，也不会是一劳永逸的。所以，教育方法的运用既要深入细致，又要常态化。

（三）教育方法的运用

1. 专业式教育　所有强制性教育和专业性教育都应尽可能外包给专业机构，请有资格的权威人士进行。

2. 情景式教育　可结合实际的现场情景或模拟现场情景进行教育，能起到较好的效果。

3. 启发式教育　采用晓之以理、动之以情的启发式教育，让员工通过教育自己受到感染、启发、鼓舞和教育。

4. 互助式教育　采取平等的态度，开诚布公、以推心置腹的互动方式进行沟通与交流，相互提高。

思　考　题

1. 如何应用人本原理进行护理管理实践？
2. 如何在护理管理工作中运用行政方法？
3. 简述整分合原理的三个环节。

（孔繁莹）

计 划 篇

第四章 预测与决策

第一节 预 测

一、预测的内涵

（一）预测的概念

预测（forecast）指的是管理者利用科学的方法，通过对事件的过去和现在进行调查与分析，对未来进行推测的过程。预测能够揭示事物的发展规律及在未来的趋势，指导管理者的行动。在护理管理实践中，预测还能够提高医院及科室对于外界环境变化的适应能力，是管理者做出科学决策的重要依据，是决策过程最早发生的环节。

预测是一个完整的活动过程，包括信息的收集、预测方法的选择与应用、预测模型的建立、预测结果的分析与评价等。预测既是科学也是艺术，需要管理者从所收集到的资料中提取有用的信息，并合理利用假设、逻辑推理的科学方法，同时需要管理者具有良好的经验水平和判断能力。

（二）预测的意义

1. 预测提高了管理的前瞻性 管理是一个实现组织目标的过程，这一过程不仅包括解决组织中出现的各种问题，还包括对于组织未来发展的管理。预测是在对组织内外信息收集、整理、分析的基础上对组织未来发展推测的过程，这一过程提高了管理者对组织发展的预见能力。尤其是在当前护理专业迅速发展的背景下，管理的前瞻性将有助于减少护理管理工作的不确定性，从而实现管理者对组织的主动管理。

2. 预测是制订科学决策的重要依据 决策是管理者为了解决组织存在的问题而从众多备选方案中选出最佳方案的过程。在决策过程中，管理者需要掌握充足的信息，并对众多的备选方案进行预测分析。科学的预测提高了决策的科学性，是管理者制订科学决策的重要依据。

（三）预测的类型

按照预测的时间长短、预测的方法、预测的范围等，可以将预测划分为不同的类型。

1. 按预测的时间长短划分

（1）短期预测：通常指的是期限在 1 年以内的预测。短期预测多针对专业的现状而提出，往往是明确的、具体的，其预测的精确度也较高。

（2）中期预测：通常是指期限在 5 年左右的预测。中期预测关注的多是专业发展的综合性问题。

（3）长期预测：通常是指期限在 10 年或以上的预测。长期预测多是对组织长期发展的趋势及发展定位进行推测，其预测的精确度往往低于短期预测及中期预测。

2. 按预测的方法划分

（1）定量预测（quantitative forecasting）：定量预测指的是管理者收集组织既往的相关数据，通过建立科学的数学模型，分析不同变量间的关系，从而对事物在未来的发展状况进行预测。定量预测能够提供清晰明了的关系模型，注重数理分析，但常忽略组织成员在预测过程中的主观能动性。

（2）定性预测（qualitative forecasting）：定性预测是管理者应用自身丰富的管理经验，或是在专家的协助下，对组织的发展趋势和规律做出性质上的判断。定性预测注重施展创造性的能力，但在精确程度方面常存在局限。

3. 按预测的范围划分

（1）技术预测：技术预测是护理管理工作中最常见的类型，主要是对现有所利用的科学技术进行系统化的分析，对组织的专业技术发展状况做出评估和预测。

（2）经济预测：经济预测重在与经济有关的资料进行分析，预测组织未来在经济发展领域方面的发展趋势和规律。

（3）社会政治预测：社会政治预测指的是管理者对组织所生存的社会政治环境进行推测，以便及时掌握社会发展趋势。如对于社区卫生服务中心的护理管理者，及时掌握国家对于慢病管理高级执业护师的最新政策，预测高级执业护师的发展前景，对于社区卫生服务中心及时调整社区护理工作方法具有重要意义。

二、预测的基本原则

（一）过程性

预测并不是管理者凭空想象出来的，而是利用科学的方法，通过对事件的过去和现在进行调查与分析，利用定量或定性预测的方法对事物在未来发展的一种推测。预测的过程包括了信息的收集、预测方法的选择与应用、预测模型的建立、预测结果的分析与评价等，是一套科学的工作方法。

（二）导向性

预测的目的是为管理者的决策提供参考依据，决策问题的性质往往决定了预测工作的方向。因此，预测是以解决组织决策问题为导向的。预测的导向性保证了预测过程中的资料收集、建立模型等都能够服务于决策问题这一中心，避免了预测过程可能产生的偏颇。

（三）风险性

预测过程需要收集影响事物发展的因素，然后利用定量或定性预测的方法完成预测过程。虽然预测是使用科学方法完成的过程，但在这一过程中，有很多的预测主体、客体等不确定因素的存在，这必然造成预测过程会发生误差，具有一定的风险性。这种风险性可以利用科学的预测方法尽量减少，但很难完全杜绝。

三、预测的程序和方法

（一）预测的程序

1. 提出预测问题并设定预测目标　随着组织的发展及外部相关环境的变化，运用创造性思维，针对组织面临的危机和问题，提出预测的问题，并设定预测的目标、对象、任务、预测所使用的方法等。

2. 收集与整理资料　根据所提出的预测问题的性质及预测目标的要求，对组织在同类或相似问题既往的资料和目前的资料进行收集。同时收集影响预测的外部社会、经济、科学技术等方面的信息，以及国内外同类预测研究的最新进展、成果等，这些一般都是二手的资料，要检验数据的正确性。在资料收集过程中，还需要重视对既往资料的甄别、过滤，剔除可能因偶然因素所造成的不正常影响。

3. 选择预测方法　根据预测问题的类型、收集到的资料数量及可靠程度，以及管理者自身的预测经验，选择恰当的预测方法。利用定量预测，常需要建立预测对象和有关变量关系的数据模型。定性预测则需要根据管理者自身既往经验和专家意见，做出最终预测。定量预测与定性预测虽然是使用不同的方法进行预测，但两者并不是相互排斥的，将两者结合使用常会有更好的效果。

4. 分析预测误差，评定预测结果　定量预测所建立的模型可能会有多个，需要通过对预测结果进行分析，选择最有效的预测模型。数据模型出现预测误差是不可避免的，因而需要对预测误差进行分析。在实际工作中，可以利用定量预测与定性预测相结合的方法，将定量预测的结果与定性预测的结果进行比照，从而检验定量预测的数理模型的合理性、分析其预测误差，即"定量预测+定性预测"的方法。此外，也可以将数据模型的结果，利用定性预测，进一步征询专家意见，从而评定预测结果，即"定量预测到定性预测"的方法。

【案例 4-1】　　　急性冠状动脉综合征患者主要不良心血管事件预测项目

作为冠心病中最为急性和严重的一组疾病，急性冠状动脉综合征一直以来受到了临床的广泛关注。对急性冠状动脉综合征患者的主要不良心血管事件预测，能够提供临床决策支持，规范医疗流程，辅助为患者制订合理的护理方案，从而减少患者在院内发生主要不良心血管事件的概率，减少医疗开支。同时，主要不良心血管事件预测还能为患者及其家人提供更多关于可能出现的恶性事件信息，营造更为完善的医疗服务环境。

为了克服传统队列预测方法存在的如入组患者与实际临床患者存在差异、少量精选患者特征限制模型预测性能等问题，某医院管理者利用大量电子病历累积数据，提出一种基于 D-S 证据理论（一种不精确推理理论）的集成主要不良心血管事件预测方法。然后根据从某三甲医院心血管内科收集到的 2930 份急性冠状动脉综合征患者的电子病历数据，对所提出的集成不良事件预测模型进行评估发现，该集成不良事件预测模型在曲线下面积和预测准确率两方面取得了最佳的综合预测性能，证明其能有效地减少独立预测模型中的不确定性，得到更好的预测效果。

问题：

1. 急性冠状动脉综合征患者主要不良心血管事件预测的程序有哪些？
2. 急性冠状动脉综合征患者主要不良心血管事件预测体现了哪些预测的基本原则？

（二）预测的方法

1. 定量预测

（1）时间序列法（time series method）：时间序列指的是把不同时间点的分析指标按照时间的次序进行排列，根据事物发展的时间规律，对事物在未来的发展进行预测。时间序列包括长期趋势变化、季节变化、周期变化、随机波动等成分。时间序列法主要包括移动平均值法、指数平滑法等。其中，移动平均值法是计算较简便的一种，但随着移动时间的延长，需要收集的资料距预测时间越久，资料的参考价值越小。

（2）因果预测法（causal forecasting method）：因果关系是客观事物间普遍存在的一种联系。因果预测法是依据这种因果关系对事物发展的未来进行预测。在使用因果关系法时，要建立因果关系的数据模型，尤其是在处理多因素模型时，多因素是否全面对因果预测将会产生重要影响。常用的因果预测模型包括回归分析模型、经济计量模型等。

2. 定性预测

（1）经验判断法：经验判断法是依靠管理者的知识、经验、预测能力，对事物在未来的发展进行预测的方法，也是定性预测中最常用的一种。经验判断法包括个人直观判断、集体经验判断等。

（2）专家咨询法：专家咨询是根据预测课题的性质，邀请相关领域具有丰富经验的专家进行预测。专家咨询法包括德尔菲法、专家会议法等。

（3）情景分析法：情景分析是对事物发展的外部环境因素进行分析后，通过模拟外部环境因素可能发生的情景，对事物在未来的发展进行预测的方法。

四、护理管理中的预测

（一）合理选择预测的方法

定性预测的方法与定量预测的方法在适用范围、精确程度、灵活性等方面各有千秋。要根据预测问题的性质、收集信息的特点、预测所利用的时间等合理选择预测方法。一般来说，在收集信息较完备、有长时间建立数据模型的情况下，尽可能选择定量预测的方法。而在需要对事物未来发展做出性质的判断、需要在短时间内做出预测时，常常根据管理者的知识、经验或借助专家咨询法等，采用定性预测的方法。

（二）建立和健全预测所需的资料库

准确、完整的资料是做出科学预测的重要前提。预测使用的资料可以是管理者自行收集的资料，也可以是国内外同类预测研究的最新进展或成果、医院历史数据等。不过，由于多数医院或护理单元没有建立完善的管理信息系统，因而在利用历史资料时，常出现想利用的数据在资料库中没有或不完整的情况。从而阻碍了很多定量预测方法的运用。因此，在平时的护理管理工作中，要注意建立和健全预测所需的资料库，从而为今后的科学预测提供信息。

【案例 4-2】　　　　　　　时间序列模型在医院门诊量预测中的应用

医院门诊量分析与预测对医疗资源管理和为高质量医疗护理时提供决策都有着重要作用。若能精确分析和预测医院门诊量，医院即可以根据预测结果决定未来一段时间（如未来一周或未来一个月）应该安排多少人力、物力、财力。而对于卫生行政主管部门来说，医院门诊量的预测可以作为制定辖区医疗政策的重要基础和依据。

为了对某市医院门诊量进行预测，医院管理者利用时间序列模型对医院门诊量分析和建模，构建了多个时间序列模型来获取线性和非线性特性。其中，时间序列分析模型包括了多元线性回归模型、自回归滑动平均模型（ARMA 模型）、神经网络模型，以及 ARMA 模型与神经网络的混合模型等，以获取医院门诊量的线性、非线性特性。其利用建立的时间序列模型，对某市共六家医院在过去两年（2012～2013 年）的医院门诊量数据进行了分析，发现医院门诊量有显著的上升趋势、周六日效应及很强的序列自相关性。而通过样本外预测比较表明，采用 ARMA 模型与神经网络的混合模型时，由于数据信息比较完整，同时获取门诊量数据的线性部分和非线性部分，混合模型进行预测取得的预测结果较好。

问题：

1. 在医院门诊量预测案例中，使用了哪些预测的方法？
2. 建立和健全预测所需的资料库对于预测有哪些意义？

第二节　决　　策

一、决策的内涵

（一）决策的定义

决策（decision making）是管理者识别组织内现存或潜在的问题并解决问题的过程，是管理者为了达到一定目标，在掌握充足的信息及对相关情况进行充分分析的基础上，用科学的方法分析并评估各种解决问题的方案，并从中选出最佳方案的过程。决策可视为管理者识别并解决问题的过程，或者管理者利用机会的过程。

（二）决策的要素

虽然对于决策的定义见仁见智，但从中可以看出都包括了决策主体、本质及目的要素。

1. 决策的主体　决策是管理的一项重要职能，决策的主体是管理者。

2. 决策的本质　决策的本质是一个过程，这个过程就是识别组织内现存或潜在的问题并解决问题的过程。

3. 决策的目的　决策的目的是为了解决问题或利用机会，这也提示决策并非仅是为了解决问题，有时也是为了利用机会。

（三）决策的类型

按照决策的重复性、决策结构、决策条件的确定性等，可以将决策划分为不同的类型。

1. 按决策的重复性划分

（1）程序化决策（procedural decision making）：也称常规决策，是针对组织中经常重复出现的活动或问题进行的决策。对于这类问题，可以采用标准、惯例、工作程序或是自动化决策系统做出。常见的建立规章制度、制订人员职责分工就是程序化决策最常见的例子。越是基层管理者，程序化决策所占的比重越大。

（2）非程序化决策（non-procedural decision making）：是针对非重复出现的、没有结构化的、无固定程序可循，且属于特别重要的问题而做出的决策。对于这类问题，必须每次都做出新的决策，不能程序化。非程序化决策通常需要管理者的经验和创造精神。

2. 按决策结构划分

（1）战略决策：战略决策是解决全局性、长远性、战略性重大决策问题的决策。护理战略决策指的是医院护理工作与所处环境之间谋求达到动态均衡的一种决策，如磁性医院文化的建立等。

（2）管理决策：管理决策是旨在解决组织局部重要问题的决策。护理管理决策是为了实现护理工作的战略决策，对所需要的医院组织、资金资源、人力资源等加以改变的一种决策，如医院护理安全文化建设等。

（3）业务决策：业务决策是为了提高工作效率和经济利益，解决日常工作中业务问题所做出的决策。护理业务决策指的是为了提高日常护理工作的效率而进行的决策，如有关髋关节置换术后患者康复疼痛管理的持续改进项目等。

3. 按决策条件的确定性划分

（1）风险型决策：指的是决策者不能预先确定环境条件，每一种备选方案都具有风险性，但对风险发生的可能性可预先估计，或是可以凭借经验、历史资料等判断。对于风险型决策，需要更加周密的考虑，并有较好的应对策略，以防可能发生的风险。

（2）确定型决策：指的是决策者能够预先确定环境条件，决策问题只存在一种已知的自然状态，所选择的备选方案在实施后有一种确定的结果。确定型决策是一种理想化的决策，但由于组织影响因素的多元性，常常难以在实际护理工作中实现。

（3）不确定型决策：指的是决策者不能预先确定环境条件，也无法预估备选方案发生的概率。为了增加决策的成功率，管理者需要尽可能广泛地收集与决策有关的信息资源，并运用多种决策方法，灵活应变。

二、决策的原则

科学的决策是利用科学的工作方法和程序识别并解决工作中问题的过程，或者管理者利用机会的过程。决策应遵循以下原则：

（一）满意原则

决策遵循的是满意原则，而非最优原则。最优决策需要管理者在对与决策有关的全部信息进行分析的基础上，拟定出所有可能的方案，并能够准确预测各个方案在未来的实施效果。在实际工作中，由于管理者对信息的收集及利用能力都是有限的，对各个方案的预测也是不确定的，这决定了管理者难以做出最优决策，只能做出相对满意的决策。

（二）科学化原则

管理者的经验、判断及直觉对于决策都是很重要的，但是护理工作中的决策由于涉及的因素较广泛，仅靠管理者的个人经验已不能保证做出正确的决策。因此，决策需要依据充分的情报资料，并利用计算机辅助决策、决策论方法等，根据决策的程序完成决策过程。

（三）信息真实性原则

对于管理者来说，达到最优的决策必须获得与决策有关的全部信息为前提。但是，由于组织内外的很多因素均会对组织的运行产生不同程度的影响，因而决策者往往很难获取到反映这些因素的全部信息。在此情况下，信息的真实性就显得尤为重要。管理者常采用量性与质性相结合的方式收集资料，利用逻辑分析的方法尽可能避免认知偏差的发生。

（四）民主化原则

护理工作在现代医院管理中是一个复杂的系统，决策的速度加快，决策的内容也越来越复杂。在决策过程中，要吸收各级人员参与决策，发挥集体智慧，使决策更正确，也能够增加各级护理人员改变与支配环境的能力，使其愿意接受决策，有利于后续工作的推进，从而使决策的质量和实施速度得到改善。

（五）可行性原则

决策的过程需要从两个以上的备选方案中选择一个有效的方案。决策所选择的方案要考虑到收益、预期成本、风险及不确定性等，选择与其可利用的物力、财力、人力、时间匹配的方案。

三、决策的程序和方法

（一）决策的程序

管理决策是一个科学的过程，是人类认识问题、分析问题、解决问题这一思维过程的体现。决策的程序一般包括诊断问题、确立目标、拟定备选方案、评估方案、筛选方案、执行方案、追踪评价等。

1. 诊断问题、识别机会 决策源于一定的问题，确定问题是决策的前提，也是确立目标的基础。问题有不同的来源。一类是新出现的问题，如新的手术方式应用后患者术后康复问题，还有一类是现状与目标之间的差距，如科室护理质量不达标。在诊断问题时，管理者可以将发现的问题现状与标准进行比对，这一标准可以是过去的工作业绩、同类行业中已经达到的绩效或是预先设定的目标等。诊断问题或识别机会的精确程度与管理者所收集信息的精确程度密切相关。精确度低的信息不仅无法使管理者发现问题，还有可能影响诊断问题或识别机会的及时性。此外，诊断问题或识别机会还与管理者的经验、情感及组织文化有关。

2. 确立目标 目标包括了数量和质量两个方面，是组织想要获取的结果。目标是决策的方向，将决定管理者选择合适的行动路线。

按照时间长短，可以将目标划分为短期目标、中期目标和长期目标。目标的类型与决策的结构有关。一般来说，短期目标常用来指导组织的业务决策，中期目标常用来指导组织的管理决策，长期目标常用来指导组织的战略决策。按照目标的评价指标，可以划分为成本目标、质量目标、绩效目标等。

确立目标的方法可以根据目标所采用的评价指标而确定。例如，在水胶体敷料预防经外周静脉穿刺中心静脉置管术后机械性静脉炎的目标中，可以用货币单位来衡量成本目标，用静脉炎发生率及静脉炎等级来衡量质量目标。

目标的确立并非仅仅是罗列目标，有时还需要利用价值准则对所确立的目标进行判定、预测。常用的价值指标包括学术价值、社会价值、经济价值。其中，学术价值指的是各项指标与国内先进水平、国际先进水平比较，满足用户要求的程度；社会价值指的是伦理道德、患者认可度等；经济价值指的是回收周期、回收效益等。

3. 拟定备选方案 在确立目标后，管理者就要提出达到目标和解决问题的各种备选方案。备选方案可以是标准的，也可以是富有创造力的。标准的方案指的是既往组织曾使用过，被证明是有效的方案。富有创造力的方案通常可以使用专家咨询法、头脑风暴法等，充分发挥创造力，提出新颖、独到的方案。

在拟定备选方案时需要注意以下几点：①备选方案需基于诊断的问题或识别的机会而提出；②拟定的备选方案需与所确立的目标相对应；③备选方案的数量要尽可能多；④备选方案间的差异不能仅是细节上的差异，而应体现出原则性差异；⑤管理者要善于征询其他人的意见，从而提出更多、更好的备选方案。

4. 评估方案 对于拟定的备选方案，需要从可行性、风险性及实施方案可能产生的影响等方面进行评估，从而挑选出最恰当、最满意的方案。

（1）可行性：包括方案实施的条件、所需资源是否具备，满足这些条件或资源需要付出什么样的成本。

（2）风险性：方案的不确定性、风险有哪些，风险预防与控制的策略是否能够满足。

（3）可能产生的影响：包括实施方案可能出现的好与坏、长期与短期、有形与无形影响。

5. 筛选方案 在对备选方案进行评估的基础上，管理者需要选择一个最满意的方案。筛选最满意的方案需要满足两个条件，一是有一个合理的选择标准；二是有一个科学的筛选方法。

合理的选择标准通常包括全局性标准、适宜性标准、经济性标准、动态性标准等。其中，全局性标准是选择方案的首要标准；适宜性标准则强调因地制宜，不片面追求最优；经济性标准是指力求最少的投入获取最大的回报；动态性标准是针对风险决策的不确定性而言的，要求从动态角度考虑方案的延续。

常用的筛选方法包括经验判断法、数学模型法、模拟实验法等。其中，经验判断法是最容易也是最常用的方法，适用于定性为主的决策；数学模型法则是利用数学方法简化问题及分析过程；模拟实验法是利用计算机等实验模拟的方式进行方案模拟。

6. 执行方案 执行方案是将决策意图传递给有关人员并将其转化为行动的过程。在执行方案过程中，需要注意以下几点：

（1）方案的试行：在全面实施方案前，为了考察在真实条件下方案的可行性和执行情况，可以在局部进行试行。在方案试行后，要及时总结与反馈，对必要的环节进行微调，提高方案在真实条件实施的有效性。

（2）组织资源的有效利用：方案的执行需要足够的组织资源作为保障。在执行方案时，管理者要善于调动组织已有的资源，并考虑到适时从外部获取资源的可能性和经济性。执行方案可能会对组织中的各方造成不同程度的影响，尤其是在既得利益可能会受到损害时，有效利用组织资源，化解方案在执行过程中的阻力和障碍就显得尤为重要。

（3）实行目标分解：方案的制订是在对总体目标分解的基础上完成的。在方案执行的过程中，同样需要实行目标分解，具体落实到各个科室与个人。通过目标分解、实行目标责任制，可以使各个科室与个人感受到组织赋予的压力，提高团队的执行力。

（4）善于授权：为了实现组织目标，在执行决策过程中，管理者要善于授权，让相关的行为主体具有必要的权力，并视目标的完成情况，按照报酬制度，进行相应的奖惩，从而充分调动各个科室与个人的工作积极性。

7. 追踪评价 在执行方案后，应对方案的实施效果进行追踪评价。追踪评价的内容通常包括决策是否按预定的计划如期执行、实际成果与预期目标间的差距情况等。追踪评价可以为今后相似问题的决策提供信息、积累经验。若方案的执行效果与所确立的目标存在差距，则应找出产生差距的原因并采取相应措施。若是追踪评价提示执行的方案脱离实际，或并没有解决所诊断的问题，则应停止原方案，组织力量重新修正决策。从这个意义上说，决策并非是一次性的静态过程，而是一个根据追踪评价实时调整的循环动态过程。

（二）决策的方法

根据决策使用的分析方法，决策方法可以分为定量方法、定性方法、定量与定性相结合的方法等。根据决策过程所使用的分析工具，决策方法可以分为一般纸笔计算方法、计算机与网络辅助工具的方法等。本节将分别介绍定量方法、定性方法、计算机与网络辅助工具的方法。

1. 定量方法 随着信息技术的普及和多种定量分析软件的推广应用，定量方法在决策中的应用已得到广泛认可。决策中的定量方法主要涉及统计学、运筹学的知识。在实际应用中，可以根据决策条件确定性的不同，对风险型决策、确定型决策、不确定型决策分别给出不同的定量处理。

（1）线性规划法：线性规划法是确定型决策方法中最为常用的一种，在实际运用时，常根据预先确定的环境条件建立模型，然后对模型求解。这一过程可以纸笔运算，也可以借用 Excel、Lindo 等软件运行。Excel 软件所提供的规划求解是最简单、常用的一种线性规划。

（2）决策树法：决策树分析方法是根据数据固有的特征对其内在规律所进行的自动探索，同时考虑到各个预测变量之间的交互作用，决策树每个内部节点表示在一个属性上的测试，每个分枝表示一个测试输出，每个树叶节点代表类或类分布。决策树法常应用于多阶段决策问题，可利用 Answer Tree 等软件完成。

（3）最小最大后悔值法：最小最大后悔值法指的是管理者在选择了某方案后，如果将来发生的自然状态表明其他方案的收益更大，那么管理者会为自己的选择而后悔。最小最大后悔值法就是使后悔值最小的方法。在应用时，首先计算各备选方案在各自然状态下的后悔值（"某方案在某自然状态下的后悔值"＝"该自然状态下的最大收益"－"该方案在该自然状态下的收益"），并找出各备选方案的最大后悔值，然后进行比较，选择最大后悔值最小的方案作为所要的方案。最小最大后悔值法常适用于不确定型决策。

2. 定性方法 虽然定量方法能够提供清晰、明确的决策建议，但在实际管理工作中会存在对于新问题涉及的环境条件了解不全面、多种定量方法间不一致的情形，定性方法或定量与定性相结合的方法就显得尤为重要了。

（1）专家咨询法：顾名思义，专家咨询法就是听取专家对于某一个决策问题的意见与建议。在实施过程中，需要根据决策问题的特点、涉及的学科或领域选择有过相关经验的专家，然后将问题有关的信息利用信件、邮件等方式分别提供给专家，在专家独立发表自己的意见与建议后，管理者将其汇总、整理，再把整理后的意见反馈给专家后，请其再一次提出自己的意见与建议。经过多次的咨询，最终形成较一致的专家意见与建议。专家咨询法不需要将专家聚集到现场，在一定程度上避免了从众行为，但也使得成员间无法相互启迪。

（2）头脑风暴法：头脑风暴法是利用众人的智慧，邀请相关的专家或决策相关人员在轻松的氛围中，畅所欲言，针对决策问题提出自己的看法和解决问题的思路。在实施过程中，组织者应鼓励参与者独立思考、积极发言。头脑风暴法的长处在于鼓励创新思维，有利于少数意见者提出自己的意见与建议，每次时间以 1～2 小时为宜。

（3）名义小组技术：名义小组技术事先要求参加人员将自己对于决策问题的观点与解决方案形成书面材料。在将参加人员聚集到现场后，让其逐个阐述自己的解决方案，然后对全部的解决方案进行投票，从而产生全体参加人员最赞同的一项，作为决策建议。这种方法避免了简单面对面讨论时，可能出现的容易附和权威人士意见或彼此意见难以统一的问题。

3. 计算机与网络辅助工具的方法 计算机与网络辅助工具的方法是借鉴了模拟的一种定量实验方法，利用随机实验的方法，采用计算机程序或软件实现模拟过程。在实施过程中，通常需要对所拟定的方案进行多次模拟，常用于解决风险型决策。

【案例 4-3】　　　　　　　　医护人员手卫生依从性干预项目

　　医护人员的手卫生已成为引发医院感染流行与暴发的重要因素之一。手卫生作为医院感染控制中一项重要措施，已引起各级医疗机构高度重视。严格执行手卫生规范已被列为患者十大安全目标之一。某医院感染管理科主任发现，尽管医院手卫生设施配备齐全，不断强化宣传培训与考核，手卫生管理质量持续改进，但仍存在个别医护人员、个别时间段的手卫生积极性和依从率较差，导致患者投诉。其通过收集 2100 例手卫生时机的数据发现，实际的手卫生依从率仅为 61%。医院计划开展医护人员手卫生依从性干预项目，将手卫生依从率提高至 85%。

　　医院感染管理科主任根据既往的工作经验，并结合专家咨询的结果，拟定了医护人员手卫生专题教育、患者参与监督医护人员手卫生项目两种备选方案。然后对两种方案的可行性等进行了评估，最终选定了患者参与监督医护人员手卫生项目。在执行此方案时，由病区严把入院健康教育关，责任护士向每一位入院患者发放患者权利与义务告知单时，讲明减少医源性感染不只是医院的责任，还需要患者的共同参与，并鼓励患者监督医护人员的洗手行为，提醒医护人员洗手，拒绝不洗手的诊疗行为。

　　在项目执行两个月后，对 WHO 提出的 5 个洗手时刻：接触患者前、无菌操作前、体液暴露后、接触患者后和接触患者环境后，医护人员是否使用流动水按照"七步洗手法"洗手或使用速干手消毒剂擦手，进行观察和记录。通过对 2400 例手卫生时机的数据发现，实际的手卫生依从率为 87%，实现了决策设定的目标。

问题：

1. 医护人员手卫生依从性干预项目决策的程序是什么？
2. 医护人员手卫生依从性干预项目中，决策使用了哪些方法？

（三）影响决策的因素

1. 外界环境因素　外界环境因素包括外界环境的稳定性、护患双方的需求等。一般来说，外界环境比较稳定的情形下，组织既往对于相似问题的决策具有较高的参考价值，这类问题比较适合程序化决策，在基层管理者中运用较广泛。护患双方的需求则强调护士自身及患者对于护理工作的需求程度，需求程度越高则对问题处理的更新越多，决策要求越高。

2. 决策问题的性质　决策问题的性质包括问题对于组织的重要性、问题的紧迫程度等。对于组织越重要的问题，越容易引起管理者和组织成员的重视。管理者的重视能够增加决策所需的支持，组织成员的重视则可以提高方案执行过程中的配合程度和活动的执行性。紧迫程度高的问题，需要紧急处理，对于这样的时间敏感型决策，更加强调决策的速度。例如，医院护理部在面对区域内发生的自然灾害时所做出的决策，决策的速度往往在很大程度上影响了决策的质量。而紧迫程度不高的问题，组织会有较充足的时间来应对，对于这样的知识敏感型决策，对于决策质量的要求必然提高。例如，医院对于脑卒中患者接诊后处置流程的优化，就要求决策者掌握充足的脑卒中诊治、急诊科流程优化等知识。

3. 决策主体的因素　对于个体决策而言，管理者识别问题与机会的能力、获取组织信息的能力、组织能力等，都与决策密切相关。此外，管理者个人对待风险的态度、个人价值观也会对决策产生影响，尤其是在风险型决策和不确定型决策中。而对于群体决策而言，群体关系的融洽程度、决策诉求的一致性等会对决策的时间成本、方案执行等产生影响。

四、护理管理中的决策

1. 利用科学的决策方法　在护理管理的决策中，管理者个人的直觉、经验和判断是重要的，尤其是在无既往相似方案可以参考、能获取的信息有限、时间紧迫等情形下。但在当前护理管理决策涉及的要素广泛的背景下,仅靠管理者个人的直觉和经验并不能满足决策的需要。因此,护理管理决策中需要利用科学的决策方法,尤其是充分利用定量与定性相结合的方法、计算机和网络辅助工具的长处,提高护理管理决策的质量。

2. 重视护理决策能力的培养与提升 决策过程所涉及的识别问题与机会的能力、获取组织信息的能力、拟定与筛选方案的能力、组织能力等是可以通过后天习得的。尤其是对于非程序化决策,决策能力在面对没有结构化的、无固定程序可循的问题时成为影响决策的最重要因素。对于护理决策能力的培训与提升,可以借鉴决策模拟演练的方式,充分发挥计算机和网络辅助工具在决策中的作用。

3. 建立和健全护理管理决策的支持系统 对于护理管理者来说,决策是在工作中总会遇到的事情,今天的护理工作就是在执行着昨天的决策。因而要在日常工作中,建立和健全护理管理决策的支持系统。支持系统主要包括:①咨询系统:包括院内、院外的多学科的专家组成的咨询团队;②信息系统:包括工作信息收集、计算机信息搜寻与分析等;③执行系统:具有较高执行力的团队;④反馈系统:在方案执行过程中反馈、分析实施效果,并反馈至决策者。

【案例4-4】 　　　　　　睡眠门诊的慢性失眠症患者认知行为干预

慢性失眠问题越来越受到公众的重视。全球约25%的成年人对自身睡眠状况不满意,其中6%~10%达到慢性失眠症的诊断标准,表现为入睡、睡眠维持困难和(或)早醒症状每周>3次且病程>6个月。目前对于慢性失眠症的治疗方法主要包括药物治疗与认知行为治疗。有文献指出,药物治疗可取得短期疗效,在逐渐减少药物用量直至停药的情况下给予认知行为干预,可以取得满意的长期疗效。

某医院新开设了睡眠门诊,为了更好地开展慢性失眠症患者认知行为干预,门诊护士长查阅了相关资料,发现当前的慢性失眠症患者认知行为干预主要有面对面干预和借助网络管理平台的干预两种方式。传统的面对面干预要求门诊管理护士面对面告知患者治疗方案,发放个人管理手册,嘱患者按要求完成相关内容的填写并定期给管理护士查看。网络管理平台的方式则可以做到医生、护士、患者间的在线文字、语音、视频沟通交流,实现通过移动平板电脑远程管理药物认知行为序贯治疗。

门诊护士长通过召开医生、护士、患者代表座谈会的方式,了解各方对于这两种干预方案的看法和建议,并结合医院现有的信息管理平台,在医院计算机网络管理部门的协助下,搭建了慢性失眠症患者认知行为网络干预平台,实现了在线开展认知行为治疗。

问题:

1. 睡眠门诊的慢性失眠症患者认知行为干预项目中,体现了决策的哪些原则?

2. 护理管理决策的支持系统包括哪些?

思 考 题

1. 试述预测的概念、类型及基本原则。

2. 简要说明预测的程序。

3. 试述决策的定义、要素、类型及原则。

4. 简要说明决策的程序和方法。

5. 试述护理管理中的决策应用。

(李现文)

第五章 计 划

第一节 计 划 概 述

计划是管理的首要职能，也是管理职能中最基本的一项职能，是任何一个组织成功的核心，它始终贯穿于组织各大管理职能中。计划职能是各级管理者为有效地使用资源条件、把握发展方向所进行的预测未来、设立目标、决定政策、选择方案的连续程序。计划职能既包括选定组织和部门的目标，又包括确定实现这些目标的途径和方法。为使组织中的各种活动能够有节奏地进行，必须有严密的统一的计划。所以计划是一项创造性的管理活动。

一、计划的内涵

（一）计划与计划工作

计划（plan）是为实现组织目标而对未来的行动进行设计的活动过程，有广义和狭义之分。广义的计划是指制订、实施、检查评价计划三个阶段的工作过程，贯穿管理工作的始终。例如，"内科护理工作年度计划"就包括内科护士长制订内科护理工作年度计划的制订过程，科室护士长、护士长、护士逐级实施计划的过程，以及定期检查评价的过程。狭义的计划是指制订计划的活动过程。从计划概念可知，计划需要有意识地决定组织发展的方向，既要确定组织现有目标，又要考虑组织未来发展。计划具有普遍性，是其他职能的基础，相对于组织、领导、控制来说，处在先行位置，在整个管理过程中至关重要。

计划是管理者合理利用资源、协调和组织各方面的力量以实现组织目标的重要手段。它在管理的各项工作中具有极为重要的作用。

计划工作的实质就是确定目标和实现目标的途径，就是解决"5W1H"问题：

W（what）："做什么"，是计划工作首先要回答的问题，指设立目标和内容，明确计划的具体工作和要求。作为一个组织的决策人或决策集体，必须高瞻远瞩地分析市场行情、市场动态、发展趋势、行业发展。W（why）："为什么做"，就是解决组织中全体成员的认识问题。要对组织的工作目标、战略意图进行可行性论证，把全体成员的思想认识统一到组织的目标、战略意图上来。"为什么做"起到统一意志、鼓舞士气的作用。W（when）："何时做"，就是要规定计划中各项工作开始及完成的进度和时间，以便有效控制和对财力、物力进行平衡。"何时做"要求组织的决策层有超前的眼光，准确把握市场未来的发展趋势，调动、调配组织的一切资源。W（where）："何地做"，就是规定计划的实施地点和场所，了解计划实施的环境条件和限制因素，以便合理安排计划实施的空间组织和布局。确定"何地做"往往受到诸多因素的制约，并且这些因素往往利弊相连。（who）：

"谁去做"，是指计划不仅要明确规定目标、任务、地点和进度，而且还要规定由哪些部门、哪些人员负责。H（how）："怎样做"，就是制订实现计划的措施及相应的政策和规则。对资源进行合理分配。对人力、生产能力进行平衡。"怎样做"与前面讲的"谁去做"是计划工作中相对容易确定的因素，应尽力把它做好。

计划工作的核心是决策，即对未来活动的目标及通向目标的多种途径做出符合客观规律及当时实际情况的合理抉择。

（二）计划的形式

一个计划包括组织未来活动的目标和方式。美国管理学家海因·韦里克从抽象到具体，按照不同的表现形式，将计划分为使命或宗旨、目标、策略、政策、程序、规则、规划和预算等几种类型。它们的关系可以描述为一个等级层次体系。

1. 宗旨　任何组织活动都有一定的目的和任务，宗旨就是一个组织最基本的目标，它是一个组织继续生存的理由，也是社会赋予它们的基本职能。宗旨明确了一个组织是干什么的，应该干什么，如"以患者为中心"的护理服务宗旨。

2. 目标　目标是在充分理解组织宗旨的条件下建立起来的，是组织活动在一定条件下要达到的预期结果。确定目标本身也是计划工作，目标不仅是计划工作的终点，而且也是组织工作、人员配备、指导与领导及控制等活动所要达到的结果。组织中各个管理层次都应该建立自己的目标，组织低层次目标必须与高层次目标相一致，组织要完成一个高层次目标，必须完成较低层次的目标，循序渐进，如"急救物品完好率达100%"。

3. 策略　策略是为实现组织目标而采取的对策，针对实现组织目标及目标变更时，获取、运用和处理所需资源而采取的政策。策略为计划提供了基本原则，为解决问题的行动指明了方向，如某医院根据发展需要，制订了医院优势学科、重点专科的发展策略。

4. 政策　政策是组织在决策或处理问题时指导及沟通思想活动的方针和一般规定。政策是管理的指导思想，它为管理人员的行动指明了方向，并明确了在一定范围内怎样进行管理。政策的种类有很多，一个组织的各个部门都要制定各部门相应的政策，制定政策要充分分析组织的目标，要保持一贯性、完整性和稳定性，如"护士的职称晋升评审政策"。

5. 程序　程序也是一种计划，是行动的实际指导，规定了处理某些经常发生的问题的例行解决方法和步骤及各个步骤的先后次序。程序是行动的指南，它具体规定了某一件事情应该做什么、如何去做，其实质是对未来要进行的行动规定时间顺序，对组织内大多数政策来说，都应该规定相应的程序来指导政策的执行。管理的程序化水平是管理水平的重要标志，制订和贯彻各项管理工作的程序是组织的一项基础工作，如护理程序。

6. 规则　规则是一种最简单的计划，是对具体场合和具体情况下，允许或不允许采取某种特定行动的规定。

7. 规划　规划是综合性的计划，它是为了实现既定方针所采取的目标、政策、程序、规则、任务分配、执行步骤、使用资源及其他要素的复合体。规划是粗线条的、纲领性的计划。规划有大有小，有长远的和近期的，其目的在于划分总目标实现的进度，如医院"十三五"规划。

8. 预算　预算也被称为数字化的计划，是用数字表示预期结果的一份报表。预算可以用财务术语或其他计量单位来表示，这种数字形式有助于更准确地执行计划。预算的主要作用就是帮助组织的各级管理人员从数字的角度出发，全面、细致地了解组织运营管理的具体情况及组织目标的完成状况，通过预算可以考核管理工作的成效和对预算目标的偏离情况，从而实现控制的目的，如医院关于医务人员继续教育的经费预算。

（三）计划的类型

由于组织活动是多样和复杂的，使得组织的计划种类也很多，它们的重要程度也有差别。为便于研究和指导实际工作，有必要按不同的标准对计划进行分类。

1. 按计划的时间长度分类

（1）长期计划（long-term plan）：又称为远景计划，一般指 5 年以上的计划。通常由高层管理者制订，具有战略性和纲领性的指导意义，是为实现组织的长期目标服务的具有战略性、纲领性、指导意义的综合发展规划。主要描述组织在较长一段时间内的发展方向，制订组织各部门长期从事某些活动时应该达到的目标和要求，并制订出长期发展方针及策略。例如，某医院创建三级甲等医院的计划等。

（2）中期计划（middle-term plan）：一般指在 1～5 年的计划，通常由中层管理者制订，是根据长期计划提出的目标和内容并结合计划期内的具体条件变化进行编制的，它比长期计划更为详细和具体。中期计划具有衔接长期计划和短期计划的作用。例如，医院三年发展计划。

（3）短期计划（short-term plan）：又称年度计划，指 1 年或 1 年以下的计划，通常由基层管理者制订，具有战术性特点，是根据中长期计划规定的目标和当前的实际情况，对计划年度的各项活动所做出的具体安排和落实。该计划强调明确组织各部门在较短的时间内应该从事的活动，并达到何种要求，为组织成员的近期行动提供依据，如病房管理护士的日计划、月计划。

2. 按计划制订的层次分类

（1）战略计划（strategic plan）：是为了实现战略目标而制订的指导相关资源配置、决定主次和行动步骤的计划。战略计划能够确立全局目标及组织最基本的政策。它由高层管理者制订，具有覆盖时间长、涉及领域宽的特点，是带有方向性的一次性计划，如医院护理人才队伍建设规划、中国护理事业发展规划等。

（2）战术计划（tactical plan）：规定总体目标如何实现细节的计划，其需要解决的是组织的具体部门或职能在未来各个较短时期内的行动方案。战术计划由中层管理者制订，是一种具体的、持续性的计划，但覆盖时间较短，如护士排班计划、专科护士发展计划等。

（3）作业计划（operational plan）：是战术计划的具体执行计划。作业计划一般由基层管理人员制订，具有覆盖时间短、范围集中及处理活动数量少的特点，如护士排班计划等。

具体来说，战略计划往往由高层管理人员负责，战术计划和作业计划往往由中、基层管理人员甚至是具体作业人员负责，战略计划对战术计划和作业计划具有指导作用，而战术计划和作业计划的实施能够确保战略计划的实施。对组织而言，既要有战略计划，也要有策略计划与作业计划。战略计划的制订有利于提高组织对未来环境变化的应变能力，而策略计划和作业计划的制订是组织提高工作效率，实现组织目标的重要保证。

3. 按计划的约束程度分类

（1）指导性计划（directional plan）：指设立了达到目标的指导原则，但并不会详细规定达到目标的具体活动、行动步骤及进展时间等。指导性计划只规定一些重大方针，指出重点但不把管理者限定在具体的目标上或特定的行动方案上。此类计划更灵活，可应对不可预见的环境变化，如医院要求产科开设 VIP 病房并制订业务学习计划。

（2）指令性计划（mandatory plan）：由主管部门制订，以指令的形式下达给执行单位，规定出计划的方法和步骤，严格按照要求执行的具有强制性的计划，如国家的各项政策、法规等。

4. 按计划的重复性分类

（1）持续性计划（standing plan）：持续性计划是指导日常管理工作和管理行为的基本依据，主要用于处理经常性发生的重要事情，包括政策、程序及规则等。

（2）一次性计划（single-use plan）：指为特定目的制订的计划，且不会以相同的形式被再次使用，为了处理非重复性事件而做出的规划和预算都属于一次性计划。

5. 按计划涉及的内容分类　计划也可以按照其所涉及的活动内容分成综合计划、专业计划与项目计划。

（1）综合计划：一般会涉及组织内部的许多部门和许多方面的活动，是一种总体性的计划。

（2）专业计划：是涉及组织内部某个方面或某些方面活动的计划。例如，组织的生产计划、销售计划、财务计划等，它是一种单方面的职能性计划。

（3）项目计划：通常是组织针对某个特定项目所制订的计划。例如，某种新产品的开发计划、某项具体活动的组织计划等，它是针对某项具体任务的事物性计划。在一个组织中，每个部门都需要制订计划，也都会有自身的计划目标。因此，在一个组织中可能同时存在很多个专业计划和项目计划。

以上是划分计划类型最常见的几种方法，这些分类方法所划分出各种类型的计划不是相互独立、彼此割裂的，而是由分别适用于不同条件下的计划组成的一个计划体系。

二、计划的作用

计划工作是每个组织进行管理活动时不可缺少的工作过程与环节，不仅组织的结构在一定程度上需要根据计划的情况做出调整和变革，而且管理者工作的每一个步骤，做出的每一项指示，下达的每一个指令，都需要以计划为基准。在复杂多变和充满不确定性的组织环境中，一个科学、准确的计划，会减少各种变化所带来的影响，能事半功倍地实现既定的组织目标。一般说来，计划具有以下几方面的重要作用：

1. 指引方向　计划工作为组织、领导、控制等活动提供了依据，组织有了计划也就有了行动指南，计划可以促使组织管理人员聚焦目标。每个计划还有派生计划，所以组织的各个部门都有自己的目标，任务明确，行动更有利。计划工作使组织全体成员有了明确的努力方向，并且相互明确自己应该在什么时候、什么地点、采用什么方式做何事。同时，计划是一种协调过程，可使组织成员之间的关系更加密切。组织中没有计划工作也就没有组织目标，组织中各项活动的协调也就无法进行，当所有组织成员了解了组织的目标和为达到目标他们必须做什么事时，便开始协调其行为，互相交流合作。

2. 提高效率　计划为组织开展生产经营活动的资源筹措提供了依据，由于计划工作同时又是生产要素的分配过程，又因为资源的稀缺性，为了更经济地达到目标，人力、物力、财力的合理分配必不可少。在计划过程中管理者知道什么资源短缺，什么资源富余，从而进行协调平衡，这样可减少浪费和冗余，克服工作瓶颈。也就是说使各种资源得到充分合理的分配和利用。计划工作还可以减少重复性和浪费性的活动，它用共同的目标和明确的方向来代替不协调的分散活动。

3. 便于控制　没有计划，就没有控制。计划为组织活动的检查与控制提供了依据，有了计划，控制才有依据。管理者如果没有把计划规定的目标作为测定的标准，就无法检查组织成员完成工作的情况。计划要设立目标和标准以便于进行控制，而在控制职能中，将实际绩效与目标进行比较，发现可能发生的重大偏差，然后采取必要的矫正行动。计划工作不仅需要确定未来一定时期中应该达到的目标，同时要对达到的目标进行定量的描述与规定。这样管理者只要熟知自己工作的计划目标是什么，就可以随时对实际工作绩效结合工作目标进行检验，使各项控制得以实施，得出自己的工作是否富有成效的结论。

4. 降低风险　计划能够弥补不确定性和组织环境变化带来的缺陷。计划是针对未来而进行的预测活动，而未来又是不确定的，所以计划工作的重要性就体现在它能促使管理者展望未来，预见变化，减少不确定性。首先，计划工作是经过周密预测的，它要接近客观实际。计划越接近实际，就越成功。其次，组织一般有备用计划，当环境发生变化的时候，可以启动备用计划。这些备用计划就是为应付不时之需的，它有相应的补救措施，并随时检查计划，尽量减少由于环境的变化带来的损失，并使之减少到最小的程度。当然也要认识到计划可以弥补环境的不确定性和变化而带来的动荡和损失，但是计划不可能消除变化。

三、计划的原则

1. 系统性原则 计划工作要从组织系统的整体出发，全面考虑系统中各构成部分的关系及它们与环境的关系，进行统筹规划。计划的目的就是要通过系统整体最优化从而实现组织目标，而系统整体最优化的关键在于系统内部结构的有序性和合理性，在于系统的内部关系与外部关系的协调。计划内部的各个组成部分与外部环境系统发生联系，如果它们彼此之间的关系没有协调好，就会影响和制约组织目标的实现，影响和妨碍组织功能的正常发挥。因此，制订计划时首先要坚持全面的原则。

2. 效率原则 计划工作不仅要有效地确保实现目标，还要从众多的方案中选择最优的资源配置方案，以求合理利用资源和提高配置效率，也就是说计划工作要追求效率，以更有效地实现目标，并提供衡量组织绩效的标准。计划的效率是以它对组织目标所做的贡献，扣除为了制订和执行计划所需要的费用和其他预计不到的损失之后的总额来测定的。计划必须讲求效益，如果计划太过于理想化，不切合实际，那么计划实施成本代价过高，投入产出的比例过小，这样不仅浪费了人力、物力、财力等组织资源，而且还会使个人、团体和社会的满意度等一些无形的评价降低。

3. 创新性原则 计划是一个创造性的管理活动，要求充分发挥创造力，提出一些新思路、新方法、新措施。计划工作需要主动或被动地使管理者根据组织所面临的新环境来发现和解决新问题。面对出现的新环境、新变化和新机遇，管理者要敢于打破旧观念的束缚，及时提出适应组织特点的一些新思路、新观点和新方法，使计划更加符合客观实际。

4. 弹性原则 任何组织都处在一定的环境中，因此，组织的计划也离不开相关的客观环境。弹性原则是指在制订计划的过程中，要对未来的情况预测分析，预估风险，以确保计划能够根据客观环境的发展变化做出相应的调整和变动。在组织管理活动中，难免会出现一些人们事先预想不到或无法控制的突发事件。为此，计划的制订要具有弹性，使计划具有对客观环境发展变化的应变能力和适应性质。在制订计划时要留有充分的余地，使计划具有可做适度修改的伸缩性，预估计划执行过程中可能出现的各种情形和问题，保留一定的机动人力、物力和财力，以应对未来情况的变化，不至于措手不及，使计划难以实施。弹性原则可减少不确定因素对计划实施可能产生的冲击及影响，以确保计划目标的实现。

5. 可行性原则 可行性原则是指计划要具有可以实施并能取得科学有效的效果。这一原则是计划活动各种规律的综合要求，因为只有可操作性的计划才是可行的，才是有意义的，否则，只不过是纸上谈兵。计划必须是可实现的，具有可行性。它要求计划工作者自觉地认识到环境的客观性，努力了解和找到制订计划的一些关键性的限制条件，并据此提出和评价各种可行方案。特别是计划中的指标应当适中，过高的指标无法实现，而过低的指标则会失去激励作用。

6. 可考核性原则 计划工作必须始终坚持以目标为导向。目标应遵循具体、可测量、可考核性原则。

四、护理管理中的计划

【案例 5-2】 　　　　　　　　　　如何制订计划？
　　某市新建一私立医院，医院招聘了 40 名具有大专及以上学历、有护士执业资格证书、年龄在 30 岁以下、具有 2 年以上工作经验的护士。由于工作量大、人员不足，导致护理质量不能保证且患者满意度不高。随后，医院根据需要按同等条件又招聘了 10 名护士。3 年后，有 6 名护士要攻读本科及研究生学位，10 名护士需要休婚假或产假，各科室又都抱怨人员严重不足。
问题：
　　1. 计划在护理管理工作中有什么重要意义？应遵循哪些原则？
　　2. 结合案例，如何制订计划并加以实施？

护理管理工作需要通过全面而详细的计划，才能保证护理工作的正常进行，才能保证护理目标的实现，达到为护理对象提供高服务质量的目的。

（一）护理管理中计划的作用

1. 有利于明确护理方向 护理组织作为一个复杂的系统，由来自不同科室、不同工作环境的护士组成。如果没有统一的目标，不同组织成员就有可能在相互冲突的目标下工作，而降低组织实现目标过程中的工作效率。因此，要求组织中的成员必须明确组织的方向，并明确自己如何做对组织有利，以保持组织行动的协调一致。

2. 有利于降低护理风险 护理组织不可能完全消除未来发展环境中的不确定性，但合理科学的护理工作计划利于护理管理者培养自身前瞻性能力，使护理组织较早预见未来变化，降低护理工作的不确定性。护理管理者通过预测未来变化，考虑这些变化的原因，并制订适当的措施来应对，可以降低护理组织面临的风险。

3. 有利于减少护理浪费 护理组织确定目标后，通向目标的路径有很多，通过计划护理工作，护理组织者可找出最佳路径方法，从而将时间和资源的浪费降到最低，以较低的耗费取得预期的结果。

4. 有利于设立护理控制标准 控制能够保障护理组织活动按照计划进行，护理计划所建立的目标可用于控制组织活动，并作为控制的标准。通过控制环节，将实际的绩效与护理计划设定的目标相比较，找出差异，采取必要的行为纠正。总的来说，护理计划对护理组织绩效的影响是积极的。

（二）护理管理中计划的内容

1. 人员计划 对护理人员的选择、使用、晋升及培养方面的计划，应包括以下几个方面：

（1）护理人员的选择、使用、晋升及培养：制订护理人员计划有一个过程。首先要求护理管理者明确为实现组织目标所必需的护理人员的数量和类型，然后要对现有的人力资源状况进行考察，预测出人力资源的短缺程度或者超员情况，制订出满足未来人力资源需要的行动方案，包括具体招聘、解聘和甄选护理人员的行动方案。由于知识更新速率的加快，尤其是现代护理理论及实践的不断发展，因此护理人员需要不断地学习，继续教育计划是护理管理者制订的人员计划中一个重要内容。在制订计划时，应明确继续教育的目标、方式、时间安排、地点、教育内容、所需要花费的时间及精力等。护理人员的晋升计划应包括晋升的等级、原则、要求、具体标准等方面的内容。

（2）护理人员的编制、安排及分工：护理部的计划包括各病区人员的管理体制、数目、类型、素质、能力要求、编制预算等方面的计划，病区的人员计划包括护士的分工与排班等。

（3）护理人员的考核、评价及奖惩：护理人员的考核是从管理的角度控制护理质量的方法。护理人员考核包括对护理人员的业务理论水平、操作技能、工作表现、素质及能力等方面的综合考察及评价，是晋升及奖惩的依据。考核的基础是制订切实可行的考核计划，包括考核的对象、时间间隔、内容、方式、地点、费用等方面的详细计划，在考核的基础上，要制订一定的奖惩计划，明确规定奖惩的对象、方法、内容、手段、条件等。

2. 预算计划

（1）人力预算：人力预算要考虑床位的分配、患者疾病性质、医院的评定标准、护理人员的数量、教育程度、职称、素质及能力、人力费用、人员流动及流失的情况等。在人员预算时要注意计算护理中的直接及间接服务时间，护理人员所付出服务的体力含量及知识含量等。

（2）物资消费预算：物资消费预算包括需要物资的品种、数量、功能要求、消耗的程度、折旧等。如果一个病房的护士长要考虑购置一台呼吸机，在进行预算时就需要考虑使用的时间、折旧率、对功能方面是否有特殊的要求、价格如何等。

（3）日常护理运转预算：一般包括护理工作中日常使用的医疗护理器械的维修与保养费用等。

（三）护理管理计划的层次范围

在医院护理管理中，根据不同级别可以分为高层护理管理者、中层护理管理者和基层护理管理者。不同层次护理管理的计划范围是有区别的。

1. 高层护理管理 高层护理管理指护理部主任层次的管理,主要根据组织的纲领来制订护理部的长远计划、总体方针政策,提高护理质量的总体规划等。

2. 中层护理管理 中层护理管理指科室护士长(总护士长)层次的管理,主要是根据上级部门的计划要求,制订本部门的计划,大多涉及一些具体程序及政策的制订。

3. 基层护理管理 基层护理管理指护士长层次的管理,主要制订具体活动安排,如每日的计划、日程表、应急问题的处理计划及患者护理的安排等。

第二节 计划工作

一、计划的步骤

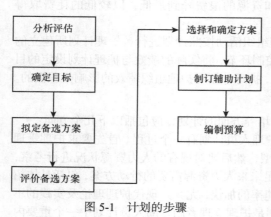

图 5-1 计划的步骤

计划的种类繁多,不同的组织、不同行业其计划内容也不同。制订一个可行的护理计划,需经过充分的准备、上下级之间的沟通、各部门和护理组织成员的参与才能完成,通常遵循的计划步骤如图 5-1 所示。

计划职能是管理的基本职能。由于管理的环境是动态的,管理活动也在不断地变化和发展,计划是作为行动之前的安排,因此,计划工作是一种连续不断的循环过程。良好的计划必须有充分的弹性,计划—再计划,不断循环,不断提高。任何计划工作的程序都是相近的,一般包括:分析评估、确定目标、拟订备选方案、评价备选方案、选择和确定方案、制订辅助计划及编制预算等。

1. 分析评估 对组织现存形式和资源的分析和估量是计划工作的第一步。分析评估可采用 SWOT 分析方法:S(strength)指组织内部的优势;W(weakness)指组织内部的劣势;O(opportunity)指来自于组织外可能存在的机会;T(threat)指来自组织外部可能存在的威胁或者不利因素。SWOT 是一种战略分析方法,结合内部资源和外部环境,综合评估和分析得出被分析对象的优势、劣势、机会和威胁等相关结论,以了解所面临的机会和挑战,从而在战略与战术两个层面上调整方法、资源,以保障被分析对象相关计划的实行,实现既定目标。

2. 确定目标 在分析形势的基础上为组织或个人制订目标是计划工作的第二步。在确定护理组织的目标后,护理组织中各个部门根据总目标拟定各个部门的分目标,而各个部门的分目标又对其下属单位的目标进行控制。通过逐层控制,可更准确地把握员工的工作方向。

3. 拟订备选方案 在计划的前提条件明确以后,就要着手去寻找实现目标的方案和途径。完成某一项任务总会有很多方法,经资源评估和调查,可根据目标提出备选方案。提出备选方案应考虑:①方案与组织目标的相关程度;②可预测的投入与效益之比;③公众的接受程度;④下属的接受程度;⑤时间因素等。例如,护理部的目标是提高护理人员的业务素质,可行的备选方案有招聘大学毕业的护士、加强护士的在职培训、加强护士的继续教育等。

4. 评价备选方案 评价备选方案就是要根据计划目标和前提来权衡各种因素,比较各个方案的优点和缺点,对各个方案进行评价。先考察可选方案的优缺点,再按照前提和目标来权衡,以此对各个方案进行评价。论证评价方案可以运用成本效益分析法,即用所选方案的成本与所得收益进行比较。评价行动方案,要注意考虑以下几点:①认真考察每一个计划的制约因素和隐患;②要用总体的效益观点来衡量计划；③既要考虑到每一个计划有形的可以用数量表示的因素，又要考虑到许多无形的不能用数量表示的因素，评价方法分为定性评价和定量评价两类；④要动态地考察计划的效果。不仅要考虑计划执行所带来的利益，还要考虑计划执行所带来的损失，特别是注意那些潜在的、间接的损失。例如，某医院制订在职护士的培养方案，方案1：送护士到三甲医院进修学习，优点是学习效果好，缺点是费用高，能得到学习机会的护士人数少。方案2：医院定期组织专家讲座，优点是全员参与，缺点是专家不易联系。

5. 选择和确定方案　选择和确定方案是计划工作最关键的一步，也是抉择的实质性阶段。在做出抉择时，应当考虑备选方案的科学性、可接受性、可操作性、经济性、可行性和满意度等，选择具有科学性、可行性强、可操作性强、低投入和高产出等各方面都满意的方案。

6. 制订辅助计划　辅助计划是总计划下的分计划，其作用是支持总计划的贯彻落实。一个基本计划总是需要若干个派生计划来支持，只有在完成派生计划的基础上，才可能完成基本计划。例如，医院要制订优质护理服务计划，总计划中有人、财、物等项目，用来辅助和扶持该方案的进行，以实现不断纠正和完善计划的需要。

7. 编制预算　计划工作的最后一步就是编制预算，使计划数字化，即将选定的方案用数字更加具体地表现出来，如收入和费用总额，取得的利润和发生的亏损等。通过编制预算，对组织各类计划进行汇总和综合平衡，控制计划的完成进度，才能保证计划目标的实现。

根据计划的步骤制订出计划后，在实施过程中对所制订的计划不断总结评价，积累经验，为下一次的计划制订奠定基础。

【案例5-3】　　　　　　　　　**制订计划的步骤**

　　某医院要求提高护理人员素质以提高护理质量。护理部立即召开工作会议传达医院工作部署，进行一系列计划步骤：①分析形式，发现哪些问题？②确定目标是什么？③评估资源，包括临床工作量、护士数量、科主任的态度。④就护士学习的方式、时间、内容拟定备选方案。⑤比较方案，对以上方案利弊及可行性充分讨论并进行比较。⑥根据评价，选择满意的方案。⑦制订辅助计划，包括师资、教材、活动、训练内容等。⑧编制预算，对如教师、教室、教材和教具等做出预算。

问题：

　　1. 你认为上述计划是否可行？请阐述理由。

　　2. 制订计划时应注意哪些问题？

二、计划的编制方法

计划工作的编制方法有很多种，实践中，计划工作效率的高低在很大程度上取决于计划编制的方法。编制计划的方法主要有滚动计划法、网络计划技术法、甘特图法等。

（一）滚动计划法

滚动计划法（rolling plan），也称滑动计划，是一种定期修订未来计划的方法，是按照"近细远粗"的原则制订一定时期内的计划，然后按照计划的执行情况和环境变化，调整和修订未来的计划，并逐期向前移动，把短期计划和中期计划结合起来的一种计划方法。

滚动计划法是一种动态编制计划的方法。它不像静态分析那样，等一项计划全部执行完了之后再重新编制下一时期的计划，而是在每次编制或调整计划时，均将计划按时间顺序向前推进一个计划期，即向前滚动一次，按照制订的项目计划执行，对保证项目的顺利完成具有十分重要的意义。但是由于各种原因，在项目推进过程中经常出现偏离计划的情况，因此要跟踪计划的执行过程，以发现存在的问题。另外，跟踪计划还可以监督执行过程的费用支出情况，跟踪计划的结果通常还可以作为向承包商部分支付的依据。

滚动计划法的编制方法：在已编制出的计划的基础上，每经过一段固定的时期（如一年或一个季度，这段固定的时期被称为滚动期），便根据变化了的环境条件和计划的实际执行情况，从确保实现计划目标出发对原计划进行调整。每次调整时，保持原计划期限不变，而将计划期顺序向前推进一个滚动期。在计划编制过程中，尤其是编制长期计划时，为了能准确地预测影响计划执行的各种因素，可以采取"近细远粗"的办法，近期计划订得较细、较具体，远期计划订得较粗、较概略。在一个计划期终结时，根据上期计划执行的结果和产生条件，市场需求的变化，对原定计划进行必要的调整和修订，并将计划期顺序向前推进一期，如此不断滚动、不断延伸。例如，某企业在2014年底制订了2015～2019年的五年计划，如采用滚动计划法，到2015年年底，根据当年计划完成的实际情况和客观条件的变化，对原订的五年计划进行必要的调整，在此基础上再编制2016～2020年的五年计划（图5-2）。

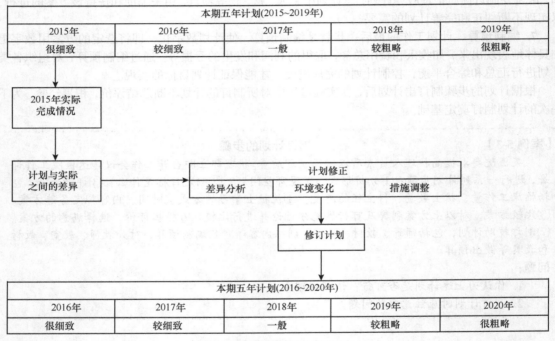

图 5-2　滚动计划法流程图

（二）网络计划技术

网络计划技术是20世纪50年代以来出现的一类计划控制方法，其基本原理是：把一项工作或项目分成各种作业，然后根据作业顺序进行排列，利用所形成的网络对整个工作或项目进行统筹规划和控制，以便用最短的时间和最少的人力、物力、财力的消耗去完成既定的目标或任务。

对于简单的项目进度问题，根据一张网络图就可以确定出关键路线或关键作业，即对整个工期造成影响的那些作业。然后可以依据分析结果，重新调整和平衡人力、物力、财力等资源的分配，最终得到一个多快好省的方案。而一个实际的项目可能包含成千上万项作业，可能牵涉数千家单位，这种场合下采用网络计划技术进行统筹规划将会显示出巨大的优越性。一般来说，网络计划方法特别适用于项目性的作业。

（三）甘特图法

甘特图（Gantt chart）又叫横道图、条状图（bar chart），1917年由亨利·甘特提出并以其名字命名。其内在思想可简单表达为，以图示的方式通过活动列表和时间刻度形象地表示出任何特定项目的活动顺序与持续时间。甘特图基本是一个线条图，横轴表示时间，纵轴表示活动或者项目，线条表示在整个期间上计划和实际的活动完成情况。它直观地表明任务计划在什么时候进行及实际进展与计划要求的对比。管理者由此可便利地弄清一项任务或项目还剩下哪些工作要做，并可评估工作进度。

甘特图的绘制以图形或表格的形式显示活动，同时显示进度时间，进度时间应包括实际日历天数和持续时间，并且不要将周末和节假日算在进度之内。甘特图具有简单、醒目和便于编制等特点，在企事业单位的管理活动中被广泛应用。

三、护理计划的编制

计划对护理活动有直接的指导作用。护理工作的特点决定了护理管理工作的突变性和烦琐性，所以，计划工作在护理管理工作中显得尤为重要。编制护理计划的方法是在制订计划的过程中，为使计划尽可能科学、合理、完善而采取的一系列技术性的方法，主要有以下几种：

1. 历史比较法 通过全面收集历史文献资料，将同类问题在不同时期、不同地区、不同单位中所呈现的不同结果做比较，分析其优劣得失及产生的背景和原因，总结历史的经验教训，从中找出规律，用以指导计划的制订。

2. 现状调查法 现状调查法是制订计划的前提和出发点。它要求先列出调查的纲目，然后按照纲目进行有计划的调查。调查所得的资料应真实、全面、具体，通过认真分析研究，对现状达到综合的、本质的了解，才能为制订计划提供可靠依据。

3. 未来预测法 计划是立足现实，面向未来的，应按照现实的客观规律，预测计划的发展趋势和可能出现的情况。预测的方法主要有两类。

（1）归纳法：即从各方面搜集同一预测对象的预测结果，选取一致性结论。

（2）演绎法：用公认的原理或经验，进行逻辑推理得出预测结论的方法。在对计划进行预测的过程中，应根据对象的特性和要求选择具体的预测方法，或两种方法并用，以提高预测的可靠性和准确性。

4. 综合平衡法 从计划的全局出发，对计划的各个构成部分进行全面的平衡。综合平衡法，要求把任何一项计划都看作是一个系统，不去追求局部单项指标的最优化，而是追求系统整体的最优化。

5. 优选决策法 一般在制订计划时准备有若干种方案，计划的制订者要根据严谨的逻辑和严格的程序，运用数学分析和技术经济分析的方法，并从社会学的角度对各种可行的方案做出全面、科学的论证与评价，然后按照整体优化原则，从中选出一种最好的方案或将几种方案的优点重新组合成一种新的方案作为最终的执行计划。

思 考 题

1. 计划的步骤有哪些？
2. 目标的特征是什么？
3. 时间管理程序是什么？
4. 决策的步骤有哪些？
5. 护理管理者如何做出科学决策？

（于丽荣）

第六章 目标和目标管理

第一节 目 标

一、目标的内涵

（一）目标的定义

护理管理工作是一个分工协作的系统，需要不同部门、成员间的共同努力。对于分工协作的系统来说，具有一个共同努力的方向是一个基本的前提。目标（objective）是组织在未来一定时间内所要达到的最终结果，是组织期望的成果。目标可以看作组织的一种职责或使命，也是社会对组织的一种期望，是组织应该努力完成的任务。在计划工作中，首先要做的就是陈述组织的目标。

（二）目标的原则

目标能够为组织发展提供导向性的指引，但不恰当的目标则会影响组织工作，造成工作方向偏差。恰当的目标需满足具体性（specific）、可衡量性（measurable）、可接受性（acceptable）、现实可行性（realistic）、时间限制性（timetable），即 SMART 原则（表 6-1）。

表 6-1 利用 SMART 原则对目标进行评价

目标（示例）	评价
优化手术中用血核对流程	缺乏时间限制性
在半年内将 PICC 相关性上肢静脉血栓发生率降至 0.5% 以下	过高的目标，不满足可接受性、现实可行性的原则
一年内使骨科大手术患者的深静脉血栓护理预防费用下降	不满足可衡量性

1. 具体性 在制订目标时，要求必须是具体的、明确的。笼统、模糊不清的目标，会使组织成员理解出现偏差。对于组织而言，在制订目标时，要求目标要有明确对应的科室或人员。此外，还要对目标所要求的工作量、责任人、实现日期等进行明确，以保证组织目标的实现。

2. 可衡量性 如果目标无法衡量，在开展活动时就没有达到共识的指标来约束组织成员，也无法对组织成员的绩效做出客观、公平的评定。尤其是在需要组织内各部门协作完成任务时，没有可衡量的目标，会存在部分部门或成员工作积极性差，工作责任感不强的可能，组织的控制达不到应有的效果。需要明确的是，可衡量性并非等同于目标的量化，对于部分类型或层次的目标是可以衡量的，但存在不易量化的现象。

3. 可接受性 目标的可接受性包括两个方面，第一是目标本身与组织行为的一致性，两者要保持一致，高于或低于组织行为的目标都是不可接受的。过高的目标常常实现不了，就失去了导向的作用，还会对组织成员的工作信心产生消极影响。过低的目标也同样不具有引导作用，脱离组织工作实际。可接受性的第二个方面是指目标本身与组织行为一致的情况下，组织成员要在内心真正接受目标。否则，即使有控制措施，执行人在实际工作中也会出现怠工的情况。

4. 现实可行性 现实可行性主要涉及两个方面，一是在确立目标时要对组织成员的工作能力有着准确的定位，二是对于外部资源，包括可利用的硬件设备、外部政策因素等有着清晰的了解，才能制订在现实条件下可行的目标。

5. 时间限制性 缺乏时间限制性的目标，容易引起组织成员的懈怠，组织内部对于完成目标的时间理解不一致影响团队协作。此外,缺乏时间限制性,还会影响到目标的评价。若团队成员对于评价的时间模糊,则评价也就失去了现实意义。时间限制性还要求制订的完成时限要在考虑组织成员能力及外部环境因素的基础上,设定在合理范围内。

二、目标的作用和类型

(一)目标的作用

1. 目标是引导组织发展的方向 组织的发展是一个不断追求和提高的过程,这一过程是以组织目标为导向的。目标是组织期望达到的标准,为组织的发展指明了方向。对于组织整体而言,目标能够在一定程度上协调不同部门间的合作,减少组织行为的盲目性,避免了组织内各级各部门因为目标不明确或不统一而造成的资源浪费。

2. 目标是衡量组织工作绩效的标准 在护理管理实践中,管理工作并不是随意的,目标是组织活动的标杆。若组织目标按计划顺利完成,则说明在这一期间内组织取得了良好的发展;若组织目标未能按计划顺利完成,则说明组织成员的工作出现了问题,提示管理者要认真查找原因,并提出解决问题的办法。

3. 目标是激励组织成员的重要途径 在制订目标时,如果组织目标、部门目标及个体目标能有机地结合在一起,则组织内的各部门、个体能够为了共同的目标而努力,个体目标的实现在一定程度上促进了组织目标的完成,这是激励组织成员的重要途径。

【案例 6-1】 **优化急性 ST 段抬高型心肌梗死救治流程**

急性心肌梗死是临床中最常见、最严重的心血管急危重症之一。其中急性 ST 段抬高型心肌梗死(STEMI)的救治效果、预后与治疗时间密切相关。护理流程管理在 STEMI 行急诊经皮冠状动脉介入治疗术患者救治中就显得极为重要。某医院为优化急诊经皮冠状动脉介入治疗术患者救治流程,对导管室护士进行了规范化理论和技能培训,并优化了护理流程,设置 STEMI 专职护士,按照临床路径及绿色通道予以护理。此外,还进一步设计制订完善的 STEMI 护理职责及工作流程图,规范化培训急诊预检分诊护士、STEMI 专职护士、导管室护士及急性胸痛病房护士,成立冠心病随访门诊以充分发挥其在流程中的核心救护能力。

管理者根据拟定的项目目标体系,将患者自症状发作至急诊时间、激活导管室时间、就诊至球囊扩张(Door-to-Balloon,D2B)时间、平均住院日、D2B 达标率及围手术期院内病死率等作为目标指标。在项目实施后,取得了很好的效果。在救治时间方面,避免了在诊治、护理、转运交接等各环节的时间延迟和浪费,通过动态的质控评价反馈管理,规避了各环节患者质量安全风险的隐患,最终实现了缩短住院日的管理目标。

问题:

1. 优化 STEMI 救治流程项目中,所设定的目标是如何确定的?

2. 在案例中,体现出了目标的哪些作用?

(二)目标的类型

按照目标的时间长短、目标设定的方法、目标对于组织的重要程度、目标所确定的水平、组织结构的层次等,可以将目标划分为不同的类型。

1. 按目标的时间长短划分

(1)长期目标:长期目标指的是规划时间较长,通常在 5 年以上的目标。长期目标往往是医院或以上层面所制订。例如,某市医联体提出,在"十三五"期间实现区域内医疗资源的深入融合。长期目标需要制订特定的战略。

(2)短期目标:短期目标指的是规划实现时间在 1 年以内的目标。相对于长期目标,短期目标更加具体、清晰。例如，某科室提出，在半年内将置入中心静脉导管（PICC）相关性上肢静脉血栓发生率降至3%以下。短期目标是实现长期目标的基础，因而在实际工作中，短期目标与长期目标之间是一种整体关系，两者不能发生冲突。

2. 按目标设定的方法划分

（1）定性目标：定性目标指的是用叙述性语言描述的目标，一般不用数字描述。例如，年内制订有关专科护士开设糖尿病专科门诊的规范；年内改善心胸外科护理单元的文档管理状况等。

（2）定量目标：定量目标则是利用数字明确目标。例如，3个月内使得上臂植入式输液港患者的置港及维护时间下降10%；1年内使骨科大手术患者的深静脉血栓护理预防费用降低15%等。

3. 按目标对于组织的重要程度划分

（1）主要目标：主要目标指的是在组织体系中起决定、支配作用的目标。在组织的目标体系中，不同类型的目标，其地位不尽相同。一般来说，主要目标在组织目标体系中起到统领全局的作用。主要目标的内容决定了组织发展的方向。

（2）次要目标：次要目标是辅助实现组织主要目标的目标。在组织的目标体系中，次要目标一般处于从属地位，起到影响组织目标体系的作用。次要目标影响着主要目标的实现。

4. 按目标所确定的水平划分

（1）突破性目标：突破性目标指的是组织突破性达到前所未有水平的目标。突破性目标是为了打破现有组织水平而设定的目标。例如，骨科护理单元设定1年内将骨科大手术患者围手术期下肢静脉血栓发生率由5%降至2%。

（2）控制性目标：控制性目标指的是维持现有水平的目标。一般情况下，控制性目标是组织目标体系的底线，也常常是突破性目标的基线。此外，控制性目标并不等同于组织现有的水平，而是在突破性目标实现后，将目标维持在某一水平上。例如，骨科护理单元设定将骨科大手术患者围手术期下肢静脉血栓发生率维持在2%。

5. 按组织结构的层次划分

（1）组织目标：组织目标是组织开展经营活动期望实现的长期结果，是在分析组织内部条件和外部环境基础上制订的全体成员共同的奋斗方向，是组织机构中层次最高的目标，也是部门和个体目标的纲领。

（2）部门目标：部门目标是各职能部门、科室的目标。部门目标由于各职能部门的工作范畴而存在差异性。部门目标是实现组织目标的手段。

（3）个体目标：个体目标是组织成员认识到自己的工作任务及个体对于组织的贡献。个体目标常常是对部门目标的分解，与部门目标、组织目标共同构成了组织的目标体系。

【案例 6-2】　　　　住院患者护理风险评估预警与监控传报系统管理项目的目标

对护理服务中现有或潜在的风险进行预警防范是护理安全管理的一种重要手段。在护理信息技术日益发展的当下，如何利用信息化技术方便快捷的特点，帮助临床护士对患者现有和潜在的护理风险进行识别、评估、评价和处理，提高护士对护理风险的控制能力，减少护理不良事件的发生，是护理管理的重要课题。为了提高医院的护理安全管理效率，某院护理部计划借助医院移动护理信息系统平台的建设，建立基于医院移动护理信息系统平台（HIS 系统）的护理风险评估预警与监控传报系统，从而实现将医院信息化护理风险管理的触角延伸至患者床边。

为了更好地开展住院患者护理风险评估预警与监控传报系统管理项目，医院组建了由护理部主任，以及内科、外科、门急诊系统遴选的具有丰富临床经验的护士长组成了医院护理风险评估预警与监控传报信息项目管理小组。该项目管理小组根据项目目的，将全院住院患者压疮、跌倒及坠床、非计划拔管这三大主要护理风险的监控上报阳性情况率分别提高 2%、1%、1% 作为住院患者护理风险监控上报情况的目标；将危重患者呼吸机相关性肺炎、深静脉血栓的护理风险监控上报阳性情况率各提高 5%作为危重患者护理风险监控上报情况的目标；将全院压疮、跌倒及坠床、非计划拔管、呼吸机相关性肺炎、深静脉血栓的实际发生率各下降 0.5‰作为护理不良事件发生情况的目标。

问题：

    1. 住院患者护理风险评估预警与监控传报系统管理项目的目标包括哪些类型？

    2. 住院患者护理风险评估预警与监控传报系统管理项目的目标中，有哪些属于突破性目标？

三、护理管理中的目标

1. 重视突破性目标的制订与实现　随着医学技术的不断发展，在现代护理管理中，突破性目标越来越得到重视。突破性目标有助于使护理管理者突破现有的管理水平，驱动护理管理者和组织成员提高专业水平。但与控制性目标相比较，突破性目标不容易引起管理者的重视，只有对专业具有较深入的理解，尤其是对专业前沿发展较熟悉时，才会对突破性目标有较敏感的认识。例如，某护理部专员在检查重症监护室（ICU）护士交接班情况时发现，ICU 护士的交接班时间较长（平均 11 分钟），但交接班缺陷率较高（16%），于是通过对交接班缺陷和时长的分析发现，重要的一个原因是护士的交接班沟通技术不过关，于是提出了"在 3 个月内，ICU 护士的交接班时间在低于 6 分钟的前提下，交接班缺陷率低于 10%"的目标。

2. 强调目标的可衡量性　可衡量性是目标的一个重要原则。在护理管理工作中，常会遇到一些组织或个体目标不具有可衡量性。不具有可衡量性的目标一方面在执行行动计划时，无法对组织成员进行有效约束和控制；另一方面，在评价时也无法对目标实现情况做出恰当的评价。量化是可衡量性常用的方法。但对于部分部门或成员来说，有的指标可能较难以量化。例如，护理行政管理部门的有些工作，用数字说明和限定起来并不是一件容易的事。

3. 突出组织目标、部门目标与个体目标的统一　组织目标、部门目标与个体目标是一个有机的整体。在护理管理中，在设定目标时需要将三者统一，才能实现组织目标的统领作用，部门目标与个体目标也才能具有实际意义。例如，针对手术室植入类高值耗材管理问题，医院的组织目标是"在质控环节，完善植入类高值耗材的监管制度，增强管理制度实施情况的监管力度"；手术室的部门目标是"优化申领环节，实行二级库房管理，在科室工作站设立不良事件网报模块"；手术室护士的个体目标是"高效实现使用过程核对与耗材信息记录工作"。

4. 合理设定短期目标　相对于长期目标而言，短期目标更加具体、易于分解。在护理管理实践中，管理者们也就更倾向于设定短期目标。需要引起重视的是，短期目标常忽视组织的长期发展方向。因此，在护理管理工作中，要合理设定短期目标，要将短期目标放在组织发展的整体计划中考虑。只有这样，短期目标的实现才更有意义。否则，即使在一定期限内短期目标得以实现，但从长久来看，这种短期目标的实现可能并不具有实际意义。

【案例 6-3】　　　　　　　　**护理中断事件管理培训项目的目标**

    护理中断事件指的是在规定的时间、角色和环境中，护理人员在提供合乎伦理规范的护理服务过程中所遇到的突然发生、打断或延缓当前事务、分散接受者注意力的外来行为。80%以上的护理中断事件为消极型。美国卫生保健质量管理局指出，减少护理中断事件能够减少医疗不良事件的发生，对于预防临床医疗差错事件的发生具有积极意义。护理中断事件常发生在白班和下一班的交接班时段。

    为了减少院内的护理中断事件，某医院护理部结合对院内护理中断事件发生时间、发生类型的调查，并通过与各科室护士长、护士代表进行访谈，发现了院内的护理中断事件并没有引起临床护士的足够重视。于是护理部拟定开展医院护理中断事件管理培训项目。结合院内护理中断事件的调查结果，以及循证的已有数据，项目团队提出了实施标准化警示提醒制度、开发并利用标准化工作流程审查表、情景模拟的临床护士护理中断事件处理流程培训等目标。在项目实施前，项目团队对组织成员说明了干预护理中断事件的目的、意义、方案等，并对组织成员的职责进行了讲解。通过护理中断事件管理项目的改进规划与实践，降低了院内护理中断事件的发生频次，缩短了发生间隔时间，并优化了护理中断事件结局。

问题：

1. 在护理中断事件培训项目中，组织目标体系包括了哪些内容？
2. 在案例中，组织目标、部门目标与个体目标是如何统一的？

第二节 目 标 管 理

基于对目标原则和作用的理解，传统观点对于目标的管理仅是将目标经过层层分解，将组织目标转变为组织成员的个体目标。然而这种简单的转化常会出现目标分解不够科学、组织成员对个体目标的完成不理想等情况，目标管理的方法很好地解决了这些问题。

一、目标管理的内涵

（一）目标管理的定义

目标管理（management by objectives，MBO）是上级管理人员与下属进行协商，将组织目标分解为各个部门和组织成员个体的分目标，从而形成具有内在联系的组织目标体系，并将目标的完成作为对下属进行管理的方法。

目标管理是在美国管理大师彼得·德鲁克提出的目标管理与自我控制理念的基础上，以科学管理和行为科学理论为基础而形成的管理制度。目标管理强调组织成员的参与，通过成员的自我控制实现对目标的管理。

知识链接：目标管理的理论基础

目标管理是在科学管理、行为科学、授权等理论基础上发展起来的。

泰勒于20世纪早期创立的科学管理，将工作专门化视作提高工作效率的必要前提。在将工作专门化的基础上，增加工作熟练程度可以收到事半功倍的结果。为了实现专门化，就需要把一系列的工作划分为不同的范围，并由专人负责。在目标管理中，常把组织总目标进行层层分解，形成部门目标和成员个体目标，这是科学管理中分工理论的深化应用。

以梅奥等为代表的"人际关系"学派于20世纪30年代提出，要重视人的社会需要和非正式组织的作用，认为激励组织成员的工作士气是提高组织管理效率的最佳途径。在目标管理中，强调管理人员要与组织成员一起，通过协商建立组织目标体系。此外，目标管理要求组织成员具备参与管理的能力，只有在这样的基础上，目标管理才会在组织发展及组织成员个体专业成长中最大限度地发挥作用。

授权是上级管理者把因组织上的职位所赋予的管理权力分授下属。授权的目的是要下属帮助管理者完成该职位上的责任。合理的授权可以让下属感受到管理者的重视和重用，从而调动下属的工作积极性。在目标管理中，进行合理的授权是必要的，在实施目标行动计划中也强调组织成员完成个体目标对于部门目标、组织目标的重要性。

（二）目标管理的特征

目标管理是一个过程，在这个过程中，核心思想是全体成员参与建立共同的责任感，依靠团队协作和自我控制实现组织目标。

1. 以成果为导向　不同于传统的管理方面，目标管理对于成员绩效的考核并不是过程导向的，而是以成果为导向的。因此，目标管理又被称为成果管理。在传统的过程导向绩效考核中，管理者倾向于依靠对员工在工作过程中表现的主观印象进行评价。目标管理具有一套自上而下统一的目标体系，管理者在对成员进行考核时，绩效指标重点体现成员在规定的时间期限内是否完成了制订的目标。目标的时间期限性，保证了目标管理的效率，是目标管理中目标体系得以实现的重要保障。

2. 组织成员参与管理与决策　目标管理的理论基础是"Y"理论。"Y"理论假定成员喜欢工作，认为工作是其生活中的一个重要部分，并视工作是一种自然而然的活动，组织成员喜欢自我激励和自我指导，甚至主动寻求工作责任。"Y"理论是一种积极的人性假设。在建立"Y"理论基础上的目标管理也是一种强调成员参与管理与决策的管理方法。目标管理并非简单的自上而下的目标分解，而是上级管理人员与下属进行协商建立组织目标体系。这种目标体系更加符合实际，因而在实施过程中，也提高了目标的可实现性。

3. 组织成员的自我控制　目标管理强调组织成员是愿意承担责任的，愿意在工作中发挥自己的创造性价值。目标管理的主旨是用"自我控制的管理"替代传统的"压制性的管理"，使组织成员能够控制自己的行为与绩效。自我控制是一种内在的、主动性的驱动，是一种强有力的控制动力，促使组织成员尽力把工作完成好。

4. 下放权力　分权与集权是组织的基本矛盾之一，担心失去控制是阻碍授权的主要原因之一，目标管理很好地解决了这一问题。通过目标管理可以实现权力下放，主要基于两个途径。一是在实现目标的过程中，强调以成果为导向而非过程导向，不对组织成员的工作过程实施过多影响。二是在组织目标体系的制订过程中，强调组织成员的参与，成员根据自身能力水平和工作实际，制订适合自己的个体目标，与部门目标、组织目标融为一个整体。

【案例6-4】　　　　　　　**危重患者院内转运不良事件预防与控制**

为了接受进一步的检查、手术或转入相应科室，危重患者常常需要在院内进行转运。由于危重患者生理、病理状况的特殊性，其院内转运存在着较大的风险，转运时任何意外情况都有可能导致呼吸和循环功能的不稳定，出现低血压和低氧血症，甚至心搏、呼吸骤停等情况。某医院统计了该医院内的600例转运，发现不良事件的发生率为40.5%，严重不良事件的发生率为6.4%。医院管理者提出开展危重患者院内转运不良事件预防与控制项目，以降低院内危重患者转运不良事件的发生率。

项目管理者首先组织了包括护理学、急诊医学、危重病学、管理学等专家在内的咨询团队，利用德尔菲法，经过两轮咨询形成了危重患者院内转运单，内容包括了转运风险识别与规避、转运不良事件判定及预案、转运不良事件登记与管理等模块。然后根据转运流程确定了责任部门及责任成员。在经过对转运相关部门和相关成员的培训后，相关岗位成员表示愿意承担责任。该医院在院内转运中实行了转运前风险识别与规避、转运途中风险预防与监测、不良事件发生后的补救及登记等。

项目管理者于6个月后对其不良事件及严重不良事件的发生率、具体不良事件类型进行了分析。数据表明，在实行目标管理后，不良事件的发生率为15.5%，严重不良事件的发生率为3.6%，提示该项目可有效预防和减少危重患者院内转运过程中不良事件的发生，对保障危重患者的安全具有重要意义。

问题：
1. 本案例中哪些内容体现了目标管理以成果为导向的特征？
2. 组织成员的自我控制对于目标管理有何意义？

二、目标管理的过程

美国管理学家斯蒂芬·罗宾斯将目标管理划分为八个步骤，分别是制订组织目标和战略、在经营单位与部门间分配的主要目标、各部门管理者和上级管理者共同确定本部门的共同目标、各部门成员参与确定自己的具体目标、管理者与组织成员共同商定实现目标的行动计划、实施行动计划、定期检查目标的实现情况并向各部门和成员反馈、基于效率的奖励促进目标的实现等。目标管理的八个步骤可以概括为目标设定、授权赋责、成果评价三个阶段。目标管理并非单向的线性流程，而是一个周而复始的循环。

（一）目标设定

目标管理的第一步就是建立一整套的目标体系。目标体系须以组织的总目标为中心。科学、合理的目标体系是目标管理能否取得预期成效的重要前提。如果目标体系设定不科学、不合理，则会对工作进程和成效产生影响，严重时甚至会使目标管理失去实际意义，影响组织的发展。在建立好组织目标后，各部门及组织成员依据组织目标体系中所确定的目标，形成一个整体的组织目标体系。

在建立组织目标体系时，要从组织的最高主管部门开始设定总目标，以总目标为中心，自上而下逐级逐步确定分目标，并在目标体系设定过程中实现权力下放，建立起科学、合理的组织目标体系。

（二）授权赋责

在设定组织目标体系后，对各部门和组织成员个体的责任进行划分，实现在目标体系中权责分明。各部门通过赋予的权责寻求实现目标的最有效途径。

目标管理强调组织成员自主确定具体工作目标、自主安排工作进程，但这并不意味着管理者在实施行动计划的过程中可以放手不管。相反，由于组织目标体系是一个整体，往往会因为局部环节而影响大局。因此，管理者应在授权中做到掌控全局，并定期对目标实现情况进行跟踪。在授权赋责过程中，当发现有不可测的事件、意外等严重影响组织目标的实现时，要及时协调甚至修订原先的目标。

（三）成果评价

成果评价是检查和衡量组织绩效的重要手段。对部门目标、个体目标的完成情况进行检查是成果评价的主要内容。成果评价的依据是事先确定的各级目标。在实际工作中，成果评价的方法有各部门或组织成员互检、各部门或组织成员自检、由专门成立的检查部门进行专项检查等。

成果评价的过程还包括了根据目标的实现情况，对各部门和组织成员进行奖惩。在实现预先设立的目标期限后，由管理者对目标实现情况进行考核，并加上部门或组织成员的自我评估，最终确定奖罚。

成果评价是目标管理工作的最后一步，但并非是在目标设定、授权赋责完全执行结束之后再开展。目标管理虽然不强调过程管理，但在行动计划实施过程中，定期对各部门、组织成员个体目标的完成情况进行相应的成果评价是必要的。

【案例 6-5】　　　　　目标管理在静脉药物调配中心管理中的应用

静脉药物调配中心是在符合药品生产质量管理规范标准的操作环境下，由接受过培训的专业人员按照操作规程进行包括抗菌药物、细胞毒性药物、全静脉营养液等静脉滴注药物配制的场所，在医院内承担着大量工作任务。某医院为了更好地服务于临床和患者，使患者能够及时、准确、安全、合理、有效地用药，利用目标管理模式，对静脉药物调配中心服务工作进行了管理。

1. 目标设定　　医院组建了包括药剂科主任、护理部主任、临床科室主任、中心护士长及中心的质量控制组组长等成员的项目组，并根据中心现有的人力资源及《静脉用药集中调配质量管理规范》和医院患者用药需求制订了组织总目标。

　　2. 授权赋责　医院对组织总目标进行了分解，明确了目标及责任。行动计划包括了理论培训、操作技能培训，内容包括各种药液的配制程序、特殊药物配制技巧、整排药品操作规程、静脉营养液配制方法、细胞毒性药物的配制要求等。在实施目标过程中，项目管理者根据每个月的理论考核及技能考核结果，做出绩效考核结论，并按章进行奖惩。

　　3. 成果评价　每月对药护人员的静脉药物调配知识进行考核，内容包括静脉药物调配中心的基本构成、信息流顺序及相关职业安全防护意识等，并于3个月后对不同班次在班时间、药护人员实际工作时间、工作量和工作效率等进行分析评价。

问题：

　　1. 目标管理在静脉药物调配中心管理的应用过程包括哪些？

　　2. 静脉药物调配中心管理项目中体现了目标管理的哪些优点？

三、目标管理在护理管理中的应用

　　1. 培养护理人员参与管理的能力　目标管理自提出以来就提倡组织成员参与管理。在组织目标体系建立过程中强调，上级管理人员与下属进行协商建立包括组织目标、部门目标及个体目标相统一的组织目标体系。在实施行动计划过程中，也强调组织成员完成个体目标对于部门目标、组织目标的重要性。目标管理所基于的人性假设在无形之中对于组织成员参与管理的能力提出了要求。在护理管理工作应用目标管理的实践中，管理者要培养护理人员参与管理的能力，只有具备这样的前提，目标管理才能真正得以落实。例如，在儿科血管通路相关并发症项目管理中，管理者发现，血管通路相关并发症的发生除了与血管通路的建立和维护规范有关外，还与血管通路专业团队的水平有关。在这样的目标管理中，就要求组织成员即血管通路专业团队具备参与管理的能力，知道如何根据组织目标和部门目标制订个体目标，以及如何学习处理各种血管通路维护问题。只有具备参与管理的能力，目标管理才会在组织发展及组织成员个体专业成长中最大限度地发挥作用。

　　2. 利用目标管理及时发现组织缺陷　目标管理是一个过程，在这一过程中，管理者需要根据所确立的目标体系，对各部门及其成员个体的责任进行划分，通过授权赋责，保证行动计划得以执行。在授权赋责过程中，管理者所需要的是对组织目标体系具有责任感、能够有效完成目标的部门和个体。但在实际护理管理工作中，并不能保证所有的部门和组织成员都能达到要求。因此，管理者要及时发现组织结构及成员管理中存在的缺陷以及时修正，并尽可能把主要目标有关的行动计划落实到负有责任的成员上。例如，某肿瘤专科医院提出了静脉治疗质量促进项目的目标，但在所建立的医院中心静脉管路信息管理平台中，发现某科室对于患者置管的信息管理较及时，但对于导管维护、并发症处理及拔管的信息则没有实现护理部要求的全流程管理，护理部及时发现了这一问题，对于科室护理人员利用信息管理平台进行了专项督促，并在原先的行动计划中补充了院、科两级的质量控制项目。

　　3. 成果评价必须执行到位　在目标管理实践中，组织目标体系的设定常是完成质量最好的环节，而成果评价往往会执行不到位。成果评价要按照目标体系的内容，对部门目标、个体目标的完成情况进行逐条检查。在护理管理实践中，组织成员的互检或自检中会出现不愿意批评他人或自我批评的情况，尤其是在目标的可衡量性不明确时。因此，在护理管理实践中，要选择执行力很强的人员，逐项进行检查并做出结论，然后再根据制订的奖惩方案，对成绩突出、目标完成度高的部门和个人按章奖励，对失误多、影响组织目标体系实现的则按章处罚。

　　4. 重视目标管理的成本控制　目标管理是重结果考核而相对轻过程的，对于过程强调的是责任人的自我控制，因而容易让目标责任部门或责任人过分重视目标的实现，而轻视了在这一过程中的成本核算。尤其是在目标实现遇到困境的时候，目标责任部门或责任人容易采取一些应急的方法或手段,导致实现目标的成本不断上升。例如,在上述某肿瘤专科医院提出了静脉治疗质量促进项目目标这一案例中,某科室在护理部检查中发现,其对于导管维护、并发症处理及拔管的信息没有达标,因而督促该科室改进。若该科室没有利用合理的方法改进目标实现过程,而是简单地请其他科室人员暂时性在导管维护、并发症处理及拔管的信息管理上给予帮助,虽然短期内看似解决了问题,但从长远来看则是在无形中增加了时间成本和经济成本,没有做好成本控制。

【案例 6-6】 目标管理在纠正儿科外周静脉留置针不规范使用中的应用

外周静脉留置针是住院患儿最常用的给药途径,利于快速静脉用药,减少患儿反复穿刺带来的痛苦。在临床工作中,儿科外周静脉留置针不规范主要包括敷贴固定方式问题、穿刺部位选择不当、封管后有回血发生、输液接头低于导管末端等。外周静脉留置针的不规范使用将直接导致静脉炎、输液外渗、导管相关性感染等并发症的发生。外周静脉留置针不规范使用常常需要重新穿刺,带来增加再次穿刺痛苦、增加医疗支出等问题,在某些紧急情况下甚至可能影响患儿的治疗。某医院护理部在专项巡查中发现了儿科 5 个护理单元均存在外周静脉留置针不规范使用问题,于是提出利用目标管理纠正儿科外周静脉留置针不规范使用,从而使外周静脉留置针不规范使用率由 60.7% 下降至 20%。

为了实现组织目标,项目管理者制订了留置针静脉输液技术技能培训、重新制订留置针穿刺后固定流程、组织各个护理单元进行穿刺后固定流程学习等措施,并确定了责任部门及责任人员。在对中期目标进行检查时,项目管理者发现在儿科第三护理单元虽然组织科室护士进行了穿刺后固定流程的学习,但检查发现该科室的护士并没有更新穿刺后固定流程,还是使用既往的固定流程。项目管理者通过对该科室护士的访谈获知,科室负责人并没有把目标实现情况与绩效挂钩向护士说明,组织的科室学习也仅是象征性地交代了一下。

项目管理者针对儿科第三护理单元的情况,及时与该科室的负责人进行了沟通,说明了开展更新流程的步骤,并再次明确了目标实现对科室护理人员绩效的影响。在项目结束后,该科室的外周静脉留置针不规范使用率降至 18%,实现了制订的管理目标。

问题:

1. 儿科外周静脉留置针不规范使用项目的目标是否科学合理?
2. 本案例体现了目标管理的哪些优点?

思 考 题

1. 试述目标的原则、分类和作用。
2. 简要说明护理管理中目标的注意事项。
3. 简要说明目标管理的定义和特征。
4. 试述目标管理的过程。
5. 试述目标管理在护理管理中的应用。

(李现文)

组　织　篇

第七章　组　织

组织是管理的职能之一，组织在现代管理中具有十分重要的作用，它是完成各项管理活动的基础，是落实计划任务的必要条件，是统一组织成员行动的重要手段。组织管理是运用现代科学组织管理理论，通过建立组织结构，规定职务或职位，明确责权关系，使组织中的成员相互协作配合、共同劳动，有效实现组织目标的一个过程。组织管理体系包含组织结构、组织文化建设、组织变革与流程再造等子体系，是一个较为复杂的有机系统。

第一节　组　织　概　述

组织是通过组织设计，建立合适的工作模式，把人员的相互关系、分工、工作内容、时间、空间等各个环节合理地组织起来，创造一个和谐的工作环境，有效地激发每个成员的指挥和能力，从而达到组织目标。

一、组织与组织工作

（一）组织

1. 组织的定义　组织（organization）是人类最普遍的社会现象，关于"组织"的定义，理论界尚无统一认识。

古典组织理论的研究者詹姆斯·D. 穆尼认为，组织是每一种人群联合为了达到某种共同目标的形式。

美国著名管理学家哈罗德·孔茨认为，组织是正式的有意识形成的职务结构或职位结构。

詹姆斯·G. 马奇和赫伯特·A. 西蒙认为，组织是相互关联的活动的系统，这种系统至少包含几个主要的群体，而且通常具有这样的特点——按照参与者的自觉程度，其行为高度理智地朝向人们一致认识的目标。

综合学术界关于组织的各种说法，我们认为组织是为了实现共同的目标而组成的社会团体，如学校、医院等。

2. 组织的基本要素

（1）资源：人员、经费、设施、仪器设备是实现组织目标的必要资源。例如，医院护理部组织内，有主任、护士长及护理人员等工作者；有完成各项工作所需的预算经费；有办公室、护理站及各个病房的基本设备。

（2）目标：组织是为组织目标的需要而设立的，护理组织作为一个有机整体，首先要具有共同的目标。这种共同的目标既为组织运营和组织协调所必需，又能为组织成员所理解和接受，同时又必须随环境条件的变化而做适当的变更。

（3）精神：指组织内成员的职责、工作规范、生活准则、服务精神、价值观等，如医院的服务宗旨、护理团队文化等。

（4）时机：指组织形成的时间和环境等。组织为了实现组织的目标，必须不断地获取信息，根据时间和环境变化调整组织设计，以保证自身的维持和发展。

（二）组织工作的内涵

组织工作（organization management）是指一种工作过程，是对人、财、物、信息、时间进行有效组合，通过组织设计和维持组织内部的结构及相互之间的关系，使员工为实现组织目标而进行的协调活动。护理组织工作（nursing organization management），是指通过设计和维持护理组织内部的结构及相互之间的关系，使护理人员为了实现护理组织的目标而有效地协调工作的过程。

组织工作的内容包括组织内部的管理和组织外部的管理，组织内部的管理是指从组织自身的角度对组织内的微观层次进行管理；组织外部的管理是指从组织外部所处的宏观环境进行管理，以协调组织与社会各系统的关系。

1. 组织内部的管理

（1）对个人的管理：在组织工作中占据核心地位，人不仅构建了组织的结构，而且操纵了组织的运行；人的目标决定了组织的目标，人的行为决定了组织目标的实现。组织工作中对个人的管理重点是以人为本，研究人的行为规律，激发人的积极性，使员工能持久地在舒畅的心情、饱满的情绪和十足的干劲下工作。

（2）对少数团体的管理：少数团体包括非正式团体和正式群体组成部分。在组织管理工作过程中，这两部分同样重要。对于正式团体，可以通过正常的制度和激励手段来进行。梅奥在霍桑实验中发现了非正式团体，使得组织管理者注重对非正式少数团体的管理，因为非正式团体有时是处于隐形状态下，所以给组织管理者带来了一定的难度。

（3）对组织整体的管理：按照系统理论的观点，系统的结构决定了其功能，某一部分的活动会对其他部分产生影响，作为管理者不能孤立地处理各个部分的问题，而应把组织作为一个整体来对待。

2. 组织外部的管理

（1）组织与外部环境的管理：随着现代社会的发展，任何一个组织都与外部环境构成一个相互作用、相互影响的系统。组织的外部环境包括政治、法律、社会、科技及竞争对手等宏观和微观的因素。这些因素组织难以掌控。例如，由于体制改革、全球一体化等因素的变化组织的外部条件和管理者的观念发生变化，引起组织工作模式发生转换，这一转换过程自然伴随着巨大的思想观念的冲突，从而发生组织工作的风险。

（2）组织设计：任何组织的建立和运行都是需要通过一定的结构来实现，不同的时代需要不同的组织结构和管理方式。组织设计依据工作需要及组织目标，确定各个部门及其工作人员的职责范围，确定组织结构系统。具体内容包括：职能分析和职位设计、部门设计、管理层次和管理幅度的分析设计、组织控制系统设计、组织执行系统设计、横向联系和组织的管理规范的设计。

（3）组织变革：组织变革的目的在于适应不断变化的外界环境，从而保证组织的正常发展。组织变革的过程中会面临推动力和制约力相互交错和混合的状态，组织管理者就是要采取措施改变两种力量的对比，促进变革的顺利进行。

（4）组织文化的管理：组织文化是组织自身的核心竞争力。组织管理中，管理者实施领导的核心在于对使命的领导，使组织成员理解组织的使命，并且能主动将行动目标和组织的使命相统一。

二、组织的类型

【案例 7-1】　　　　　　　　　　　　孤独的护士长

李燕（化名）担任某医院消化内科护士长工作 10 年了，上进心强，做事认真，不折不扣地执行护理部交代的工作，经常很早上班，很晚下班。她自己以身作则，也同样严格要求护士们。由于近几年医院规模增加，年轻护士的比例也增加不少。前一段时间，年轻护士迟到和随意调班的现象经常发生，李燕制订了惩罚措施，迟到一次扣 300 元，未经她许可的相互调班各罚 50 元。从此护士再没发生迟到现象，也不敢私自调班了。

消化内科教学老师王丽（化名）和李燕是大学同学，王丽在学校时是学习委员，爱好美术和文学，性格随和。王丽的美工才艺常受到年轻护士的崇拜，她也喜欢郊游，周末常和一些年轻的护士们结伴外出。工作时间闲暇的时候，年轻的护士就爱围着王丽聊天，如在网上刚淘到的衣服或者是刚发现哪里新开了一家餐馆，但只要李燕一露面，大家立刻散开来。王丽常劝李燕管理护士不要那么死板，宽松一点。李燕埋怨老同学做老好人，多次要求她不能和年轻护士"拉帮结派"。上个月，王丽带教的一个学生出了给药差错，虽然对患者没有造成影响，李燕还是按规定扣发了王丽一个月的奖金。李燕和王丽的关系也变得越来越紧张。

目前医院各科室都在做品管圈，眼看着其他病区都开始上交品管圈计划了，面对消化科的"孤燕圈"，李燕一筹莫展，她觉得这护士长岗位没法干了，所以请护理部主任帮忙调整岗位。护理部主任这时候也觉得很为难，李燕和王丽两个都是她的得力下属，该怎么把她们俩安排到一块做好工作呢？

问题：

1. 李燕和王丽在医院管理体系中分别代表了什么角色？
2. 护理部主任该怎样帮助李燕履行护士长的职责？

（一）依据组织自身目的的不同

组织可分为营利性组织、公共组织和非营利性组织。营利性组织是指以获利为主要目标的组织，公共组织即负责处理国家公共事务的组织，非营利性组织是公共组织之外的一切不以营利为目标的组织。

（二）依据组织形态不同

组织可分为实体组织和虚拟组织。实体组织是指有固定的内部命令系统和组织层次的组织，虚拟组织是指成员处于一个虚拟的空间，依赖信息技术和现代通信实现远程的协调而构成的组织。

（三）根据斯特巴纳德的观点和霍桑实验的结果

组织可分为正式组织和非正式组织两大类。

1. 正式组织　正式组织是指为了实现组织目标，有目的、有意识地设计和建立的各种关系体系，包括组织中各种职位或部门之间的责任、权力和利益关系。正式组织一般有组织系统图、组织章程、职位及工作标准说明等文件，如医院及其内部的医务部、护理部、后勤总务部、人力资源部等均属于正式组织。

2. 非正式组织　非正式组织是指人们在共同工作或生活过程中，以感情逻辑为行为规范，从而形成的一种松散的、没有正式结构的群体。该组织不由管理部门规定，也无特定目标，而是由于地理上相邻、兴趣相似或者利益相同等原因而自发形成的个人和社会关系网络。每个员工在集体中的融洽性和安全感比奖励工资更具积极作用，非正式组织对组织管理工作起着不可忽视的作用。例如，同乡、校友、棋友等均为非正式组织。

三、组织工作的原则

【案例7-2】　　　　　　　　　**护士流失**

张燕（化名）曾是一名大专毕业的护士，在一家三级甲等医院的普外科工作。她经过三年坚持不懈的努力，获得了（全日制）硕士学位。毕业后，她踌躇满志，立刻回原医院护理部报到。到了护理部，张燕敲门后说："主任，我毕业回来了，想给您汇报一下这三年的学习情况。"语音刚落，王主任抬头严肃地看着张燕说道："你这一走就是三年，科里正缺护士干活，赶快回科里上班吧，不用汇报了，我这会还有事。"说完又低头看文件，张燕沮丧地离开王主任的办公室。

张燕回到科室以后，希望能够在医院的护理科研、教学和管理上发挥一定的作用。因此，她总是积极地向护士长提出一些工作的改进意见和建议。一次，护士长在她提出建议后说道："读了研究生的就是不一样，想法就是比一般的护士多。可这都是上面的规定，照着做就是了，否则会被批评的，基层人想法多了没用，意见提多了上面会不高兴的。"护理部王主任听了护士长对张燕的工作汇报后很不满意，在一次会议上说："一个硕士读了三年书也没比其他护士好在哪里，倒是麻烦挺多的，请护士长回去转告她，不能因为自己是硕士，就自以为是。"王主任对张燕的批评，又一次强化了她的挫败感，使其感到在医院既没有可以施展的舞台，也得不到领导的关爱和重视。6个月后，张燕向护理部递交了辞职报告。但继张燕之后，其他学成回院的护理专业硕士也在工作一段时间后相继辞职，这对王主任产生了触动，开始反思为什么留不住高层次的护士？

问题：
1. 导致该院护理专业硕士流失的主要原因是什么？
2. 应采取什么样的措施避免护理人才的流失？

（一）人本原则

在组织工作中强调尊重人、关心人、理解人、服务人、培养人，重视人力资源的开发与利用，建立科学的价值评价体系和激励机制，使员工在组织中得到全面发展，满足人的需要，实现人的价值。

（二）民主原则

在组织工作中体现民主管理、民主参与。一方面要求员工具有民主素质和参政能力；另一方面要求管理者具有民主意识和民主作风，广泛吸收各方面的意见和智慧。在组织中实行民主协商、民主政策、民主监督和民主对话。

（三）公正原则

在组织工作中，对人对事要出于公心。在用人问题上，要做到竞争机会均等，评价客观；在任务分配上，要根据工作水平高低、能力大小，合理确定；在利益分配上，要克服平均主义，将按知分配、按劳分配和按生产要素分配结合起来。

（四）公开原则

增加员工与管理者之间的透明度，增强上下级之间的意见沟通和相互了解，公开办事程序，公开评价标准，对涉及员工切身利益的分配方案、管理制度，征求大家意见。

（五）科学原则

组织工作要依靠科学数据，进行科学决策，规范化管理。在管理过程中，吸收先进的管理模式、管理经验，提高管理效率。

四、组织变革

组织变革伴随着企业成长的每个时期，组织变革与组织演变相互交替，进而促进组织发展。组织变革已成为管理的重要任务之一。医院的发展离不开组织变革、内外环境的变化，医院资源的不断整合与变动，给医院发展带来了机遇与挑战。

（一）组织变革的定义

组织变革（organization change）是指运用行为科学和相关管理方法，对组织的权力结构、组织规模、沟通渠道、角色设定、组织与其他组织之间的关系，以及对组织成员的观念、态度和行为等进行有目的、系统的调整和革新，以适应组织所处的内外环境、技术特征和组织任务等方面的变化，提高组织效能。

（二）组织变革的分类

1. 适应性变革　适应性变革是指引入已经经过试行的比较熟悉的管理实践，对组织进行小幅度的局部调整。属于复杂性程度较低，确定性较高的变革，适应性变革对员工的影响较小，潜在的阻力较小。

2. 创新性变革　创新性变革是指引入全新的管理实践，具有较高的复杂性和不确定性，容易引起员工的思想波动和担忧，如实施"弹性工作制"。

3. 激进性变革　激进性变革是指实行大规模、高压力的变革和管理实践，在短时间内对组织进行大幅度的全面调整，具有高度的复杂性和不确定性，变革的代价也很大。例如，实施"全员下岗，竞争上岗"。此类变革如能成功，其成果具有彻底性；若组织领导超前意识差，组织过于僵化、保守，那么组织将陷于混乱甚至毁灭。

（三）组织变革的内容

1. 组织结构变革　组织变革要解决管理体制中纵向组织结构的问题，同时也要考虑横向组织结构中部门间的协调配合。如果组织横向结构分工过细，则机构过多、矛盾多、效率低、效益差等问题突出。组织变革时应适当简化专业分工，把相关性强的职能科室归并到一起，做到一个基本职能设立一个部门、一个完整流程设立一个部门。扁平化和虚拟化是当前组织结构变革发展的方向。

2. 管理流程变革　管理流程是把各个管理业务环节，按照管理工作的程序连接起来，形成的管理工作网络。通过对管理流程进行优化，流程再造而实现组织变革，大幅度提高效率、降低成本。在护理管理中，真正从患者的需求出发，运用取消、合并、简化、一体化、自动化等方法，对住院、治疗、护理、康复等过程进行改造，不仅给医院带来更多的方便与利益，同时为医院赢得了更多的效益。

3. 组织文化变革　组织文化变革是对影响组织成员价值观、工作态度和行为的组织宗旨、规范、规章制度等进行调整，营造组织成员乐于奉献、积极应对挑战、主动参与决策、民主管理氛围，进而提高组织成员的工作作风。

4. 技术变革　随着科学管理的不断变革与发展，管理技术和医疗护理技术都在发生日新月异的变化。医院新的设备、工具和方法、自动化与计算机化等，均带来组织的技术变革。

5. 物理环境变革　组织的物理环境，如空间结构、内部设计、设备等会影响组织运行的效果。新建的现代化医院充分考虑患者的需求，考虑便于人员流动、物流、病房家具设施的方便摆放等，均属于组织的物理环境变革。

（四）组织变革的影响因素

1. 内部因素

（1）组织目标：组织目标是引导组织成员行动的方向，维持组织的生存与发展。组织目标是组织各种类型变革的动因之一，组织目标一旦变化，组织的任务、各项工作的进程、组织稳定和决策的依据都会发生变化。

（2）组织结构：组织内部结构功能障碍是组织变革重要的内部动力。包括组织要素的不完整、组织结构的不完整、组织功能低下、适应性差等问题。

（3）人力资源管理：由于劳动人事制度的改革不断深入，组织员工来源和技术背景构成更为多样化，组织需要更为有效的人力资源管理。人力资源管理无疑成为组织变革的推动力之一。

（4）团队工作模式：各类组织日益关注团队建设和目标价值观的更新，形成了组织变革发展的新的推动力。组织成员的价值观念、知识技能、工作态度、工作行为等的改变，与组织目标、组织结构相互矛盾或不相适应时，往往需要对组织或组织的一部分进行相应的变革。

2. 外部因素

（1）社会政治发展：一方面，新旧政治制度的交替促使组织的行政制度全面重新设计；另一方面，根本政治制度不变，某些具体政治制度的改变，如国有企业转制、外资企业竞争，行政组织的具体职能和机构也会相应出现变革。

（2）技术发展：科学技术的发展是促使组织变革的强大动因。新的科学技术，如新材料、新工艺、新设备的出现，会带动产品、组织管理、专业分工等一系列的变化，改变组织方式和生活方式的各个方面。

（3）市场竞争：全球化经济形成新的伙伴关系、战略联盟和竞争格局，迫使企业改变原有的经营和竞争方式。另一方面，国内市场竞争也日趋激烈，使得企业为提高竞争能力而进行改革和转型。

（五）新型组织变革和流程再造

1. 学习型护理组织

（1）学习型护理组织的概念：通过培养弥漫于整个护理组织的学习氛围、充分发挥护士的创造性思维能力，建立一种有机的、扁平的、符合人性的、能持续发展的组织。

（2）学习型护理组织的特征

1）拥有一个共同的愿景：共同愿景是指愿望与远景，由三个要素组成：目标、价值观、使命感。在护理组织管理中设立共同的愿景，如整个护理组织的目标制订、护理技术的创新、重点专科的创建。设计护理组织的愿景，要有预见性和前瞻性，预测医疗市场发展的景象，同时也具有挑战性和可实现性。

2）善于不断学习：是学习型护理组织的本质特征，包括4层含义。一是"终身学习"，组织中的护士养成终身学习的习惯，形成护理组织良好的学习氛围；二是"全员学习"，护理决策者、护理管理者、护士操作者都要全心投入学习；三是"全过程学习"，学习贯穿于护理组织系统运行的整个过程之中，包括准备、计划及执行三个阶段；四是"团队学习"，不但重视护士个人学习和个人智力的开发，更强调护士组织成员的合作学习。在学习型组织中，团队是最基本的学习单位，护理组织中的所有目标都是直接或间接地通过团队的努力来达到的。

3）扁平式结构：和传统的金字塔式垂直组织结构相比，扁平式的组织学习型结构，从最上面的决策层到基层，中间相隔层次极少，使决策权向组织结构的下层移动，并且使其拥有充分的自主权。护理组织成员实行自主管理，形成相互理解、相互学习、协调合作的团体，进而产生巨大的、持久的创造力。

4）家庭与事业平衡：学习型护理组织承诺支持组织成员充分自我发展，同时组织成员也承诺尽心尽力促进组织发展。学习型组织中，个人与组织的界限将变得模糊，工作与家庭之间的界限也逐渐消失，两者之间的冲突大为减少，从而达到家庭与事业之间的平衡。

（3）学习型护理组织的构建

1）自我超越：自我超越是建立学习型组织的精神基础。自我超越的方法是保持创造和超越，使愿望与现状之间保持一定的差距，激发组织中每一个护理成员全身心投入并不断进行创造与超越，形成好的学习氛围，使组织具有最好的战斗力和竞争力。

2）改善心智模式：心智模式是护理组织中每个成员的心理素质与思维方式。改善心智模式的方法包括3个步骤：首先，要先明确自己的内心世界；其次，通过沟通讨论，有效表达自己的想法；再次，容纳别人的想法，激活和改善自己的思维。

3）建立共同愿景：共同愿景为学习者提供了焦点和能量。建立共同愿景，首先是从建立个人愿景出发，从而确立组织的共同愿景。

4）团队学习：团队学习是一项集体修炼。一个护理组织通过团队学习和讨论，可以提高组织中成员的成长速度。团队学习的障碍主要是自我防卫心理。

5）系统思考：系统思考是构建学习型组织的核心和基石。系统思考是指运用系统的观点看待组织的发展，引导护理组织中每个成员从局部到整体，从事物的表面到洞察事物变化的根本原因，从静态分析到动态分析事物的发展。

2. 项目导向型组织

（1）项目导向型组织的概念：项目导向型组织是指强调全团队、全组织和全社会共同合作，根据社会发展的需要，规划和开展社会发展项目，调整组织机构和管理理念与方法，按项目管理的方式开展社会各项事业的发展。

（2）项目导向型组织的特征

1）业务以项目为导向，打破部门界限，把决策权分到工作团队。

2）业务有效运作依赖于护理对象和护理工作流程的协同及业务运行中有效知识的积累。

3）组织的核心资源是有经验的护理专家，有时组织的构成是由护理专家加盟型的合伙人构成的。

4）组织的核心竞争力在于项目过程中知识的有效利用。

5）组织的发展瓶颈在于有效利用专家资源，并将其掌握的知识有效推广，让专家的个人知识转变为组织知识。

3. 护理流程再造

（1）护理流程再造：是指对原有护理工作的薄弱、隐患、不切实际的环节实施流程再造，对不完善的工作流程实施重建，通过对原工作流程进行整合、重组、删减等，提高整体护理效益，提高患者满意度，减少医疗意外。

（2）护理流程再造步骤：评估原有护理流程的具体情况；分析患者需求，建立能满足患者需求的质量目标；对现有流程分析，寻找问题关键点和解决问题的突破口；作业流程的重新设计；实施新的作业流程；不断改进新流程。

第二节　组织结构设计

一、组织结构的内涵

（一）直线型结构

直线型结构又称单线型结构，以一个纵向的权力线从最高领导逐渐到最基层一线管理者，构成直线结构，是最简单的一种组织结构。其特点是组织从上到下实行垂直领导，下属部门只接受一个上级的指令，各级主管负责人对所属单位的一切问题负责。直线型组织结构的优点是结构比较简单，责任分明，命令统一。缺点是它要求行政负责人通晓多种知识和技能，亲自处理各种业务。这在业务比较复杂、组织规模比较大的情况下，把所有管理职能都集中到最高管理者，显然是难以胜任的。因此，直线型只适用于规模较小、工作比较简单的护理组织，对护理技术工作和业务管理比较复杂的护理组织并不适宜（图7-1）。

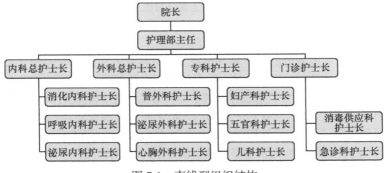

图 7-1　直线型组织结构

（二）职能型结构

职能型结构又称多线型结构，是为分管某项业务的职能部门而设立并赋予相应职权的组织结构。职能型组织结构的优点是管理分工较细，能充分发挥职能部门专业管理作用，减轻上层管理者的负担。其缺点是多头领导，不利于组织统一指挥。在上级行政领导和职能机构的指导和命令发生矛盾时，下级就无所适从，影响工作的正常进行，容易造成纪律松弛，导致管理秩序混乱。实际工作中，纯粹的职能型结构较少（图 7-2）。

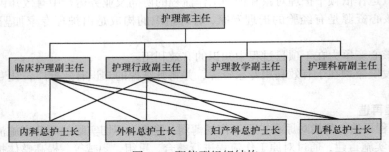

图 7-2　职能型组织结构

（三）直线-职能参谋型结构

直线-职能参谋型结构是一种下级成员除接受一位直接上级的命令外，又可以接受职能参谋人员的指导的组织结构。直线指挥人员在分管的职责范围内有一定的职权；职能参谋人员可提供建议与业务指导，在特殊情况时指挥下属，并对直线主管负责。其优点是既可以统一指挥，严格责任制，又可根据分工，发挥职能人员的作用（图 7-3）。

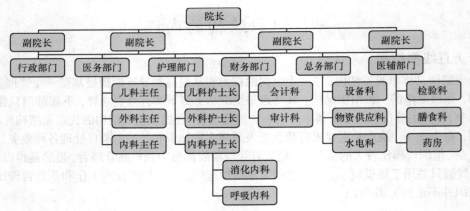

图 7-3　直线-职能参谋型组织结构

（四）矩阵型结构

矩阵型结构，既有按职能划分的垂直领导系统，又有按业务划分的横向领导关系的结构，具有纵横两套管理系统。一套是纵向的职能系统，如在护理部主任领导下各病区需完成的护理质量控制项目等有关规划任务；另一套是为了完成各项教学、科研工作任务组成的横向项目系统。其优点是有利于组织的纵向和横向关系结合；有利于各部门人员之间的沟通交流；有利于充分利用人力资源，提高工作效率和项目质量。缺点是容易使成员产生短期观念和行为；两套管理系统施加了双重领导，造成工作中的矛盾。这种组织结构对护理任务重，护理技术要求较高，业务情况复杂，科研任务较重的大型护理组织是一种行之有效的组织形式（图 7-4）。

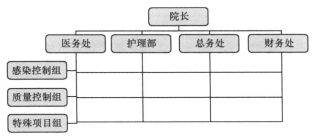

图 7-4　矩阵型组织结构

（五）网络组织结构

网络组织结构又称虚拟组织，是组织间的一种联盟方式，它把若干个具有某种经济联系的、相互分散且具有独立法人资格的组织通过资源、品牌、信息、服务等要素连接而形成一种组织形式。此种组织结构的特点是组织决策集中化程度高，但部门化程度低。其优点是灵活性强，缺点在于组织对各个职能部门缺乏强有力的控制，员工的忠诚度低。

（六）任务小组结构

一种用来完成某种特定的复杂任务的临时性结构，近似于临时性矩阵组织。来自于组织各个部门的人员组成小组，一直工作到有关任务完成后，小组解散，组员回到原部门或进入新的小组。例如，当面临重大公共卫生危机事件时，从各科室抽调护士，成立临时紧急救援和护理小组。

（七）委员会结构

为了一些综合型项目和复杂工作的需要，将具有不同经验和背景的一些人组合起来，赋予特定权限，科学合理地处理有关问题的一种组织形式。其优点是由专家或具有多种背景的人聚集在一起做出的决策比较科学合理，弥补了个人决策的不足；由于分散权力，有利于防止独裁和专断。其缺点是由于委员会的成员之间要达成共识需要花费较多的时间，难以做出迅速和及时的决策；由于缺乏强有力的领导人，容易议而不决。

（八）团队

团队（team）是由来自同一等级不同工作领域的成员为完成一项任务而组成的，通过成员的共同努力产生积极协同作用，进而使团队的绩效水平远大于个体成员的绩效总和。其优点是打破部门界限快速地组合、重组、解散，促进成员参与决策，增强民主气氛，调动积极性，为高绩效而努力工作。

二、组织结构设计

【案例 7-3】　　　　　　　　科室护士长的尴尬

某医院有床位 1200 张，30 个护理单元，护士 360 人。护理部领导岗位设置为一正两副，主任主管全面工作，两位副主任分别主管护理质量和护理培训。王晓燕（化名）刚刚结束护理专业硕士课程班的学习，就受到院领导的重用，担任护理部主任。上任后的第一个任务就是重新调研和评估科护士长岗位设置的必要性。

该医院一共有科护士长 6 人，分别负责外科、内科、妇儿科、门急诊、重症病房、手术室供应室，这些科护士长临床管理经验丰富，工作认真，但是年龄偏大，对新的管理方法不容易接受。按照医院经济核算规定，科护士长只能挂靠一个病区才有奖金，正因为如此，护士长们认为科护士长对大科范围的质量管理存在不公正。人事科也觉得科护士长的作用发挥不够，既然现在都强调扁平化管理，不如取消这一层，以免科护士长面临尴尬局面。

刚接受新管理知识的王晓燕主任觉得很矛盾，一方面，按照省厅三级医院评审条件，必须建立护理部主任—科室护士长—护士长三级护理管理组织体系；另一方面，该医院的确存在科护士长的职能发挥不充分的问题，临床的很多突发问题，如突发应急事件、不良事件的处理、人力资源调配等方面还是得由护理部直接协调和监督才能落实。到底该不该设科室护士长职位呢？

问题：
1. 按照该医院的实际规模和护士人数，需要设置多少管理层次？管理幅度各是多少？
2. 对该医院的护理管理组织分工你有哪些建议？

（一）组织结构设计的基本原则

组织设计也称组织结构设计，是指对组织的各个组成部分按照组织设计的原则，进行科学、合理的搭配和排列形成特定组织结构的过程。组织设计的基本原则包括以下几个方面：

1. 统一指挥原则 指每个下属只接受和服从一个上级主管的指挥，保证组织的行动统一，步调一致。统一指挥的原则对于组织目标的实现和组织绩效的提高具有关键的作用。只有在组织设计的过程中遵循统一指挥原则，才有可能最大限度地避免遇事相互推托，才能保证有效地统一和协调各方面的力量和各部门的活动。

2. 专业化分工与协作原则 专业化分工指把每位员工都安排在适当的领域，使组织成员的专项技能得以强化和组织整体效率得以提高，做到人尽其才。分工原则强调，一个人只需掌握一项或几项技能。在一定分工的基础上加强合作，达到最大化提高组织绩效的目的，协作是各项工作顺利进行的保证，协调是促进组织成员有效协作的管理手段。

3. 管理层次适宜原则 管理层次是指在职权等级链上所设置的管理职位的级数。凡是组织，都有层次结构。组织规模越大，层次就越多。上级的指令和命令必须通过组织层次逐层下达，下级的报告也要逐层上报。如果层次过多，对于上传下达不利。管理层次越少，沟通越直接，失真的可能就越小。一般组织管理层次为2~4层。

4. 管理幅度适宜原则 管理幅度又称管理宽度，是指一个管理人员能直接有效管理下属的人数。管理幅度、管理层次与组织规模存在着相互制约的关系：管理幅度+管理层次=管理规模。组织中任何一个层级的管理部门，其管理宽度都不是随意的，均应有一定限度。管理幅度的宽和窄各有其优缺点（表7-1）。

表 7-1 管理幅度的宽和窄优缺点

	宽管理幅度		窄管理幅度
优点：	上级可以充分授权	优点：	严密的监控
	下级人员有更多的自主性		上下级联络迅速
缺点：	上级负担过重	缺点：	上级过多参与下级工作
	决策"瓶颈"		多管理层次
	上级容易失控		多层次引起高费用
	管理人员须具备特殊素质		最高层与最底层之间距离过长

5. 责权对等原则 职责是对应岗位应承担的责任。职权是指具有的发布指令并保证指令得到执行的一种强制权力。责任、权力、利益三者之间不可分割，必须协调、平衡和统一。权力是责任的基础，有了权力才可能负起责任；责任是权力的约束，有了责任，权力拥有者运用权力时就必须考虑可能产生的后果，不至于滥用权力；利益的大小决定了管理者是否愿意担负责任及接受权力的

程度。有责无权，有权无责，或者责权不对等、不协调、不统一等，都会使组织结构不能有效运行，难以完成任务目标。

6. 稳定性和适应性原则　组织内部结构要相对稳定，才能保证日常组织工作的正常运转；同时，建立起来的组织结构不是一成不变的，而是要随着组织内外环境条件的变化做出适当的调整。

（二）组织结构设计的程序

组织结构设计是一个复杂的工作过程，组织结构设计包括对新建组织进行组织结构的设计和对原有组织结构进行调整和完善。组织设计的基本程序包括以下几个方面：

1. 职务设计　确定组织的方针和目标，如组织实行集权管理还是分权管理。

2. 职能分析　对管理业务进行总体设计，根据组织目标设置管理职能层次，并层层分解为具体业务和工作等。

3. 组织结构框架设计　设计各个管理层次、部门、岗位及其权责。

4. 联系方式设计　设计纵向管理层次之间、横向管理部门之间的信息交流、控制和协调方式。

5. 管理规范设计　设计各项管理业务的工作程序、管理工作应达到的要求和管理方法、管理人员的规范等。

6. 各类运行制度设计　组织内人员配置制度、培训制度、考核制度和激励制度等方面的设计。

7. 反馈和修正　发现组织运行过程中出现的新问题、新情况，定期或不定期地对原有组织结构设计进行修正，使其不断完善。

三、我国的卫生行政组织与结构

医疗卫生组织是贯彻实施国家的卫生工作方针政策，领导全国和地方卫生工作，制定具体政策，组织卫生专业人员和群众，运用医药卫生科学技术和管理手段，推广和执行卫生工作的专业组织。

（一）卫生行政组织结构

卫生行政部门是指各级政府中负责医疗卫生行政工作的部门。国家卫生健康委员会和省（自治区、直辖市）卫生健康委员会是主管卫生工作功能的高级职能机构，其中医政医管局（处）内设有医疗与护理处分管医疗护理工作。

国家、省（自治区、直辖市）、省辖市、县（市所辖区）直到乡（镇）各级人民政府均设有卫生健康委员会行政机构，负责所辖地区的卫生工作。

（二）卫生行政组织职责

卫生行政组织是贯彻执行党和政府的卫生工作方针政策，领导全国和地方卫生组织工作的组织结构。卫生行政组织的主要职责有以下几个方面：

1. 负责推进医药卫生体制改革。

2. 负责制订各级卫生事业发展规划。

3. 负责建立国家基本药物制度并组织实施。

4. 统筹规划和协调卫生资源的配置。

5. 制订并实施农村卫生发展规划和政策措施。

6. 负责妇幼保健的综合管理和监督，制订社区卫生、妇幼卫生发展规划和政策措施，规划并指导社区卫生服务体系建设。

7. 负责疾病预防控制工作。

8. 负责卫生应急工作。

9. 负责医疗机构医疗服务的全程监督管理。

10. 组织制订医药卫生科技发展规划，组织实施医药卫生科研项目，参与制订医学教育发展规划，组织开展继续医学教育和毕业后医学教育工作。

11. 组织指导卫生方面的国际交流合作。

12. 负责保健对象的医疗保健工作。

13. 承担全国爱国卫生运动委员会。

14. 承办各级行政机构交办的其他事项。

四、医院组织与结构

（一）医院的分类

1. 根据不同的划分条件，可将医院划分为不同类型（表7-2）。

表 7-2　医院划分条件和类型

划分条件	类型
收治范围	综合医院、专科医院
分级管理制度	一级医院（甲、乙、丙等）、二级医院（甲、乙、丙等）、三级医院（特、甲、乙、丙等）
特定任务	军队医院、医学院校附属医院、企业医院
地区	城市医院、农村医院
所有制	全民所有制医院、集体所有制医院、个体所有制医院、中外合资医院

2. 根据医院的功能、任务、规模、服务地域范围、管理水平及服务质量等综合水平，我国医院可分三级十等：一、二级医院分别分为甲、乙、丙三等；三级医院分为特、甲、乙、丙四等。

（1）一级医院：是直接为社区提供医疗、护理、预防、康复保健综合服务的基层医院，是初级卫生保健机构。一级医院的病床数一般不少于20张，如农村乡镇卫生院、城市社区医院。

（2）二级医院：是面向多个社区提供医疗卫生服务的地区性医院，参与指导高危人群的监测，接受一级转诊，对医院进行业务技术指导，并能进行一定程度的教学和科研。二级医院的病床数为100～500张，如一般市、县医院和直辖市的区级医院。

（3）三级医院：是跨地区、省（自治区、直辖市）以及面向全国范围提供医疗卫生服务的医院，具有全面医疗、教学、科研能力的医疗预防技术中心，参与和指导一、二级预防工作。三级医院的病床数编设在500张以上，如省、市级大型医院和医学院校的附属医院。

（二）医院的组织结构

医院的组织机构分医院行政管理组织机构和医院业务组织机构，不同级别的医院在机构的设置规模上有所不同（图7-5～图7-8）。根据医院各组织中的不同职能作用，医院的组织系统分为以下几种：

1. 党群组织系统　包括党组织书记、党委办公室、工会、共青团、宣传、纪检、监察等部门。

2. 行政管理组织系统　包括院长、院长办公室、医务、护理、门诊、医院感染控制、科研、教学、预防保健、设备、财务、膳食等部门。

3. 临床业务组织系统　包括内、外、妇产、儿、眼、耳鼻喉、口腔、皮肤、麻醉、感染等临床业务科室。

4. 护理组织系统　包括病区、门急诊、供应室、手术室及有关医技科室的护理岗位。

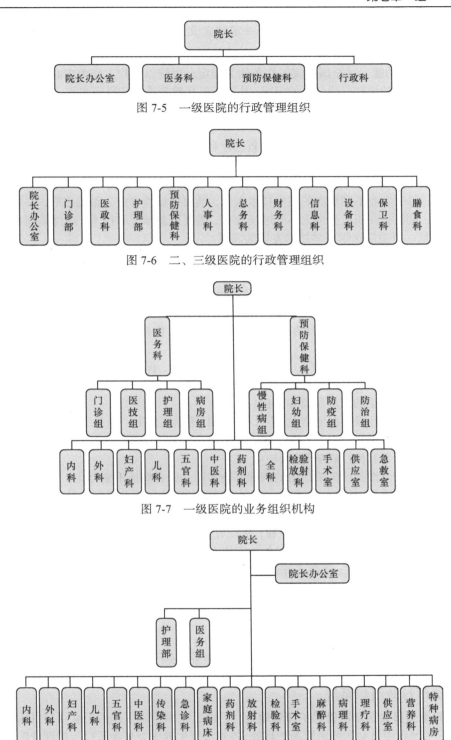

图 7-5 一级医院的行政管理组织

图 7-6 二、三级医院的行政管理组织

图 7-7 一级医院的业务组织机构

图 7-8 二级医院的业务组织机构

5. 医技组织系统 包括药剂、检验、放射、超声、心电图、理疗、中心实验室、营养等部门。

6. 其他管理系统 为医院领导决策提供参谋作用的智囊团组织，如专家委员会、教授委员会，该组织机构可采取兼职或相应机构兼容，不一定独立设置。

（三）医院的功能及特点

1. 医院的基本功能 《全国医院工作条例》规定：医院以医疗工作为中心，在提高医疗质量水平的基础上，保证教学和科研任务的完成，并不断提高教学质量和科研水平。同时做好扩大预防、指导基层和计划生育的工作。

（1）医疗：医院医疗工作以诊疗和护理两大业务为主体，与医院医技部门密切合作为患者提供服务。医院医疗分门诊医疗、住院医疗、急救医疗和康复医疗。门、急诊是医疗工作的第一线；住院医疗是针对疑难、复杂、危重的患者进行；康复医疗是运用物理、心理等方法，纠正因疾病引起的功能障碍或心理失衡。

（2）教学：每个专业不同层次的卫生技术人员，结束学校教育进入医院之后，必须进行临床实践教育和实习。同时，在职人员也离不开继续教育，需要更新知识和技术，熟练掌握各种医疗技能和提高医疗质量，以适应医学科学技术发展的需要。

（3）科研：医院是医疗实践的场所，许多临床问题都是科学研究的课题，通过研究既可解决医疗中的难点，又能推动医疗教学的发展。

（4）预防和社区卫生服务：在人人享有卫生保健的全球目标中，各级医院要发挥预防保健功能，开展社区医疗和家庭服务；进行健康教育和普及卫生知识；指导基层做好计划生育工作、健康咨询和疾病普查工作；提倡健康的生活行为和加强自我保健意识，向社区提供全面的医疗卫生保健服务。

2. 医院工作的特点

（1）以患者为中心：医院各部门工作都要以患者为中心，保证患者的安全，加强医务人员的职业道德和技术水平的培训，不断提高医疗服务；同时在诊疗过程中，满足患者的基本需要，包括舒适的卫生环境、身心安全的护理及营养膳食。

（2）科学性、技术性强：在生物-心理-社会的现代医学模式下，医务工作者既要有扎实的医学基础知识和熟练的技术操作能力，又要有团结协作的精神和良好的服务态度，还要具备必要的人文科学、心理学、社会学和流行病学等知识。

（3）随机性、规范性强：医院诊治的病种复杂多样，患者病情千变万化，突发事件频繁发生，因此医务工作者必须具备随机应变的能力。另外，医院的医疗行为关系到人的生命安全，医院必须有严格的管理制度，明确岗位职责，规范医疗工作、技术操作程序等，进而保证医疗服务质量。

（4）时间性、连续性强：时间就是生命，医院在诊治抢救工作中必须争分夺秒；同时在抢救中又要严密、连续不断地观察病情，医院的各种工作安排都应适应医疗工作连续性的要求。

（5）具有社会性和群众性：医院工作的服务范围广，它联系着社会、家庭和个人，每个人的生、老、病、死都离不开医院，需要医务人员发扬救死扶伤的人道主义精神；同时医院的工作也受到社会条件的制约，做好医院的工作离不开社会的支持，需要协调各方面为医疗服务，坚持群众性，以社会效益为主，做好医院的经营管理。

五、我国的护理组织系统

（一）护理行政组织系统

1. 卫生健康委员会医政医管局护理管理处 目前，我国护理工作的最高领导机构是中华人民共和国国家卫生健康委员会医政医管局护理处，各省市卫生健康委员会医疗与护理处配备护理行政干部。护理处依靠各卫生健康委员会的护理行政干部及中华护理学会、各分会和卫生健康委员会护理中心对全国护理工作实行全面的行政管理。

国家卫生健康委员会下设的医政医管局护理处，是国家卫生健康委员会主管护理工作的职能机构，负责为全国城乡机构制定有关护理工作的政策法规、人员编制、规划、管理、工作制度、职责和技术质量标准等，配合教育人事部门对护理教育、人事等进行管理，并进行护理质量控制、技术指导、专业骨干培训和国际合作交流。

2. 各级护理行政管理机构 各省（市）、自治区卫生健康委员会均有一名局（处）长分管医疗和护理工作。除个别省市外，地（市）以上卫生健康委员会普遍在医政医管局（处）配备了一名主管护师或以上技术职称人员负责本地区护理管理，并根据需要和条件，配备助手。各省、自治区、直辖市及其下属各级卫生健康委员会行政部门的护理管理机构与人员的职责任务是：在各级主管护理工作的领导下，根据上级精神和实际情况，负责制定本地区护理工作的具体方针、政策、法规和技术标准；提出发展规划和工作计划，并检查执行情况，组织经验交流；负责听取护理工作汇报，研究解决存在的问题，并与护理学会的各分会互相配合，共同做好工作。

（二）护理学术组织系统

中华护理学会（以下简称"学会"），是中国共产党领导下的护理科技工作者的学术性群众团体。其宗旨是团结广大护理工作者，为繁荣和发展中国护理科学事业，促进护理科学技术的普及、推广和进步。

中华护理学会作为中国科学技术协会（以下简称"中国科协"）所属全国性自然科学专门学会之一，同时也受国家卫生健康委员会领导。其最高领导机构是全国会员代表大会。全国会员代表大会选举产生理事会，代表大会闭会期间，理事会是执行机构。理事会选举理事长、副理事长和常务理事，组成常务理事会，在理事会休会期间行使理事会职能。全国会员代表大会选举产生秘书长，负责主持日常工作。

中华人民共和国成立后，特别是改革开放 40 年来，学会组织不断发展壮大。目前，办事机构设办公室、学术会务部、杂志编辑部、继续教育部、科技开发部、财务室等职能部门，承办各项具体事务，并根据学科发展需要，先后成立各工作、专业委员会。

思 考 题

1. 组织结构设计的基本原则有哪些？
2. 结合学习型组织的特点，如何建立一个理想的护理学习型组织？

（许丽娟）

第八章 组织文化

某医院的磁性医院文化

医院文化是在医疗活动中医院自身形成的无形精神财富,是医院管理思想的集中体现,是长期实践经验的科学总结。

某医院拥有护士 3000 余名,其中工作年限在 5 年以下的新护士占比超过 60%。为保持护理队伍的稳定性和吸引力,该医院将"磁性医院"的理念、马斯洛的"需求层次论"与医院的实际情况相结合,探索适合医院情况的磁性医院文化。

在构建磁性医院文化过程中,该医院采取了以下改革举措:

一是转变医院管理理念。在经过反复讨论与交流之后,该医院管理层达成共识:首先转变管理理念,实施扁平化管理,授权每位员工参与医院决策。既让管理者能听到基层护士的声音,又增强了护士的主人翁意识和责任感。

二是重视护士专业发展。该医院每年选送护理业务骨干到国内外的医院学习先进护理理念、护理技术、护理管理与教学方法,并引入护理实践中;注重各种院内培训,帮助不同层级的护士成长;设立教学岗位、专科护士岗位等多种岗位,通过岗位管理明确临床护士的职业进阶模式,确定职业发展方向,为护士开辟了除"护士—护士长—总护士长—护理部主任"之外的另一条职业发展道路,增加了护士的自信心和工作积极性;开设护理专科门诊,促进专业护理模式形成。

三是提高薪资福利待遇。该医院摒弃了同工不同酬的做法,对所有护士一视同仁,均提供"五险一金"、生活补贴、护士岗位补贴、节假日值班补贴、年度体检、带薪休假等待遇;大幅度提高护士值夜班费,为各临床科室提供人力资源补贴,在临床人力资源短缺的紧急周转时使用,以此应对突发的护士不能到岗的状况;通过提供有吸引力的待遇,建立科学合理、客观公正的绩效考评体系,实行绩效挂钩、按劳分配、同工同酬,切实改善护士福利待遇,为护士创造公平的竞争环境。

四是完善护理支持系统。该医院通过改进工作流程,完善制度和支持系统,运用信息化手段等措施减轻护士工作量,缓解护士工作压力;建立院内支持中心,减少护士的非护理工作量,让护士专注于护理患者;建立机动护士库,作为临床科室护士人力资源紧张时的弹性补充,应对各种突发状况,缓解临床护士压力;开辟温馨暖人的护士快乐驿站,配备音乐放松椅、心理治疗沙盘和心理学书籍,安排专业的心理咨询师为护士提供心理咨询、心理干预和药物治疗等服务;设立护理部主任接待日,接待临床一线护士,消除护士的思想顾虑;实施"意愿排班制度"和"护士睡眠日制度"(即不安排下夜班第一天的护士参加任何培训、加班、学习等活动),使护士的工作与生活能够很好地平衡;举办多种关爱护士的系列讲座、大龄护士相亲会及丰富多彩的业余活动。

经过多年的努力,该医院的磁性医院文化建设取得了一定的成效。在某权威机构组织的医院护理服务调查中,该医院护士的体验与满意度得分为 93.84 分,位居全国第 12 位,在培训机会、晋职机会、收入、福利待遇、职业发展信心等方面,均位居全国前 10 名。同时,该医院护士的专业能力得到了增强,自主性和积极性得到了提高,患者的满意度、健康教育普及率和知晓率等均有大幅度提升,创造了医院的良好服务品牌。

问题:

1. 该案例中,医院构建磁性医院文化采取的措施可以归纳为哪几个方面?

2. 结合本案例,试分析如果你作为护士长将如何使护理队伍保持稳定性和吸引力。

> **知识链接：磁性医院**
>
> "磁性医院"是1983年由美国学者麦克卢尔提出的一种管理方法，是指在护士严重短缺的情况下，医院依然能像磁铁一样吸引专业护士的加入，降低护士离职率，拥有高质量的护理队伍，提供优质的护理服务。美国护理学会（ANA）设立的护士认证中心（ANCC）于1992年建立了一个全国性的提升优质护理服务的项目，即"磁性认证项目"，通过磁性认证的医院被称为"磁性医院"。截至2013年，全球通过认证的磁性医院共393家：主要分布于美国，其余分布于澳大利亚、新加坡、黎巴嫩和沙特阿拉伯等国家。磁性医院是评价一个医院是否能够留住优秀护理人才的"金标准"。磁性医院文化的构建可以提升护士的职业满意度，更重要的是能提高护理质量，提升患者满意度和医院品牌效应，最终受益的是患者和医院双方。
>
> 磁性认证标准包括5大方面14个要素：转换型领导（护理领导质量、管理方式）；组织授权（组织结构、人事制度和计划、医院和社区、护士形象、专业发展）；模范的专业实践（专业的护理模式、咨询与资源、自主性、护士的教育角色、多学科合作、护理质量）；新知识、创新和改进（护理质量）；高质量的实证结果。

文化是艺术、观点、风格、惯例及所有其他在特定时期由一个民族和人群通过劳动和思维创造的产物。任何一个社会在长期发展的过程中都会形成有别于其他社会的文化，置身于社会中的组织也无不受到所在社会文化的影响，在长期适应社会和组织内部协调的过程中，会逐渐形成为组织多数成员所认同的不同于其他组织的价值体系，即组织文化。组织文化广泛存在于企业、事业单位、政府部门或社会群众团体等各类组织中，只要有组织存在，就有组织文化存在。组织文化深刻地影响着一个组织的运作和组织成员的行为。了解组织文化的内涵、类型、特征和建设方法，将有助于提高解释和预测组织运作和组织成员行为的能力，推进组织的可持续发展。

第一节　组织文化概述

组织不仅具有垂直的层级，拥有多个部门，存在权利关系等特点，还像个体一样有自己独特的情感和个性。这种个性可能是呆板的，也可能是灵活的；可能是冷漠的，也可能是热情的；可能是积极主动的，也可能是消极保守的。

一、组织文化的内涵

（一）组织文化的概念

组织文化（organizational culture）是组织的灵魂，是组织成员在长期实践中形成的被成员普遍认可和遵循的价值观念和行为方式的总和，它使组织独具特色，区别于其他组织。广义的组织文化是指组织发展中形成的物质文化、制度文化和精神文化的总和。狭义的组织文化是指以组织价值观为核心的意识形态。

组织文化是一个完整的体系，它虽然有组织的物质文化、制度文化、精神文化等多层次的存在形式，但就其实质而言，它是在组织生长、生存和发展过程中形成的，为组织成员认同和共同遵循的最高目标、基本信念、价值标准和行为规范的总和。它是看不见、摸不着的，但又是用心可以感知到的，是组织管理的核心因素，是隐藏于组织深层的组织精神灵魂。

（二）组织文化的层次

埃德加·沙因认为，组织文化可以分为三个层次，这些层次的范围从一个人可以眼见的具体实物形象的外显物，到只能感觉的、在内心深处的、属于潜意识的基本假设，如图8-1所示。

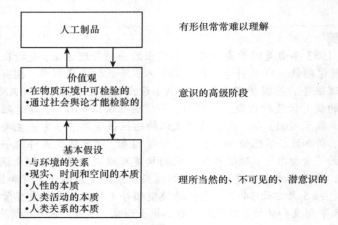

图 8-1 组织文化的层次

1. 人工制品 自然和社会工作环境中的文化象征称为人工制品。它们是看得见、摸得着、最易接近的文化层，是文化的表层，包括一个人进入新团体面对不熟悉的文化时看到、听到和感受到的所有现象。通过人工饰物理解文化的关键在于要理解它们的意思。作为组织文化最明显的显示符号，人工制品包括组织的名称、徽标、布局、纪念物、建筑风格、典礼、仪式成员的着装、说话礼仪、情感表达方式等组织中的可视产品。例如，医院举办的护士授帽仪式、表彰大会、新员工欢迎会等庆典仪式，不同科室护理人员工作服的颜色和款式、工作区布置、文化墙设计等都是体现组织文化的人工饰物。

2. 价值观 价值观（values）是个体关于客观事物重要不重要、正确不正确的基本范畴，它不但决定着个体追求的目标，还制约着个体是非、对错的判断。组织价值观就是组织领导者和成员对组织活动和行为的根本看法和评价。作为组织文化的核心和主体，它是形成行为规范和组织文化表现形式的基础，应该经常在对话、组织使命宣言或年度报告中有意识地、清晰地表达出来。

3. 基本假设 基本假设（basic assumption）是一种深层的信仰，它指导行为，并教给组织成员怎样观察和思考事物。包括管理理论在内的人类所有理论可以说都是建立在假设基础之上的。没有假设，就无法形成理论，无法进行理论的探索、研究。组织文化的基本假设是指组织成员怎样感知、感受、思考各种事物。埃德加·沙因认为，基本假设是组织文化中最深、最基本的一个层次，是文化的精髓，人们对它坚信不疑，任何成员、任何形式的冒犯都是不可想象的。基本假设的另一个特点是无意识性。组织文化的核心或精华是早已在人们头脑中生根的不被意识到的假设、价值、信仰、规范等，由于它们大部分出于一种无意识层次，所以很难被观察到。

（三）组织文化的内容

1. 组织的宗旨 任何组织的存在，都是为了某种目标或追求，如医院的宗旨是以患者为中心、救死扶伤、为民众的健康保驾护航；大学的宗旨是集人才培养、科学研究、服务社会为一体，为社会培养各类专门人才。由于组织宗旨的不同，反映出的组织文化也会有很大区别。

2. 共同的价值观 组织文化的价值观是指多数组织成员共同认可的价值观，是组织成员共同的思想意识、信仰和日常行为的准则。斯蒂芬·P.罗宾斯认为，可以从以下七个方面描述这种共同的价值观：

（1）创新与冒险：指组织成员在多大程度上受到鼓励进行创新和冒险。

（2）注意细节：指组织成员在多大程度上被期望做事缜密、仔细分析和注意细节。

（3）结果定向：指组织管理层在多大程度上重视的是结果和效果，而不是为了实现这些结果所使用的技术与过程。

（4）团队取向：指工作活动在多大程度上是以团队而不是以个体组织。

（5）人际取向：指管理决策在多大程度上考虑到决策结果对组织内成员的影响。

（6）进取心：指组织成员的进取心和竞争精神程度如何。

（7）稳定性：指组织活动在多大程度上强调维持现状而不是成长和发展。

以上每个观测层面都表述为一个从低到高的连续体。根据这七个方面来评价组织，就能得到一幅组织文化的构成图。这幅图构成了组织成员对组织、组织中的活动风格、组织成员的行为方式共同理解的感情基础。这七个方面的不同组合，就勾勒出了一个组织不同于其他组织的迥异的组织文化风格。

3. 行为规范 为了保证组织的工作、交往诸多方面的有序进行，组织的行为规范以组织的制度、准则形式规定什么行为是合适的或不合适的，说明哪些行为是重要的或禁忌的。通过制度使组织成员领悟组织的宗旨，掌握组织的核心价值观，通过遵守制度的过程使组织成员逐渐形成良好的作风与习惯。

4. 表现形式 ①传统习惯。组织成员在长期共同的工作过程中，逐渐形成了有别于其他组织成员的共同的工作作风、传统习惯和行为方式，从而构成组织文化的一个组成部分。②文化制品。文化制品是一个组织文化中可见的象征和标志，如组织标识、环境美化、建筑风格、组织色彩偏好、组织成员职业装束、产品包装以及纪念物等，这是组织文化硬件的另一个组成部分。

构成组织文化的内容中，组织的宗旨、共同的价值观、作风与传统习惯是组织文化中的"软件"，而行为规范与规章制度则是组织文化中的"硬件"，"软硬兼施"便构成了强有力的组织文化。

（四）组织文化的功能

组织文化对于组织行为的影响是无形而持久的，组织文化往往能在很大程度上影响组织成员的行为，甚至超过正式的权责关系、管理制度等所发挥的作用。

1. 分界线功能 组织文化的存在使组织具有了个性，就像每个人具有不同的性格一样，使得一个组织与其他组织区别开来。

2. 凝聚功能 组织文化是组织的内在精神与活的灵魂，通过组织共同的价值观，整合个体之间及个体与组织之间的关系、行为与目标，像黏合剂一样将性格各异、观念不同的组织成员团结到一起，使他们成为一个整体。人们只要进入这个组织中，就不得不受其规范和引领，最终使组织成员的价值观与组织整体的价值观尽量一致，将个人发展与组织成长紧密相连，产生强烈的认同感和归属感，形成巨大的向心力和凝聚力，形成组织运作的巨大动力，以便更好地实现组织目标。

3. 导向功能 组织文化作为一种意识形态和控制机制，一方面能够通过潜移默化的渗透和内化，影响组织成员的意识和行为，以一种适应性文化引导组织成员个体的行为和活动。另一方面能对组织整体的价值取向和行为起导向作用。组织文化集中了组织的价值取向，它对组织的每一位员工有强大的感召力，能够把组织成员的行为动机引导到组织目标上来。组织文化的导向体现在：①规定或使员工认同组织的整体价值。②确立组织的既定目标。③创建组织的行为规范。

4. 约束功能 组织文化的约束功能是指组织文化对每个组织成员的思想、心理和行为具有约束和规范作用。组织文化的约束功能是通过组织的基本价值观和行为规范而实现。通过构建共同的价值体系，组织文化以观念的形式深深根植于组织成员的脑海中，潜移默化地规范组织成员的思想和行为，最终实现行为的自我约束、自我控制。组织的基本价值观构成对组织成员的无形软约束。行为规范通过制度使组织成员逐渐养成良好的行为和习惯，构成对组织成员的有形硬约束。无形的软约束可以缓冲有形硬约束对员工的心理冲击，排解管与被管之间的冲突，削弱逆反心理，从而使组织成员的行为趋近于组织目标。

5. 激励功能 优秀的组织文化能发现组织成员的心理需求，能运用恰当的激励机制，使组织成员从内心产生一种高昂情绪和奋发进取精神的效应，可以满足组织成员个体的需要，激发、调动组织成员，使其积极性处于最佳状态，使组织内部形成积极向上的整体力量。组织文化的激励表现在：①物质激励：组织文化能使组织成员正确理解自己工作的意义和奋斗的目标，能够营造一种以人为中心，尊重人才的氛围，形成一种耳濡目染的激励机制和环境。例如，合理的绩效考核与劳动报酬分配制度，平等的工作培训与继续学习制度，持续的成员及其家属服务保障制度等能使组织成员感受到组织的温暖而产生依赖，进而产生强烈的主人翁意识，以及对组织的荣誉感和自豪感，激发起工作的积极性、主动性和创造性。②精神激励：在满足物质需要的同时，事业的成就感、共同的基本价值观所带来的荣誉感能使组织成员获得精神需要的满足，从而产生持久的激励作用。例如，营造"人人受重视、个个被尊敬"的组织文化，组织管理者及时肯定、赞赏和奖励每个成员的贡献，充分信任他们，能使组织成员产生极大的满足感、荣誉感和责任心，从而使其竭尽所能自觉地、全身心地为实现自我价值和组织发展而努力工作。③沟通激励：组织内部成员之间、成员个人与组织之间、组织中不同团体之间，由于利益上的矛盾或认识上的不一致，不可避免地存在冲突。优秀的组织文化视冲突为保持组织活力的有效手段。组织管理者采取合适的沟通方式让成员宣泄，消除冲突产生的负面效应，利用和扩大冲突产生的正面效应，维持冲突的最低正常水平，保持组织的创新激发状态。

6. 辐射功能 组织文化不仅对组织成员产生影响，同时还会通过各种渠道的传播和个人之间的认知互动，向组织以外的社会进行扩散辐射，对社会产生影响。其作用主要体现在：①基本价值观与行为规范的辐射。组织鲜明的基本价值观与行为规范向组织以外的社会进行辐射，与社会契合形成共识，为其他组织效仿、借鉴、吸收。②品牌辐射。组织的产出是组织文化的物质载体之一，公众可以通过组织的有形产品或无形服务加深对组织的认可。③员工形象辐射。优秀的组织员工是组织的象征，是组织价值观、行为规范的化身。通过他们的思想、行为，可以向社会传播、扩散、辐射组织文化。

【案例 8-2】 协和精神

好的医院有好的传统，好的传统是医院文化的底蕴，是医院精神的基石。"严谨、求精、勤奋、奉献"的"协和精神"是北京协和医院的核心价值观，是北京协和医院文化精髓。严谨，主要指"三基""三严"，这是北京协和医院医疗品质的基石与支柱，是"协和精神"的灵魂。求精，主要指"协和人"做事追求极致、精益求精的态度与作风。勤奋，指"协和人"总是不断自我加压，不计较时间和精力，忘我地投入。奉献，指的是"协和人"以忠诚医学事业、守护人民健康为己任的敬业奉献精神。

"协和精神"无时无刻不体现在诊疗实践中。在孙成孚教授的文章中提到：在北京协和医院，临床医师没有 8h 工作的概念。张孝骞教授在几十年的医疗生涯中时时以"如履薄冰、如临深渊"的态度，对待每一个就诊者都以高度负责的精神，这种对待工作的态度使得他放弃了很多休息时间，不懈地寻找解决患者顽疾的治疗方案。林巧稚教授"我永远是一名值班医生"的话语，让她少睡了多少本该香甜的觉。在无数个深夜里，她赶到产房，经过她的努力和辛勤劳动，使难产的孕妇母子平安。方圻教授一句对下级医生的嘱托："患者有情况，请随时叫我"，使他不知失去了多少本该与家人共进晚餐和团聚的时间。为了一个农村孩子，方圻教授三天三夜没有回家，孩子得救了，他却连困带累倒在医院楼道的床垫子上睡着了……这些老"协和人"就是秉承"协和精神"，为我国医学事业发展、民族繁荣昌盛、人民安康和社会进步做出了无私奉献。

问题：

1. 该案例中所体现的医院精神属于哪种类型的组织文化？
2. 结合本案例试分析医院文化有哪些功能？

二、组织文化的类型

由于组织所处的社会背景、历史传统和工作作风等方面的差异，组织文化有其各自特点，展现出各自的活力与特色。根据不同的标准和不同的用途，理论界目前对组织文化有着不同的划分方法，其中，最常见的划分方法有以下几种：

（一）按照组织文化的内在特征

艾莫瑞大学的杰弗里·桑南菲尔德通过对组织文化的研究，确认了四种文化类型。

1. 学院型组织文化　学院型文化的组织不排斥没有工作经验的大学毕业生，愿意为他们提供机会，并为他们提供大量的专门培训，使其能在某一领域不断学习，获得一定专业技术知识，能在特定的职能领域内从事各种专业化工作。学院型组织文化存在于大型生产企业。

2. 俱乐部型组织文化　在俱乐部型文化的组织中，资历是关键因素，年龄和经验都至关重要。与学院型组织相反，它们不赞成工作自由流动，非常重视适应、忠诚感和承诺。在这类组织中，位高资深者往往有稳定而有保证的工作职位。

3. 棒球队型组织文化　棒球队型组织鼓励冒险和革新，从各种年龄和经验层次的人中招聘有才能的人，薪酬根据工作绩效水平确定。由于这种组织对工作出色的员工给予巨额奖励和较大的自由度，员工一般都非常勤奋地工作，以获得高报酬和升职机会。这种组织在会计、法律、投资银行、咨询公司、广告机构、软件开发、生物研究领域比较普遍。

4. 堡垒型组织文化　堡垒型组织以前多数是学院型、俱乐部型或棒球队型的，但在困难时期衰落了，现在组织的生存问题至关重要。这类组织工作安全保障不足，但对于喜欢流动性、挑战的人来说，具有一定的吸引力，如大型零售店、林业产品公司、天然气探测公司等。

（二）按照组织文化对其成员影响力的大小

哈佛商学院的两位著名教授约翰·科特和詹姆斯·赫斯科特依据组织文化与组织长期经营之间的关系，将组织文化分为三类。

1. 强力型组织文化　在具有强力型组织文化的组织中，成员方向明确，步调一致，有共同的价值观和行为方式，愿意为组织自愿工作或献身，而这种心态又使得成员们更加努力。强力型组织文化提供了必要的组织机构和管理机制，从而避免了组织对那些常见的窒息组织活力和改革思想的官僚们的依赖，因而能促进组织业绩的提升。

2. 策略合理型组织文化　具有这种文化的组织，不存在抽象的、好的组织文化内涵，也不存在放之四海而皆准、适合所有组织的组织文化。只有当组织文化"适应"于组织环境时，才是好的、有效的文化。不同的组织需要不同的组织文化，只有文化适应于组织，才能发挥其最大作用。

3. 灵活适应型组织文化　环境适应度高的组织文化必须同时在组织成员个人生活和组织生活中都能增强信心和信赖感。成员工作热情高，愿意为组织奉献一切。成员之间互相支持、相互信任，具有较强的合力。

（三）按照组织文化所涵盖的范围

组织作为一个系统，是由各种子系统构成的，各子系统又是由单个的具有文化创造力的个体组成。在一个组织中，除了整个组织作为一个整体外，各种正式的、有严格划分的子系统，或非正式群体，相对于组织来说也都能够作为一个小整体。从这个角度来说，组织文化又可以分为两类。

1. 主文化　主文化（dominant culture）体现的是一种核心价值观，它为组织大多数成员所认可和共享。当我们谈及一个组织的文化时，通常是指组织的主文化。正是这种宏观角度的文化，使组织具有独特的个性。

2. 亚文化　亚文化（subculture）通常在大型组织内部发展起来，反映了其中一些成员所面临的共同问题、情境和经历。亚文化通常在组织内部的部门设计和地理分隔的基础上形成。例如，不同临床科室会形成本科室成员共享的、独特的亚文化。亚文化或是对组织的主文化进行补充，或是与主文化相悖的，或是与主文化有区别，但对组织无害，在一定条件下有可能替代主文化。

（四）按照权力的集中或分散

卡特赖特和科伯于 1992 年提出四种文化类型。这四种组织文化的区别在于权力是集中的还是分散的，以及政治过程是以关键人物为中心，还是以要完成的职能或任务为中心。

1. 权力型组织文化　也称独裁文化，由一个人或一个很小的群体领导这个组织。组织往往以最高领导者为中心，不太看重组织中的正式结构和工作程序。随着组织规模的逐渐扩大，权力型组织文化会感到很难适应，开始分崩离析。

2. 作用型组织文化　也称角色型组织文化，在这种组织里，你是谁或者你有多大能力并不重要，重要的是你在什么位置、和什么人的位置比较近。在作用型组织文化中，做每件事情都有固定的程序和规矩，人们喜欢的是稳重、长期和忠诚，有的甚至是效忠。这种文化看起来安全和稳定，但是当组织需要变革的时候会受到较大的冲击。

3. 使命型组织文化　也称任务文化，这种组织的目标就是要完成设定的任务。成员之间的地位是平等的，这里没有领导者，唯一的领导者就是任务或者使命本身。有人认为这是最理想的组织模型之一，但这种文化要求公平竞争，而且当不同群体争夺重要的资源或特别有利的项目时，很容易产生恶性的政治紊乱。

4. 个性型组织文化　这是一种既以人为导向，又强调平等的文化。这种文化富于创造性，孕育着新的观点，允许个人按照自己的兴趣工作，同时保持相互有利的关系。在这样的组织里，组织通常会满足个人的意愿。

（五）按照流程标准

以流程为标准，可将组织文化分为四种类型。

1. 功能型组织文化　在过去很多年里，组织的结构基本上属于单一的功能型结构，其核心是制度化，强调稳定性和可靠性。许多传统的组织，如钢铁生产企业、汽车制造企业都具有较强的功能型组织文化特征。

2. 流程型组织文化　近年来，许多大中型组织为了消除部门间的壁垒，以最快的速度为客户提供优质服务和产品，开始强调部门间的合作和团队合作，就出现了以客户为导向、强调团队精神的流程型组织文化。它的最大特点是使客户的满意度最大化，强调客户满意和稳定的回报。

3. 基于时间型组织文化　20 世纪 90 年代以来，出现了一批基于时间型文化的企业，他们不仅仅满足于产品质量和客户满意，还想办法以最快的速度将新产品和服务推向市场。因此，对于组织来讲，速度是第一位的，其次才是产品和服务。其主要特点是强调高增长和新市场进入。

4. 网络型组织文化　这种类型的组织内部没有严密的层级关系，它承认个体的特殊贡献，强调以合伙方式为共同目标服务，其主要特点是以合伙人方式分配权力，核心是敢冒风险，善于捕捉机会，关注市场的开拓与渗透。

第二节　组织文化的培养

一个组织的文化并非凭空产生的，它是组织领导者通过长期主动的培育形成的，一旦形成，就很难消失。

一、组织文化的来源

（一）组织创始人的愿景或组织的使命

组织现行的习惯、传统及做事的一般方式，在很大程度上归因于组织过去的行为方式，以及这种行为方式取得的成功程度。组织创始人对组织早期文化影响巨大，他们的性格、价值观和信念等决定组织会形成什么样的文化。他们不受已有的习惯做法和思想意识的束缚，为组织应该做的事情勾画了一幅愿景规划，聘用和留住那些与自己的想法和感受一致的人员，并以自己的行为作为角色榜样，鼓励成员认同这些信念、价值观和假设，并将其逐渐内化为自己的想法和感受。当组织取得成功时，创始人的愿景被成员视为成功的主要决定因素，而创始人的人格特点则会植根于组织文化之中。

（二）组织所处的社会背景

任何组织都是存在于一定社会的政治、经济和文化背景之下。组织在运作过程中会受社会系统中的政治、经济、道德观、社会思潮、哲学思想等要素的影响，甚至受到组织所处的地区和所从事的行业背景的影响，形成的组织文化是与一定社会的政治、经济和文化发展相适应的。当组织文化与社会背景不相适应时，组织文化系统就会受到调整，重新建立与组织当前所处社会背景相适应的结构内容。

（三）组织的最高管理层

成功的组织文化形成有一个长期的过程。在此过程中，组织高层管理者的举止行为对组织文化的真正建立有着巨大的影响。高层管理者通过自己的举止言行建立起规范，并将其渗透到组织当中。例如，组织是否鼓励冒险；管理者给予组织成员多大的自由度；得体的装束是什么样的；哪些工作和活动可以得到加薪、晋升或其他奖励等。

二、组织文化的特征

（一）独特性

不同国家从事同类生产活动的组织，有必须遵守的共同的客观要求，组织文化就必然有共同的一面。但由于民族文化背景、所处的社会环境及组织发展的过程不同，各组织的文化又必然有不同于其他组织的个性的一面。同一国家内的不同组织，因有同样的文化背景、同一的国家制度和政策，组织文化也必然具有共同之处，这是组织文化共性的一面。但由于行业不同，组织内部成员构成的差异，发展历程的不一致，必然会形成不同于其他组织的文化内容，这就是组织文化的个性。组织文化的个性反映组织独特的性质，是决定组织绩效更加重要的方面。只有个性鲜明的组织文化才会使组织充满活力和生机，才能使组织长盛不衰。

（二）发展性

组织文化是组织在长期的生产实践过程中逐渐形成，是沉积在组织成员心中并身体力行的东西，是相对根深蒂固、不易更改的，能长期对组织成员的思想和行为产生影响。但是，组织外部环境作为客观存在，必然会随着物质世界的变化而变化。为适应外部环境的变化，组织文化也一定要与时俱进，适时进行改革，重新设计和打造健康有力的组织文化。因此，组织文化与组织的发展阶段有关，是动态的、发展的，而非静态的、固定不变的。

（三）无形性

精神层面的组织文化是无形的，如共同理想、价值观和行为准则往往以组织群体心理定式及氛围存在于组织成员的潜意识中。在组织文化的影响下，组织成员会自觉按组织的共同价值观及行为准则去行事，这种作用过程是潜移默化的，甚至是无意识的，因此也是无法度量和计算的。

（四）约束性

组织文化主要是通过组织成员对组织的价值观、行为准则发自内心地认同，从而自觉地约束自己的行为。约束行为的动因来自对组织的认同和对失控行为的内疚、害羞和失落，而不是对失控行为的恐惧，所以组织文化的约束是软约束。

（五）层次性

组织文化是一个包括了价值观、信念、思维模式、行为准则、道德规范、传统习惯等多因素、多层次、复杂的有机整体。这些因素在组织文化这一有机整体中，处于不同层次、不同位置。

（六）群体性

组织文化是建立在组织成员共同价值观、信念和道德规范基础上的整体统一的文化，是组织所有成员对共同的目标、利益、价值观、行为准则的追求。它产生于群体，根植于群体，发展于群体，同时要求组织的所有成员都要共同信守。

（七）长期性

组织文化作为组织中多数成员信守的完整的价值体系，其塑造和重塑过程是一个极其复杂的过程，需要相当长的时间。在塑造和重塑过程中，涉及调节组织与其外界环境相适应的问题，也需要在组织内部的各个成员之间达成共识，这些都必须经过长期的培育和指导才能完成。

三、组织文化在护理管理中的运用

随着疾病与健康观念的转变，医学模式和护理模式也随之发生了根本性的变化。为了适应这种变化，在护理管理中开展组织文化建设，建立一种新的、理想的、有凝聚力的护理文化势在必行。作为医院文化的重要组成部分，护理文化（nursing culture）是护理组织在长期护理实践活动过程中逐渐形成的、为全体护理人员共同遵守和奉行的价值观、基本信念、行为准则及与之相应的制度和规范的总和。护理文化反映了社会对护理的文化需求，对护理学科的发展和护士的思想行为有重要影响。优秀的护理管理者，不仅应意识到护理文化的存在，而且应该注重护理文化的设计、塑造、维系、强化与传承。

（一）护理文化的设计

护理文化设计，是指护理组织在创立之初或当现有护理文化已经不能适应内外环境而需要更新时，要在对现行护理组织文化客观评价的基础上，确定组织的目标组织文化。所谓目标组织文化，就是领导者正式提出并在组织全体成员中倡导的群体价值观和行为规范。科学的护理文化设计需要充分考虑设计的原则，在此基础上凝练目标组织文化，做好组织形象设计。

1. 护理文化设计原则 ①历史性原则：任何文化都需要沉淀，没有沉淀就没有厚度。每个护理组织都有其特定的发展经历，在长期的护理实践中会形成自身的优良传统，影响团队成员的各项工作，这些对护理专业现在和未来的发展都有积极的作用。在提炼护理文化时，必须尊重历史，继承和发扬这些优良传统。②社会性原则：护理团队存在的价值就在于它能够为社会提供产品和服务，满足人们对物质生活和精神生活的需要。在设计护理文化时，要考虑社会的需求，促使护士自觉完成自身的社会使命，获得社会的认同和回报。③个体化原则：护理文化的活力在于个性化。设计护理文化时要突出护理组织的特色，体现护理的行业特点、地域特点、历史特点和人员特点，既要借鉴吸收其他组织的文化，又要坚持自身的独特性，从而保持护理文化的活力。④一致性原则：护理文化是一个庞大完整的体系，其一致性表现在护理组织目标、思想、观念上的统一。文化的统一是让护理组织成为一个整体的根本，其中最核心的就是护理文化与护理战略要保持一致，护理理念和制度行为要保持一致。只有在具有一致性的护理文化的指导下，护理组织才能产生强大的凝聚力。⑤前瞻性原则：护理文化是随时代发展、医院及护理组织的发展而发展的，必须要根据环境变化而不断调整、不断完善、不断更新。因此，护理文化设计要面向未来，注重前瞻性，才能对护理的发展起到指导作用。⑥可操作性原则：护理文化管理重在解决医院护理发展中存在的问题，通过护理文化建设提升组织效能、凝聚护理团队、约束护士行为、引领护士前进，实现医院护理战略目标。因此，护理文化设计必须充分考虑可操作性，不能制定无法实施的规章制度，否则对护理管理起不到促进作用。

2. 目标组织文化凝练 在进行组织文化设计之前，护理管理者首先要对现有的护理文化做到心中有数：本组织现实存在的微观文化中哪些是适应组织内外环境、有利于组织发展的，哪些是不适应组织的内外环境、不利于组织发展的。对于前者，应该在目标组织文化中体现出来；对于后者，尽管是现实存在的风气、观念和行为规范，但不应该在护理文化体系中体现出来。确定目标组织文化时，一方面应吸取现实组织文化中的积极部分，同时借鉴国内外先进组织的长处；另一方面要充分考虑目标组织文化的可行性和现实性，同时兼顾目标组织文化的发展性和前瞻性。由于目标组织文化要在今后相当长的时期中发挥指导作用，因此，它一定要源于现实，又高于现实。目标组织文化的凝练一定要由组织的主要负责人牵头，领导与群众结合，自上而下和自下而上地反复讨论，其间要做好对组织过去经验的总结，对组织目前文化的确认和对组织未来文化的展望。目标组织文化的设计一定要注意以下几个方面：①以人为本的组织价值观；②协作奉献的组织精神；③以激励为主的制度管理原则；④管理制度可持续发展的原则；⑤组织结构有序、协调、高效、创新的原则。

3. 组织形象设计 组织形象是组织文化在传媒上的印象，是组织文化行之于外的表现，是外界了解组织、认识组织的基本途径，所以，组织文化设计一定要重视组织形象的设计。目前，组织形象设计主要包括以下三个层面：

（1）理念识别：包括组织的目标、宗旨、精神、道德等，是组织形象设计中最重要的一环。拥有先进理念的组织，才有可能成为优秀的组织。而如何让外界知道组织拥有先进的理念，是组织形象设计必须首要关注的问题。

（2）行为识别：包括对内的组织管理、人员培训、礼仪风尚、工作环境与工作气氛，对外的市场信息、产品推广、服务态度、公关活动等，需要通过组织成员的行为让外界认识组织的优秀品质。

（3）视觉识别：包括名称标示、精神标语、办公用品、衣着服饰、建筑风格等，让外界通过看得见、摸得着的组织外在物化标识认识组织的优秀品质。

（二）护理文化的塑造

护理文化的塑造有五个阶段。

1. 对更新护理文化必要性的判断 护理管理者通过审视组织内外部状况，意识到当前的组织文化已经无法适应组织内外环境的变化，急需建立一种新的组织文化取而代之，由此，开始了组织文化的创建。

2. 新价值观的提出 护理管理者要认真调查研究，组织成员反复论证，集思广益，在讨论中实现新旧价值观和文化的碰撞及交替，与成员达成共识，形成具有可行性和前瞻性的共同组织价值观。

3. 视觉识别物的设计 通过设计组织文化视觉识别物，将组织新的价值观向组织内外传播。

4. 制度的修订和建立 推行新的组织价值观必须有相应的制度保障，因此要对原有制度进行修订，必要时制定出台新的规章制度。通过制度建设，把倡导的价值观及医院的各项护理制度、规范、行为准则表现出来，一方面使全体护士的个体行为受到规范，建立具有共性和行动统一的文化，另一方面让护士在护理工作中做到有章可循，确保护理质量和安全。

5. 观念与行为的变化 经过上述四个阶段的努力，如果组织成员的观念和行为发生了相应的变化，形成了新的组织习惯与组织个性，新的组织文化元素就形成了。

以上五个阶段可以概括为：组织领导构建组织的基本价值观、基本理念、行为准则，并通过一定的方式传播出去，为组织成员所接受，然后贯穿到组织制度和组织运行过程中，最终体现在组织成员的观念与行为上，形成新的组织文化。但在真实的组织情境中，新的组织文化形成远非这样简单，它是一个极其漫长的过程。

（三）护理文化的维系与强化

组织文化一旦建立，组织的每一项管理措施都可能影响组织文化的维系与强化。主要有以下 4 项：

1. 人员选用　在招聘组织成员时，组织不仅要考察应聘者完成工作所需的知识、理论、技能，同时还要考察他们的价值观是否与组织的价值观一致。遴选认同组织价值观的人，有助于维持一个强有力的组织文化。

2. 高层管理者　高层管理者是组织与组织成员联系的纽带和桥梁，他们的价值观和行为作风在很大程度上贯穿于整个组织，其言行的表率作用，以及在坚持组织价值观中所表现出来的勇气、决心和自我牺牲的精神，能够更加坚定组织成员对组织文化的信仰。

3. 培训　组织成员选拔进入新的组织后，必须对其进行系统的培训。通过培训使组织成员明白如何去做、怎样去做才能做好某项工作，从而使其从技术的层面认识到在组织中哪些是正确的生活和工作方式。另外，要进行洞察力的培训，让新成员明白为什么要以某种方式完成某项工作和任务，从而使其对组织内的行为准则有更加明确的理性认识。通过培训，使新成员尽快调整自己原有的价值取向，使其与组织价值观趋同。

4. 强化　对组织来说，组织成员的行为无外乎有两种：一种是组织期望的行为，另一种是组织反对的行为。所谓强化就是对符合组织文化的行为进行鼓励表彰，对不符合组织文化的行为予以批评惩罚，使组织成员加深对组织行为准则的认识，从而起到强化组织文化的作用。

（四）护理文化的传承

在组织运行过程中，组织文化会以多种形式传承给组织成员，最常见的传承形式有故事、仪式、物质象征和语言。

1. 故事　组织的故事及传奇可以作为处事方式的有力准则。故事中可以加入组织期待、个人绩效标准和解聘准则等因素。通过这些隐含着组织价值观、理念和行为准则的故事的广泛流传，引导组织成员认同组织的价值观，为实现组织目标而努力工作。

2. 仪式　仪式是指用于表达和强调组织最核心的价值观、最重要的目标、最重要的人物和最值得投入的事业等内容的系列重复性行为，如医院每年举行的护士授帽仪式、护士节庆典活动、护士礼仪比赛、护理业务技术考核和各项护理技术操作竞赛等活动。

3. 物质表征　物质表征是将抽象的护理理念以物质的形式外在地表现出来，用一个具体的实际物品象征某种意义，如组织的徽标、办公用品（信笺、信封等）、办公环境设计、护理人员的衣着和服饰等都能起到表征作用。

4. 语言　组织的语言代表组织的文化。许多组织在长期发展过程中，都形成了本组织特有的语言表达方式。例如，临床护理工作中会有很多专业术语，护理人员与患者沟通过程中也会使用"您好""请""谢谢""打扰了"等敬语，不仅让患者感觉自己受到尊重，也证明临床护理人员在努力传承本组织的护理文化，并愿意维护它的存在。

知识链接：患者文化休克

所谓文化休克，是指生活在某一种文化环境中的人初次进入到另一种文化环境，如到了不同的民族、社会群体中或地区甚至国家时所产生的思想混乱与心理上的精神紧张综合征。文化休克是以焦虑、恐惧、沮丧、绝望的形式来表现，主要表现在生物、心理和情绪三个方面。大量的临床实践证明，患者住院意味着离开了熟悉的文化环境来到陌生的医院环境，由于文化的差异，会产生一系列不习惯、不适应感受，甚至会产生害怕和恐惧心理，表现出不同程度的文化休克。患者文化休克会严重影响疾病的治疗。

为预防患者文化休克的发生，护士在护理过程中应尊重不同文化背景下患者的文化需求、健康与疾病的观念、信仰和行为方式，向患者提供多层次、多体系、全方位、高水平、有意义和有效的护理服务，帮助患者建立起符合新文化环境的行为、习惯、价值观念等。

【案例 8-3】 神经外科病房的护理文化

某医院神经外科是该院的特色专科，省级重点学科，拥有悠久的历史、充足的人力资源、精湛的技术水平和深厚的科室文化，每年平均开展各项高精尖手术 4000 余例，为大量的患者解除了病痛，挽救及延长了患者的生命。但是，自从医院实行薪酬制度改革以来，神经外科护士离职率很高，达 30%左右，其中资深护士离职率达 15%，严重影响神经外科的临床护理工作。

为探究护士离职率的内部原因，该院护理部刘主任亲自挂帅，深入神经外科病房观察，并与护士一一谈话。经过一段时间的观察和沟通交流，刘主任总结出该科护士离职率高的原因主要有以下几方面：①身心压力大。神经外科护士面临的患者多是危重患者，护士承担着巨大的工作风险和责任。不仅在身体上每天要承担巨大的工作量压力，在心理上还要承受来自患者及其家属的严苛要求压力，且所承受的压力得不到领导的理解、帮助和疏导。②发展空间小。神经外科的护理技术及方法变化更新快，必须不断学习，才能获得一定的晋升空间。而近几年由于科室忙，人手少，人员流动性大，新入职护士没有经过系统培训就直接上岗，有资历的护士也很少被选派外出参加专门的培训及进修。同时，医院的各种竞赛活动也因为科室人手安排不开不能参加，导致发展受限。③薪资待遇降低。尽管目前护理工作量大、工作时间长，但薪资改革后，收入不升反降，致使付出与收获不成正比。刘主任就以上问题与科室护士长小王进行了沟通，希望小王尽快拟定相应的应对方案，改变当前科室困境，提高病房护理质量。

王护士长与留下来的几名护理骨干经过多次商议，认为当前科室离职率高除了上述三个原因，科室的护理文化建设也不够好，致使护理人员缺乏归属感和集体荣誉感，于是向医院护理部提出了一系列改革建议，包括实施绩效工资、定期业务培训、外出学习管理、优秀护士表彰奖励办法等规章制度，设立瑜伽练习室、心理减压房、图书学习室等专供护理人员休息、减压和学习的场所。护理部领导经过讨论，同意了神经外科的改革方案。

该方案在神经外科实施后，神经外科护士们的工作态度逐渐转变，抱怨声和离职倾向逐渐减少。经过 2 年的努力，该科室护士的离职率低于医院平均水平，并且在全院护理质量评比中获得了第三名的好成绩。

问题：

1. 该案例中，护士离职率高可能是科室原有护理文化在维系与传承中出了哪些问题？

2. 假如你是该科室护士长，试提出能让科室发展得更好的护理文化建设举措。

思 考 题

1. 解释埃德加·沙因的组织文化三层次。

2. 组织文化有其积极功能，但也存在消极功能，其中消极功能之一可能会限制组织中个人的创造性，你认为如何才能处理好组织文化与个人创新精神的关系？

3. 假如你是某三甲医院的护理部主任，在医院护理文化的塑造、维护和传承过程中要采用哪些策略和方法？

（林　莉）

第九章 团队与团队管理

张燕（化名）在某医院儿科病房担任护士长工作6年了，工作认真，深受患者的喜爱，刚完成在职硕士研究生课程，就被任命为护理部主任助理。为了降低小儿静脉穿刺失败的发生率，护理部开展了一些培训活动，可是一直没有什么效果。于是，护理部决定成立持续质量改进小组，让张燕担任小组长，张燕感到既兴奋又紧张，决定运用护士研究生课程班学到的管理知识，切实提高护理质量。

目前虽然护理部成立了项目小组，但是成员参与度不高，觉得这件事情是忙碌的日常工作之外的负担。这天，张燕第一次召集小组会议，18个成员只有5人参加，而且都不准时。2个小时过去了，没有人能拿出与主题相关的建议，大家都在谈论周末度假的事情。张燕不得不终止会议，她对自己是否有能力把这个团队组织起来产生了怀疑。

问题：
1. 作为一个团队的领导，张燕应该首先着手做什么？
2. 团队成熟需要经历哪几个阶段？其标志是什么？
3. 团队领导如何将成员转变成对团队有所帮助的人？
4. 评价团队取得进步的关键指标是什么？

团队工作模式是现代管理发展的产物，医院团队工作模式突破了医疗机构组织中科室与部门的界限，使医护工作人员获得更多的参与和工作自主性。由于团队工作模式在提高组织生产率、降低成本、减少组织内部不良竞争、提高部门凝聚力等方面具有明显优势，团队合作工作模式已成为提高医院管理效率的改革途径。以下将从工作团队的概念、工作团队的类型、高绩效团队的特征和有效工作团队建设与发展进行讨论。

第一节 团队概述

一、团队的内涵

团队是指由两个或两个以上成员组成的相互影响、相互协调、技能互补以完成特定任务目标、并为目标的实现相互负责的个体组合。尽管团队是由一群人组成的，但团队和群体是两个不同的术语，与群体相比团队更强调一种共同的使命感和集体责任感。

护理团队是指由两个或两个以上技能互补、有直接和间接工作联系的护士构成，有特定护理工作目标，并共同承担责任，他们共同努力使总体绩效水平高于个体投入的总和的护士个体组合。

二、工作群体与工作团队

工作群体与工作团队不能混为一谈。其根本区别在于工作群体是各自为政的岗位工作，不注重成员之间的积极配合，其绩效水平仅仅是所有群体成员个体贡献的简单相加；而工作团队的显著特点是通过团队成员的协调努力和相互之间的积极配合达到组织绩效水平高于个体投入的总和。与工作群体相比，工作团队的独特优点在于成员之间工作的协同效应：获得整体大于部分之和的效果。工作群体与工作团队的区别见图 9-1，以下是工作群体与工作团队的具体区别。

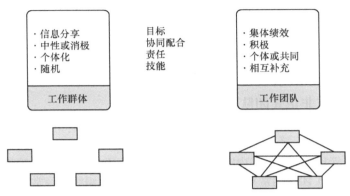

图 9-1　工作群体与工作团队比较

1. 组织形成　工作群体与工作团队在组织形成上是有区别的。工作群体可以是正式的，为完成一项任务而组成；也可以是非正式的，为成员之间的友谊和兴趣而形成。而工作团队的建立一般由组织机构决定，需要成员通过合作来完成团队工作任务。

2. 管理和领导　工作群体是典型的管理导向，有强有力的、明确的、集中的领导；而工作团队则以自我导向为主，团队的领导角色是分享的。例如，护理工作群体有明确的各级护理管理人员；而护理团队虽然也有领导者，但授权程度较大，特别是在团队发展的成熟阶段，许多情况下团队成员可以共享决策权。

3. 工作责任　工作群体只有个体的职责，而团队则包括个体和团队共同的职责。护理团队工作过程中注重所有护士之间的协作努力，为实现护理团队目标需要成员共同承担责任。

4. 目标与协作　工作群体的目标与组织的目标是相同的，而工作团队的目标不仅要完成组织的目标，更多的是组织承诺。工作群体中成员工作存在各自为政的现象，成员之间工作协调配合是中性的，有时是消极的；团队工作则强调成员之间的积极协调配合，它通过所有成员的共同努力产生积极协同作用，使工作团队充满齐心协力的工作气氛。

5. 工作技能　工作群体中成员在工作技能方面是随机的或不同的。工作团队则强调将具有不同知识、技能、经验的成员综合在一起，在工作上团队成员的技能可以相互补充，从而实现工作团队的有效组合，达到提高团队效率的目标。

6. 工作结果　在工作群体中缺乏积极的协同作用，工作群体的绩效仅仅是每个群体成员的个体绩效之和。工作团队则强调集体效率，其团队所有成员的努力结果可以是团队的绩效水平大于成员个体绩效的总和，达到 1+1 大于 2 的效果。

> **知识链接：团队的力量**
> 　　某国际跨国公司的中国分公司，在北京某大学招聘时，对应聘者进行了一次面试：将应聘者分组，假设他们要乘船去南极，要求各小组在限定的时间内提出各自的造船方案并且做出船的模型。面试官根据应聘者对于造船方案的商讨、陈述和每个人在与本小组其他成员合作制造模型过程中的表现进行打分，以确定合适的人选。通过这种方式，面试官不仅考查应聘者的创新意识、语言表达能力和动手操作能力，更重要的是了解应聘者是否具备团队精神。有的应聘者动手能力比较强，可是想法与别人不一致时，不能很好地与同伴商量合作，致使无法完成造

船计划。还有的应聘者在负责陈述本组的造船方案时，不能够准确、全面地反映本组成员的意见，引发其他组员不满。这些应聘者要么不善于与人沟通，无法理解别人的意见；要么不善于领导、协调本组成员消除分歧，达成共识。

三、工作团队的类型

（一）正式团队与非正式团队

正式团队由组织或管理者创立，负有完成特定任务达成组织目标的职责，常见有命令团队、委员会团队和任务或项目团队。命令团队（command team）是组织中最为普遍的正式团队，由一个管理者和直接在这个管理者负责范围内完成特定任务的若干下属构成，如医院派出的灾害救援医疗队。委员会（committee）团队通常存在的时间较长，负责处理组织中经常发生的问题，如医院护理质量管理委员会、医院感染管理委员会等。任务或项目团队（project team）是临时性的，是为解决某一具体问题而成立的，当问题解决后，团队解散，如抗洪救灾指挥部。非正式团队是人们由于个人的兴趣或友谊形成的群体组织，这类团体没有管理任命的领导者，领导者在组织成员中自发产生，如男护士沙龙、足球俱乐部等。

（二）问题解决型团队

问题解决型团队任务的重点是针对工作中存在的问题，成员对工作流程、方法、程序等进行意见沟通与交流，解决实际问题。这种工作团队由同一部门或职责类似部门的管理者和员工组成，人数一般在8~10人。团队成员定期聚会讨论面临的质量问题、调查分析问题的原因、提出解决问题的建议、采取有效的行为解决问题，从而提高组织产品和服务质量。例如，医院门诊就医流程再造项目组、ICU感染控制工作组等，属于问题解决型团队。

（三）自我管理型团队

与问题解决型团队相比，自我管理型团队拥有决策自主权，更利于调动组织成员参与决策过程的积极性，是真正独立自主的团队。该团队不仅解决问题，还执行解决问题的方案，并且对工作结果负责。这类团队通常有1~10人组成。他们的责任范围包括决定工作任务分配、控制工作进度、工作时间安排、工作绩效评估等。有研究表明，实行这种团队形式能够提高员工的工作满意度。

（四）交叉职能型团队

又称超级团队、多功能团队或高绩效团队，由一个组织中不同部门和专业的10~30人组成，涉及组织的多部门、多学科领域。交叉职能团队的核心概念是功能交叉，工作目的是解决组织中涉及面广、任务性质较为复杂的问题。大型医院中多学科交叉疾病治疗中心就属于这种团队，用来解决医疗疑难技术难题或管理问题。医院的神经系统疾病治疗中心就是由神经内科外科医疗、护理、放射、精神、康复及各相关辅助科室等构成的多学科功能交叉的治疗团队，对神经系统疾病的患者进行综合治疗。

（五）虚拟团队

虚拟团队（virtual team）是指通过信息与通信技术将在不同地域的员工连接在一起，以完成共同任务的工作团队。虚拟团队成功的关键因素：挑选合适的人员、建立成员间的相互信任、信息分享和有效运用技术。虚拟团队的特点是具有高度的灵活性与动态性，其主要优势在于能够迅速集合最适合的人员来完成复杂的项目、解决特定的问题。团队成员通过电子邮件、语音信息、远程视频通信系统、因特网及各类软件来完成工作任务。

（六）全球团队

全球团队是由不同国籍的人员组成的跨国界的工作团队。该团队有两种类型：一种是跨文化团队（intercultural team），成员来自不同国家或不同文化背景，成员之间经常碰面，共同探讨工作；另一种是虚拟全球团队，其成员分布在全世界不同地区，工作模式同虚拟团队。

四、护理工作团队

（一）护理工作团队的含义

护理工作团队（work team of nursing）是指两名或以上护理人员按照学历、年资、职称、工作能力等合理搭配组成的一个护理小组，小组成员彼此信任、依赖、相互协作，共同为管理患者提供专业、连续的护理服务，实现为患者提供优质护理服务的目标。

（二）护理团队工作的测量

1. 护理团队工作调查问卷（nursing teamwork survey，NTS）　该问卷由美国密歇根州州立大学护理学院卡利什等开发，问卷包括 5 个维度，分别为形成信任、团队取向、支持、共同心智模型和团队领导。

2. 团队合作态度调查问卷（team-work attitudes questionnaire，T-WAQ）　该问卷包括 5 个维度，分别为团队结构、领导、相互支持、沟通及情景监控。

第二节　团　队　建　设

一、高绩效团队的特征

（一）团队目标明确

明确、可考核的目标为团队成员提供具体的行为指南并确定努力的方向。明确的目标是团队成员努力工作的行为动力，激励成员为团队整体生产水平的提高而奋斗，创造高绩效团队。

（二）优势互补

高绩效团队成员要求能力互补，注重成员在工作能力上互补协作，以提高团队绩效，实现团队目标。高绩效团队组合一般包括技术专家、决策人员、工作策划人员、临床一线人员和人际关系人员等，要求角色分工明确。

（三）团队领导工作有效

高绩效的工作团队必须有一个卓越的领导者指引团队前进。该领导者为团队指明方向，鼓舞士气，承担责任。

（四）团结协作

协作是团队精神的源泉，没有成员间的团结协作，团队就很难具有长期竞争优势。有效工作团队成员具有为实现团队目标而努力的意愿和行为动机，成员主动履行个人承担的职责，并对自己的行为负责。

（五）沟通渠道畅通

团队中开放沟通交流平台是建设有效护理团队的基础条件。团队成员通过畅通的渠道，可以增强成员间的信息交流及团队成员间的相互理解，减少和消除彼此误会，同时也为管理者提供了多种渠道获取信息。

（六）互相信任

成员之间相互信任是有效工作团队的显著特点，每个成员对他人的行为和能力都深信不疑，进而相互合作，共同完成团队目标。

（七）凝聚力强

团队凝聚力强是高绩效工作团队的一个重要特征。衡量一个工作团队凝聚力的强弱程度可以通过团队成员之间相互关系及成员的群体责任感、荣誉感及归属感来评价。

（八）肯定与欣赏

管理者对团队成员在组织中的个人贡献给予高度重视和充分肯定，对调动组织成员的工作热情和创造性具有积极促进作用，使工作团队绩效水平得到不断提高。

（九）团队规模适宜

有效工作团队规模要适宜，一般不能很小也不能很大。有专家建议不超过12人，但具体规模数要以任务的性质要求及成员的能力为依据。团队规模过小会缺乏观点和技能的多样性；团队人数过多会给团队管理增加难度。

二、团队形成的过程

（一）建设高绩效团队的基本原则

1. 领导推动与全员参与相结合原则　建设高绩效团队的愿望是领导者良好意图的重要反映。领导者的意图必须要与团队所有成员的美好愿望结合起来才有群众基础，否则，这种意图就会变得不切实际，无异于空中楼阁。有效的领导者能使团队具有凝聚力，共同为组织的目标努力，同时也能积极地为组织的发展提供创新思路，充分发挥团队的协同效应。"人心齐，泰山移"，只有目标一致，心往一处想，劲往一处使，团队目标的实现才能指日而待。

2. 相对稳定与适度竞争相结合原则　过分的安全感和稳定性对工作的积极性和创造性是一种束缚。如果没有压力，也就失去了动力，因此，在团队内部引入竞争机制是必要的。竞争以激励机制为主，给每一个人施展才华的机会与空间，使他们的自身价值得到实现。但这种竞争应该是积极有序合理的竞争，避免过度和恶性的竞争，因为人人都希望有工作的稳定性。有的单位实行末位淘汰制，可能使员工人人自危，工作积极性受到打击。

3. 满足需要与引导需要相结合原则　美国社会学家霍曼斯认为，个体的某种行为能得到相应的奖赏，他就会重复这种行为，某一种行为获得奖赏越多，重复的频率就越高。人总是期望在达到预期的成绩后能得到适当合理的奖励。如果所有人在工作绩效的问题上有了一个最基本的共识：良好的工作绩效会赢得奖励，员工的积极性就会提高。

奖励不但包括奖金、提升、表扬，还包括看到自己工作的成效，得到同事信任，提高个人威望、实现自我价值等。管理者在满足员工需要的同时，还要运用各种措施来引导员工的需要，使工作团队需要和个人需要保持一致，使积极向上的人生观和价值观扎根于员工的内心深处。

4. 制度化与人性化相结合原则　仅有科学的制度和先进的技术是远远不够的，人性化管理在高绩效的团队中起着十分重要的作用。护士是从事护理事业的主体，医院护理管理者应了解护理人员的特点，尊重与理解护理人员、关心护理人员的生活及各种需求，为护理人员提供公平竞争的机会，促进护理人员的个性发展，满足其自我价值实现的需要，做到人尽其才，提高效率。只有关心护理人员的身心健康，才能更好地调动护理人员的工作积极性，才能发挥护理工作在维护人类健康中的重要作用，促进护理事业的发展。

（二）高绩效团队的发展过程

有效工作团队的任务是实现和维持较高水平的任务绩效和成员满意度，并为未来的发展保持生机。工作团队的建设与发展大致经历组合、摸索、规范、发挥和调整或解散五个阶段，具体内容如下：

1. 组合（forming）阶段　组合阶段是一个工作团队建设的起始阶段，是团队成员定位和适应的时期。本阶段的关键问题是个人身份到团队成员身份的转变，团队中所有成员主要面临的是定位和相互熟悉的任务。本阶段的工作重点是尽快建立团队框架，与团队工作相关的领导与部门建立初步合作关系。本阶段特点是不确定性大，团队成员一般会接受各种权力，对团队职权有一定依赖性。

2. 摸索（exploring）阶段　团队经过一段时间的运行，进入摸索阶段，处于摸索阶段的团队逐步开始暴露一系列问题。本阶段的关键问题是成员间情感冲突以及团队成员间的合作问题。随着团队成员之间的逐渐熟悉，成员开始逐步显露个人的角色意识、个性特点等，由此可能出现成员间对立意向及成员冲突，有时甚至会出现成员对抗团队基本规则的现象。

3. 规范（norming）阶段　随着团队规范的逐步建立，摸索阶段出现的矛盾与不协调能够得到有效解决，由此团队进入规范稳定阶段。本阶段的关键问题是团队成员的相互认同与共同规则的达成。团队成员之间开始逐步理解和认同，形成共识并着手建立共同目标和行为规范，团队成员开始具有团队归属感，参与各种团队活动并表达个人观点和意见，成员间建立起相互信任的密切关系。

4. 发挥（performing）阶段　团队在结构和成员认识上的问题得以解决，团队作为一个整体开始真正运行。本阶段的关键问题是团队建设性目标提升及公开解决团队的难题。团队成员开始把团队建设和维持的精力转向有效利用团队和成员优势来解决问题的任务，团队成员的责任感和使命感逐步增强，成员之间相互协作，并以成熟的方式沟通不同的意见。

5. 调整或解散（adjusting or adjourning）阶段　该阶段是针对一些临时性团队而言。如果上级给予的临时性任务已经完成，该团队就进入调整或解散阶段，如抗洪救灾医疗队。本阶段成员凝聚力强，会为团队的解散而难过。管理者可以采取一些典礼来庆祝任务完成，使团队成员的情绪不至于因为团队解散而消沉。

> **知识链接：如何建设高绩效护理团队**
> 　　对护理团队的管理越有效，团队绩效就会越好。以下是进行高绩效团队管理的建议：
> ✓ 建立工作团队之前，管理者首先明确自己的工作目标。
> ✓ 把团队目标向所有团队成员详细介绍。
> ✓ 说明衡量工作绩效和团队成功的标准。
> ✓ 分配岗位时充分考虑每个成员的优点和弱势。
> ✓ 对团队成员提供合适的培训。
> ✓ 培养和鼓励团队精神。
> ✓ 注重培养团队合作的工作氛围。
> ✓ 加强团队工作进程监控。

三、护理团队建设

（一）护理团队建设的主要内容

1. 提高自身素养　护士长的职责要求其处于核心位置，是基层护理管理工作的核心。因此，护士长的业务知识、管理水平、领导能力都要优于普通护士，不仅要具有良好的品质、素养，还要具有受到下属敬佩和赞誉的个人魅力。因此，护士长需要不断提高自身修养，通过学习充实自己，提高自身的人文素质、业务素质、内在素质。护士长要具有团队精神及良好的人际交流技能，善于听取护士的意见，注重运用非权力性影响力，形成良好的群体氛围，实现管理目标。

2. 搭建护士能力发挥的舞台

（1）为团队成员搭建能力发挥的舞台：作为护士长，在管理工作中应善于授权。当护理管理者给予其成员更多的工作自主权、鼓励她们参与组织管理并充分信任她们时，她们会感到被重视，工作积极性也会增强，从而提高其工作满意度。因此，护理管理者要善于使用授权技巧，这样既可以使自己从繁杂的事务中解脱出来，从而有效地从事管理工作，又可提高护理人员的工作满意度，产生双赢的效果，从而提高护理工作的整体质量。

（2）建立让团队成员施展才华的支持性系统：一是团队领导的智力支持，即指导，团队领导必须能站在比成员更高的高度，对任务的执行提供纲领与方向，并在执行的过程中及时发现问题，指导团队成员解决问题；二是信息支持，现代社会是信息的社会，谁掌握的信息多，谁将掌握竞争的主动权。

3. 确立团队的共同目标，引导护士关注并努力实现团队目标　团队目标是团队成员奋斗的方向。护理团队的共同目标要以团队的整体利益为前提，其目的是更好地为患者服务，防范差错事故，提高护理质量，以获取最大的经济效益和社会效益。作为护士长，应采取有效的策略，将制订的目标渗透到每名护士的心中，要求人人对照目标不断自我检查和提高，并让所有护士意识到只有共同努力才能实现预期目标，充分调动其积极性和创造性，实现整个护理团队效率最大化。

4. 营造团队氛围，培养团队精神

（1）培养护士的团体情感是凝聚团体成员的无形纽带：护士之间的情感直接影响团体情感，可定期组织开展丰富多样的集体活动，以融洽护士之间的关系，密切护士之间的情感，让护士了解团队的作用，熟悉团队文化，激发和增强护士的团队意识，使护士为团队而骄傲，对团队的发展充满信心，从而提高护士对团队的认同感和自豪感。

（2）鼓励护士参与团体事务：员工的参与能鼓励员工对组织的成功做出更多的承诺与奉献。护理管理者要鼓励护士通过各种途径积极参与团体事务，使每个护士对团体的决策都有充分的发言权，增强他们的责任感和对团体的认同感和归属感。

（3）加强成员之间的沟通，增加彼此之间的信任感：有效的沟通才能增进成员间的相互了解和信任，这是团队成员之间团结协作的前提与基础。护理管理者可利用每日晨会、每日护理工作查房、每周督导及每月一次的质量讲评会等形式加强与护士的交流，将上级的指示、自己的意图及观点向护士解释清楚，同时鼓励护士表达自己的建议、意见及想法，以便营造一种良好的沟通氛围，增强管理者与护士、护士与护士间的相互了解和信任。

5. 加强团队协作，强化团队的向心力和控制力　团队必须通过协作，培养一种协作观念，才能使团队拧成一股绳，向着既定的目标前进。团队的密切协作对于一个团队的成功至关重要。团队只有协调与合作，行动才能一致。例如，在团队目标上出现分歧引发冲突时，护理管理者应促进不同意见的交流、谈判、协商，最后达成一致目标。

（二）护理团队建设的发展趋势

1. 护理文化建设越来越受到重视　医院是树，文化是根，医院必须塑造出适合自身生存和发展的文化，并用这种文化来促进医院的管理和发展。由于护理人员在医务人员中所占比例最大、分布最广，与患者、家属及其他医务人员接触最频繁、最密切，护理文化必然影响医院的文化建设，在一定意义上讲文化是无形的，但先进的文化一旦注入管理系统，就会给医院带来良好的社会效益和经济效益。

2. 组建学习型护理团队　医院的发展与高质量的医疗水平关键在人才，未来组织的竞争是人才的竞争、知识的竞争，但归根到底是学习的竞争。因此，未来护理团队建设将朝着学习型、知识型方向发展。社会在发展，知识在更新，护理团队成员应通过学习，努力改善心智模式，转变观念，提高认知能力；其次，建立团队的共同愿景，有共同的追求目标；再次，实现自我开发、自我超越，唯有个人不断提高，进而实现团队和组织的飞跃。

思 考 题

1. 高绩效团队的特征有哪些?
2. 如何建设高绩效护理团队?

（许丽娟）

人力资源管理篇

第十章 人力资源管理

　　人力资源管理是近 20 年来管理学科中迅速发展的一个领域，人的素质决定了质量和效率，人力资源的有效开发和合理利用对经济发展起着决定作用。对组织来讲，人才是组织的核心竞争力。作为医院管理者，采用何种方式吸引人才、培养人才、留住人才并合理地使用人才成为医院发展的关键问题，人力资源管理与开发成为医院可持续发展的重要保证。

第一节 人力资源管理概述

一、人力资源与人力资源管理内涵

　　人力资源（human resource，HR）是一个宏观的、概括性的范畴，可以从广义和狭义两个角度来理解。广义的人力资源又称为劳动力资源，泛指现在和未来一切可能成为生产力，并且能够推动整个经济和社会发展的、在一定范围内所拥有的智力劳动和体力劳动能力者的总称。狭义的人力资源仅指已经作为生产要素投入到社会经济生活中的劳动人口。人力资源包括了数量和质量两个方面，人力资源的数量是人力资源的外在要素，是指具有劳动能力的人口数量，是生产发展的先决条件；人力资源的质量是人力资源的内在要素，是人力资源所具有的体质、知识和技能水平，以及心理素质、道德水平等，是组织核心竞争力的基础。人力资源是一切资源中最宝贵的资源，是第一资源。

人力资源管理（human resource management，HRM）是指组织为了实现既定目标，运用现代管理方法和手段，对人力资源的获取、开发、利用和保持等方面进行有效管理，从而实现个人、企业和社会的最大利益。人力资源管理包括两个主要内容：一是吸引、开发和保持一个高素质的员工队伍，二是通过高素质的员工实现组织使命和目标。人力资源是组织中最有创造力、最有价值的资本，因此，人力资源管理是组织竞争和发展的关键。

二、人力资源管理的功能及作用

人力资源管理围绕着人，主要关心人本身、人与人的关系、人与工作的关系、人与环境的关系、人与组织的关系等，其核心是认识并尊重人性，强调"以人为本"。现代人力资源管理过程就是人力资源的获取、整合、激励、开发及维持的过程。

（一）人力资源管理的功能

1. 获取与整合功能 根据组织目标，组织的工作要求及人数等条件，进行规划、招聘、测试、选拔与考核，为组织获取最适合组织需要的成员。通过合理的人员管理，如进行组织文化、价值观和技能的培训，对已有员工进行有效整合，从而达到动态优化配置的目的，实现人力资源管理的精干和高效，取得最大的使用价值。人力资源的获取和整合是基础，为人力资源其他功能的实现提供了条件。

2. 激励功能 通过一系列薪酬、考核、晋升等管理措施，为员工创造安全、健康的工作环境，充分调动并保持广大员工的积极性和创造性，让员工在现有工作岗位上创造出优良的绩效。激励功能是人力资源管理的核心，是其他功能发挥作用的最终目的。

3. 开发功能 通过组织内部一系列管理活动，提高员工素质和整体效能，并掌握当前与未来工作需求的知识和技能。人力资源管理的最终目标是个人与组织的发展，开发功能是人力资源管理的手段，只有让员工掌握相应的工作技能，激励功能的实现才能具备客观条件。

4. 维持功能 让已加入组织的员工继续留在组织，维持功能是人力资源的保障，只有将获取的人员继续留在组织中，激励的功能才会有稳定的对象，作用才能持久。

（二）人力资源管理的作用

人力资源管理是以人力资源为中心，研究如何实现组织资源的合理配置。它冲破了传统的劳动人事管理的约束，不再把人看作是一种技术要素，而是把人看作是具有内在的建设性潜力因素，是决定组织生存与发展、始终充满生机与活力的特殊资源。

1. 人力资源管理是制胜的法宝 人力资源管理可以帮助组织实现其主要的战略目标，降低创造价值所需的成本。从战略的角度来讲，人力资源是组织的一种长期财富，其价值在于创造组织与众不同的竞争优势。

2. 人力资源管理是获取核心竞争力的源泉 竞争优势不仅在于成为成本的领先者或差别化的产品或服务，更重要的在于能够开发组织的特殊技能或核心能力。要拥有这样的能力，就意味着组织必须依赖有学习和创新能力的员工，因为他们身上具有一种适应环境发展要求的能动特性。因此，可以说组织核心竞争力和竞争优势的根基在于组织人力资源管理过程中的人力开发。

3. 人力资源管理是形成凝聚力和建立内部品牌优势的关键 组织的发展需要人力资源软硬功能的支撑。实际上，硬功能，如招聘、培训、报酬、奖惩、晋升等，每个组织都充分重视，因为它们是组织正常运转的必要条件。而人力资源管理的软功能，如沟通、协调等，常被某些组织领导所忽视。实际上人力资源管理是组织正常运转的"润滑剂"，良好的职能运作能使组织获得最宝贵的东西，即内聚力和向心力，这种软的功能产生的结果促进硬的生产力和组织利润的提高。

三、人力资源管理的基本职能

人力资源管理为了实现组织的战略目标，需要通过人力资源管理部门与职能部门及其他相关部门共同完成。人力资源管理职能是指人力资源管理者在人员管理方面需要共同承担的责任和任务，其中人力资源管理者承担着主要的工作，其基本职能如下：

（一）工作分析与设计

对组织中的各工作岗位进行分析，确定每项工作与岗位的性质及对员工的具体要求，包括技术种类与范围，学习与工作经历，身体素质要求，工作责任、权利与义务等。这种具体要求形成书面材料就是工作岗位职责说明书，不仅是招聘的依据，也是对员工进行绩效评价、培训、调配与晋升的依据。组织要结合自身情况、员工及工作的要求，为员工设计激励性的工作。工作分析是收集、分析和整理关于工作信息的一个系统性程序，工作分析的信息被用来规划和协调人力资源活动。例如，员工的选拔标准、制订培训方案、确定绩效评估标准、确定薪酬水平等。

（二）人力资源规划

人力资源规划应根据人力资源管理部门和各职能部门发展的总体战略目标与规划，评估组织人力资源现状及发展趋势，收集并分析人力资源供给与需求状况，利用科学的方法准确预测人力资源供给与需求的趋势，制订和规划人力资源招聘、调配、培训、开发及发展等方面的政策和措施，确保组织需要岗位上的人力资源，使组织和员工个体得到长期的利益。人力资源规划将帮助组织明确岗位需要人员及应具备的资格。

（三）人力资源成本核算

人力资源管理部门应与财务部门等相关职能部门合作，建立人力资源核算体系，开展人力资源成本与效益核算，以完善人力资源管理，并为决策部门提供准确量化的依据。

（四）人力资源招聘与录用

根据组织内岗位设置的需要，以工作岗位职责说明书为标准，采用多种方法和手段，如刊登广告、举办人才交流会、到职业介绍所登记、接受推荐等从组织内外吸引应聘者。招聘活动的目的在于迅速、合法和有效地找到组织需要的合适求职者。招聘活动的关键点是寻求足够数量具备岗位任职资格的申请人，使组织在人员的选择上具有更大自主性，保证组织人员的质量。在招聘活动过程中，需要严格审查，从应聘者中选出合适数量的候选人，再经过科学的方法和手段，如面试、笔试、评价中心、情景模拟等方法进行筛选，确定最后录用人选。

（五）劳资关系

员工一旦被聘用，就与组织形成了一种雇佣与被雇佣、相互依存的劳资关系，为保护双方的合法权益，需要对员工的工资福利、工作条件与工作环境等事宜达成协议，并签订劳动合同。

（六）人力编配

人力编配是指对人员进行恰当有效的选择，科学合理分配人力，使人员与服务活动匹配的过程。人员编制是否合理，比例是否合适，直接影响到工作效率、工作质量、服务水平和成本消耗，甚至影响到人员的流动和流失率，因此，人力资源配置是人力资源管理的重要环节。

（七）培训与发展

培训与发展是人力资源管理的重要工作内容。目的是帮助员工在工作岗位上完成目前或将来的学习和工作，这对其保持理想的职业水平、高效率完成工作任务、促进个人职业的全面发展和自我实现具有积极的现实意义。具体形式包括岗前教育、在职培训和职业发展等。

岗前教育的目的是帮助新员工更快、更好地了解和适应组织、接受组织文化。岗前教育的内容主要包括组织的历史发展和未来规划、职业道德与组织纪律要求、岗位职责与要求、权益与工资福利状况等。

对于进入工作状况的员工还需开展针对性的岗位技能培训，以提高在职员工的工作能力和技能，改进组织的绩效。对管理人员，特别是对即将晋升者还需进一步加强培训和教育，促使其尽快掌握在更高职位上工作的管理知识与技能。

（八）工作绩效评价

绩效评价是对员工的工作表现及工作态度等进行量化评价，并给予处理的过程。评价形式可以是自我总结式、他人评价式或综合评价。其目的是帮助员工做好今后的工作，使个人和部门工作得到不断完善和持续改进，以提高个人和部门的整体效益。绩效评价结果可以为组织和部门管理人员对员工的奖惩、培训、调整、晋升、离退、解雇等人事决策提供重要依据。

（九）薪酬管理及劳动保护

薪酬包括工资、福利和奖金。制定科学合理、具有吸引力的薪酬制度直接关系到员工队伍的稳定。人力资源管理部门要从员工的资历、职级、岗位、工作表现和工作成绩等方面综合考虑确定工资和奖金的分配措施。此外，采取有效措施为员工提供健康、安全的工作环境，按照国家劳动政策提供相应的医疗保险、养老保险、劳动保护和福利也是人力资源管理的内容。

（十）职业生涯管理

为组织保留优秀员工是人力资源管理的重要环节之一。人力资源管理部门与管理人员要分析人力资源现状，有效利用人力资源，关心员工个人发展的同时，帮助制订与组织发展计划相一致的个人发展计划，为员工提供个人发展空间，充分发挥员工职业成长的主观能动性，并及时进行监督和考察，鼓励员工不断成长，使其职业潜力达到最大化发展，创建稳定高素质的员工队伍。在这一过程中可使员工产生归属感，激发其工作积极性、主动性和创造性，进而提高组织效益，促进组织的发展。

人力资源管理是一个系统管理工具，并不是一个单一的模块操作，每个模块都很重要。通过人力资源管理这个系统工程，可以激发员工的潜力，提高企业的工作效率，满足员工各层次的需要，如工资、工作环境、发展前景等。最终通过使用人力资源管理这个有效工具达到双赢。

第二节　战略性人力资源管理

20世纪80年代以来，人力资源管理理论不断成熟，并在实践中得到进一步发展，各国学者努力将其与战略规划整合在一起，进而提出了战略性人力资源管理理论，这标志着现代人力资源管理发展到了一个新阶段。在这一阶段，人力资源成为企业的战略性资源，人力资源管理上升到事关企业发展的战略性地位。同时，人力资源管理部门的角色开始向企业管理的战略合作伙伴转变，人力资源管理者的角色也在向战略规划者转变。

一、战略性人力资源管理的内涵

战略性人力资源管理（strategic human resource management，SHRM）从出现至今仅有30多年的历史，然而，就在这样一个短暂的时期内，关于战略性人力资源管理的研究却蓬勃发展。综合各国研究者对其内涵的界定，我们认为，战略性人力资源管理就是以组织战略为导向，通过动态协同人力资源管理的各项职能活动，确保组织获取持续竞争优势，并达成组织目标的过程。

战略性人力资源管理有别于传统人力资源管理所扮演的职能性角色，它是以战略为导向，探讨人力资源管理与组织战略的互动关系，将人力资源管理的各项活动与组织战略紧密结合，从而提升组织人力资源管理的地位，协助组织获取竞争优势，达成组织目标。

二、战略性人力资源管理的规划、工具与步骤

（一）战略性人力资源管理的规划

战略性人力资源管理的规划可以从广义和狭义两个角度来理解。广义的战略性人力资源管理的规划是指根据组织的发展战略、目标及组织内外环境的变化，科学地预测、分析组织的人力资源需求和供给状况，评估环境对组织的要求，以及为完成这些任务，满足这些要求而制定必要的管理政策和措施，以确保组织在需要的时间和职位上获得所需的人力资源的过程。狭义的战略性人力资源管理的规划是指组织在某个时期内对人员需求、供给情况做出预测，并据此储备或减少相应的人力资源，以实现人力资源的供需平衡。

战略性人力资源管理的规划是一个系统工程，它是建立在组织战略规划的基础上，紧紧围绕战略目标的实现，提供组织在人力资源方面需要准备的一系列工作。因此，战略性人力资源管理的规划必须具有预见性和前瞻性。

战略性人力资源管理规划根据时间长短，可分为长期规划、中期规划、年度规划和短期规划四种。长期规划适用于大型组织，往往是5～10年的规划；中期规划适用于大中型企业，一般是2～5年的规划；年度规划适用于所有的组织，每年制订一次，通常是组织年度发展规划的一部分；短期规划适用于短期内组织人力资源变动加剧的情况，是一种应急计划。

（二）战略性人力资源管理的工具

为了更好地进行战略性人力资源管理，理论界和实业界开发了大量的工具，其中平衡记分卡（BSC）方法和关键绩效指标（KPI）方法应用最为广泛。

1. 平衡记分卡（balanced score cards，BSC）　平衡记分卡是20世纪90年代全球最著名的战略管理会计专家卡普兰和诺顿研究开发的战略性人力资源管理的新工具，一般适用于组织及其所属业务单元的战略性人力资源管理，尤其在绩效管理（performance management）中应用广泛。平衡计分卡从财务、客户、内部经营过程、学习和成长四个视角审查组织，并就这四个方面内容的关键因素建立目标和指标，这些目标和指标间又通过因果关系、财务结果、业绩驱动等紧密结合在一起，指引全体部门、员工共同朝组织争取未来竞争优势的方向努力。由于平衡计分卡同时强调非财务指标和长远性指标，强调绩效目标与战略和经营活动的联系，因此被称为"平衡记分卡战略性人力资源管理工具"。

平衡计分卡的指标体系不但具有很强的操作指导意义，同时存在深层的内在关系：学习与成长解决组织长期生命力的问题，是提高组织内部战略管理的素质与能力的基础；组织通过管理能力的提高为服务对象提供更大的价值，服务对象的满意带来组织良好的财务效益。

平衡计分卡在应用时一般应具备以下三个前提条件：一是组织的战略必须清晰明确，而且能够被层层分解，还要能与组织内的部门、工作组、个人的目标达成一致，其中个人利益能够服从组织的整体利益。二是组织内部与实施平衡计分卡相配套的其他制度是健全的，包括财务核算体系的运作、内部信息平台的建设、岗位权责的划分、业务流程管理及与绩效考核相配套的人力资源管理的其他环节等。三是充分而有效率的沟通。组织领导者应该与员工充分沟通，让他们理解组织的战略和组织希望他们怎样去表现，从而达到组织的目标。因此，平衡计分卡虽然是一个有效战略性人力资源管理方法，但不适用于追求短期利润和削减成本的组织，而更适用于追求组织核心竞争力的建

立及持续增长的组织。

建立平衡计分卡指标体系是一个对组织发展目标分解的过程，在层层分解的过程中，抓住关键的平衡计分卡指标往往是最重要的。哪些指标是关键的，往往需要根据组织的发展阶段、组织的类型、组织内部的文化等因素进行选取，并且在推行之前，组织领导人必须做好与下属业务单元的全面沟通方能达到预期的效果，不会偏离目标和初衷。一份典型的平衡记分卡需要 5～6 个月去执行，另外再需几个月去调整结构，使其规则化，从而总的开发时间经常要一年或更长的时间。

2. 关键绩效指标（key performance indicator，KPI）**方法**　关键绩效指标方法是用于沟通和评估被评价者绩效的定量化或行为化的标准体系。定量化和行为化是关键绩效指标的两个基本特征。KPI 的建立要点在于流程性、计划性和系统性。KPI 包括组织级 KPI、部门级 KPI 和每个岗位的业绩指标，具体制订过程包括以下 5 个步骤：①明确组织的战略目标。先找出组织的工作重点，也就是组织价值评估的重点。再找出这些关键业务领域的 KPI，即组织级 KPI。②各部门的主管依据组织级 KPI 建立部门级 KPI，并对相应部门的 KPI 进行分解，确定相关的要素目标，分析绩效驱动因素（技术、组织、人），确定实现目标的工作流程，分解出各部门级的 KPI，以便确定评价指标体系。③各部门的主管和部门 KPI 人员对其进一步细分，分解为更细的 KPI 及各职位的业绩衡量指标。这些业绩衡量指标就是员工考核的要素和依据。这种对 KPI 体系的建立和测评过程本身就是统一全体员工朝着组织战略目标努力的过程，也必将对各部门管理者的绩效管理工作起到很大的促进作用。④设定 KPI 评价标准。例如，在每个指标上分别应该达到什么样的水平，解决"被评价者怎样做，做多少"的问题。⑤对 KPI 进行审核。审核是为了确保这些 KPI 能够全面、客观地反映被评价对象的绩效，且易于操作。例如，多个评价者对同一个绩效指标进行评价，结果能否取得一致？这些指标总和是否可以解释被评估者 80%以上的工作目标？

绩效管理是管理双方就目标及如何实现目标达成共识的过程，也是激励员工成功地达到目标的管理方法。管理者给下属订立工作目标的依据来自部门的 KPI，部门的 KPI 来自上级部门的 KPI，上级部门的 KPI 来自组织级 KPI。只有这样才能保证每个职位都是按照组织要求的方向去努力。

（三）战略性人力资源管理的步骤

战略性人力资源管理的规划为了达到预期的目的，应该按照一定的程序进行，一般包括准备阶段、预测阶段、实施阶段和评估阶段 4 个步骤。

1. 准备阶段　信息资料是制订战略性人力资源管理的规划的重要依据。因此，本阶段的工作主要是收集和调查战略性人力资源管理的规划所需要的各种信息材料，为后续阶段做实务方法和工具的准备。这些信息资料主要包括以下三方面内容：

（1）组织战略：由于战略性人力资源管理的规划必须与组织的经营战略保持一致，要为组织的整体战略服务，因此，搞清楚组织的战略是制订战略性人力资源管理规划的前提。组织的经营战略包括组织使命与战略目标、经营领域、竞争优势、战略选择及战略重点等。这些因素的不同组合会对战略性人力资源管理的规划提出不同的要求。因此，收集并深入研究与组织战略相关的信息是制订规划的重要前提。

（2）组织外部环境：组织的战略性人力资源管理的规划必然会受到组织外部环境的制约。这些因素包括相关的政治、法律、经济、文化、人口、教育等，劳动力市场的供求状况，劳动力的择业期望、竞争对手的人力资源管理政策等。随着知识经济时代的到来，市场变化越来越迅速，产品生命周期越来越短，消费者的偏好日趋多元化，导致组织面临的外部环境越来越难以预测，这对人力资源管理规划提出了更高的要求。因此，对组织外部环境进行细致、深入的分析是提高战略性人力资源管理的规划质量的重要环节。

（3）现有人力资源的信息：现有人力资源的信息是对组织现有人力资源的数量、质量、结构和潜力等进行的"盘点"。"盘点"的信息应当包括现有人力资源的数量、素质结构、使用状况、发展潜力及流动比率等。只有及时准确地掌握组织现有人力资源的状况，战略性人力资源管理规划才有意义。因此，需要借助完善的人力资源信息系统，以便及时更新、修正和提供相关的信息。

2. 预测阶段　在收集和研究了相关信息之后，就要选择合适的预测方法，对人力资源的需求和供给进行预测。预测的目的，是要掌握组织对各类人力资源的在数量和质量上的需求，以及能满足需求的组织内外部人力资源供给情况，得出人力资源的净需求数据。在进行供给预测时，内部供给预测是重点，外部供给预测应侧重于关键人员。人力资源需求和供给预测具有较强的技术性，是战略性人力资源规划中最为关键的部分，也是难度最大的部分，直接决定了规划的成败。只有准确地预测出需求和供给，才能采取有效的措施进行平衡。

3. 实施阶段　在供给和需求预测出来后，就要根据两者之间的比较结果，通过战略性人力资源的总体规划和业务规划，制订并实施平衡供需的措施，使组织对人力资源的需求得到正常的满足。人力资源的供需达到平衡，是战略性人力资源规划的最终目的，进行供给和需求的预测就是为了达到这一目的。

在制订相关措施时要注意，应当使人力资源的总体规划、业务规划和组织的其他计划相互协调，只有这样，制订的措施才能够得以有效实施。

4. 评估阶段　战略性人力资源规划实施结束后，应该对战略性人力资源规划进行综合评估，这是整个规划过程的最后一步。由于预测不可能做到完全准确，因此战略性人力资源规划也不是一成不变的，它是一个开放的动态系统。即战略性人力资源规划是一次性规划，分期流动实行，并要根据实际状况，经常性地进行调整和动态评估与反馈。组织可以广泛听取管理人员和员工对人力资源规划的意见，充分调动广大管理人员和员工参与人力资源规划的积极性。在发达国家的大中型组织中，战略性人力资源规划的评估工作通常是由人力资源管理委员会完成的。该委员会一般由一位副总裁、人力资源部经理及若干专家和员工代表组成。委员会的职责是定期评估各项人力资源政策的执行情况，并对相关目标和政策的修订提出修改意见，交董事会审批，这一做法值得我国组织借鉴。

三、护理人才管理

越来越多的组织管理者意识到，人力资源已经成为组织的"第一资源"。而人才是第一资源中最有价值的部分，这些具备关键职业技能、位于关键职能岗位、掌握关键资源的核心人才，成为组织价值的主要创造者。因此，人才管理成为人力资源管理工作的重中之重。

（一）人才管理的内涵

人才管理是指对影响人才发挥作用的内在因素和外在因素进行计划、组织、协调和控制的一系列活动。广义的人才管理包括人才的预测、规划、选拔、任用、考核、奖惩、流动等。狭义的人才管理只包括考核、奖惩、流动等。人才管理的目的是创造良好的外部条件，调动人才的内在因素，最大限度地发挥人的才能，充分开发人才的潜在能力，力求使"人尽其才，才尽其用"。人才管理是人才效能、人才实力的重要影响因素，是人才开发的必要条件。人才管理的重点在于创造人才发展的优良环境，不但使人才的素质、能力提高，更要有利于其才能的发挥。因而，人才管理是一项综合性的活动，也是一种高层次的活动。

（二）护理人才管理的措施

人才的突出特点是期望所在的组织能够不断发展，具有广阔的发展前景，借以施展个人的才能，实现自我价值。护理人才管理的目的是满足护理人才自我价值的实现，同时建立稳定的人才队伍策略，以降低人才流失的速度。具体措施包括以下5个方面：

1. 护理管理者应构建吸引并留住护理人才的组织文化　组织文化的核心是组织价值观，其中心是要"以人为本"，关注人、理解人、尊重人，才能使组织成员获得认同感和归属感。随着以生物—心理—社会医学模式为指导思想的整体护理模式的发展，新的护理文化理论也应运而生。护理文化实际上是由全体护理人员在护理活动过程中所形成的共同理想、信念追求、思想情操、道德规范、价值标准和行为取向等的一种精神风貌或护理风气。护理文化的提升，进一步拓展了护理工作的范畴和深度，使全体护理人员充分调动热爱护理事业的情感和自觉的工作热情，促进护理事业的蓬勃发展。

构建护理文化的措施：①创建护理文化环境，培育群体文化氛围；②寻找护理文化载体，培育护理文化修养；③注重职业道德规范，培植丰润文化沃土；④发展多元文化护理，满足服务对象需求。

护理组织文化建立后，对组织文化实行目标管理，其步骤包括：①确定当前组织文化的宗旨、目标；②分析环境；③发现机会和威胁；④分析组织的资源；⑤识别优势和劣势；⑥重新评价组织文化的宗旨和目标；⑦制订战略；⑧实施战略；⑨评价结果。

总之，护理管理者要认识到人力资源在未来的价值，要有爱才之心、识才之眼、求才之渴，用人之能、容人之量、护才之魂、育才之责，营造人才队伍建设的良好环境。

2. 护理管理者应建立薪酬体系为主的激励机制　薪酬是大多数人在社会中赖以生存的主要经济来源，也常常是人才流动的直接原因。薪酬水平（compensation level）体现人才的劳动价值和个人价值，护理人员同其他人员一样，关心与重视自己的薪酬，薪酬体系（compensation system）是否公平、合理，不仅直接影响护理人员的生活质量，同时影响其自身的积极性，影响自身价值的体现，进而影响组织的工作质量与效率。因此，如何有效地利用薪酬杠杆的作用，在组织经济能力许可的前提下，调动护理人员的积极性，留住优秀护理人才，是护理管理者不断探索与改革的问题。在薪酬的组成中不仅要重视物质的报酬如工资、奖金等，更要重视精神的报酬如胜任感、成就感、认同感。为人才提供有竞争力的薪酬，才能使他们感到自己的价值得到组织的承认，珍惜这份工作，竭尽全力，把自己的才能全部贡献给组织。

3. 护理管理者应建立完善的绩效考核制度体系　护理绩效管理是护理管理者与护士之间在目标与如何实现目标上达成共识的过程，是促进护士进行改善，帮助护士成功达到目标并取得优异业绩的管理方法。其目的是在绩效目标明确的情况下，护理管理者通过绩效评价结果，及时发现问题并采取有针对性的措施进行改进，同时评估护理人员对现任职位的胜任程度及其发展潜力，为正确识别和使用护理人才提供客观依据。一个有效的绩效管理系统一般包括制订绩效计划、实施绩效评价、提供绩效反馈、指导绩效改进和动态持续绩效沟通5个环节组成。绩效考核是绩效管理的重要手段，是对护理人员业绩的评定与认可，考核结果是管理者执行奖惩的重要依据，建立完善的绩效考核制度体系，将护理人员的聘用、职务升降、培训发展、劳动薪酬相结合，使激励机制得到充分运用，有利于护理队伍的健康发展，也有利于护理人员建立不断自我激励的心理模式。

4. 护理管理者应挖掘人才潜能，制订护理人员职业生涯发展规划　职业生涯规划（career planning）是指个人和组织相结合，在主客观条件基础上，对个人兴趣、爱好、能力、特长、经历及不足等方面进行综合分析与权衡，结合时代特点，根据自己的职业倾向，确定最佳的职业奋斗目标，并为实现目标做出行之有效的安排。在护理人员的职业生涯发展规划中，组织和护理管理者通过合理引导，使护理人员的职业目标和发展计划与组织或护理岗位需求结合起来，利于双方的共同发展。良好的护理职业规划不仅能激发护理人员的工作热情，开发护士的工作潜能，还有利于吸引和留住优秀护理人才，提高护理队伍的整体素质。制订护理人员职业生涯发展规划应从以下3个方面考虑：①个体结合自身价值、理想、成就动机、目标取向等因素考虑希望从哪一条途径发展。②个体结合自身性格、特长、学历、经历等要素考虑适合从哪条途径发展。③个体结合自身所处的环境，确定自己的机会取向，考虑能够从哪条途径发展。护理人员职业生涯发展规划包括自我评估、环境分析、职业发展途径选择、设置个人职业生涯目标、行动计划与措施、评估与调整6项活动。

5. 护理管理者应以人为本，实施情感管理　健康的竞争机制和用人机制都是极其重要的留人手段。事实上，和谐的环境、融洽的人际、舒心的工作、自我满足和价值的体现，也可以抵抗许多外界的诱惑。有效沟通是情感管理的基础。管理的一大误区是：忽视了员工之间的沟通。据分析，人类除了睡觉之外，70%的时间都用在人际沟通。离职者中几乎有一半的人都称"沟通不好"。沟通可以形成一个健全、迅速、有效的信息传递系统，可以使组织内部的各个成员做到在适当的时候，用适当的方法传递给适当的人。这就直接为组织广纳贤言、听取正确意见及更好地做出决策提供了可能或基础。护理管理者应当尊重护理人才，强调护理人才的主体性、关心护理人才的自我实现，注重发挥人才的作用，让每个护理成员都关心组织、参与组织的管理决策，从而保证决策在集思广益的基础上进行，提高护理人才的工作满意度。

【案例 10-2】 **A 医院护士的动力源泉**

A 医院的护理部十分重视与护士的沟通。为了创造良好的沟通环境，护理部会定期询问护士的需求，如工作的意义、工作中成功的因素、自己的定位等。根据护士的回答，护理部会帮助他们制订职业生涯发展规划。

护理部制订了以岗位为核心的量化绩效考核系统，护士薪酬结构是由两部分组成：其一是保障性薪酬，跟护士的业绩关系不大，只跟岗位和工作天数有关；其二是薪酬跟工作业绩紧密挂钩，如患者满意度、护理患者数量和难度等。对护士基本没有惩罚的方式，全是激励，工作做得好就在薪金上体现。对不良事件的处理奉行"查找系统问题，无惩罚"的理念，而奖金的涨幅也是有严格的标准，对护士获得的表扬、撰写论文、参与持续质量改进项目等通过荣誉积分来体现。护理部设立人才荣誉奖和合理化建议奖等。

三年来，A 医院的护士技术操作及专业知识考核合格率由 76%上升到 95%；患者对护理工作的满意度由 80%上升到 97%，护士对护理工作满意度由 72%上升到 92%。

问题：

1. 该案例中针对不良事件的处理，护理部采取了什么观点？
2. 结合本案例谈谈护理部领导应如何根据护士需求采取相应的激励措施。

思 考 题

1. 试述人力资源管理的功能及作用。
2. 试述人力资源管理的基本职能。
3. 试述战略性人力资源管理的规划及步骤。
4. 试述人才管理的瓶颈及解决方案。
5. 试述护理人才管理的措施。

(王 雪)

第十一章 人力资源规划与招募

　　从管理职能角度看，规划实质上是一种计划，它是基于过去与现在，预测未来，解决未来问题。"战略"是从宏观层面把握事物发展趋势、本质特征的一种预测性分析与观点，更多地表现出一种思想。它强调的是整体性、长远性、全局性、思想性，是人在行动前的一种"基本的谋划"。"规划"是"战略"的一种实施方案与实施方法，是贯彻"战略意图"比较具体的、可行的行动措施。它更多地表现为一种方案，强调的是计划性、操作性和可行性等。人力资源战略是制订人力资源规划的前提和基础，人力资源规划是人力资源战略的延伸和具体实施。缺乏"战略"的人力资源规划会失去规划的方向与规划的目标。缺乏"规划"的人力资源战略只能变成空谈式的观点，就会束之高阁，难以落地。

第一节　人力资源规划

　　人力资源规划是人力资源开发与管理过程的初始环节，是人力资源开发与管理各项活动的起点。搞好人力资源规划对于人力资源整体管理，取得人力资源效益和组织的多种效益，都具有重要作用。

一、人力资源规划的内涵

（一）人力资源规划的概念

　　人力资源规划又称人力规划（manpower planning）、人力资源计划（human resources planning）、人员计划（personnel planning），对于人力资源规划概念的理解，具有广义和狭义之分。

广义的人力资源规划是指根据组织的发展战略、目标及组织内外环境的变化，预测未来的组织任务和环境对组织的要求，以及为完成这些任务、满足这些要求而提供人力资源的过程。它强调人力资源对组织战略目标的支撑作用，可分为组织的人力资源目标规划、组织变革与组织发展规划、人力资源管理制度变革与调整规划、人力资源开发规划、人力资源供给与需求平衡计划、劳动生产率发展计划、人事调配晋升计划、员工绩效考评与职业生涯规划、员工薪酬福利保险与激励计划、定编定岗定员与劳动定额计划等组成。

狭义的人力资源规划是广义的人力资源规划的一部分，专指组织的人员供求规划，即根据组织未来的人力资源需求和供给分析，找到供求之间的差距或矛盾，从而帮助组织制订在未来平衡人力资源供求关系的各种相关计划。简单地说，狭义的人力资源规划是人力资源供需预测，并使之平衡的过程。我们可以把它看作组织对各类人员的补充计划。

（二）人力资源规划的内容

人力资源规划的内容，也就是它的最终结果，主要包括两个方面。

1. 人力资源总体规划　它是指对计划期内人力资源规划结果的总体描述，包括预测的需求和供给分别是多少，做出这些预测的依据是什么，供给和需求的比较结果是什么，组织平衡供需的指导原则和总体政策是什么等。在总体规划中，最主要的内容就是供给和需求的比较结果，也可以称为净需求，进行人力资源规划的目的就是得出这一结果。

2. 人力资源业务规划　人力资源业务规划是总体规划的分解和具体，它包括人员补充计划、人员配置计划、人员接替和提升计划、人员培训开发计划、工资激励计划、员工关系计划和退休解聘计划等内容。这些业务计划的每一项都应当制订出自己的目标、任务和实施步骤，它们的有效实施是总体规划得以实现的重要保证，人力资源业务规划的内容，见表 11-1。

表 11-1　人力资源业务规划

规划名称	目标	政策	预算
人员补充计划	类型、数量、层次对人员素质结构的改善	人员的资格标准、人员的来源范围、人员的起点待遇	招聘选拔费用
人员配置计划	部门编制、人力资源结构优化、职位匹配、职位轮换	任职条件、职位轮换的范围和时间	按规模、类别和人员状况决定薪酬预算
人员接替和提升计划	后备人员数量保持、人员结构的改善	选拔标准、提升比例、未提升人员的安置	职位变动引起的工资变动
人员培训开发计划	培训的数量和类型、提供内部的供给、提高工作效率	培训计划的安排、培训时间和效果的保证	培训开发的总成本
工资激励计划	劳动供给增加、士气提高、绩效改善	工资政策、激励政策、激励方式	增加工资、奖金的数额
员工关系计划	提高工作效率、员工关系改善、离职率降低	民主管理、加强沟通	法律公诉费用
退休解聘计划	劳动力成本降低、生产率提高	退休政策及解聘程序	安置费用

（三）人力资源规划的种类

根据不同的划分标准和目的，人力资源规划可以有不同的划分方法。

1. 按时间分类　可分为短期规划、中期规划、长期规划。短期规划时间为 1～2 年，中期规划时间为 3～5 年，长期规划期限为 6～10 年以上。通常经营环境不确定、不稳定或人力资源素质要求低的组织，可以随时从劳动力市场上补充人力资源，这类组织的人力资源规划以短期规划为主。与之相反的组织，则可以指定中长期人力资源规划。

2. 按规划范围分类　可分为组织人力资源规划和部门人力资源规划。组织人力资源规划涵盖了整个人力资源管理。包括人员的招聘、培训、考核、激励等活动。这几项活动既有联系，又彼此制约，所以要把它们作为整体来规划。部门人力资源规划是指各部门制订的职能规划，其内容更有针对性。例如，技术部门的人员补充计划和销售部门的培训计划。

3. 按规划层次分类 可分为战略性人力资源规划和战术性人力资源规划。战略性人力资源规划涉及组织未来人力资源供给和需求状况、人力资源的层级结构，以及相应的策略。战术性人力资源规划是战略规划的具体化，要求对经济的发展有准确的把握，制订的规划也较为详细。

（四）人力资源规划的功能

人力资源规划的目的就是确保组织各类工作岗位在适当的时机，获得适当的人员（包括数量、质量和结构等），实现人力资源的最佳配置，最大限度地开发和利用人力资源的潜力。有效地激励员工，保持人力资本竞争的优势。换而言之，人力资源规划是为了在适当的时候、适当的位置，有效地配置人力资源以达成组织目标，其功能主要体现在如下四个方面：

1. 确保组织生存发展过程中对人力资源的需求 在日趋激烈的市场竞争的大环境中，产品的更新换代速度加快，一项新技术的研究、应用和产业化周期大为缩短，组织必须不断地采用新技术和新工艺，提高劳动生产率。另外，组织内部的因素也在不断变化，如岗位调动、职务升降、辞职、退休等因素，必将影响人力资源的数量和质量，也需要对人力资源规划进行适时的调整。

2. 更有效地分配和使用人力 合理的人力资源规划不仅能对现有的人力资源结构做出正确的分析，还能找出影响人力资源有效运用的关键点，使组织的人力资源发挥其最大的效能，从而真正实现"人尽其才，才尽其用"，挖掘组织内人才的潜能，并且使他们能够在组织中发现施展自己才能的平台和空间。这样就能够减少不必要的浪费，降低用人成本。

3. 促进组织战略目标的制订和实现 在制订战略目标和发展规划时，组织首先考虑的是本组织现有的人力资源状态。一方面，人力资源规划以组织战略为向导；另一方面，人力资源规划又有助于组织制订长远规划，并最终促进组织总体目标的顺利实现。

4. 降低人力资源成本 人力资源成本中最大的支出就是工资支出，而工资总额在很大程度上取决于组织内部人力资源的分布状况，即由处于不同职务或不同级别的员工的数量构成。一般而言，组织发展初期，低工资的员工相对较多，人力资源成本相对较低。进入成熟期后，整体规模相应扩张，人力资源的数量和质量均已提高，人力资源成本"水涨船高"。因此，通过人力资源规划，预测组织员工数量和结构的变化，并做出相应的调整，进而把人力资源成本维持在相对合理的水平线内，可促进组织持续发展。

（五）人力资源规划的原则、流程和方法

1. 人力资源规划的原则 有效的人力资源规划应当满足以下条件：①确保人力资源需求；②与内外部环境相适应；③与战略目标相适应；④保持适度流动性。因此，人力资源规划应遵循以下三个原则：

（1）目标性原则：人力资源规划的制订和实施要与组织的发展目标相统一。人力资源规划的应用范围很广，既可以运用于整个组织，也可特定于某一部门或集体。不管哪种规划都必须与组织的整体发展目的和目标相统一，才能确保组织各项资源的协调，使人力资源规划具有准确性和有效性。

（2）动态性原则：世界是变化的，未来充满许多不确定的因素。内部和外部的不确定因素包括：组织内部的变化，涉及发展目标的更替、组织结构的变化和组织雇员的更换；组织外部的变化，涉及市场、政府政策、人力资源供求格局和竞争对手等的变化。

（3）兼顾性原则：兼顾性原则是指尽量达到组织和员工双方的共同发展，这是人力资源开发与管理的基本理念。进行人力资源规划，不仅要为组织服务，而且要能够促进员工的发展。

在知识经济时代，随着人力资源素质的提高，员工重视自身的发展前途，组织的发展离不开员工的贡献，两者相互依托、相互促进。人力资源规划能够使组织和员工的利益都得到保证，达到组织和员工共同发展的结果。

2. 人力资源规划的流程 人力资源规划的流程涉及三个方面：分析组织的人力资源现状，估计组织所需的人力资源，制订相应的方案。具体可分为五个步骤。

（1）研究组织经营的外部环境和组织发展战略：外部环境是人力资源规划的宏观环境，它会对组织人力资源规划的发展产生战略性和根本性的影响。影响组织外部环境的因素主要有：政治因素、经济因素、社会因素和技术因素。组织的发展战略在根本上决定了人力资源规划的方向和内容。组织的发展战略将导致组织人力资源在数量、质量和结构上发生变化。

（2）分析组织现有人力资源的状况：主要是对组织人力资源的数量、结构分布、使用状况、人员流动比率进行评价分析。

（3）预测人力资源的需求和供给：人力资源供需预测是人力资源规划中最为关键，也是难度最大的工作，亦即在充分掌握信息的基础上，使用有效的方法准确地预测出人力资源的供给和需求。

（4）制订总体规划和业务规划，编制年度人力资源计划：根据人力资源需求与供给的比较结果，制订人力资源总体规划的业务规划，使组织对人力资源的需求得到满足。

（5）在人力资源规划的执行过程中，进行动态的监督、分析和调整，保证人力资源规划的有效实施。

3. 人力资源规划的方法

（1）定量法：又称"自上而下法"，它从管理层的角度出发，使用统计学和数学方法，多为理论家和专业人力资源规划人员所采用。定量法把员工视为数字，以便根据性别、年龄、技能、任职期限、工作级别、工资水平及其他一些指标，把员工分成各种群体。这种方法的侧重点是预测人力资源短缺、剩余和职业生涯发展趋势，其目的是使人员供求符合组织的发展目标。

（2）定性法：又称"自下而上法"（判断法），它从员工角度出发，使每个员工的兴趣、能力和愿望与组织当前和未来的需求结合起来。受过培训、从事咨询和管理开发的人力资源管理人员常使用这种方法。该方法的侧重点是评估员工的绩效和晋升的可能性，管理和开发员工的职业生涯，达到充分开发和利用员工潜力的目的。

【案例 11-2】 　　　　　　　　　　**某公司的人力资源需求预测**

某公司是一家著名的大型电子集团公司，国内业务主要以深圳为依托，面向全国辐射，前几年由于企业人力资源没有做好供需预测，生产人员总是短缺，国内一些著名的招聘网站和一些高级人才招聘会及发行量较大的报纸上，经常能看见他们的大幅招聘广告，人事经理也比较苦恼。后来人事经理下定决心建立起了公司的人力资源供需预测标准程序，从根本上解决了这一问题。

首先确定人力资源需求预测的适应范围和各人员职责，适用于总公司及所有下属分公司；总公司人力资源部主管负责此项工作的统筹与实施；各分公司人力资源部负责对本部门此项工作的实施；公司副总经理负责对这项工作的最终审核。

人力资源需求预测标准控制程序的内容：根据公司目前的业务量和公司计划在未来要增长的业务，计算出公司下一年度的人力资源需求员工数量预测。具体公式为：计划未来公司人力资源需求员工数量＝（目前的业务量＋计划业务的增长量）÷目前人均业务量×（1＋生产的增长率）

问题：

1. 结合本案例，谈谈人力资源需求预测的作用有哪些？
2. 该公司人力资源需求预测的方法是什么？

二、人力资源需求及供给预测

人力资源规划是否具有前瞻性、科学性和实用性，在很大程度上取决于人力资源供需预测的科学性。人力资源供需预测的主要作用体现在两个方面，对组织而言，它满足组织在生存发展过程中对人力资源的要求，提高组织的竞争力，是人力资源部门与其他一线部门进行良好沟通的基础；对人力资源管理而言，它是实施人力资源管理的主要依据，有助于调动员工的积极性。

（一）人力资源需求预测

一般来说，先进行人力资源需求预测，再进行人力资源供给预测，但有时需求与供给预测同时交叉进行。

1. 人力资源需求预测的内容及其考虑因素　人力资源需求预测是指在盘点一个组织人力资源现状的基础上，对组织未来一段时间内到底需要多少名员工及需要的是哪些类型的员工做出预测，明确"净需求"。人力资源需求预测受诸多因素影响，概括起来可分为三类：外部因素、内部因素、人力资源自身现状，如表 11-2 所示。

表 11-2　影响人力资源需求的因素

外部环境	内部环境	人力资源自身现状
经济	战略规划	退休
社会、政治、法律	预算	辞职
技术	生产与销售预算	合同终止、解聘
竞争者状况	组织扩张或新建部门	死亡
劳动力市场供求状况	工作设计	休假

2. 人力资源需求预测的方法　在预测组织人力资源需求量方面，有客观法和主观法两种基本方法，分别为统计法和推断法。

（1）统计法：统计法是通过对过去某一时期的数据资料进行统计分析，寻找、确定与组织人力资源需求相关的因素，确定两者的相关关系，建立起数学公式或模型，从而对组织未来的人力资源需求进行预测的人力资源规划预测方法。

1）趋势分析法：是根据过去一定时间的人力资源需求趋势来预测未来需求情况的方法。趋势分析法实际上是一种简单的时间序列分析法，它是根据一个组织的雇佣水平在最近若干年的总体变化趋势，来预测组织在未来某一时期的人力资源需求

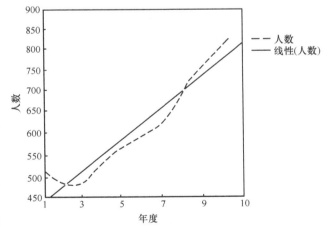

图 11-1　人力资源需求预测的趋势分析法

数量的方法。具体的操作方法举例如下：首先，如表 11-3 所示，统计出某公司在 2007～2016 年（第 1～10 年）每年年底的全体员工人数（或者销售人员、生产人员、职能管理人员等各类人员的人数），然后在一个以年份为横轴和员工人数为纵轴的坐标图上，根据这些年份和人数对应的数据，绘制出一幅如图 11-1 所示的散点图。散点图本身可能不会形成一条非常光滑的变动曲线，而且可能有不规律的变化。但是，通过这幅图可以大体看出该公司在 2017 年及其以后的人力资源需求变化趋势。当然，在进行趋势分析时还可以将横坐标由年份替换为销售额、产量等其他影响人力资源需求的指

标。一方面，这种人力资源需求预测的方法实用性比较强；另一方面，由于这种预测方法比较粗糙，预测的准确度会打一定的折扣。同时，仍然需要假设组织的技术等因素不会发生大的变化，才能找到未来的简单规律，因此在实际运用时一定要谨慎，必须确保组织的经营环境及重要技术确实是稳定的。

表 11-3　某公司 2007～2016 年年末总人数

年份	2007	2008	2009	2010	2011	2012	2013	2014	2015	2016
人数	510	480	490	540	570	600	640	720	770	820

2）比率分析法：比率分析法是一种基于某种关键的经营或管理指标与组织的人力资源需求量之间的固定比率关系，来预测未来人力资源需求的方法。例如，一家公司实现的销售额和销售人员的数量之间可能存在着一种相对稳定的比例关系。根据公司经验，一般情况下，公司的一名销售员每年通常能实现 500 万元的销售额。假定这种比率在未来仍然保持不变，那么，要在来年实现 3000 万元的销售收入，则该公司就需要雇佣 6 名销售员。显然，由比率法来预测人力资源需求时，实际上是假定人均生产率，如一位销售员平均能完成的销售额保持不变，如果技术进步或其他原因导致员工的生产率提高或下降，那么，基于历史比率进行的人力资源需求预测结果就不能保证有效了。

3）回归分析法：回归分析法是一种定量的预测技术，主要做法是，首先建立人力需求数量与其影响因素之间的函数关系，然后将这些影响因素的未来估计值代入函数，从而计算出组织未来的人力资源需求量。如果两者是相关的，那么一旦组织能预测出其业务活动量，就能预测出自身的人员需求量。当自变量只有一个时，为一元回归；当自变量有多个时，称多元回归。

（2）推断法：推断法是通过专家和管理人员运用自身知识、经验及直觉，对未来的人力资源需求数量做出推测、判断的方法。

1）自上而下法：即从组织结构的顶层开始，逐步进行预测，由高层管理者先拟定总体用人目标和计划，然后逐级下达到各具体职能部门，开展讨论和进行修正，再将有关意见汇总反馈给高层管理者，由高层管理者据此对总预测和计划进行修正，作为正式的目标和政策。

2）自下而上法：即从组织机构的底层开始，逐步进行预测，先确定底层的人员需求预测，然后将各个部门的预测层层向上汇总，最后做出组织人力资源总体预测。由于底层的员工很难把握组织的发展战略和经营规划等，所以无法制订出中长期人力资源预测，一般适合短期预测和组织的生产经营比较稳定的情况。

3）德尔菲法：德尔菲法即专家小组法，专家在明确组织中长期发展方向、规模、趋势的基础上，综合分析技术、经济、法律和社会环境的变化，提出自己的结论，然后将专家的意见汇总反馈，各专家不断参照修正自己的意见，直至总体趋于一致。德尔菲法可以综合分析影响组织未来发展方向和人员需求的各种因素，适合组织的中长期人力资源预测。

【案例 11-3】　　　　飞利浦公司的人力资源规划

荷兰皇家飞利浦公司决定在荷兰新开一家工厂，以发挥其竞争优势。该公司一个重要的竞争优势是在荷兰已有现成的生产设施，另一个优势是飞利浦公司对荷兰的劳动力很有吸引力。

该公司在建厂前针对合格的人力资源供给情况进行了周密的战略研究，战略研究的重点在于怎样改进生产技术，使其与今后 20 年的劳动力特点相适应。进行这个战略研究的原因在于以下两点：①今天的劳动者能够有效使用的机器和方法，随着这些劳动者年龄的增长可能不再有效了；②荷兰雇员在其职业生涯中，并不习惯从一个地点转移到另一个地点，因此，雇员的工作调动很难，而且雇员的更换几乎是不可能的。鉴于此，为保持其竞争优势，飞利浦公司想把未来劳动力的特点纳入战略规划过程。由于规划者预计，未来的劳动者文化程度将更高并且更加独立，因此他们想设计出能使工作轮换、工作分配和工作丰富化得到改进的生产过程，这体现了全公司战略规划和人力资源规划的整体性。

> **问题：**
> 1. 飞利浦公司在进行人力资源供给预测时考虑了哪些因素？
> 2. 飞利浦公司人力资源预测的可取之处是什么？

（二）人力资源供给预测

进行了人力资源需求预测后，还需要对人力资源供给进行预测，即估计在未来一段时间组织内外可获得的人员数量和类型。在进行人力资源供给预测时，要仔细地评估组织内部现有人员的状况和他们的运动模式，即离职率、调动率和升迁率。

1. 人力资源供给预测的内容及其考虑因素　人力资源的供给预测是通过一定的方法对组织内部与外部可获得的人力资源进行预测。

人力资源供给的内部预测主要是对组织内部员工的情况进行分析，包括员工的人数、年龄、技术水平、发展潜能、流动趋势等，从而预测未来一段时间内组织内部有多少员工稳定地留在组织中，多少员工具有发展和晋升的可能性。

人力资源的外部预测主要是对劳动力市场的供求状况、可能的供应渠道、竞争对手的供需状况及其实力等进行分析，从而得出组织从外部可获得的各种人力资源的情况，并获得这些人力资源所需的代价和可能出现的困难和危机做出预测。

人力资源供给预测的影响因素包括地区性因素和全国性因素，如表 11-4 所示。

表 11-4　人力资源供给预测的影响因素

地区性因素	全国性因素
公司所在地和附近地区的人口密度	
其他公司对劳动力的需求状况	全国劳动人口的增长趋势
公司所在地的就业水平、就业观念	全国对各类人员的需求程度
公司所在地的科技文化教育水平	各类学校的毕业生规模与结构
公司所在地与公司本身对人才的吸引力	教育制度变革产生的影响
公司所在地临时工人的供给状况	国家就业法规、政策的影响
公司所在地的住房、交通、生活条件	

2. 人力资源供给预测的方法　这里介绍三种最常用的人力资源供给预测方法。

（1）技能清单法：技能清单记录着员工的教育水平、培训背景、以往的经历、技能特长及主管的评价等一系列的信息资料，是一张员工工作能力和竞争力的图表。人力资源规划人员可以依据技能清单的内容来预测哪些员工可以补充可能出现的空缺岗位，从而保证每个岗位都有合适的员工，如表 11-5 所示。

表 11-5　某公司的技能清单

姓名：	性别：		出生年月：		填报日期：	
科室：	工作岗位：		职称：		到职日期：	
文化程度	类别	毕业日期		学校	专业	
	高中				—	
	专科					
	本科					
	本科以上					

培训经历	培训日期	培训内容	培训证书

有何特长：		级别：

员工愿意	你是否愿意接受培训以担任其他的岗位的工作？
	你认为你自己是否应进一步提高现有的工作技能？
	你是否愿意接受工作轮换以丰富工作经验？
	若可能，你愿意从事哪类工作？

员工签名：	部门主管签名：	人力资源部负责人签名：

（2）人员替换分析法：人员替换分析法的主要做法是针对组织内部的某个或某些特定的职位，确定能够在未来承担该职位工作的合格候选人。

人员替换分析法主要强调了从组织内部提拔合适的候选人担任相关职位尤其是更高一级职位的做法，它有利于激发员工士气，降低招聘成本，同时还能为未来的职位填补需要提前做好候选人的准备。

（3）马尔科夫分析法：马尔科夫分析法主要是利用一种所谓转移矩阵的统计分析程序来进行人力资源供给预测，转移矩阵能够显示在不同的时间、不同职位类型的员工所占的比例（或数量）。一般情况下，这些矩阵能够显示在一年当中，一个组织中的人员是如何从一种状态（在组织之外）或一种职位类型转变为另外一种状态或职位类型的。

表 11-6 所描绘的就是某公司的员工转移矩阵，这个转移矩阵中一共描述了 7 种不同的职位类型。我们可以采用横向和纵向两种方式，对这一矩阵进行分析（（8）不在组织中占比）。

表 11-6　某公司的员工转移矩阵

2010 年		2011 年							
		（1）	（2）	（3）	（4）	（5）	（6）	（7）	（8）
（1）	销售经理	0.95							0.05
（2）	销售代表	0.05	0.60						0.35
（3）	见习销售员		0.20	0.50					0.30
（4）	厂长助理				0.90	0.05			0.05
（5）	生产管理				0.10	0.75			0.15
（6）	生产操作					0.10	0.80		0.10
（7）	行政事务							0.70	0.30
（8）	不在组织中	0.00	0.20	0.50	0.00	0.10	0.20	0.30	

通过矩阵中各行的数据还可以很清楚地看到，在这家公司内部存在一条从生产操作工到生产管理人员再到厂长助理的职业发展通道。同时，从见习销售员到销售代表再到销售经理这样一种方向上，也存在一条类似的职业发展通道。不过，在这家公司里，从事行政事务类工作的员工没有任何升迁的机会。也就是说，这种职位类型的人是不可能流入表 11-6 所列举的其他任何职位类型之中。

【案例 11-4】　　**IT 产业高速发展，信息技术企业急剧增加人力**

　　某信息技术企业在 IT 产业高速发展的 2000 年提出了在 3～5 年内发展成为业界第一，因此大规模地招聘人才，员工总数由 1999 年的 2500 人急速扩大为 2002 年 4500 人。但是随着全球 IT 产业泡沫的破灭，市场空间逐步缩小，产业规模受到限制，人员富余情况比较严重。一方面一线生产人员和市场营销人员严重超额，另一方面职业化经营管理人才和高级技工却严重不足。尽管 2003 年以来 IT 产业开始复苏，发展前景普遍看好，但是如何做好企业的人力资源规划，是该企业领导和人力资源部都感到比较困惑的问题。

问题：

1. 解决人员富余的主要途径有哪些？
2. 该企业在解决人力资源总量过剩的同时应如何做好结构调整工作？

三、人力资源供求匹配及其规划

　　一旦完成了对组织的人力资源需求和人力资源供给两个方面的预测，人力资源规划者就可以对两个方面的数据进行比较，然后确定在各种不同的职位类型中将会出现的是人力资源过剩还是人力资源短缺。一旦确定了这一点，组织就可以确定应当采取何种措施来解决这些潜在的问题。

　　如果仅从数量的角度来看，人力资源的供求对比结果有三种：供小于求、供大于求、供求平衡。其中，当人力资源的供求平衡时，组织不需要采取特别的行动，因此，组织的主要工作是如何解决供求不平衡时的两种情况。当然，组织的人力资源供求不平衡并不仅仅体现在数量上，更多的是存在供求结构不匹配的问题。

（一）人力资源需求大于供给时的组织对策

　　当一个组织面临人力资源需求旺盛，而人力资源供给不足时，往往是其正处于高速扩张期，或者是刚刚开始进入一个新的经营领域的时候。这时，组织最需要快速补充人员。如果一个组织在面临这种情况时，整个社会或地区的经济形势都是非常好的，其他企业或组织也同样对人力资源有大量的需求，则组织满足自身人力资源需求的难度就会更大。

　　在人力资源数量短缺的情况下，组织可以从三个方面提高生产能力。其一是增加工作设备或改进工作设备，替代人力资源；其二是通过各自方式提高现有人力资源的工作能力；其三是增加人力资源投入。

（二）人力资源需求小于供给时的组织对策

　　对于任何组织而言，都会存在自己所使用的人力资源过剩、需要加以处理的问题。在当前国际性经济不景气和组织进行大规模兼并、重组和再造的形势下和我国产业结构调整和国有（企业）组织转轨、转制的情况下，这一局面更为明显。在组织人力资源总量过剩及员工结构失调的情况下，就需要采用减少人员的政策。减少工作时间，多人分担一人或少数人完成的工作，降低工资水平。在法律允许的范围内增加无薪假期。

（三）人力资源需求与供给结构不匹配时的组织对策

　　在绝大多数组织中，往往会同时遇到人力资源需求和供给的数量不平衡和结构不匹配的问题。甚至在人力资源供求的数量大体平衡的情况下，却存在供求结构不一致的问题。在这种情况下，组织需要采取相应的措施。

　　1. 加强对现有人员的培训开发，使他们能够胜任当前尤其是未来的工作需要。但要看这些人的可培养程度，并非所用人都有能力接受未来的工作需要。

　　2. 在现有人员胜任未来的工作有困难的情况下，组织可能需要通过到期终止劳动合同、自然退休等方式，逐渐让现有的一些员工离开组织。同时从组织外部招聘高素质的新员工，为未来新的工作需要储备足够的人才。

3. 如果组织仍然处于扩张期，人力资源需求在不断增长，可以在可能情况下将原来的一些技能不足的老员工逐渐替换到辅助性的工作岗位上，把一些重要的生产、管理类岗位留给那些后来招聘的有能力的候选人。

四、护理人力资源规划

护理人力资源规划是医院护理人力资源管理的首要任务，主要包括两个层面的规划：医院护理人力总体规划和人力资源子系统规划。总体规划包括医院护理人力总体需求与供给预测，人力短缺与过剩预测、人力资源的规划的定期评价与调整。护理人力资源子系统规划主要包括人员的更新规划、晋升规划、培养开发规划和配备规划等。

（一）护理人力资源规划的概念及其主要内容

护理人力资源规划（nursing human resources plan）是医院人力资源管理部门和护理职能部门根据对组织护理业务范围的评估，确认护理人力资源需求并做出策划的过程。合理配置护理人员是护理人力资源规划的依据。

1. 护理人员配置的依据 我国卫生行政主管部门的相关政策和规定，如《医疗机构专业技术人员岗位结构比例原则》《综合医院组织编制原则（试行草案）》《综合医院分级管理标准（试行草案）》《三级综合医院评审标准（2011年版）》《全国护理事业发展规划（2016—2020年）》等文件，都对医院基本护理人力数量做了基本要求。另外，国家卫生人事制度改革和各地卫生部门的要求、医疗卫生的业务服务范围、护理单元承担护理工作量的多少、护理群体素质和质量标准、组织支持系统及资源保障情况等都是医院护理人员配置需要考虑的因素。

2. 护理人员配置的原则

（1）人员保障原则：配置时要以卫生行政主管部门护士人力配置要求为依据，以医院服务任务和目标为基础，配置足够数量的护理人员以满足患者需求、护士需求和医院需求。

（2）合理配置原则：护理管理部门应在分析护理业务范围、种类、服务对象需求和护士人力结构现状的基础上确定人员配置数额。

（3）成本效率原则：在护理人员配置过程中，管理者要结合实际不断寻求和探索灵活的护理人员配置模式，重视护理人员的能级对应及分层次使用，根据护理工作量的变化及时调整人员配置，由此降低人员成本，提高组织效率。

（4）结构合理原则：结构合理化要求护理人员在专业结构、知识结构、智力结构、年龄结构、生理结构等方面形成一个优势互补护理人力群体，有效发挥护理人力的整体价值。

（5）个人岗位对应原则：护理人员的个体素质包括个人的年龄、性格、智力、气质、价值观、工作动机、专业技术水平、工作经验等。这些因素不仅对部门的护理工作有直接的影响，而且同构成个人素质的各要素之间也存在一定的制约关系。管理者在分析个人特点与岗位要求的基础上实现个体与具体岗位的最佳组合，也是有效利用护理人力资源，调动护理人员工作积极性的配置原则之一。

3. 医院护理人员配置方法 医院护理人员配置要以卫生行政政策为依据，医院的经济基础也是重要的决定因素。

（1）比例配置法：指按照医院规模、床位数和护理人员数量的比例确定护理人员配置的方法。2016年国家卫生和计划生育委员会制订的《全国护理事业发展规划（2016—2020年）》明确要求：到2020年，三级综合医院、部分三级专科医院（肿瘤、儿童、妇产、心血管病专科医院，全院护士与实际开放床位比不低于0.8：1，全院病区护士与实际开放床位比不低于0.6：1；二级综合医院、

部分二级专科医院（肿瘤、儿童、妇产、心血管病专科医院），全院护士与实际开放床位比不低于
0.7：1，全院病区护士与实际开放床位比不低于 0.5：1。

（2）工时测量法：指根据按需设岗的原则，科学测量完成某项护理工作全过程每一个环节必须
进行的程序所消耗的时间，是确定护理工作量的最基本方法。主要步骤：①确定被测量者；②列出
测定项目的所有操作步骤；③测定工时；④计算护理工时和人员编制。工时测量是按病房护理的实
际工作动态进行计算。

护士人数 =（各项护理所需时间+间接护理时数）÷ 8（护士日工作时间）+ 机动数

（3）患者分析法：主要方法是根据患者、病种、病情等建立标准护理时间，通过测量和标准化
每类患者每天所需的直接护理时间和间接护理时间，得出总的护理需求或工作量，从而预测护理人
力需求。

（二）医院护理人力资源规划步骤

1. 护理人力整体状况分析 以医院近年的发展方向和目标为依据，在医院总目标之下明确护
理工作目标和任务，全面盘点现有护理人力资源质量、数量及配置结构。分析医院护理人力资源实
际情况与上级主管部门的要求之间差距的原因，以此作为护理人力资源规划的依据。

2. 护理人力需求预测 这是在医院护理目标和任务的基础上，综合分析护理人力资源供给与
需求的各项影响因素，对护理人力资源的供求关系进行判断，通过人力资源规划平衡供需矛盾。护
理人力资源需求考虑的主要因素包括以下方面：

（1）医院发展目标和规划。

（2）医院护理业务服务拓展情况。

（3）医院现有护理人员短缺情况。

（4）医院内部护理人员流失和流动情况。

（5）现有护理人力存量。

（6）护士离岗培训人数。

3. 护理人力供给分析 寻求满足岗位需要的护理人力资源供给渠道，护士劳动力来源的重要
渠道是医学院校、护士学校的护理专业应届毕业生，也可以来源于各级人才市场。

4. 制订人力资源规划 在上述几个环节完成的情况下，将医院护理人力资源规划形成具体方
案和任务，构建人力资源规划执行控制和反馈系统，定期评估并进行动态调整，确保人力资源规划
实施的有效性和合理性。

【案例 11-5】 **IBM 公司：用实习生计划取代传统的校园招聘**

IBM 公司在北京举行 2007 年"蓝色之路"大学生夏季实习计划闭幕式，五百余名参加实
习生计划的大学生拿到 IBM 的实习证书。在接受记者邮件采访时，IBM 大中华区人力资源部
人力资源招聘和人才规划管理总监白女士表示："我们基本上不再继续做暑期校园招聘活动，
而是用实习生项目取代传统的校园招聘。"

IBM "蓝色之路"学生实践计划每年一期，每期包括两个阶段：夏季实习阶段和春季实习
阶段，实习生计划面向全国各大高校，主要针对"211 工程"的教育部重点大学。根据白女士
介绍，现在实习生计划已经成为 IBM 校园招聘的主要途径，2006 年的实习生聘用率达到 70%，
2007 年销售与服务等部门也将直接从实习生中确定 2008 年校园招聘的人选。

夏季实习期结束以后，IBM 公司与实习生们将通过双向选择最终确定聘用人选。那些拿
到正式聘用证书的实习生们将于第二年参加春季实习计划，届时将着重针对他们即将在 IBM
从事的工作进行专业指导，以帮助他们更快适应未来的商业环境和岗位需求。

问题：

1. 人力资源招募的基本程序有哪些？

2. 谈谈 IBM 公司所采用招募渠道的优点有哪些？还可以采取哪些招募渠道？

第二节　人力资源招募

人力资源招聘是组织寻找合格员工的来源，吸引他们到本组织应征并加以录用的过程，是组织按照聘用规则，根据组织实际情况，通过一定的招募渠道与甄选方法，从组织内外部选拔人员，补充目前或未来职位空缺的工作过程。有效的招聘实际上是组织在一定的时间和成本范围内采取适当的方式方法实现人员、职位、组织三者的最佳匹配，以达到因事任人、人尽其才、才尽其用的多赢目标。招募是招聘的前期阶段，甄选是招聘的后一阶段，也是招聘工作任务的最终完成阶段。

一、人力资源招募的概念与影响因素

人力资源规划工作完成之后，组织可能会发现自己的某个职位或某些职位在当前或未来需要找到新的人员来填补。这时，组织就需要开展人力资源的招募工作。

1. 人力资源招募的概念　所谓招募，就是指最终为吸引足够数量的具备相应能力和态度，从而有助于实现组织目标的员工而开展的一系列活动。人力资源招募所扮演的角色就是为组织发现和吸引适合职位需要的潜在合格候选人，从而使组织在产生人力资源需要的时候能够从中雇用到合适的员工。

2. 人力资源招募的影响因素　一个组织的人力资源招募工作受到很多方面的影响。

（1）从组织外部看：劳动力市场上的供求松紧情况、政府和工会对劳动力市场所施加的限制等，都会影响一个组织的招募难度。

（2）从组织内部看：　影响招募工作的因素主要有三个，第一，拟招募人员的职位特点，职位本身对候选人的资格要求越高，招募合格求职者的难度越大；上夜班、工作环境较差等职位，组织获得大量合格求职者的可能性也会较小。第二，组织的人力资源管理政策，如所提供的薪酬水平的竞争力、福利水平的高低、工作条件好坏等，也会影响到一个组织的招募工作难度。第三，组织形象也会对组织的招募工作产生影响。

二、人力资源招募的基本程序

总的来说，人力资源招募工作主要包括确定招募需求、制订招募计划、实施招募活动、评估招募效果四个阶段。

（一）确定招募需求

招募需求是在人力资源规划的基础上，根据各部门的实际用人需求确定的，具体取决于需要招募人员的职位本身。通常情况下，招募需求必须由具体的用人部门和组织的人力资源部门共同确定。在很多时候，用人部门由于没有控制人工成本的压力，因此，即使是在没有必要增加人员的情况下，也会提出招募需求。在这种时候，人力资源部门就要根据自己的专业知识，对具体用人部门的人力资源需求理由进行分析和判断，必要时甚至要去用人部门的工作现场进行观察和访问。如果用人部门的人手紧张状况并不是长期性的，或者说尽管新增加了一部分职责，但是通过现有人员适当分担新的职责，仍然可以完成全部的工作，而且不会给现有员工增加太大负担，就不一定要招募新员工。

在确定招募需求的同时，还需要做出的另一个相关决定是，当组织中出现了一个职位空缺之后，到底是应当采用内部招募的方法来填补职位空缺，还是通过外部招募的方法来达到这一目的。当组织采取内部招募的做法时，问题相对简单，通常只要采取职位公告的做法即可。所谓职位公告，就是指一个组织将在内部出现的某个或某些职位空缺的信息，包括职位名称、工作地点、职责描述、任职资格条件甚至薪资等级与薪资浮动区间等，通过组织内部的公告栏、出版物或者内部网页等媒介告知员工，要求对空缺职位感兴趣的员工提出申请的一种做法。此外，如果申请某一空缺职位的员工最终被拒绝了，招募者还会向其提供具体的反馈意见，说明被拒绝的理由。

（二）制订招募计划

如果最终确定为外部招募，组织就需要制订较细致的招募计划。一份招募计划通常包括以下几个方面的内容：招募范围、招募规模、招募渠道、招募时间及招募预算等。一般情况下，最终的招募计划必须获得上级主管领导的审批，方可进入实施阶段。

1. 招募范围　招募范围是指组织需要确定自己将在什么样的范围内招募空缺职位的候选人。招募范围主要取决于职位本身的要求、填补职位的候选人的地区可得性，以及组织的战略定位。通常情况下，职位对任职者的要求越高，招募的范围会越大。

2. 招募规模　招募规模是指组织根据自己需要聘用的人数所确定的需要获得的求职者人数。通常情况下，组织会通过招募和甄选的各个阶段不断地筛选求职者，从而最终聘用到自己所需要的合格求职者。在这一过程中，候选者的范围一次一次地缩小，最终能够被聘用的总是少数。这样，在一开始需要招募到的人数和最终需要聘用的人数之间就需要保持一个适当的比例。这是因为如果开始招募到的人数过多，可能会导致组织投入大量的人力和时间去进行筛选，浪费组织的资源，然而，如果招募到的人数过少，又会导致组织最终可能无法聘用到自己想要的合格员工。

3. 招募渠道　招募渠道通常是指组织在外部进行空缺职位的候选人招募时所确定的招募途径、招募方向或所要招募的目标人群。招募渠道主要包括报纸、杂志及电视广告招募、校园招募、网络招募、猎头公司招募、职业服务机构招募及面向复员退伍军人、下岗工人等特定人群的招募等。关于招募渠道的问题，我们在后面将专门讨论。

4. 招募时间　招募时间是指对整个招募活动所需要的总时间长度及招募活动各个阶段的时间进度所做的安排。招募时间通常是根据组织填补空缺职位的时间紧急程度确定的。如果组织需要尽快从外部招募人员填补某一职位空缺，则招募的时间要求就会很紧迫；反之，招募的时间安排就可以宽松一些。另外，如果组织的人力资源规划工作做得比较好，组织在人员招募方面可能就不会因为时间过于紧急而对招募工作形成不必要的时间压力或影响招募的质量。

5. 招募预算　招募预算是指整个招募活动所需要的总费用。一方面，招募费用预算会对招募的质量构成一定的影响，如果预算较少，则招募渠道的选择或招募方式可能会受到一定的限制；另一方面，招募的费用预算不仅取决于组织的财务能力，同时也取决于恰当的招募渠道选择。有时，有些招募渠道可能需要的费用较多，但是招募的效果却未必很好，因此，选择效果较好而费用较低的招募渠道也有助于组织节约招募费用。

（三）实施招募活动

组织的人力资源部门需要根据招募计划书，通过适当的渠道公布招募信息，同时收集求职者通过多种方式投递的简历，为下一步的人员甄选做好准备。

组织发布的招募信息必须简洁、明确，而且注明接收简历的截止时间及组织中的联系人和联系方式，以备求职者查询。在发布招募信息的时候，组织人力资源部门需要和用人部门共同拟定准备招募员工填补的职位的简要说明书，其中特别需要注意任职资格条件的描述一定要清楚，尽量确保只有那些符合职位任职资格条件要求的求职者才会投递简历，以免由于职位的任职资格不清晰导致大量的无效简历投递过来，增加组织的筛选成本。

在实施招募活动的过程中收集的求职者简历既包括纸质的简历，也包括电子简历。现在很多组织都会事先拟好要求求职者必须填写的标准简历格式，促使求职者在简历中填写组织感兴趣内容，如学习背景、主要工作经历、专长领域、个人性格特点等，以便组织进一步筛选。在进行电子招募的时候，有些组织甚至直接设置简历筛选功能，自动将不包含某些字段的简历剔除，为下一步的人员甄选工作减轻负担。

此外，在实施招募计划的过程中，有些组织主要让人力资源专业人员出面与求职者接触，直到后来的甄选阶段才会让用人部门的业务或职能领域专家参与。

（四）评估招募效果

评估招募效果就是对招募工作的最终效果及招募过程中每一个环节的实施情况进行评价。评估招募效果的一种最主要的方法就是看职位空缺最终是否得到了填补，以及用人部门对所招募和最终聘用到的人员是否满意。此外，招募评估的内容还可以包括招募的时间是否按照计划进行，招募工作完成得是否及时，时间进度安排是否妥当，以及招募预算是否得到了很好的执行，有无出现超预算现象等。在进行招募效果评估时，还需要注意评估这样一个问题，即针对不同的职位空缺，哪种招募来源的招募效果最好，组织可能需要对不同的招募来源的质量进行评估。

三、外部人力资源招募的主要渠道

如果一个组织需要从外部招募人力资源，则可以从多种不同的招募渠道中进行选择。这些招募渠道的特点不同，适用的情况也不一样。通常情况下，这些招募渠道包括：招募广告、校园招募、内部员工推荐、人才招聘会等。

（一）招募广告

1. 招募广告的媒体选择与广告设计　在报纸和杂志上刊登招募广告，在当前仍然是经常使用的招募途径，只要一个组织认真选择刊登招募广告的媒体，设计招募广告的内容、刊登的时间和版面，是会引起广泛的响应并产生结果的。组织需要在较短的时间内招募到合适的求职者或大批求职者的时候，还是比较有效的。另外，招募广告的刊登不仅能够帮助组织吸引潜在的合格求职者，而且在客观上还能产生一种广告效应，即提高组织在社会上的知名度，又树立良好的社会形象。

（1）媒体的选择：要在最能发挥广告效应，从而到达潜在求职者人群的媒体上刊登广告，组织需要招募的员工的类型决定了组织应该选择什么类型的媒体来刊登广告。例如，如果要招募的是蓝领工人、从事一般行政事务类工作的员工或其他较低层次的员工，当地的报纸通常是最佳的载体。

（2）招募广告的设计：设计招募广告时，要把关于准备招募人员的空缺职位的相关细节充分传递出去。招募广告应该能够提供充分的信息，让看到招募广告的人能够相对准确地判断出自己是否要申请该职位，以及自己是否具备广告中所要求的资格条件，有多大可能获得该职位。当然，广告的内容越详细，刊登招募广告的篇幅就会越长，广告费用也就越高。此外，广告刊登的媒体本身的影响力越大，招募广告的成本也越高。

2. 电子招募广告　随着信息技术的飞速发展及互联网的普及，越来越多的组织开始采用电子招募的形式。所谓电子招募，就是借助互联网发布招募信息及获得潜在求职者的一种人才招募形式。电子招募主要有两种形式：一种是在本公司的网站上开辟专门的招募专栏，长期或不定期地在公司网站上发布本公司的各类人员招募信息，以吸引感兴趣的求职者投递简历。这种做法不仅能够为组织持续不断地吸引自己所需的各类人才，而且在客观上有助于增加公众对本组织的了解，提升本组织的知名度。第二种形式是规模比较小、知名度不高的组织，可能无法吸引求职者到自己的网站上浏览招募信息，这些组织可以通过网络与著名的大型招募网站建立业务联系，到这些专门的人才招募网站上发布人才招募信息。

（二）校园招募

校园招募就是指组织到校园中直接招募从学校毕业的学生的做法。最常见的校园招募是在大学校园及各类职业技术院校的毕业生中进行的招募。校园招募是组织获得初级专业技术员工及管理类员工的一个最重要的来源。

校园招募通常有两种形式：一种形式是直接与学校的就业服务机构或相关院系取得联系，由这些机构帮助推荐优秀毕业生，然后要求这些被推荐者直接到用人单位参加面试及其他甄选测试。另一种形式是用人单位选择合适的时间在校园中进行公开的宣讲会，向有意向来就业的学生讲解本组织的发展历史、主营业务、组织文化及各项人力资源管理政策等。有时，这些进行校园宣讲的组织会在现场发放求职表格、介绍公司的书面材料、VCD 或 DVD 光盘等。

校园招募可以起到两个方面的作用：一是在组织确定需要招募和聘用新人时，帮助组织获得恰当的候选人；二是通过校园招募活动来宣传自己，从而提高组织在学生中的知名度，为组织未来的招募活动打下良好的基础。

（三）内部员工推荐

内部员工推荐，是指很多组织在出现职位空缺或者需要招募新员工时，往往都会由内部的员工推荐自己认识或了解的外部候选人到组织来应聘。内部员工推荐的做法在很大程度上会为求职者和组织之间在相互搜索过程中提供帮助，是很多组织的一种非常重要的员工招募来源。然而，由于历史原因，我国的各类组织往往对通过内部员工推荐来招募新人的做法持一种怀疑或谨慎的态度，甚至是反对的观点。这是因为这种做法往往与导致组织效率低下及组织文化较差的"裙带关系"联系在一起。

（四）人才招聘会

国家相关部门、公共就业服务组织甚至私营就业服务组织举办的各类人才招聘，往往在体育馆或展览馆之类的大型场地举办，用人单位设立招募摊位，提出招募职位的需求，求职者根据自己的求职意愿和条件，与组织派出的招募人员进行初步的沟通和交流，然后投递简历，为下一步的甄选工作奠定基础。这种招聘会实际上是在一个固定的时间和地点为需要招募人员的组织和求职者提供了一个接触和沟通的机会。这类招聘会通常会分门别类地加以组织，如大学毕业生的招聘会、复员退伍军人的专场招聘会、残疾人的招聘会、下岗失业人员的招聘会等。此外，随着人口老龄化，一些组织还愿意招募已经退休的劳动者来从事一些力所能及或者有优势的工作，因此，一些地方也会专门举办退休人员的招聘会。尽管在发达市场经济国家很少举办类似的大规模人才招聘会，但是在我国现阶段，人才招聘会仍然是一种比较常见而且较为有效的招募渠道。

四、员工招募甄选的方法

人员甄选又称选拔录用，是组织招聘过程中最为关键的环节，是指从应聘者中选择满足组织岗位要求的合适的人的过程，是整个招聘活动技术性最强、难点最大的工作。常用的甄选方法有：笔试、面试、情景模拟。

1. 笔试　笔试是指在一定的控制条件下，应聘者按照试卷要求，用记录的方式回答问题的一种甄选测试形式。笔试包括专业知识与技能测验、基本素质测验、计算机测验等。笔试是使用最为频繁的甄选方法之一，其优点是题量大、内容广、评分相对客观公正、可以大规模进行、费用少、效率高；其局限性在于不能全面考察应试者的工作态度、品德修养、组织能力、口头表达能力和操作技能等。

2. 面试　面试是考查和评价人员能力素质的一种考试活动。具体地说，面试是一种经过组织者精心设计，在特定场景下，以考官对考生的面对面交谈与观察为主要手段，由表及里测评考生的知识、能力、经验等有关素质的一种考试活动。

面试具有以下 5 个显著特点：①以谈话和观察为主要手段；②双向沟通，面试交流直接且有互动；③面试内容灵活；④面试对象单一，由考官逐个提问测评；⑤面试时间持续。

常用的面试方法有以下 6 种：非结构化面试、结构化面试、情景面试、行为面试、小组面试、压力面试。

3. 情景模拟　情景模拟是一种综合的人员评价方法，通常将被测试者置于一个模拟的工作情景中，采取多种评价技术，由多个评价者观察被评价者在这种模拟工作情景中的行为表现，用以识别被评价者未来的工作潜能。

情景模拟具有以下 4 个优点：①信度高，一般介于 0.74～0.95；②效率高，一般介于 0.45～0.65；③预测性强；④能够使应聘者在进行一次系统模拟练习后提高管理水平。但是由于情景模拟设计复杂，准备工作时间长，费用比较高，因此，往往在招聘高级管理人员或人才选拔的最后阶段才运用该方法。

情景模拟所采用的情景性测验包括多种形式，主要有公文处理、角色扮演、无领导小组讨论、演讲、撰写报告、模拟面谈、案例分析、管理游戏等形式。本书简要介绍前面四种形式。

（1）公文处理：又称为公文筐，是情景模拟最常用、最具特色的工具之一。它是对实际工作中管理人员掌握和分析资料、处理各种信息及做出决策的工作活动的抽象和集中。测验在假定的环境下实施，它模拟组织发生过的实际业务、管理环境，提供给应聘者的"公文"信息主要包括：电话记录、人事备忘、调查报告、上级指示、请求报告、客户档案、公司文件、政府法令条文等。测验要求应聘者以管理者的身份，在规定的条件下，对各类公文进行处理，并形成公文处理报告。评价人员通过观察应聘者在规定的条件下处理过程的行为表现、分析公文处理报告、事后的访谈等手段，评估应聘者的计划、组织、预测、决策和沟通的能力。

（2）角色扮演：要求多个应聘者共同参与一个管理性质的活动，每个人扮演特定的角色，模拟实际工作中的一系列活动。角色扮演能够有效地考察应聘者的实际工作能力、团队合作能力、组织协调能力、创造性等。

为达到预期效果，进行角色扮演应做好以下准备工作：①事先要做好周密的计划，每个细节都要设计好，不要忙中出错或乱中出错；②助手事先训练好，讲什么话，做什么反应，都要规范化，在每个应聘者面前要做到基本统一；③编制好评分标准，主要看其心理素质和实际能力，而不要看其扮演的角色像不像，是不是有演戏的能力。

（3）无领导小组讨论：是指不指定讨论会的主持人，将数名（5～7 名为宜）应聘者集中在一起就某一话题展开讨论，面试考官在旁观察其行为表现并进行筛选的一种甄选方式。讨论内容往往是大众化的热门话题或与拟聘岗位工作有关的内容，避免偏僻或专业化，以使每个面试者都有开口与发挥的机会；讨论主题呈中性（即没有绝对的对或错），容易形成辩论的形势，以便使应聘者有机会充分地显示自己的才华。

对于评价者而言，重要的是善于观察。观察可以从以下几个方面进行：每个测评对象提出了哪些观点，与自己观点不同时怎样处理，测评对象是否坚持自己认为正确的提议，他们提出的观点是否有新意，怎样说服别人接受自己的观点，谁引导讨论的进行并进行阶段性的总结等。通过这种方式可以观察到每个人的领导能力如何，是否有独立见解，能否倾听别人的意见，是否尊重别人，是否侵犯别人的发言权等。

（4）演讲：是一个由应聘者按照给定的材料组织并表达自己的观点和理由的过程。通常，应聘者拿到演讲题目后有 5～10 分钟的准备时间，正式演讲大约控制在 5 分钟左右，有时演讲结束后主考官针对演讲内容对应聘者提问。

演讲能够比较迅速地反映应聘者的语言表达能力、思辨能力、反应能力和承压能力，具有操作简单、成本较低的优点，但仅通过演讲反映出的个人特质具有一定的局限性，因而演讲往往与其他评价形式结合使用。

五、护理人员招聘

聘用到具备执业资格和良好工作能力的护士，是护理组织实现目标和保证护理服务质量的基础。护理人员招聘是指医院采取科学有效的方法寻找、吸引具备资格的护理专业人员到医院应聘，医院根据需要和应聘者条件从中选出适合的人选予以录用的管理过程。护理人员招聘主要包括护理人力资源规划、工作分析、招聘测试、录用决策、招聘工作评估 5 个步骤（图 11-2）。

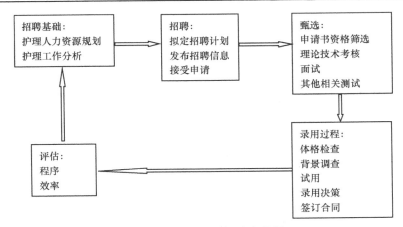

图 11-2　护理人员招聘流程图

（一）护理人力资源规划

1. 基本概念　护理人力资源规划（nursing human resources plan）是医院人力资源管理部门和护理部根据医院临床科室发展、护理业务范畴，评估和确定护理人力资源供给与需求状况，采取相应措施，确保医院在需要的时候和需要的岗位获得所需的护理人员（包括数量、质量和结构），以实现护理人力资源最佳配置的过程。

2. 护理人力资源规划的步骤　护理人力资源规划主要包括护理人力资源整体状况分析、护理人力资源需求预测、护理人力资源供给分析、制订护理人力资源规划。

（1）护理人力整体状况分析：根据医院的发展方向和目标，在医院总体目标下明确护理工作目标和任务，全面梳理现有护理人力资源质量、数量及配置结构。分析医院护理人力资源的现状与上级主管部门的要求之间的差距及原因，以此作为护理人力资源规划的依据。

（2）护理人力资源需求预测：基于医院护理工作目标和任务，综合分析护理人力资源供给与需求的各种影响因素，对护理人力资源供求关系进行判断，通过人力资源规划平衡供求矛盾。护理人力资源需求预测需要考虑以下因素：①医院发展总体目标和规划；②医院护理业务服务拓展情况；③医院内护理人力资源流失和流动情况；④医院现有护士病、产休假情况；⑤现有护理人力资源存量；⑥护士离岗培训人数。护理人力资源需求预测常用的方法有：经验判断法、比率分析法、趋势分析法和回归分析法。

（3）护理人力资源供给分析：对未来一段时期内，医院从内部和外部可以获得的护理人力资源的数量和质量进行预测。外部护理人力资源供给分析的主要目的是对护理人员劳动力市场的供求情况、可能为医院提供护理人力资源的渠道以及竞争对手的情况进行分析，预测获得所需护理人力资源的代价及可能遇到的困难。内部护理人力资源供给分析主要是对医院内部护理人力资源情况进行分析，包括护理人员的数量、年龄、技术水平、发展潜力、流动趋势等，从而预测未来一段时间内，医院内部有多少护士能稳定地留在医院，有多少护士具有发展和晋升的可能性。

（4）制订护理人力资源规划：在上述环节完成的情况下，将医院护理人力资源规划形成具体方案和任务，构建护理人力资源规划执行控制和反馈系统，定期评估并进行动态调整，以确保规划实施的有效性和合理性，实现护理人力资源供需的综合平衡。

（二）工作分析

工作分析是人力资源管理的基础职能，是医院护理人力资源规划、招聘、培训和发展、绩效管理、薪酬管理等工作的重要依据。

1. 相关概念

（1）工作分析（job analysis）：工作分析又称职务分析，是指通过观察和研究，对某岗位性质进行全面评价获得确切信息的过程。工作分析有两方面的内容：一是工作本身的职责和任务，二是任职资格。工作分析一般分为四个阶段：准备阶段、信息收集阶段、分析阶段和提出分析报告阶段。工作分析的结果是职务说明书。职务说明书一般包括两大部分：工作描述和任职资格。

（2）工作描述（job description）：工作描述指对岗位的性质、任务、责任、工作内容、处理方法等与工作相关的环节所做的书面记录。护理工作描述包含工作名称、工作活动和程序（包括工作任务、职责、工作流程、工作中的上下级关系等）、工作条件和物理环境、社会环境（如同事的特征及相互关系）。任职资格是根据工作描述拟订的工作资格，主要内容包括文化程度、工作经验、有关岗位的技术和能力要求、工作态度、生活经历和健康状况，以及各种特殊能力要求等。

2. 工作分析的基本方法

（1）资料分析法：利用现有资料和信息对护理岗位的任务、责任、权力、工作强度、任职资格等进行基本了解。

（2）问卷调查法：问题主要集中在护理工作性质、特征、任职资格和业绩评价标准等方面。

（3）访谈法：由于访谈法可以使双方直接面对面交换信息，能对被调查对象的工作态度与动机有深层次的了解，所以具有其他方法无可替代的作用。

（4）现场观察法：在现场观察护理人员的工作过程、内容、特点、性质，并用文字或图表记录下来归纳分析。另外，还有典型事件记录法、时间序列分析法、日记法等均可用于工作分析。

（三）招聘测试

1. 初筛　主要针对应聘人员填写的求职申请表进行资格审查。求职申请表格可根据岗位要求设计。

2. 考核　考核的内容主要包括理论知识、工作相关技能考核。理论知识考核主要通过笔试的形式进行，以了解应聘护士对要求的专业知识深度和广度的掌握程度。工作相关技能考核视具体护理岗位的职责要求进行选择，主要是基础护理和专科护理操作技能。如果是选聘护理管理人员，有必要增加管理相关知识和能力的考核。

3. 招聘面试　面试主要了解应聘护理人员专业技术能力、个人特点和个人发展潜能三方面的信息。通过面试，主考人员可以对应聘者的专业知识，沟通表达能力、判断能力、思维能力、反应等有一个初步了解，以考察应聘者对护理岗位的适应程度。

4. 岗位能力测试　岗位能力测试又称真实工作预览或临床岗位胜任试用，主要目的是将拟聘用人员放在实际护理岗位上进行能力考查，以提高招聘工作的有效性。试用期根据国家相关规定及医院和岗位的具体要求而定，一般为6～12个月。

（四）录用决策

录用决策主要是对上述甄选考核过程中产生的信息进行综合评价分析，确定每一个候选人的素质和能力特点是否符合护理岗位需求，根据医院制定的录用标准进行比较，选择出最适合的护理专业人员。

1. 录用决策基本要素　医院做出护士录用决策参考的主要因素有以下几个方面：

（1）信息的准确性，包括年龄、毕业学校、学习经历、工作经历、工作业绩、忠诚度、职业精神等。

（2）考核测试方法正确。重点分析对护士专业能力，如职业素质、岗位胜任能力等测试的结果及可靠程度。

2. 体检及录用　体检的主要目的是确认应聘护士身体状况是否达到岗位要求，胜任工作。录用的过程是对应聘者筛选的过程，通过将应聘人员与任职岗位要求比较和应聘人员之间的相互比较，确定最终录用人选。在人员录用决策中，应尽量避免错误的录用和错误的淘汰。

（五）招聘工作评估

1. 招聘工作评估的作用　招聘工作评估工作的主要作用是通过科学评价方法对招聘工作的整

体绩效进行综合评价，其目的是为医院招聘工作效率的持续改进和提高提供参考依据。通过评估达到：①验证招聘方法的有效性；②提高招聘工作质量；③降低招聘工作成本，提高效率。

2. 招聘工作评估的内容

（1）录用人员评估：对照护理人力招聘计划，从数量和质量方面对录用护士进行评价。护士质量评价主要针对每位受聘人员工作胜任和工作成功程度进行长短期指标测定。

（2）录用成本核算：录用成本核算是保证录用工作有效性的关键，成本费用一般包括护士选拔成本、录用成本、安置成本、离职成本、机会成本和再安置成本。

（3）招聘总结：回顾分析整个招聘过程投入和产出效率的总分析。

思 考 题

1. 什么是人力资源规划？简要分析人力资源规划对于组织的意义。

2. 简要分析人力资源规划程序。

3. 简要分析影响组织人力资源招聘工作的因素。

4. 试述护理人员招聘程序。

（赵永娟）

第十二章 人员培训

【案例 12-1】 　　　　　护理部举行新进实习生岗前培训

　　某医院护理部对 174 名本、专科护理实习生进行了为期 3 天的岗前培训。

　　为了更好地达到培训目的，护理部在培训内容及培训师资上做了精心的安排。培训内容涵盖了医院概况、医院发展、医院文化、医德医风、人文护理、实习护士管理制度、护理质量及安全管理、消防安全、医疗事故纠纷防范、职业防护、护理礼仪等理论内容，以及现场演示了 2 项护理基础操作；护理部邀请了来自医院宣传科、医务科、感染控制科等相关行政职能部门负责人及临床一线的护理骨干为实习同学进行了理论及操作的培训。

　　培训工作加深了护理实习生对临床护理工作的全面认识。本次培训理论内容紧密结合临床实践，实用性强，利于实习生从学生到临床护理人员的角色转变，为他们即将走上临床实习岗位奠定了良好基础。

　　最后，护理部根据实习生的实习大纲要求，结合医院实际情况，对实习生实习期间的分组与科室轮转进行了具体安排。

问题：

　　1. 该案例中，护理实习岗前培训的目的是什么？

　　2. 该案例中，护理实习岗前培训的内容是什么？

　　随着社会越来越重视人力资源，组织也越来越重视员工的培训。员工培训不仅可以提升员工的个人能力，还可以提高员工对组织的归属感，减少组织人才的流失，从而提高组织的经济效益。

第一节　人员培训与培训管理概述

一、人员培训及培训管理的内涵

（一）相关概念

　　培训（training）是使受训人员通过有计划的、连续的系统学习而获得知识、技能、态度，乃至行为的定向改进的行为或过程，以使其能够按照预期的标准或水平完成所承担的或将要承担的工作任务。从狭义上讲，培训是指组织向员工传授其完成本职工作、提高工作能力所必须掌握的各种知识和技能（如与工作相关的知识、技能、价值观念、行为规范等）的过程。从广义上讲，培训应该是创造智力资本的途径。智力资本包括基本技能、高级技能、对客户和生产系统的了解及自我激发创造力。培训就是为组织利益而有组织地提高员工工作绩效的行为。培训的最终目的是使员工更好地胜任工作，进而提高组织的生产力和竞争力，从而实现组织发展与个人发展的统一。

　　人员培训（personnel training）是指一定组织为开展业务及培育人才的需要，采用各种方式对员工进行有目的、有计划的培养和训练的管理活动，其目标是使员工不断更新知识，开拓技能，改进员工的动机、态度和行为，适应组织新的要求，更好地胜任现职工作或担负更高级别的职务，从而促进组织效率的提高和组织目标的实现。

　　培训管理（training management）是指对人员进行培训期间所做的管理。有三个概念和培训管理有关。一是培训需求调查，指的是广泛收集和听取各方关于组织培训工作意见和建议的过程。二是培训需求分析,如针对高层团队的现状和期望,对其安排针对性的培训,并针对预算做调查。这个阶段是在需求调查和收集的过程之后,主要的工作是在前一阶段的工作基础上,把培训计划进一步深化,并提供具体数据的依据,针对具体的培训项目进行需求分析。三是培训需求诊断,这是对于在期望解决问题的培训需求,特别是涉及专业性的培训计划的时候,需要利用专业的知识和工具,对真正的问题进行诊断和分析,做到培训能有的放矢。

(二)培训的意义

人类社会进入 21 世纪,全球经济正在加速融入市场化、知识化、信息网络化和全球一体化的进程,组织竞争力的强弱归根结底取决于组织拥有人才的数量与质量。而组织员工培训管理是提高组织人力资源整体素质的主要手段。人员培训能提高员工的职业能力;有利于使组织获得竞争优势;有利于改善组织的工作质量;有利于构建高效工作绩效系统;满足员工实现自我价值的需要。

(三)培训的原则

1. 战略原则 系统化的员工培训是组织发展战略中重要的一部分。员工是组织中最宝贵的资源,只有向这些有限的资源提供各种培训机会并给予其发挥的空间,才能释放其最大的能量,培养出一支优秀的人才队伍,不断满足组织日益增长的业务需求。员工培训应包括:新员工入职培训、专业技能培训、管理技能培训、组织文化培训等。同时,员工培训要与组织发展战略紧密相连。

2. 长期性原则 培训人才和留住人才相辅相成。留住人才的关键在于组织为员工提供良好的培训和发展空间,而培训则是员工感受组织为其创造发展机会的依据,是体现组织文化的重要形式。把组织的培训计划与员工个人的职业生涯发展规划融为一体。

3. 学以致用原则 培训中以人为本、以提高人员素质为培训思路,建立充分激发员工活力的人才培训机制,最大限度地激发每位员工的潜力,从而使组织保持高速稳定的发展。

(四)人员培训的特征

人员培训具有如下 5 个方面的特征:

1. 组织发展要求的主导性 社会经济和科技的快速发展、知识的快速更新、信息的快速传播及市场的激烈竞争,使得组织本身需要不断地创新。培训要以满足组织发展需要为目标,按照员工不同岗位的需要,重点传授特定的知识和技能,提高员工的工作能力和水平。尽管组织培训的内容和形式多样化,但是其最终目的是要配合组织的发展,为组织获取更多的效益。员工得到发展的前提是组织能够顺利发展,组织良好的发展可以为员工的发展提供稳定的平台,为员工发展指明方向。

2. 提高生产效率的实用性 通过培训,组织提高员工的工作水平,提高组织的生产效率,从而为组织获取更多的效益。培训要确保员工能够将培训的内容运用到工作上。因此,培训成果的转化成功与否,在很大程度上决定了培训是否有效。

3. 结合组织和员工的针对性 员工培训的最终目的是实现组织与员工的统一,这就要求在进行员工培训时要针对不同组织和组织内不同的员工实施不同的培训。针对不同性质的组织,所采取的培训方式、方法和运用的培训内容是不一样的。而针对组织内不同性别、年龄、学历及岗位的员工进行培训时,组织既要尽可能满足组织发展的要求,也要满足员工个人发展需求,以增强培训效果,实现组织与员工的双赢。

4. 培训方法的多样性 组织培训的形式和方法是多种多样的,既有传统的讲座式培训法,也有基于互联网技术的现代培训方法。现今比较流行的就是情景体验式教学。传统的讲座式培训着重的是教师在台上讲课,缺乏学生的交流和实践,使得培训效果不佳。新式的培训比以往更加重视学生的实践与体验,通过体验增强培训效果。

5. 培训时间的零散易变性 组织员工培训不同于学校教育,在组织员工培训时,员工必须以做好本职工作为前提。因此,员工培训的大部分时间会被安排在业余时间,而且经常会根据员工工作时间的变动及业务淡旺季的变化而变动。

（五）培训的分类

组织培训可以根据对象、内容和形式的不同而划分为不同的类型。

1. 按培训对象划分 按培训对象划分，培训可以分为基层员工培训和管理人员培训。①基层员工培训的目的是培养员工有一个积极的工作心态，掌握工作原则和方法，提高劳动生产率。培训的主要内容包括追求卓越工作心态的途径、工作安全隐患的预防、组织文化与团队建设、新设备操作、人际关系技能等。基层员工的培训应该注重其实用性。②管理人员培训又可以根据管理层次的不同而分为基层管理人员培训、中层管理人员培训和高层管理人员培训。基层管理人员的工作重点主要在第一线从事具体的管理工作，执行中、高层管理人员的指示和决策。因此，为他们设计的培训内容应着重于管理工作的技能、技巧，如怎样组织他人工作、如何安排生产任务、如何为班组成员创造一个良好的工作环境等。基层管理人员的技能培训、人际关系培训和解决问题的能力培训的比例约为5：4：1。中、高层管理人员的培训应注重于发现问题、分析问题和解决问题的能力，用人能力，控制和协调能力，经营决策能力，以及组织设计技巧的培养。中层管理人员对于本部门的经营管理必须十分精通，除了熟悉本部门工作的每个环节和具体工作安排以外，还必须了解与本部门业务有关的其他部门的工作情况。按照罗伯特·卡茨的模式，中层管理人员的技能培训、人际关系培训和解决问题的能力培训的比例约为4：4：2。高层管理人员的工作重点在于决策。因此他们所要掌握的知识更趋向于观念技能。例如，经营预测、经营决策、管理、会计、市场营销和公共关系等。罗伯特·卡茨将高层管理人员的技能培训、人际关系培训和解决问题的能力培训的比例约定为2：4：4。

2. 按培训内容划分 按培训内容划分，培训可以分为知识培训、技能培训及态度和观念培训。①知识培训。知识培训的主要任务是对员工所拥有的知识进行更新，如护理知识培训。②技能培训。随着时代的进步，各行各业都会有新的技术和能力要求，员工需要学习新的技能才能从事新行业的岗位，如护理操作技能培训。③态度和观念培训。员工通过培训习得对人、对事、对己的反应倾向。它会影响员工对特定对象做出一定的行为选择，如护理人员要热情、周到地照顾患者。

3. 按培训形式划分 按培训形式划分，可以分为入职培训、在职培训、脱岗培训和轮岗培训。①入职培训。即新员工入职培训，帮助新员工熟悉组织的工作环境、文化氛围和同事，让新员工能够迅速投入新工作，缩短新员工与老员工的工作磨合期。②在职培训。即员工不需要脱离工作岗位的情况下参加培训。在职培训通常利用员工的工余时间进行，是在完成本职工作的基础上开展的培训活动。这类培训的内容重在补充员工当前岗位、工作或项目所需要的知识、技能和态度。③脱岗培训。与在职培训相对，脱岗培训是指员工暂时脱离岗位接受培训。在培训期间，将本职工作放在一边，以培训为重心。脱岗培训更注重提高员工的整体素质和未来发展需求，而不是根据当前岗位工作或项目的情况来确定培训内容。④轮岗培训。即员工被安排到组织的其他部门或者分支组织一边工作一边进行培训，与在职培训有相同之处。两者都是工作与培训同步进行。两者的区别在于在职培训包括轮岗培训，而轮岗培训的最大特点是调离原岗位，迁往其他岗位进行工作、学习，存在岗位空间和环境上的变化，如护理人员的科室轮转。

（六）培训管理的作用

培训管理的作用体现在提高员工的知识、技能以符合当前和未来岗位的要求；改变员工的态度和信念，使其价值观与组织文化相融合；满足员工职业发展的需要；塑造学习型组织，实现组织与员工价值和发展的统一。

二、培训需求分析与培训计划

（一）培训需求分析概念

培训需求分析是指在规划与设计每项培训活动之前，由培训部门、主管负责人、培训工作人员等采用各种方法与技术,对参与培训的所有组织及其员工的培训目标、知识结构、技能状况等方面进行系统的鉴别与分析,以确定这些组织和员工是否需要培训,以及需要如何培训的一种活动或过程。培训需求分析就是采用科学的方法弄清谁最需要培训、为什么要培训、培训什么等问题,并进行深入探索研究的过程。它具有很强的指导性,是确定培训目标、设计培训计划、有效地实施培训的前提,是现代培训活动的首要环节,是进行培训评估的基础,对组织的培训工作至关重要,是使培训工作准确、及时和有效的重要保证。

有效的培训需求分析建立在对培训需求成因有效性的分析基础之上,对培训需求形成原因的客观分析直接关系着培训需求分析的针对性和实效性。培训需求产生的原因大致可分为以下3类:①由于工作变化而产生的培训需求;②由于人员变化而产生的培训需求;③由于评定绩效的标准变化而产生的培训需求。

(二)培训需求分析的内容

1. 培训需求的层次分析 包括:①前瞻性层次分析。人力资源部发起对未来的分析,考虑改变组织优先权的因素;②组织层次分析。找出组织存在问题并确定是否培训,考察组织目标和对目标发生影响的因素;③员工个人层次分析。个人实际绩效与绩效标准对员工技能要求的差距分析,依据是员工业绩、技能测试和个人需求调查问卷。

2. 培训需求的对象分析 包括:①新员工培训需求分析:对组织文化、制度、工作岗位的培训,通常使用任务分析法。②在职员工培训需求分析:新技术、技能要求的培训,通常使用绩效分析法。

3. 培训需求的阶段分析 目前培训需求分析,是针对目前存在的问题和不足。未来培训需求分析,是针对未来发展的需要。

(三)培训需求分析的作用

1. 了解员工现有信息 确认差距,通过培训需求分析可以了解到可能参加培训的人数、工作、生活的地点、职业、兴趣、对培训的态度等信息。对员工现有情况了解、掌握得越多,对培训活动就越有利。

2. 确定培训内容 提供培训素材,分析培训需求能够确定员工的培训需求,如需要的是知识培训还是技能培训。有的培训方式需要在各个部门收集相关材料,如案例研究和角色扮演。通过培训需求分析,可以收集到包括工作手册、组织流程图、岗位介绍、各部门的形式和工作程序及工作实例等。培训需求分析使培训部门能够在了解员工的实际情况的基础上,为员工提供量体裁衣式的培训。

3. 获取管理者对培训的支持 经过需求分析,让管理者知道组织是重视培训的,同时能充分听取他们的意见。在各种接触中,增强培训部门和管理者的交流、理解和信任,得到管理者的支持。

4. 确定培训的成本 分析与培训成本有关的问题。例如,培训需要多少工作人员;培训需要多少时间;培训需要哪些相关教材、设备等。通过成本核算,有效控制费用。

5. 为培训评估提供依据并形成一个信息资料库 培训评估的一个重要环节就是制定评估标准,培训需求分析能为培训评估标准的制定提供有用的资料。

(四)培训需求分析的方法

进行培训需求分析的方法有许多种,主要介绍9种可供选择使用的培训需求分析方法。

1. 访谈法 访谈法是通过与被访谈人进行面对面的交谈来获取培训需求信息。在应用过程中,与组织管理层面谈,以了解组织对人员的期望;与有关部门的负责人面谈,以便从专业和工作角度分析培训需求。在访谈之前,首先确定需求信息,然后准备访谈提纲。访谈中提出的问题可以是封闭式的,也可以是开放式的。封闭式的访谈结果比较容易分析,但开放式的访谈常常能发现意外的更能说明问题的事实。

2. 问卷调查法 问卷调查法可以和访谈法结合起来使用,通过访谈来补充或核实调查问卷的内容，讨论填写不清楚的地方，探索比较深层次的问题和原因。当问卷调查的人较多，并且时间较为紧急时，需精心准备问卷，以电子邮件、传真或直接发放的方式让对方填写，也可以在进行面谈和电话访谈时由调查人员自己填写。

3. 观察法 观察法是通过到工作现场，观察员工的工作表现，发现问题，获取信息数据。运用观察法的第一步是要明确所需要的信息，然后确定观察对象。观察法最大缺陷是，当被观察者意识到自己正在被观察时，他们的一举一动可能与平时不同，这就会使观察结果产生偏差。因此观察时应该尽量隐蔽并进行多次观察，这样有助于提高观察结果的准确性。

4. 关键事件法 关键事件法与整理记录法相似，它可以用于考察工作过程和活动情况以发现潜在的培训需求。被观察的对象通常是那些对组织目标起关键性积极作用或消极作用的事件。确定关键事件的原则是：工作过程中发生的对组织绩效有重大影响的特定事件，在护理中如差错事故等。关键事件的记录为培训需求分析提供了方便而有意义的信息来源。关键事件法要求管理人员记录员工工作中的关键事件，包括导致事件发生的原因和背景，员工特别有效或失败的行为，关键行为的后果，以及员工自己能否支配或控制行为后果等。

5. 绩效分析法 培训的最终目的是改进工作绩效，减少或消除实际绩效与期望绩效之间的差距。因此，对个人或团队的绩效进行考核可以作为分析培训需求的一种方法。

6. 经验判断法 有些培训需求具有一定的通用性或规律性，可以凭借经验加以判断。例如，一位经验丰富的管理者能够轻易地判断出他的下属在哪些能力方面比较欠缺，因而应进行哪些内容的培训。人力资源部门仅仅根据过去的工作经验，不用调查就知道那些刚进入组织的新员工需要进行哪些方面的培训。

7. 头脑风暴法 在实施一项新的项目、工程或推出新的产品之前需要进行培训需求分析时，可将一群合适的人员集中在一起发表个人的看法、相互启发、思考和分析，对每条培训需求的迫切程度与可培训程度等提出看法，以确认当前最迫切的培训需求信息。

8. 专项测评法 专项测评是一种高度专门化的问卷调查方法，设计或选择专项测评表并进行有效测评需要大量的专业知识。通常，一般的问卷只能获得表面的或描述性的数据，专项测评表则复杂得多，它可通过深层次的调查，提供具体而且较系统的信息，如可测量出员工对计划中的组织变化的心理反应以及接受培训的应对准备等。

9. 胜任能力分析法 胜任能力是指员工胜任某一工作所应具备的知识、技能、态度和价值观等。依据经营战略建立各岗位的胜任能力模型，为组织员工招聘与甄选、培训、绩效考评和薪酬管理提供依据。

运用这些方法分析培训需求时，需要慎重考虑每一种被使用的方法的具体使用效果。

（五）制订培训计划的步骤

1. 确认培训与人力资源发展预算 制订培训计划工作的最佳的起点是确认组织将有多少预算要分配于培训和人力资源发展。在不确定是否有足够经费支持的情况下，制订任何综合培训计划都是没有意义的。

2. 分析员工培训需求 分析员工的培训要求，对员工培训需求做出综合评价，为组织有针对性的培训提供依据。

3. 制订课程需求单 根据培训需求列出匹配培训需求的所有种类的培训课程。这可能是一个很长的清单，包含了针对少数员工的个性化的培训需求，当然也包含了许多人都想参加的共性化的培训需求。

4. 修订符合预算的清单 从培训目标要求出发，结合培训课程设计、费用支出等综合情况，修订符合预算的清单。

5. 确定培训的供应方 按照课程清单，落实提供方，如确定授课教师是使用内部教师还是聘请外部教师等。

6. 制订和分发开课时间表 制订和分发包括开课描述、开课时间和地点等相关信息的册子。

7. 为培训安排后勤保障 包括落实培训地点、学员住宿和所有的设备和设施，如活动挂图、投影机等相关后勤保障。

8. 课程评估 填写课程评估表，对授课质量做出综合评价。

三、培训方法选择及其实施要点

培训方法的选择要和培训内容紧密相关，不同的培训内容适用于不同的培训方法。不同培训方法有不同特点，在实际工作中，应依据组织的培训目的、培训内容及培训对象，选择适当的培训方法。

（一）直接传授法

直接传授法适用于知识类培训，主要包括讲授法、专题讲座法和研讨法等。

1. 讲授法 讲授法是指教师按照准备好的讲稿系统地向受训者传授知识的方法。它是最基本的培训方法。适用于各类学员对学科知识、前沿理论的系统了解。主要有灌输式讲授、启发式讲授、画龙点睛式讲授 3 种方式。

2. 专题讲座法 专题讲座法在形式上和课堂教学法基本相同，但在内容上有所差异。课堂教学一般是系统知识的传授，每节课涉及一个专题，接连多次授课；专题讲座是针对某一个专题知识，一般只安排一次培训。这种培训方法适合于管理人员或技术人员了解专业技术发展方向或当前热点问题等。

3. 研讨法 研讨法是指在教师引导下，学员围绕某一个或几个主题进行交流，相互启发的培训方法。①以教师或受训者为中心的研讨：以教师为中心的研讨从头至尾由教师组织，教师提出问题，引导受训者做出回答。②以任务或过程为取向的研讨：任务取向的研讨着眼于达到某种目标，这个目标是事先确定的，即通过讨论弄清某一个或几个问题，或者得出某个结论，组织这样的研讨需要设计能够引起讨论者兴趣、具有探索价值的题目。过程取向的研讨着眼于讨论过程中成员之间的相互影响，重点是相互启发，进行信息交换，并增进了解，加深感情。这种类型的研讨既能得出某个结论，又能达到相互影响的目的，这需要对讨论进行精心的组织。例如，先分成小组讨论，小组内进行充分的交流，意见达成一致，然后小组推举一人在全体学员的讨论会上发言。

（二）实践法

主要适用于以掌握技能为目的的培训。实践法是通过让学员在实际工作岗位或真实的工作环境中，亲身操作、体验，掌握工作所需的知识、技能的培训方法，在员工培训中应用最为普遍。这种方法将培训内容和实际工作直接相结合，具有很强的实用性，实践法适用于对护士的培训，如实习前护理技能操作的培训。实践法的常用方式：工作指导法、工作轮换法、特别任务法和个别指导法。护理工作中的科室轮转就是工作轮换法，临床带教就是个别指导法，是"传帮带"式培训方式。

（三）参与型培训法

参与型培训法是充分调动培训对象积极性，让其在培训者与培训对象双方的互动中学习的方法。这类方法的主要特征是每个培训对象积极参与培训活动，从亲身参与中获得知识、技能，掌握正确的行为方式，开拓思维，转变观念。其主要形式有自学、案例研究法、头脑风暴法、模拟训练法、敏感性训练法和管理者训练法。

1. 自学 自学适用于知识、技能、观念、思维、心态等多方面的学习。自学既适用于岗前培训，又适用于在岗培训，而且新员工和老员工都可以通过自学掌握必备的知识和技能。

2. 案例研究法 案例研究法是一种信息双向性交流的培训方式，它将知识传授和能力提高两者融合到一起，可分为案例分析法和事件处理法两种。案例分析法又称个案分析法，它是围绕一定的培训目的,把实际工作中真实的场景加以典型化处理,形成供学员思考分析和决断的案例。事件处理法是指让学员自行收集亲身经历的案例,将这些案例作为个案,利用案例研究法进行分析讨论,并用讨论结果来警戒日常工作中可能出现的问题。

3. 头脑风暴法 头脑风暴法又称"研讨会法""讨论培训法"。头脑风暴法的特点是培训对象在培训活动中相互启迪思想、激发创造性思维,头脑风暴法的关键是要排除思维障碍,消除心理压力,让参加者轻松自由、各抒己见,提出解决问题的建议或方案,组织者和参加者都不能评议他人的建议和方案。组织全体参加者对各可行方案逐一评估,选出最优方案。

4. 模拟训练法 模拟训练法以工作中的实际情况为基础,将实际工作中可利用的资源、约束条件和工作过程模型化,学员在假定的工作情境中参与活动,学习从事特定工作的行为和技能,提高其处理问题的能力。

5. 敏感性训练法 敏感性训练法简称"ST(sensitivity training)法"。敏感性训练要求学员在小组中就参加者的个人情感、态度及行为进行坦率、公正的讨论,相互交流对各自行为的看法,并说明其引起的情绪反应。它的目的是要提高学员对自己的行为和他人的行为的洞察力,了解自己在他人心目中的"形象",感受与周围人群的相互关系和相互作用,学习与他人沟通的方式,发展在各种情况下的应变能力,在群体活动中采取建设性行为。敏感性训练法常采用集体住宿训练、小组讨论、个别交流等活动方式。具体训练日程由指导者安排,内容可包括问题讨论、案例研究等。讨论中,每个学员充分暴露自己的态度和行为,并从小组成员那里获得对自己行为的真实反馈,承受他人给自己提出意见和建议,同时了解自己的行为如何影响他人,从而改善自己的态度和行为。

6. 管理者训练法 管理者训练(manager training plan)简称"MTP法",是产业界最为普及的管理人员培训方法。这种方法旨在使学员系统地学习、深刻地理解管理的基本原理和知识,从而提高他们的管理能力。管理者训练适用于培训中低层管理人员掌握管理的基本原理、知识,提高管理能力。一般采用专家授课、学员间研讨的培训方式。

(四)态度型培训法

态度型培训法主要针对行为调整和心理训练,具体包括角色扮演法和拓展训练。

1. 角色扮演法 角色扮演法是在一个模拟真实的工作情境中,让参加者身处模拟的日常工作环境之中,并按照他在实际工作中应有的权责来担当与实际工作类似的角色,模拟性地处理工作事务,从而提高处理各种问题的能力。它的操作步骤:首先,建立示范模型;其次,角色扮演与体验;再次,社会行为强化;最后,培训成果的转化与应用。

2. 拓展训练 拓展训练是指通过模拟探险活动进行的情景式心理训练、人格训练、管理训练。它以外化型体能训练为主,学员被置于各种艰难的情景中,在面对挑战、克服困难和解决问题的过程中,使人的心理素质得到改善。包括场地拓展训练和野外拓展训练两种形式。

【案例 12-2】 **某地铁集团土建工程中心户外拓展活动**

某地铁集团土建工程中心的伙伴们参加了以加深彼此了解、增加团队协作沟通能力、团队凝聚力的户外拓展活动。团队热身不只是为了消除队员之间的陌生感,更重要的是为了让队员尽快从日常的工作、生活氛围中脱离出来,放松心态,调整情绪,全身心投入到拓展训练中。拓展训练包括"达·芬奇密码""汉诺塔"和"撕名牌"。"达·芬奇密码"是一个超级经典的项目,通过演绎一个变化的市场情景,从信息收集,到科学决策,到坚决执行,从上至下考验一个团队领导者的领导力,也考验着这支团队的执行能力。"汉诺塔"源于印度一个古老传说的益智玩具,是一个团队协作沟通的项目,锻炼大家逻辑能力,更考验大家的执行力。休闲竞技游戏"撕名牌",唤醒了大家体内的运动因子。

问题:

1. 本案例中用了哪种培训方法?

2. 结合本案例试分析这种培训方法的优点。

（五）科技时代的培训方式

随着现代社会信息技术的发展，大量的信息技术被引进到培训领域。在这种情况下，新兴的培训方式不断涌现，如网上培训、虚拟培训等培训方式受到组织欢迎。

除了上面的培训方法之外，还有函授、业余进修、开展读书活动、参观访问等方法，这些方法是通过参加者的自身努力、自我约束能够完成的，组织只起鼓励、支持和引导作用。

四、培训成果转化及效果评估

培训成果转化是指受训者持续而有效地将其在培训中所获得的知识、技能、行为和态度运用于工作当中，从而使培训项目发挥其最大价值的过程。培训评估是指对培训项目、培训过程和效果进行评价，可分为培训前评估、培训中评估和培训后评估。培训前评估是在培训前对受训者的知识、能力和工作态度进行考察，作为培训者编排培训计划的根据。培训前评估能够保证培训项目组织合理、运行顺利，保证受训者对培训项目的满意度。培训中评估是指在培训实施过程中进行的评估，能够控制培训实施的有效程度。培训后评估是对培训的最终效果进行评价，是培训评估中最为重要的部分，目的在于使组织管理者能够明确培训项目选择的优劣，了解培训预期目标的实现程度，为后期培训计划、培训项目的制订与实施等提供有益的帮助。

评估的方法有很多，如问询法、调查法、问卷法、面谈法、测量法、计算法和目标法等，在不同的时间段应使用不同的方式。为确保培训成效，要把培训课程、讲师建设、学员管理、效果评估、成果转化等融入人力资源管理体系中，如晋升轮岗机制、薪酬考核体系、职业发展通道等，以此来激发和激励员工参加学习的愿望。此外，组织内的学习文化氛围营造也尤为重要。

五、护理人员的培训

护理人员培训是护理人力资源管理的重要内容之一，它是指在完成护理专业院校基础教育后，为了培养合格的临床护理专业人才，而对在职护理人员进行的规范化培训。目的是使护理人员始终保持高尚的护理职业道德，不断提高护理专业工作能力和业务水平，以适应护理学科快速发展的需要。

（一）护理人员培训的原则

1. 按需施教，学用一致 培训结果要能够促进组织、部门和护理人员的竞争优势的发挥和保持，使人员的职业素质和工作效率得到不断的提高，使组织培训效益达到最大化。所以，护理人员培训要从护理人员的知识结构、能力结构、年龄情况和岗位的实际需要出发，注重将培训结果向生产力转化的实际效果。

2. 与组织战略发展相适应 培训目的是为组织发展服务、促进组织战略目标实现，护理人员培训首先要从组织的发展战略出发，结合医疗组织和部门的发展目标进行培训内容、培训模式、培训对象、培训规模、培训时间等综合方案的设计。

3. 综合素质与专业素质培训相结合 护理人员培训除了要注意与护理岗位职责衔接，提高护理人员专业素质外，还应包括组织文化建设的内容，使护理人员从工作态度、文化知识、理想、信念、价值观、人生观等方面符合组织文化要求。帮助护理人员在提高职业素质的同时完成在组织中的社会化过程。

4. 重点培训和全员培训相结合 培训工作必须要有侧重点。管理者在制订培训计划时既要注重对组织骨干的培训，又不能忽略护理队伍整体素质的提高，做到全员培训。

5. 长期性与急用性相结合 科学技术发展日新月异，护理人员只有不断学习，不断接受新的知识和信息，才能保持专业能力适应发展要求；此外，护理人员培训目的是为了更好地胜任本职工作，如果岗位职责和工作内容发生变化，就应及时针对岗位需要进行相关知识和技能的培训，满足组织和部门新业务、新技术、改革项目等对人员素质的基本要求。

（二）护理人员培训内容

1. 职业道德教育　职业道德教育主要包括护理道德、护理伦理决策、护理人员的行为规范与社会责任，以及护理人员的素质要求等。

2. 护理基础理论与技能　护理基础理论与技能主要指完成护理任务所必需的基本理论知识、护理操作技能，属于护士的基本功训练，也是专科护理的基础。

3. 专科护理理论及技能　为了适应现代医院拓展新业务、新技术的需要，护理人员还必须掌握专科护理理论知识及技能。

4. 管理、教学、科研能力　一个合格的护理人员不仅能胜任本职的护理工作，还应该具有现代护理管理能力、教学能力及科研能力，这是高素质护理人才必备的能力。

5. 外语能力　随着社会、经济的发展，外语作为对外交往的工具，其重要性不言而喻。护理人员应不断提高外语能力，以扩大国际交流，缩短我国与国外发达国家护理的差距。

（三）护理人员培训形式

护理管理者必须为护理人员的成长负责，必须通过多种途径，满足护理人员继续教育的需求。常见的护理人员培训方法有以下几种：

1. 岗前培训　岗前培训是引导护理人员在工作开始时就朝正确方向前进的重要环节。其一是医院环境的介绍，以降低新毕业或新调入护理人员因不熟悉环境而引起的焦虑；其二是介绍医院的特性、特殊的工作规则及职责、所在单位统一的护理操作规程、护理文件书写规定等，岗前培训是保证今后顺利工作的基础。

2. 在职教育　在职教育主要是利用医院的教学资源进行。其方式有以下几种：

（1）医院内科室轮转：为扩大护理人员的知识面，使他们能掌握各专科的护理技能，护理部可以制订计划，使全院护理人员分期、分批到内、外、妇、儿科、急诊科、手术室、重症监护室等轮转学习。

（2）工作中培养：利用床边教学、护理查房、病例讨论等机会，在工作实践中培养护理人员，提高护理操作技能及解决问题的能力。

（3）参加培训班及读书报告会：护理部就某一专题，组织短期培训班，如护理礼仪培训班、心理护理技能培训班、护士长管理艺术培训班等；定期组织全院护理人员进行读书报告会，介绍护理新理论、新技术，并鼓励个人之间交流心得，达到共同提高的目的。

3. 继续教育　继续教育主要指利用院外资源对护理人员进行的教育培训。包括到国内外更高一级水平的医院进修或参观，或参加国内外学术研讨会。

4. 个人自学　个人自学是培养护理人员的一项非常重要的措施。自学内容可由护理管理者根据工作实际需要或发展需要确定。

5. 学历教育　护理管理者制订培训教育计划和目标，有计划地选送护理人员脱产学习，以获得更高水平的学历和学位。这是培养护理人才、提高护理学科的专业水平及护理服务质量的关键环节。

【案例 12-3】　　　　　**某医院护理人员岗位"练兵"圆满结束**

某医院为了进一步加强护理质量管理，提高护理人员的整体素质，规范护理行为，保障护理安全，培养专科护士，提高护理管理能力，营造浓厚的学习氛围，结合医院的实际情况，于10月底如期进行了护理人员岗位"练兵"考核。考核内容分为技能考核和理论考核，技能考核分四组，分别为：①公共组；②中医组；③临床组；④专业组。理论考核的内容包括中医护理"三基理论"和西医护理"三基理论"。考核对象：护士长、年龄＜45岁的护士。考核方式：技能考核采取现场操作的方式进行；理论考核是以网上作答的方式进行。

医院领导对本次技能"练兵"高度重视，由纠风办、护理部及临床资深护士长全程参与监考，考纪考风严肃严谨，既考了护理人员基础理论、基本技能操作水平，又体现了公平、公正。考核合格率为98.00%，不合格者经补考全员通过。

本次考核，是一次对全院护理人员理论及操作技能实力的大检阅，起到了以考促学的目的，形成了人人参与、热爱学习的良好氛围，对调动全院护理人员临床工作能力的积极性、主动性和创造性，促进护理队伍的业务能力与服务水平再上新台阶起到了积极的推动作用。不仅加强了本院护理人才队伍建设，更提高了护理人员理论水平和岗位技能，为今后的临床护理工作及护理服务水平起到很大的推动作用。

问题：

1. 该案例中用了哪种培训方法？
2. 结合本案例试分析该医院是应该如何做好培训管理和培训效果评估的？

第二节　员工开发与职业发展

一、员工开发的内涵与意义

（一）员工开发的内涵

培训"（training）与"开发"（development）是两个既相联系又相区别的术语。员工培训（employee training）是指组织有计划地实施有助于员工学习与工作相关能力的活动。这些能力包括知识、技能和对工作绩效起关键作用的行为。员工开发（employee development）是综合运用正式教育、工作体验、开发人际关系、个性和能力评价等方法，帮助员工为其未来的职业生涯做好准备。开发活动以未来为导向，要求员工学习与当前从事的工作不直接相关的内容。虽然，培训与开发在意义与实践等方面有一定的差别，但是，两者的最终目的是一样的。因此，以现代的观点理解，培训与开发之间的界限已经变得日益模糊，在理论和实践中，除非有必要，往往不对培训和开发作严格的区分。

在传统意义上，培训侧重于近期目标，重心放在提高员工当前工作的绩效从而开发员工的技术性技巧，以使他们掌握基本的工作知识、方法、步骤和过程；开发则侧重于培养提高管理人员的有关素质，如创造性、综合性、抽象推理、个人发展等，帮助员工为组织的其他职位做准备，提高其面向未来职业的能力，同时帮助员工更好地适应由新技术、工作设计、服务市场带来的变化。培训通常侧重于提高员工当前工作绩效，故员工培训具有一定的强制性；而开发活动只是对认定具有管理潜能的员工才要求其参加，对员工要求其有参与开发的积极性。传统观念认为培训的对象就是员工与技术人员，而开发的对象主要是管理人员。

（二）员工开发的意义

有效的员工开发是提升组织综合竞争力的过程。事实上，员工开发的效果并不取决于培训和开发的个人，组织本身作为一个有机体，起着非常关键的作用。良好的员工开发有如下意义：

1. 提高员工的职业能力，增强员工对组织的归属感和主人翁责任感　就组织而言，对员工开发得越充分，对员工越具有吸引力，越能发挥人力资源的高增值性，从而为组织创造更多的效益。员工开发促使员工工作能力提高，为其取得好的工作绩效提供了可能，也为员工提供更多晋升和较高收入的机会。

2. 促进组织与员工、管理层与员工层的双向沟通，增强组织向心力和凝聚力，塑造优秀的组织文化　通过员工开发将培训融入组织文化，因为组织文化是组织的灵魂，它是一种以价值观为核心对全体职工进行组织意识教育的微观文化体系。组织管理人员和员工认同组织文化，不仅会自觉学习掌握科技知识和技能，而且会增强主人翁意识、质量意识、创新意识。从而培养员工的敬业精神、革新精神和社会责任感，形成全员自学科技知识，自觉发明创造的良好氛围，组织的科技人才将茁壮成长，组织科技开发能力会明显增强。

3. 培养员工能力，提高组织工作质量 员工开发也迎合了员工的需要，培养了综合素质，适应了科技发展。同时树立组织良好形象，增强组织盈利能力。尤其是人类社会步入以知识经济资源和信息资源为重要依托的新时代，智力资本已成为获取生产力、竞争力和经济成就的关键因素。组织的竞争不再依靠自然资源、廉价的劳动力、精良的机器和雄厚的财力，而主要依靠知识密集型的人力资本。员工开发是创造智力资本的重要途径。

4. 适应市场变化、有利于组织获得竞争优势，培养组织的后备力量，保持组织永久的生命力 组织竞争是人才的竞争。发达国家在推进技术创新中，不但注意引进、更新改造机械设备等方面的硬件投入，而且更注重以提高人的素质为主要目标的软件投入。员工开发可提高组织新产品研究开发能力，通过不断培训与开发高素质的人才，以获得竞争优势，有益于员工适应组织变化和竞争的需要。人才是组织的第一资源，有了一流的人才，就可以开发一流的产品，创造一流的业绩，组织就可以在市场竞争中立于不败之地。

5. 满足员工实现自我价值的需要 在现代组织中，员工的工作目的更重要的是为了自我价值实现。员工开发使员工不断获得新的知识与技能，使其能适应或接受具有挑战性的工作与任务，实现自我成长和自我价值，这不仅使员工在物质上得到满足，而且使员工得到精神上的成就感。

二、员工开发的主要方法

员工开发的主要方法有4种：正规教育、人员测评、工作实践及开发性人际关系的建立。

1. 正规教育 正规教育项目包括员工脱产和在职培训的专项计划，由专家顾问或大学提供的短期课程、在职课程及住校学习的大学课程计划。这些开发计划一般通过专家讲座、仿真模拟、冒险学习与客户会谈等培训方法来实施。根据不同的开发对象，组织可为基层管理者、中层管理者、高层管理者制订不同的开发计划，并为专业技术人员设置专门的计划。

2. 人员测评 人员测评是在收集关于员工的行为、沟通方式及技能等方面信息的基础上，为其提供反馈的过程。在这一过程中，员工本人、其同事与上级以及顾客都可以提供反馈信息。人员测评通常用来衡量员工管理潜能及评价现任管理人员的优缺点，也可用于确认向高级管理者晋升的管理者潜质，还可与团队方式结合使用来衡量团队成员的优势、不足、团队效率和交流方式。

当前比较流行的人员测评工具主要有梅耶斯-布里格斯人格类型测试（Myers-Briggs type indicator，MBTI）、评价中心、基准评价法等。①梅耶斯-布里格斯人格类型测试。MBTI 用途十分广泛，它可用于理解诸如沟通、激励、团队合作、工作作风及领导能力等不同类型的表现，如通过了解自己的个性类型和他人对自己的感觉，销售人员或行政人员才能有效进行人际沟通。利用MBTI 可以把工作任务和团队成员的个人兴趣相匹配，帮助队员理解彼此间所存在的兴趣怎样导致问题的有效解决，以此促进团队的发展，如可以把性质易变的工作分配给直觉型的人，评价的责任让感觉型的人承担。MBTI 对于了解个人沟通和人际交往方式也是很有价值的。但是，MBTI 并不能用于评价员工工作绩效和员工晋升潜力的测评。②评价中心。评价中心是由多位评价人员通过一系列的练习和测试题来评价员工表现。评价中心通常设在会议中心等非工作场所，每次由 6～12 名员工参与。它主要用来考察一位员工是否具有管理工作所需的个性特征、管理能力及人际沟通技能；它也可用来鉴别员工的团队工作能力。评价中心常用的练习包括无领导小组讨论、面试、文件处理和角色扮演。研究表明，评价中心的测评结果与员工的工作绩效、薪酬水平和职业生涯发展有密切的关系；参与评价中心练习的员工通过测评所获得的有关个人的态度、能力及具有的优劣势等信息，也有利于进行员工开发。③基准评价法。基准评价法是经过专门设计用来衡量成为成功管理者所需具备的要素工具。基准评价法中所衡量的要素是通过研究高级管理人员在其职业生涯中所遇到的各种关键事件给他们带来的经验教训的总结。这些要素包括衡量管理者同下属相处的能力、获取资源的能力和创造高效工作环境的能力。为了获得关于管理者技能的全面信息，管理者的上级、同事及其本人共同评价这一过程。最后，管理者可获得一份自我评价和他人评价的简要报告，并获得一份人员开发指南，向他们提供一些有助于强化每一种不同技能的经验及成功的管理者是如何运用这些技能的事例。

3. 工作实践　在实际工作中，许多员工开发是通过工作实践来实现的。工作实践是指员工在工作中所遇到的各种关系、问题、需要、任务及其他一些特征。该方法的前提假设是：当员工过去的经验和技能与目前工作所需不相匹配时，就需要进行人员开发活动。为了有效开展工作，员工必须拓展自己的技能，以新的方式应用其技能和知识，并积累新的经验。利用工作实践进行员工开发有各种方式，包括工作扩大化、工作轮换、工作调动、晋升、降级与其他的临时性工作安排。

4. 开发性人际关系的建立　员工通过与组织中更富有经验的其他员工之间的互动来开发自身的技能，增强专业知识。导师指导和教练辅导是两种建立开发性人际关系的方式。①导师指导：导师是指组织中富有经验的、工作效率高的资深员工，他们负有开发经验不足的员工的责任。组织一般会制订导师指导计划。②教练辅导：教练就是同员工一起工作的同事或管理者。教练可鼓励员工、帮助其开发技能，并能提供激励和工作反馈。

三、员工的职业生涯开发与管理

员工的职业生涯开发是一个人从参加工作开始的一生中，所有的工作活动与工作经历按时间顺序组成的整个过程。一方面，由于科学技术的发展与市场竞争日益激烈，组织对员工及其主动性与创造性越来越依赖；另一方面，科技发展又促使员工素质提高与自我发展意识增强。因此，管理者应掌握员工职业开发的理论与技能。员工的职业开发工作将是 21 世纪组织人力资源管理的重要组成部分。

（一）员工职业生涯开发的意义

为了留住和激励员工，尤其是高绩效者及具有承担管理职位潜力的员工。组织需要建立一种能够确认及满足员工开发需要的管理系统。员工职业生涯开发对组织具有重要的意义。

1. 有利于组织对员工需求的把握　员工职业生涯开发的主要任务就是组织对员工职业的需要、技能的了解，同时结合组织的经营与发展目标，从组织、员工双方需要出发，帮助员工克服困难，实现员工自我的目标，从而实现组织的目标。

2. 有利于组织有效地开发人力资源　组织进行员工职业生涯开发必须分析组织中的不同职业及其职业道路、不同职业之间的相互作用，了解、评价组织的各种人才的需要、能力及目标，解决员工职业现实与需要间的矛盾；并采用激励措施，开发员工潜在职业需要，设计合理的组织结构、组织目标等，配置好人力资源，从而有效开发组织人力资源。

3. 有利于提高员工的环境适应能力　员工职业生涯开发立足于员工，也是组织发展的主体因素；组织依靠员工，员工依靠组织是员工职业生涯开发的基本点，员工要根据组织的需要与个人情况不断调整自己的计划；员工必须对自身优势与劣势有所了解，培养自己对工作环境的分析能力；同时员工要合理计划、有效分配精力与时间来完成工作任务，有目标地提高自己的技能，不断地增强自身的环境适应力与把握能力。

4. 为员工的全面发展提供了有利的条件　员工职业生涯开发将人视作全面的人，即员工不仅是工作的生产要素，还是生活、消费、休闲、娱乐、学习、发展与提高者，是充当各种角色的全面的人。组织必须考虑与自我开发、职业生涯开发和员工家庭开发相关的各种活动，分析其在人的整个一生中是如何相互作用的。要关心员工的发展，在奖酬、激励机制等人事政策上为员工开发提供各种有利条件。

（二）员工职业生涯开发管理

员工职业生涯开发管理就是组织对员工职业生涯开发活动的管理，即组织提供帮助员工成长、发展的计划与组织需求、发展相结合的行为过程。主要目的在于把员工与组织的需要统一起来，最大限度地调动员工积极性，提高员工归属感。员工职业生涯开发管理是组织为员工设计的职业开发与援助计划，具有一定的引导性与功利性。承担员工职业生涯开发管理工作的主要是人力资源部门及各职能部门主管。具体包括：①对员工个人能力和潜力的正确评价，即通过对员工选聘、绩效评价资料的收集及心理测试，对员工进行测评；②向员工提供职业发展的信息，给予公平竞争的机会；③为员工制订培训与发展计划，确定职业生涯路径；④为员工制订知识更新方案；⑤建立员工工作与家庭平衡计划；⑥为员工提供职业指导；⑦制订员工的退休计划。

四、护理人员开发与职业发展

（一）相关概念

1. 护理人员的培训与开发　通过对医院护理人员的教育和培训，使他们在职业态度、知识水平、业务技能和工作能力等方面不断提高和发展，帮助护理人员在工作岗位上保持理想的职业水平、高效率完成组织和部门工作任务、促进个人职业的全面发展和自我实现。培训内容包括：组织的历史发展状况和未来发展规划、职业道德和组织纪律、劳动安全、质量管理的要求、岗位职责、工作能力和技能等。

2. 护理人员职业发展　护理管理人员与护理人员共同制订个人职业发展规划，并及时进行监督和考察，使护理人员产生归属感，进而激发其工作积极性和创造性，提高护理工作质量。

（二）护理人员开发与职业发展的方法

1. 对新上岗护士进行岗前培训　为了保证医院的基础护理水平，使新上岗护士在较短时间内能适应医院的环境，熟悉规章制度，掌握各项护理技术应对其进行岗前培训。课程设置主要有医德规范、规章制度、基础理论知识、专业技术操作等内容。

2. 继续教育考评制度　为了做到开发和保证护理人员的职业发展，采取继续教育考评制度。护士自聘用之日起，就享有受教育的权利，一次性的学校教育已远远不能满足医学发展的需要，因此，护士参加在职教育，不断学习新知识，通过要求撰写护理论文、读书笔记、参加学术活动、进修学习、理论考核等手段，督促其不断学习、不断提高。

3. 加大护理人员管理力度，提高综合素质　随着专业技术领域的扩大，又不断有新问题产生，需要提高护理技术水平，增长知识，如普及急救技术，提高应急能力。危重患者多、疑难杂症多、抢救多已成为综合医院的一大特点。为了提高治愈率，更好地配合医生抢救，在工作中对护士不断进行常用急救技术的训练，如心肺复苏术、心电监护等，对各层次护理人员进行系统的培训。强化"三基"理论，提高基本技能。通过不同阶段的培训，使不同层次的护士在各阶段得到不同的提高。

思　考　题

1. 人员培训的原则有哪些？

2. 科技时代的培训方式有哪些?

3. 护理人员培训内容有哪些?

4. 什么是员工培训与开发?

5. 员工培训与开发的意义何在?

6. 员工职业生涯开发管理的内容是什么?

7. 护理人员开发与职业发展的方法有哪些?

（毛　俊）

第十三章　绩效与薪酬管理

第一节　绩效与绩效管理概述

　　在现代管理中人们常提到绩效、绩效评价、绩效管理，只有明确其内涵，才能有效地实施绩效评价和绩效管理。

一、绩效与绩效管理

（一）绩效

1. 绩效的内涵　绩效是员工的工作结果，是员工的贡献及价值。绩效的内涵非常广泛，在不同的时期、不同的工作领域，其含义不同，见表 13-1。绩效评价可以从员工工作的结果、行为、综合素质等方面进行。

表 13-1　不同工作背景下绩效的含义

绩效的含义	适用的工作对象	适用的组织
1. 完成工作任务	体力劳动者 事务性或例行性工作的人员	小型组织
2. 结果或产出	高层管理者 可量化工作性质人员	高速发展的成长型组织强调快速反应，注重灵活、创新的组织
3. 行为	基层员工	发展相对缓慢的成熟型组织，强调流程、规范、注重规划的组织
4. 结果+过程（行为／素质）	普遍适用于各类人群	简单的操作为主的组织
5. 做了什么（实际收益）+能做什么（预期效益）	知识工作者，如研发人员	科研单位、脑力劳动为主的组织

2. 绩效的性质

　　（1）绩效的多因性：绩效的多因性是指员工的绩效结果受主、客观多种因素的影响，不是由单一因素决定。绩效与环境因素、工作特征、组织制度和机制有关，也受到员工个人因素，如工作动机、价值观等的影响。

（2）绩效的多维性：绩效的多维性是指绩效评价体系是一个多维度、立体的评价体系。在对员工进行绩效评价时应综合考虑其工作能力、工作态度和工作业绩三个方面的因素。

（3）绩效的动态性：绩效的动态性是指绩效随员工的激励状态、技能水平、环境因素、时间推移等因素变化而变化。员工的职业生涯是一个动态变化的发展过程，原来绩效较差的可能好转，而原来绩效较好的也有可能变差。

（4）绩效的权变性：绩效的权变性是指组织为现实目标，效益获得最大化和员工潜能最大限度地开发，确定最合适、最易操作、最有效益的绩效内容。不同的管理者和员工对价值观的认识不同，对工作的评价价值不同，激励员工潜能发挥的方法也不同。

3. 绩效的影响因素　绩效可以分为个体员工绩效和组织绩效。个体员工和组织在总体上的目标是一致的，产生共生共赢关系。

（1）影响员工绩效的主要因素

1）员工的技能：是指员工从事工作的技巧和能力水平。每个员工的能力都存在不同的差异，对工作绩效会产生不同影响，影响员工技能的因素有先天和后天之分，包括员工的智力、天赋、教育、培训和经历等。员工的技能主要是由员工的主、客因素决定，在绩效评价时，必须考虑这些因素。

2）组织的激励：是指组织采用一系列的手段和方法，使员工的工作积极性发挥作用。管理者需要根据员工需求的不同层次，采取有针对性的激励措施，充分调动员工工作积极性。

3）组织环境：是指组织的内部环境，包括工作环境、劳动条件、规章制度、组织结构、组织文化等。相同工作性质的组织，其内部环境也不相同，"同行不同利"充分体现了内部环境对绩效的影响。

4）社会环境：是指组织的外部环境，是组织的外部生存空间，包括本行业的发展走势、国内外的经济形势、政治制度、社会生活文化等。例如，发生金融危机必然影响到组织的发展，进而影响员工的绩效。

5）机遇：机遇也称机会。机遇带有偶然性，许多事情不是个人主观能控制的，但是这些不确定的因素，确实影响着组织的发展。机遇向来偏爱有准备的人，任何偶然性都带有必然的因素；绩效管理只有正视机遇偶然性的存在，才会使评估结果更加客观。

（2）影响组织绩效的主要因素

1）人力成本：是影响组织绩效中财务指标的重要因素。人力成本包括三个方面：人力资本获取成本、人工使用成本、雇员流动成本。从经济学角度出发，降低组织的人力成本，也就提高了组织的绩效。

2）组织知识创造力：组织创造新知识能力的产生，是由员工交换、组合知识和从他人那里学习到的能力的共同结果。它可使组织创造新的优势，适应市场和技术的变化，帮助组织保持和发展战略优势。

3）市场导向：是顾客导向、竞争导向与组织部门协作的有机组合。准确地把握市场，直接影响组织创新的方向、途径和对顾客需求的满足，能够决定组织核心业务流程的服务取向，从而影响组织财务状况。

（二）绩效管理

绩效管理（performance management）的内涵非常丰富的，是组织人力资源管理与组织运作管理的重要接口。

1. 绩效管理的内涵　绩效管理是指通过对组织战略的建立，目标分解，绩效评价，并将绩效成绩用于组织日常管理活动中，以激励员工业绩持续改进并最终实现组织战略及目标的一种管理活动。绩效管理作为一个系统，是由绩效计划、绩效追踪、绩效评价与绩效反馈构成的循环往复持续改进的绩效管理，是管理者用来确保员工的工作活动和工作产出与组织的目标保持一致的手段及过程；是防止员工绩效不佳和提高工作绩效的有力工具。绩效管理特别强调沟通辅导及员工能力的提高；不仅强调绩效的结果，而且重视达成绩效目标的过程。

2. 绩效管理过程

（1）绩效计划：绩效计划即界定绩效的具体维度和各维度的内容和权重，也就是让各层次的员工都明白自己努力的工作目标。绩效计划是进行绩效评价的基础，是绩效管理的关键。制订绩效计划时，岗位说明书为绩效计划的内容提供重要支持，组织文化、组织战略为绩效计划的确定明确方向。绩效计划保证员工努力的行为和方式与组织管理目标和组织文化保持一致。在制订绩效计划时，重点考虑的内容应侧重于员工的质量意识、服务质量状况及合作意识，以及团队管理的绩效计划。

（2）绩效实施：绩效实施是管理者和员工共同完成绩效目标的过程。管理者要对员工的工作进行辅导和监督，发现问题及时解决。管理者还要根据实际运行情况对绩效计划进行滚动调整。在整个绩效实施期间，管理者都要对员工进行不断的指导和反馈。

（3）绩效评价：绩效评价是绩效管理系统的主体部分，主要表现在界定绩效的基础上制订出一整套健全合理可行性强的评价方案并实施绩效评价。评价方案主要包括评价内容、评价方法、评价程序、绩效评价的组织者、评价人、被评价人及评价结果的数据统计与处理等。其中，设计出可行的评价表格，选择合适的评价方法是最关键、也是最困难的技术。

（4）绩效反馈：向员工个人反馈对其工作绩效的评价结果，让员工进一步了解自己的工作情况。客观、合理、公正的评价结果能够真实地反映员工对组织所期望的标准达到的程度，存在的不足，经过分析可成为有针对性的培训需求。同样，员工绩效的评价结果也可以使管理者了解员工的优缺点和个人特长等，根据评价中获得的信息与员工进行沟通，对其进行指导，使员工的个人发展与组织目标相结合，从而达到提高绩效的目的。此外，组织文化对绩效反馈的方式、重视程度都有很大影响。

知识链接：绩效评价≠绩效管理≠管理绩效

绩效评价侧重于管理者对员工的工作评价过程，依照评价标准，运用判断的方法，对员工已经完成或正在进行的工作进行评价。绩效管理是依赖于管理者与员工之间达成的协议来实现组织或工作目标的一个动态的沟通过程，绩效管理是一个完整的过程，是由收集绩效信息、确定绩效目标、划分考核指标、根据考核结果改进绩效等流程构成的行为体系，是持续提高管理绩效、不断促进有效管理的过程。管理绩效是将管理本身视为管理过程中的一种资源投入，反映一个组织内部管理活动所追求的最终目标的实现程度。

二、绩效评价的基本原则

1. 制定评价标准基于工作的原则　员工绩效评价标准应根据工作岗位内容来建立，必须与其工作内容相关，否则评价将失去意义。每一层级员工的岗位要求在内容上都有不同要求，其评价指标有一定区别。制定的评价标准具有可衡量的描述，可提高评价标准的可操作性。

2. 绩效评价标准公开化的原则　建立的员工工作评价标准应尽量具有客观性，经有关专业人员审定后应在事前公之于众，使员工明确知道组织对自己的期望行为和业绩水准，帮助员工找准自己努力的方向。如果员工对绩效考评标准了解不够，则在工作中不能确定努力方向，从而影响工作绩效。同样，使用员工一无所知的标准来衡量他们的工作成果也达不到绩效评价的目的。

3. 绩效评价标准化的原则　首先，是指对同一组织领导下从事相同工作的员工来说，使用相同的评价方法对其工作业绩进行评价。其次，绩效评价相隔时间应该是基本一致的。例如，每月绩效评价、每季度绩效评价、半年绩效评价（年中绩效评价）及每年绩效评价（年终绩效评价）。最后，按评价周期及时反馈所有员工的评价信息，并提供书面的评价信息资料，被评价员工在评价结果上签字确认。

4. 绩效评价激励的原则　绩效评价的目的是激励员工提高工作积极性，不是让员工降低工作热情。对工作出色的员工要进行肯定性奖励，实行成就激励，以维持和巩固组织期望的工作业绩；对工作表现欠佳，不符合组织要求的员工要给予适当批评教育或惩罚，并有责任帮助其找出差距，建立危机意识，促进工作业绩改进。绩效评价结果作为员工晋升、奖惩、培训、人事调整、留用、解聘的重要依据。

5. 绩效评价结果公开化的原则　大多数员工都想知道个人的工作业绩如何，以及组织对自己工作业绩的评价。运行良好的绩效评价体系会随时保持向员工提供持续性的反馈信息，使得他们把工作业绩做得更好。从提高员工的工作业绩的观点看，不公布评价结果有碍于工作持续改进。员工不确定组织对自己工作业绩的评价结果，就有可能影响其工作的态度，最终影响组织的工作效率。允许员工询问工作业绩评价结果，也就是允许他们发现工作中可能或已经出现的问题。

6. 绩效评价面谈的原则　绩效评价面谈一般安排在评价周期结束后不久进行。绩效评价面谈为组织和员工双方提供了一个交流信息的良好机会，不论员工工作有多么繁忙，都必须进行绩效评价面谈。面谈对员工本人的发展也具有极其重要的意义。绩效评价面谈一般包括三方面内容：讨论被考评员工的工作业绩；帮助被评员工确定改进工作的目标；提出实现这些目标应采取的必要措施。

三、绩效评价的主要方法

【案例 13-2】　　　　　　　**某科室的绩效评价方法**

李红（化名）是神经内科病房的护士长，科室内有 23 名护士，目前护士按照高、中、初及助理责任护士分层级管理。科室采用的考评方法是排队法，每年对护士考评一次。具体做法：根据护士的实际表现给其打分，每名护士最高分为 100 分，上级主管打分占 30%，同事打分占 70%。在考评时，20 多人互相打分，以此确定员工的绩效。

李红平时很少与护士就工作中的问题进行交流，只是到了年度奖金分配时才对所属员工进行打分排序。

问题：

该科室在绩效考评中存在哪些问题？

绩效评价（performance appraisal）是组织采取特定的评价方法和工具对组织成员的工作效果进行考核评价的过程。由于员工工作行为和效果受许多因素的影响，使得绩效评价工作的客观性、准确性、公正性方面都增加了难度。采取什么样的措施和方法，才能科学有效地进行员工绩效评价并有效发挥绩效评价的作用，是新时期管理者面临的挑战。

（一）绩效评价的方法

员工绩效评价方法的选择主要取决于绩效评价的目的。为实现评价目的，评价方法必须具备可靠性、可行性和有效性。

1. 排序评价法　排序评价法是评价者把同一科室或小组中的员工按照总业绩的表现，从业绩最好到业绩最差，按顺序排列起来进行比较，并确定其相应等级绩效评价方法。排序评价法的特点是简单、省时、省力、便于操作。其主要不足是当员工业绩水平相近时难以进行排序，易造成不公平。

2. 描述评价法　描述评价法是评价者用叙述性文字对员工的能力、工作态度、工作业绩、各方面优势和不足、需要加以培训等方面做出评价的方法。这种方法侧重于描述组织成员在工作中业绩表现突出的行为。此种方法与评价者的写作技巧和能力关系较大。描述法由于没有统一的标准，在进行员工之间的业绩评价时有一定难度，因此这种方法常作为其他评价方法的辅助用法。

3. 目标管理评价法　目标管理评价法重视员工对组织的个人业绩成就，结合了行为管理与结果管理两方面的优点，是一种有效评价员工业绩的方法。组织绩效目标管理过程是员工同自己的直接主管一起建立绩效目标，但在如何达到目标方面，主管会给予员工一定的自由度。参与目标的建立使员工成为绩效评价过程的一部分，这种目标责任增强了员工实现目标的可能性。

4. 关键事件评价法　评价者将被评价人员在工作业绩中的有效行为包括好的和坏的行为以书面形式记录下来，作为绩效评价依据的方法。此种方法的优点是能够及时反馈，有理有据，成本低，易于掌握。这种方法在进行绩效评价时，评价活动应贯穿于整个评价周期，不是阶段性评价。

5. 强制分布评价法　强制分布评价法是以数据统计中的正态分布概念为依据，认为员工的业绩水平应遵从正态分布，如将一个部门中，将 5%的员工放在优秀等级中，20%的员工放在良好等级中，50%放在中间的平均水平等级中，20%放在低于平均水平等级中，剩下的 5%业绩欠佳的在最低的等级中。此种评价方法可以克服评价者的评价结果过分宽容、严厉或平均主义。

6. 360°绩效评价法　360°绩效评价法是由员工自己、上级、同事、下级和客户（包括内部和外部客户）等从多个不同角度，对员工工作业绩进行的全方位评价并反馈的方法。360°绩效评价的出发点是扩大评价者的范围和类型，从不同层次的人员中收集关于被评价者的绩效信息，集中各种评价者的优势，多视角对组织成员进行综合客观评价，使评价结果公开全面。

（二）绩效评价运用程序

绩效评价是一个系统的过程。有效的绩效评价系统主要由三部分组成，包括确定绩效评价标准、实施绩效评价、绩效评价结果反馈及应用。

1. 确定绩效评价标准　员工的绩效评价必须与固定的、可衡量的工作标准相比较才可能得出较为公平公正的评价结果。员工的工作标准越明确，绩效评价的结果才能越有效。绩效评价标准是依据具体岗位描述，并结合考核目的和要求进行综合制定。绩效评价标准主要包括两方面的基本内容，一是应明确员工应该做什么，这类指标包括：工作职责、工作的质和量，以及一些与工作相关的指标；二是明确员工工作应做到什么程度，对其具体的工作要求和表现有相关的评价指标。为反映各个工作要素的相对重要程度，应对每项岗位职务的各项评价指标，给予不同的权重数，来区别各项评价指标对工作影响在程度上的差异。

2. 实施绩效评价　实施绩效评价是组织绩效管理的关键环节，主要活动包括：制订绩效评价实施方案、落实绩效评价人员、确定绩效评价对象和评价时间；选择科学实用便于操作的评价工具；将被评价对象的实际工作表现与所制定绩效评价标准进行比较；将绩效评价信息进行收集、处理、分析、综合总结，并将评价结果向组织报告等。绩效评价不是完成一朝一夕的工作任务，而是一项长期复杂的工作过程。组织对员工的绩效评价应与定期正式的综合评价、阶段性评价及日常的经常性工作表现等相结合，强调平时员工在工作中的自我约束和规范，从而更准确、客观、公正地对每一位员工进行评价。

3. 绩效评价结果反馈及应用　当绩效评价工作结束，员工及部门的整体评价结果将作为组织进行人事管理决策的依据，同时将员工个人的评价结果反馈给被评价者。绩效评价结果反馈的目的是让被考评员工及时了解自己的工作情况，促进组织与员工一起分析工作中存在的不足及确定改进措施。绩效评价结果反馈时，管理者既强调员工工作中表现的积极方面，又必须将员工在工作中需要改进的方面进行分析讨论，共同制订改进计划，提高员工以后的工作业绩。

（三）绩效评价表格的设计

1. 确定绩效评价内容　绩效评价内容是否具有科学性、合理性，直接关系到绩效评价的质量。1950 年，美国国会通过的《工作考绩法》考评内容主要包括工作数量、工作质量和工作适应能力三方面的因素。在我国，绩效评价的对象、目的、范围具有复杂多样性的特点，绩效评价包括德、绩、勤、能四个方面。

2. 收集绩效评价资料　收集资料是指收集与绩效评价标准有关的资料，包括员工的工作表现记录，如工作数量、质量、效益、效率、安全及出勤情况等；他人评价记录，如上级领导、同事、服务对象及其他社会人群的评价；关键事件记录，包括对员工表现优秀及恶劣事件时间的记录等。资料的收集要慎重，保持客观性，避免收集与评价标准无关的信息，减少对绩效评价工作的干扰。

【案例13-3】　　　　　　　　　**某医院开展员工绩效评价**

评价内容见表13-2。

表13-2　普通员工年度绩效评价表

工作部门：　　　姓名：　　　职务：　　　评价区间：　年　月～　年　月　评价人：

员工自我评价			评价分数					本栏平均	权重系数
评价内容		评价标准	10	8	6	4	2		
德：工作态度	合作性	人际关系，团队精神及与他人（部门）工作配合情况	10	8	6	4	2		3
	责任感	严格要求自己与否，遵守制度、纪律情况	10	8	6	4	2		
	工作态度	工作自觉性、积极性；对工作的投入程度，进取精神、勤奋程度、责任心等	10	8	6	4	2		
	执行力	对上级指示、决议、计划的执行程度及执行中对下级检查跟进程度	10	8	6	4	2		
	品德言行	是否做到廉洁、诚信，是否具有职业道德	10	8	6	4	2		
绩：工作业绩	工作素质	仅考虑工作的品质，与期望值比较，工作过程、结果的符合程度（准确性、反复率等）	10	8	6	4	2		4
	工作量	仅考虑完成工作数量。职责内工作、上级交办工作及自主性工作完成的总量	10	8	6	4	2		
	工作速度	仅考虑工作的速度，完成工作的迅速性、时效性，有无浪费时间或拖拉现象	10	8	6	4	2		
	工作达成度	与年度目标或与期望值比较，工作达成与目标或标准之差距，同时应考虑工作客观难度	10	8	6	4	2		
能：工作能力	计划性	工作事前计划程度，对工作（内容、时间、数量、程序）安排分配的合理性、有效性	10	8	6	4	2		3
	应变力	针对客观变化，采取措施（行动）的主动性、有效性及工作中对上级的依赖程度	10	8	6	4	2		
	改善创新	问题意识强否，为有效工作，在改进工作方面的主动性及效果	10	8	6	4	2		
	职务技能	对担任职务相关知识的掌握、运用，工作的熟练程度	10	8	6	4	2		
	发展潜力	是否具有学识、涵养，可塑程度	10	8	6	4	2		
	周全缜密	工作认真细致及深入程度，考虑问题的全面性、遗漏率	10	8	6	4	2		
评价得分		Ⅰ：（1～5项平均分）×3＋（6～9平均分）×4＋（10～15项平均分）×3							
出勤及奖惩		Ⅱ出勤：迟到、早退次×0.5＋旷工天×2＋事假天×0.4＋病假天×0.2							
		Ⅲ处罚：警告次×1＋小过次×3＋大过次×9							
		Ⅳ奖励：表扬次×1＋小功次×3＋大功次×9							
总分		Ⅰ－Ⅱ－Ⅲ＋Ⅳ							
评价等级		□A. 90分以上　　□B. 70～89分　　□C. 40～69分　　□D. 40分以下							
被评价员工意见									
高一级管理者评价：		高二级管理者评价：				评价管理者签字：			

问题： 请分析表格中绩效评价内容的合理性。

四、护理管理中的绩效评价

护理人员绩效评价是护理绩效管理的核心内容，是医院管理工作的重要组成部分。

（一）护理工作中绩效评价的目的

护理人员绩效评价的目的是及时发现护理人员在工作中的优缺点，并帮助激发个人的工作潜力，改进工作不足之处，帮助确定努力的方向和目标，进行有针对性的培训，为护理人员的个人职业发展提供信息和依据。护理人员绩效评价的目的包括以下四个方面：

1. 为护理人力资源管理提供依据　护理人员绩效评价的实质是为人力资源开发工作提供信息，为招聘、晋级、升迁、岗位调整、任免、奖惩、解聘等护理人力资源管理提供依据。通过考核记录和认定，使护理管理人员全面而详细地了解每一位护理人员政治素质、专业知识、工作能力、工作业绩等情况，有利于护理管理人员与护理人员之间进行相互沟通、了解。

2. 促进护理人员职业生涯的发展　绩效考评的重要目的之一是利用其评价和反馈功能，促进护理人员在护理职业生涯中的发展。绩效评价可以确定护理人员培训和职业发展的方向；为护理人员提供自我职业发展的新工作目标、激励其自我实现的动机，追求更高的工作成就。

3. 促进护理管理目标的实现　绩效评价可以促进护理人员上下级间的沟通，了解彼此的期望，为实现管理目标双方达成共识。通过建立共同认可的行为和绩效目标来强化护理人员努力进取的动机，最终达到提高护理工作质量，完成医院护理工作的共同目标。

4. 推动护理管理职能　护理人员绩效评价是对护理管理状况诊断的重要内容，为护理绩效管理改进提供有效依据及改进措施。绩效评价的结果可作为评价护理管理效率的有效指标，作为评价和检验护理管理工作制度、工作方法、组织结构、领导行为方式、工作条件环境、效果和价值的标准。评价结果是对合格人员工作业绩的评定和认可，同时也是对不合格人员执行惩戒的重要依据。

（二）护理人员绩效评价的作用

1. 护理人事决策的作用　科学合理的绩效评价机制，有利于护理管理者对护理人员做出公正的评价，为医院和部门正确识别人才和合理使用护理人员提供了客观依据。客观公正的评价结果为护理人员的晋升晋级、培训、人事调整、奖惩、留用、解聘等人事决策提供依据。

2. 护理管理中诊断作用　绩效评价结果的分析能帮助护理管理人员确认护理人员的职业素质与护理岗位任职要求之间的差距。在掌握个人或护理单元绩效结果的基础上，管理者可利用决策树方法将护理人员存在绩效问题的原因进行分析归类，诊断导致绩效不良的主客观因素。问题诊断主要包括与绩效直接相关的组织因素、管理者因素、环境资源因素、部门管理因素、护理人员个人因素等几个方面，目的是寻求提高组织和个人绩效的措施和方法，促进绩效持续改进。

3. 护理工作中激励作用　在护理人员绩效管理工作中，奖优罚劣对护理人员激励和约束管理起重要的作用。绩效评价结果可以帮助护理管理人员确认护士对组织的贡献大小，以此作为组织奖惩决定的依据。对业绩优异的护理人员给予奖励，进行成就激励，强化和巩固组织的期望行为；对业绩表现低劣者进行批评惩罚，及时改进不良工作表现。

4. 对护理人员起到教育和管理作用　绩效考核的教育作用是在绩效诊断的基础上确定培训需求，制订有针对性的培训计划，通过护理人员知识技能等相关培训，达到组织期望的绩效水平。绩效评价的主要目标是促进与维持组织成员绩效的高水平。绩效评价的管理是护理管理者结合岗位要求和个人特点，对绩效水平持续达不到组织要求的护理人员采取调整、培训、转岗等多种措施，促进绩效改进。

（三）护理人员绩效评价的内容

绩效评价是人力资源管理的中心环节，是组织提高核心竞争力的重要工具。公平、科学、合理的绩效评价对于提高医院护理人员的积极性有着极其重要的意义。护理绩效管理与组织绩效管理不同，有其复杂性，护理人员的服务对象是患者，每位患者的病情不同，思维方式不同，对事物的评价方式不同，直接影响到护理人员的绩效结果。护理人员绩效评价的内容要结合其工作能力、技术水平、学历、工作性质、工作任务、责任轻重和技术难度等要素制订。通常包括：工作量、工作效率、工作质量、患者满意度、护士岗位层级、危重患者风险及负性。

任何一种护理管理模式的最终目的就是提高医院的护理质量，达不到这个目标就不是一个成功的模式。对病房护士实施科学、客观、合理地的绩效评价，对提高护理质量，提升护士对护理工作的满意度，降低离职率，稳定护士队伍有重要意义。建立病房护士合理的绩效评价指标，采取科学的评价方法，对建立绩效评价体系有决定性的意义。

1. 临床护理单元绩效评价内容建立　临床护理单元绩效评价是采用特定的护理绩效评价指标，按照统一的评价标准及规定的工作程序，对临床护理单元某一时段的工作业绩通过定量、定性的对比考核，做出客观、准确、公正的科学评价。

【案例 13-4】　　　　　　**某医院开展临床护理单元绩效评价**

评价内容见表 13-3。

表 13-3　临床护理单元绩效评价表

护理单元：　　　　时间：　　　年　月　评价人：　　　　　　得分：

项目	评价内容	评价标准	得分
护理工作质量（占40%）	优质护理服务质量（10分）	按照质控考核标准进行评价，加扣分项按照质控标准执行	
	围手术期患者管理质量（10分）		
	输血管理质量（10分）		
	护理文书书写质量（10分）		
	病区管理质量（10分）		
	护理安全管理质量（10分）		
	职业防护管理质量（10分）		
	输液安全管理质量（10分）		
	压疮管理质量（10分）		
	实习生带教满意度（10分）	90分为达标，按实得分计算，不达标扣50分	
	患者满意度（10分）	90分为达标，按实得分计算，不达标扣50分	
	科研立项	年终评价： 国家级每项10分 省级每项5分 市级每项3分	
	论文	年终评价： SCI、EI收录的论文每篇10分 核心期刊发表的论文每篇8分 统计源期刊发表的论文每篇6分 其他正式期刊发表的论文每篇4分	
护理工作效益（占40%）	特级护理人天数	每例每天5分	
	Ⅰ级护理人天数	每例每天3分	
	Ⅱ级护理人天数	每例每天2分	

续表

项目	评价内容	评价标准	得分
护理工作效益（占40%）	Ⅲ级护理人天数	每例每天1分	
	手术例数	1级手术每例1分	
		2级手术每例2分	
		3级手术每例3分	
		4级手术每例4分	
	护理病历等级	甲级病历每份5分	
		乙级病历每份3分	
		丙级病历每份扣1分	
护理单元岗位类别（加分项目）	A、B、C、D、E五类	A类科室100分/护士、B类科室80分/护士、C类科室60分/护士、D类科室40分/护士、E类科室20分/护士	
护理工作效率（加分项目）	出院患者数	每出院1位患者1分	
	入院患者数	每入院1位患者1分	
	工作量	实际各项护理操作总数量分别累计加分（每项操作设定相应的分值）	
	病床使用率（合格分85%）	每高/低于1分，加/扣1分	
	收获锦旗、表扬信	按照医院规定当月直接给予奖金奖励	
危重患者风险系数（占20%）	急危重患者抢救	次数按次/人计算，大抢救次/人10分	
		中抢救次/人5分	
		小抢救次/人3分	
负性事件（扣分项目）	有效投诉	每例扣100分	
	未主动报告不良事件	每瞒报1例扣100分	
	医疗事故	按照医院相关规定进行处罚	

科室评价结果

_____

_____

评价小组组长（签名）：

　　年　　月　　日

医院评价意见

_____

_____

评价小组组长（签名）：

　　年　　月　　日

问题：请分析表格中评价内容的合理性。

2. 病房护士绩效评价指标体系建立与应用

【案例 13-5】　　　　　　　　某医院开展病房护士各级绩效评价

评价内容见表 13-4。

表 13-4　病房护士各级绩效评价指标及分值

科室：　　　　　姓名：　　　　　职称：

自我评价：

项目		评价内容	评价标准	得分
护士工作业绩绩效指标（占60%）	护士层级级别（占10%）	助理护士、初级责任护士、中级责任护士、高级责任护士、护理专家	护理专家50分、高级责任护士40分、中级责任护士30分、初级责任护士20分、助理护士10分	
	个人工作量（占20%）	技能操作	按照实际各项护理操作总数量分别累计加分	
		分级护理的落实	特级护理人天数每例每天5分	
			Ⅰ级护理人天数每例每天3分	
			Ⅱ级护理人天数、每例每天2分	
			Ⅲ级护理人天数每例每天1分	
		患者入、出院	入院介绍、出院指导、病历建档归档等达标5分，未达标者扣分	
		健康教育	按照健康教育计划，对每位患者进行健康教育，按照实际进行的健康教育患者进行计算，健康教育达标5分，未达标者扣分	
		护理文件书写	按每日危重症记录、出入量记录人数给予不同分值的加分，危重症记录每日每份5分，出入量记录每日每份2分	
		夜班次数数	一个夜班加30分	
	工作质量（占20%）	满意度（90分达标）	满意度达标加50分，不达标扣50分	
		护理文件书写（合格分90分）	所检查病历质量每降低1分扣1分	
		急救物品检查（合格分100分）	达标加50分，不达标扣50分	
		病房管理（合格分90分）	所检查病房达标加10分，每降低1分扣1分	
		基础护理（合格分95分）	合格加10分，每降低1分扣1分	
		危重患者护理（合格分95分）	合格加10分，所检查患者均分每降低1分扣1分	
		消毒隔离（合格分100分）	不达标扣20分	
		健康教育（合格分90分）	合格加10分，每降低1分扣1分	
		护理操作（合格分90分）	合格加10分，每降低1分扣1分	
		有效投诉次数	投诉次数1次扣100分	
	风险系数（占10%）	急危重患者抢救	按次/人计算，大抢救次/人10分、中抢救次/人5分、小抢救次/人3分	

续表

项目		评价内容	评价标准	得分
护士工作能力绩效指标（占40%）	岗位的履职情况（占25%）	工作协调能力	采用360°评价法进行评价,合格10分	
		专科业务能力	采用客观结构化临床考试对护士进行评价,合格10分	
		护患沟通能力	采用360°评价法进行评价,合格10分	
		各班职责履职情况	采用360°评价法进行评价,合格加10分	
		不良事件发生次数	每发生一次扣50分	
	"三基"考核情况（占15%）	"三基"理论考试（80分合格）	合格加10分，成绩每降低1分扣1分	
		"三基"技能考试（90分合格）	合格加10分，成绩每降低1分扣1分	
	科研立项	根据科研立项的级别赋予不同分值	年终评价： 国家级每项10分	
			省级每项5分	
			市级每项3分	
	论文发表	按晋升要求第一作者加分	年终评价： SCI、EI收录的论文每篇10分	
			核心期刊发表的论文每篇8分	
			统计源期刊发表的论文每篇6分	
			其他正式期刊发表的论文每篇4分	
	继续教育	院内业务学习参加率（80%为合格）	年终考核合格加10分，每降低1%扣1分	
		科内业务学习参加率（80%为合格）	年终考核合格加10分，每降低1%扣1分	
		进修学习情况	年终考核院外进修加50分、院内进修加10分	
	实习带教	参与临床带教	每月加分项目：每带一名学生加20分	
		院内讲课	每月加分项目：每讲一次加20分	
		科内讲课	每月加分项目：每讲一次加10分	
	出勤情况			

个人评价总分		科室评价总分	

科室评价结果

评价小组组长（签名）：

   年   月   日

医院评价意见

评价小组组长（签名）：

   年   月   日

问题： 分析病房护士各级绩效评价指标的合理性。

第二节 薪 酬 福 利

【案例 13-6】
"蓝色巨人" ——美国 IBM 公司

IBM 公司即国际商业机器公司，是美国一个拥有数十万职工、数百亿美元资产的大型组织（企业）。IBM 从 1911 年建立以来，虽历经波折，但发展至今仍是 IT 界的翘楚。经过多年的发展，公司的各项管理得到不断完善，形成了许多值得其他组织（企业）学习的样板。IBM 公司把职工的薪酬问题作为人事管理的根本工作，认为在薪酬方面如有不合理的地方，会使员工对公司和上级管理者感到失望，影响员工的工作情绪，因此，必须建立完整的薪酬体系。

IBM 公司根据各个部门工作性质的不同，根据工作岗位的工作的难度、重要性将职务价值分为五个系列，在五个系列中分别规定了薪酬最高额与最低额，假设把这五个系列分别称为A 系列、B 系列、C 系列、D 系列与 E 系列。A 系列是最单纯部分工作，而 B、C、D、E 则是困难和复杂程度依次递增的工作，其职务价值也递增。A 系列的最高额并不是 B 系列的最低额。A 系列的最高额相当于 B 系列的中等偏上，而又比 C 系列的最低额稍高。

做简单工作领取 A 系列工资的人，如果只对本职工作感兴趣，那么他可以从 A 系列最低额慢慢上升，但只限于到 A 系列的最高额。

领取 A 系列工资的许多职工，当他们的工资超过 B 系列最低额的水准时，就提出"请让我做再难一点的工作吧！"，向 B 系列挑战，因为 B 系列最高额比 A 系列最高额高得多。各部门的管理人员一边对照工资限度，一边建议职工做难度稍大的工作，从而引导职工渐渐地向价值高的工作挑战。

职工个人成绩大小是由考核评价而确定的。通常由直属上级负责对职工工作情况进行评定，上一级领导进行总的调整。每个职工都有进行年度总结和与他的上级面对面讨论这个总结的权利。上级在评定时往往与做类似工作或工作内容相同的其他职工相比较，根据其成绩是否突出而定。评价大体上分 10～20 个项目进行，这些项目从客观上都是可以取得一致的。

评价工作全部结束，就在每个部门甚至全公司进行平衡，分成几个等级。例如，A 等级的职工是大幅度定期晋升者，B 等级是既无功也无过者，C 等级是需要努力的，D 等级则是生病或因其他原因达不到标准的。

为确保比其他公司拥有更多的优秀人才，IBM 公司在确定工资标准时，首先就某些项目对其他组织进行调查，确切掌握同行业其他公司的标准，并注意在同行业中经常保持领先地位。

定期调查选择对象时主要考虑以下几点：①工资标准、福利都优越的一流组织；②工作性质和 IBM 公司相似，选择具有技术、制造、服务部门的组织；③发展前途光明。

问题：
1. IBM 公司薪酬管理的特点和优势体现在哪里？
2. 工资要充分反映每个人的成绩，如何才能做到？

一、薪酬与薪酬管理的内涵

（一）薪酬概述

1. 薪酬的含义 薪酬（compensation）是员工因向所在的组织提供劳务做出贡献而获得的各种形式的相应回报。狭义的薪酬指货币和可以转化为货币的报酬。广义的薪酬除了包括狭义的薪酬以外，还包括获得的各种非货币形式的满足。组织员工对组织做出的贡献包括：员工在组织中完成的绩效、在工作中所有的努力付出，包括员工工作时所耗费的时间、学识、技能、经验与创新等。薪酬是满足员工基本生活需求的重要保证，它直接影响组织中员工的工作行为和工作业绩。

员工的薪酬可反映组织对员工管理方面的公平原则和社会保障系统，是组织吸引和留住优秀人才的重要措施，也是对员工进行长期激励和约束的重要手段。

2. 薪酬的分类 薪酬包括直接经济薪酬和间接经济薪酬。直接经济薪酬是指组织以工资、奖金和红利等形式支付给员工的全部货币可衡量的薪酬；间接经济薪酬又称福利，包括直接薪酬以外各种形式的经济补偿，如组织为员工提供的各种福利、保险、有偿休假等。从员工绩效评价的角度看，薪酬又可分为固定薪酬和浮动薪酬。固定薪酬一般包括基本工资、津贴和福利等；浮动薪酬主要包括奖金、佣金等短期激励手段和员工长期服务年金、职工股票等。广义上讲，薪酬还包含非经济因素，有学者又称为非经济报偿。这些非经济报偿涉及组织为员工创造的条件和机会，使员工个人从工作本身或在工作环境与心理环境方面获得满足感，如工作的认同感、成就感、工作的挑战性等。

二、职位薪酬体系与评价技术

职位薪酬体系是对组织中每个员工的职位进行知识、技能及职责等所需因素的价值进行评估，根据评估结果将所有职位纳入不同的薪酬等级，每个薪酬等级包含若干综合价值相近的一组职位。然后根据市场上同类职位的薪酬水平确定每个薪酬等级的工资，并在此基础上设定每个薪酬等级的薪酬范围。

薪酬体系主要是针对基本薪酬的薪酬系统。目前常用的薪酬体系主要有三种：职位或岗位薪酬体系、技能薪酬体系及能力薪酬体系。职位薪酬体系是以工作为基础的薪酬体系，而技能和能力薪酬体系则是以人为基础的薪酬体系。职位薪酬体系是传统的确定员工基本薪酬的制度，它最大的特点是员工担任什么样的职位就得到什么样的薪酬，只考虑职位本身的因素，很少考虑人的因素。它实现了真正意义上的同工同酬，有利于促使员工为了寻求职位的晋升而提高自己的技术和能力，由于岗位的相对稳定性，也具有操作简单，管理成本较低的优势。

1. 进行工作岗位分析 工作岗位分析是确定薪酬的基础。组织应结合管理目标，对员工的工作范围和内容进行分析，确定岗位职能和所需人员技能等，在此基础上制订岗位说明书，为确定薪酬水平提供依据。

2. 工作岗位评价 工作岗位评价是系统地确定不同职位之间的相对价值。岗位价值评价以岗位说明书为依据。薪酬管理中的岗位价值评价有两个重要目的，一是比较组织内各岗位的相对重要性，确定每一个具体的工作岗位的价值，从而得出岗位等级；二是为下一步进行薪酬调查提供统一的职位评估标准，消除不同组织之间由于职位名称不同，或职位名称相同但实际工作要求和工作内容不同所导致的职位难度差异，使不同职位之间具有可比性，为确保组织员工工资的公平性奠定基础。

三、薪酬水平与薪酬结构

1. 薪酬水平 薪酬水平是薪酬体系的重要组成部分。所谓薪酬水平是指一定区域和一定时间内组织员工平均薪酬的高低程度。薪酬水平决定了组织薪酬的外部竞争力，是吸引、留住人才的重要筹码。高薪酬有利于吸引、留住和激励员工；有利于组织形象的塑造。

2. 薪酬结构 薪酬结构是指员工的薪酬构成项目，及各项目所占的比例。主要强调不同职位或不同的技能等级之间的薪酬差距，用于确定这种差距的标准是什么。薪酬结构的主要内容包括：薪酬的等级数量；同一薪酬内部的变动范围（高、中、低等值等级）；相邻两个薪酬等级之间交叉及重叠关系。

四、绩效奖励计划

1. 绩效奖励计划的内涵　所谓绩效奖励计划，是指员工的薪酬随着个人或组织绩效的某些衡量指标所发生变化而变化的一种薪酬设计。由于绩效奖励计划是建立在对员工达到组织管理目标的程度进行评价的基础之上，因此，绩效奖励计划有助于强化组织规范，激励员工调整自己的行为，有利于组织目标的实现。

2. 绩效奖励计划的种类　绩效奖励计划的种类从时间维度上看，可分为短期激励计划和长期激励计划；从激励对象维度上看，可分为个人激励计划和群体激励计划。

（1）短期绩效奖励计划：包括绩效加薪；一次性奖金；一次性支付的绩效加薪；月/季度浮动薪酬；特殊绩效认可计划和对绩效超出预期水平很多的人给予的额外奖励。

（2）长期绩效奖励计划：包括强调长期规划和对组织未来可能产生影响的决策；增强所有者意识；增加员工收入。

（3）个人绩效奖励计划：包括直接计件工资计划；标准工时计划和差额计件工资。

（4）群体绩效奖励计划：包括利润分享计划；收益分享计划和成功分享计划。

五、员 工 福 利

【案例 13-7】　　　　　　　　某策划咨询公司员工福利规定项目及标准

第一条【工资性补贴】

1. 午餐补贴　午餐补贴，按照每人每月 300 元标准发给。

2. 交通补助　经理层及业务部门：私车公用的，副部长以上岗位人员每人每月补贴燃油 200L，业务经理以下岗位每人每月 150L。无车或私车不公用的，副部长以上岗位人员，每人每月报销车费 600 元；业务经理以下岗位每人每月报销车费 450 元。原则上业务人员不再使用公车，在特殊情况下需要使用公车的，须经部门负责人申请，公司经理批准。职能部门：财务人员参照业务部门确定交通补助；办公室人员参照《关于公司公用车辆的管理办法》执行。

3. 通信补助　通信补助，公司经理层人员、咨询部长、副部长，每人每月 400 元；业务经理、职能部门负责人，每人每月 300 元，其他人员每人每月 200 元。

第二条【政策性补贴】

1. 住房补贴　参照所在城市现行标准执行，即 1～6 级岗位任职人员，每人每月 70 元；7～10 级岗位任职人员，每人每月 80 元；11～13 级岗位任职人员，每人每月 90 元。

2. 独生子女补贴　5 元/月。

3. 幼儿托补贴　40 元/月。

4. 婴幼儿奶费补贴　2 元/月。

第三条【供养直系亲属医疗补助】

供养直系亲属医疗费，每个员工每年最多报销 1000 元。

第四条【社会保险缴费】

1. 单位缴费　按照所在城市规定的单位缴费比例，以本人岗位基本工资为基数，公司为员工缴纳养老保险费、失业保险费、医疗保险费（含大额医疗互助保险费）、工伤保险费、生育保险费、社会保险费。

2. 个人缴费　按照所在城市规定的个人缴费比例，以本人岗位基本工资为基数，由本人缴纳养老保险费、失业保险费和医疗保险费（含大额医疗互助保险费），并由公司在本人工资中代扣代缴。个人不缴纳工伤保险费和生育保险费。超出本人岗位基本工资，本人自愿多缴纳社会保险费的，由本人在岗位绩效工资中负担，并由公司代扣代缴。

第五条【基本医疗保险和补充医疗保险】

公司按照基本工资总额的 4% 提取企业补充医疗保险基金,为员工提供企业补充医疗保险。

1. 对参加医疗保险的劳动合同制员工,其患病或非因工负伤,按照所在城市的规定执行,其在定点医院门诊、急诊的诊疗费、手术费、药费等医疗费用在 2000 元以内的部分,以及在市大额医疗互助资金报销的剩余部分,由公司补充医疗保险报销 50%,但最多以 2000 元为限。患大病的医疗费用在上一年所在城市平均工资 10% 以内的部分,以及由大病统筹基金报销的剩余部分,由公司补充医疗保险报销 50%,但最多以 2000 元为限。属于超出基本医疗药品、基本诊疗项目、基本医疗服务设施的费用不予报销。

2. 对没有参加医疗保险的事业单位身份的员工,其患病或非因工负伤,其基本医疗保险和补充医疗保险参照劳动合同制员工的规定执行。

第六条【住房公积金】

住房公积金,以本人岗位基本工资为基数,分别由单位和个人按照 12% 的比例缴纳。超出本人岗位基本工资,本人自愿多缴纳住房公积金的,由本人在岗位绩效工资中负担,并由公司代扣代缴,但不得超过所在城市上一年度月平均工资的 3 倍。

问题:

1. 根据案例分析该公司的福利项目中法定福利有哪些?

2. 自定的补充福利有哪些?

(一)员工福利的含义

福利(welfare)是组织与员工保持雇佣关系,向员工提供的用于改善员工本人和家庭生活质量的各种以非货币薪酬和延期支付形式为主的补充性报酬与服务。员工福利是综合性的概念,是组织为实现组织管理目标,依照国家强制性法令及相关规定,以组织的支付能力为依托,制订的员工福利。员工福利是总报酬的一部分,是组织向员工支付的,不是以员工向组织供给的工作时间为单位来计算的非劳动收入,大多数的员工福利提供给组织内全体员工,员工福利的给付形式多样,大多为非现金收入。

(二)员工福利的种类

员工福利一般分为两大类:一类是法定福利,是根据国家的政策、法律和法规,组织必须为员工提供的各种福利,这类福利的特点是只要组织存在就有义务、有责任按照国家统一规定的福利项目和支付标准支付,不受组织的所有性质、经济效益、支付能力的影响;另一类为非法定福利,是组织自主福利,是组织根据自身的管理特点、财务情况及员工的内在需要,向员工提供的各种服务、实物、带薪休假以及各种补充保障计划。

1. 法定福利 法定福利是国家通过立法强制实施的对员工福利保护性政策,包括社会保险和各类法定休假。社会保险主要包括养老保险、失业保险、医疗保险、工伤保险、生育保险和住房公积金。法定休假包括:法定节假日、公休日、带薪(年)休假。

(1)养老保险:养老保险是指国家通过立法,使劳动者在因年老而丧失劳动能力时,可以获得物质帮助以保障晚年基本生活需要的保险制度。我国目前的养老保险由三个部分组成:基本养老保险、企业补充养老保险(企业年金)和个人储蓄性养老保险。其中,前两部分属于员工福利,个人储蓄性养老保险属于个人行为,与企业无关,不是员工福利。

(2)失业保险:失业保险是指国家通过立法强制实行的,由社会集中建立基金,对因失业而暂时中断生活来源的劳动者提供物质帮助的制度。它是社会保障体系的重要组成部分,是社会保险的主要项目之一。失业保险所需资金来源于失业保险费、财政补贴、基金利息、其他资金四个部分。领取失业保险需具备所在单位和本人按规定履行缴费义务满一年、非本人意愿中断就业、已办理失业登记并有求职要求等,同时具备以上三个条件者才有申请资格。

（3）医疗保险：医疗保险是国家和社会根据一定的法律法规，为向保障范围内的劳动者提供患病时基本医疗需求保障而建立的社会保险制度。我国的社会医疗保险由基本医疗保险、企业补充医疗保险和个人补充医疗保险三个层次构成。基本医疗保险费由用人单位和员工共同缴纳。

（4）工伤保险：工伤保险劳动者在工作中或在规定的特殊情况下，遭受意外伤害或患职业病导致暂时或永久丧失劳动能力以及死亡时，劳动者或其遗属从国家和社会获得物质帮助的一种社会保险制度。工伤保险是国家对职工履行的社会责任，也是职工应该享受的基本权利。工伤保险保障了受伤害职工的合法权益，有利于妥善处理事故和恢复生产，维护正常的生产、生活秩序，维护社会安定。工伤保险不同于养老保险等险种，劳动者不缴纳保险费，全部费用由用人单位负担。

（5）生育保险：生育保险是国家通过立法，在怀孕和分娩的妇女劳动者暂时中断劳动时，由国家和社会提供医疗服务、生育津贴和产假的一种社会保险制度，国家或社会对生育的职工给予必要的经济补偿和医疗保健的社会保险制度。

（6）住房公积金：住房公积金指国家机关、国有企业、城镇集体企业、外商投资企业、城镇私营企业及其他城镇企业、事业单位、民办非企业单位、社会团体及其在职职工缴存的长期住房储蓄。员工有下列情形之一的可以提取员工住房公积金账户内的存储余额：购买、建造、翻建、大修自住房；离休、退休；完全丧失劳动能力，并与单位终止劳动关系；户口迁出所在的市、县或者出境定居；偿还购房贷款本息；房租超出家庭工资收入的规定比例。

（7）法定休假日：指职工工作满一个工作周以后的休息时间，一般情况下安排在每个星期六和星期日。员工病假、事假：有些单位在员工请假、事假期间还支付给员工全额或部分的工资。法定节假日：是指根据各国、各民族的风俗习惯或纪念要求，由国家法律统一规定的用以进行庆祝及度假的休息时间。带薪（年）休假：是指劳动者连续工作满一年以上，就可以享受一定时间的带薪（年）休假。

2. 非法定福利　非法定福利是组织自主建立的为满足员工的生活和工作需要，在工资收入之外向员工及其家属所提供的一系列福利项目，包括津贴、实物和服务。根据员工福利功能主要包括：安全和健康福利、设施性福利、文娱性福利、培训性福利、服务性福利和其他服务计划。根据组织的价值和目标划分，可分为风险保障型福利和物质激励型福利。

六、护理管理中的薪酬福利

1. 护士工龄津贴　国务院工资制度改革小组、劳动人事部关于卫生部《医疗卫生事业单位工作人员工资制度改革问题的通知》（劳人薪〔1985〕41 号 1985 年 8 月 30 日），关于护士工龄津贴的若干规定：各级卫生部门所属的医疗卫生机构中直接护理病人、从事护理技术操作和营养配制工作的护士（含公共卫生护士）、助产士、护师、主管护师、正副护士长、正副助产士长、护理部正副主任或正副总护士长，均可实行护士工龄津贴。上述护理工作人员，从事护理工作满二十年，因工作需要经领导批准调离护理工作岗位，仍在医院卫生事业单位从事其他工作的，也可以实行护士工龄津贴。护士工龄津贴标准：从事护理工作满五年不满十年，每月三元；满十年不满十五年，每月五元；满十五年不满二十年，每月七元；满二十年以上，每月十元。正式调离护理工作岗位的，从第二个月起，取消护龄津贴。如再调回护理工作岗位从事护理工作，其前后实际从事护理工作的时间可合并计算护龄。

2. 关于提高护士工资标准 10% 的实施办法　根据《国务院关于提高部分专业技术人员工资的通知》（国发〔1988〕60 号）文件的规定，从一九八八年十月起，将国家机关、事业单位护士现行的各级工资标准（基础工资、职务工资之和）均提高 10%，具体实施办法如下：在国家机关、事业单位各级各类医疗卫生机构中从事护理工作的护士、助产士、护师、主管护师、正副主任护师（上述人员统称"护士"）。提高工资标准，从事护士不满二十年的，调离护士工作岗位后，工资标准提高的部分即行取消并执行新工作岗位标准；从事护士工作满二十年及以上，因工作需要，经领导批准调离护士工作岗位后，在医疗卫生机构从事其他工作的，仍按提高的工资标准执行；从事护士工作满二十年及以上的护士，在卫生机构离休、退休时，其工资标准提高的部分，计入离退休费基数。

思 考 题

1. 绩效评价的原则有哪些？
2. 薪酬的种类有哪些？
3. 法定福利有哪些？

（孙雅博）

领 导 篇

第十四章 领 导

【案例 14-1】 拯 救 沉 船

《拯救沉船：李·亚科卡自传》讲述了克莱斯勒公司董事长李·亚科卡非同寻常的一生，发行量高达数百万册，成为美国历史上非常畅销的非小说书籍。李·亚科卡，出生于美国移民家庭。22 岁以推销员的身份加入福特公司，从一个普通推销员开始了他一生艰辛的经营生涯。25 岁成为地区销售经理，38 岁成为福特公司副总裁兼总经理，46 岁升为公司总裁。他创下了空前的汽车销售纪录，公司获得了数十亿美元的利润，从而成为汽车界的风云人物。李·亚科卡 54 岁时因"功高盖主"被亨利·福特二世解雇，后来他以总裁身份加入濒临破产的克莱斯勒公司，并于 6 年后创下了 24 亿美元的盈利纪录，比克莱斯勒此前 60 年的利润总和还要多。李·亚科卡的名言是："天下没有倒闭的企业，只有经营不善的企业。"

问题：

1. 李·亚科卡的名言和传奇故事说明了什么道理？

2. 什么是领导？你认为优秀领导人和领导工作有何重要性？

领导是管理的一项重要职能，本章将重点介绍领导及领导力，通过对各阶段领导理论的解读阐述如何在护理工作中提升领导效能，提高护理管理者的影响力，使之成为有效率的领导者。

第一节 领 导 概 述

管理、领导是管理科学、领导科学的核心范畴。本节将介绍领导与领导者的概念、领导者的影响力、领导的作用及效能。

一、领导的含义

（一）领导的概念

关于领导的基本概念，众说纷纭。"领导"一词有多重含义，有时指领导活动、领导过程和领导功能；有时指领导者；有时兼而有之。现代管理学大师彼得·德鲁克认为："领导就是创设一种情境，使人们心情舒畅地在其中工作。有效的领导应能完成管理的职能，即计划、组织、指挥、控制。"著名的学者哈罗德·孔茨认为，领导是管理的一个重要方面。有效地进行领导的本领是作为一名有效的管理者的必要条件之一。在学术界引用较为广泛的是斯蒂芬·罗宾斯的说法，领导就是影响他人实现目标的能力和过程。

作为管理职能之一的领导（leadership）是指在一定的社会组织和群体内，为实现组织预定目标，领导者运用其法定权力和自身影响力影响被领导者的行为，并将其导向组织目标的过程。领导必须有以下 4 个要素：①领导行为的主体：是实施领导行为的个人或集体，在领导行为中起关键作用。②领导对象：领导者必须有下属或者追随者。③领导力：领导者必须拥有影响追随者的能力。④领导目的及实现目的的手段：领导行为必须具有明确的目的，并可以通过指挥、激励、沟通等手段来实现组织目标。

（二）领导者的概念

领导者（leader），是指居于某一领导职位、拥有一定领导职权、承担一定领导责任、实施一定领导职能的人。领导者是实施领导行为的人，可以是个人或集体。领导者在职权、责任、职能三者之中，职权是履行职责、行使职能的一种手段和条件，履行职责、行使职能是领导者的实质和核心。

领导者的职务、权力、责任和利益的统一，是领导者实现有效领导的必要条件。职务是领导者身份的标志，并由此产生引导、率领、指挥、协调、监督、教育等基本职能；权力是领导者履行领导职能所需要的法定权力；责任是领导者行使权力所需要承担的后果；利益是领导者因工作好坏获得的报偿和受到的奖惩。领导者职务、权力、责任、利益的统一，突出表现为有职务必须要有相应的权力，有权力必须负起应有的责任，尽职尽责的领导者应当受到一定的奖励。

【案例 14-2】　　　　　　　　　　　　　　**什么人适合做临床科主任？**

某大学附属医院新近出台一项政策：要积极引进海外高层次人才来做临床科室的科主任。出台这项政策的理由是该大学附属医院需要学术型的学科带头人并把这种做法称为"与国际接轨"。

学术型医院对临床科主任的要求是医疗、教学、科研、管理样样精通。科主任需要同时具有临床工作能力和学术引领能力。有些国外引进的人才虽然有科研课题、SCI 文章和影响因子，但他擅长的是在实验室里做实验、在期刊上发表文章，缺乏在临床工作的经验，缺乏与他人沟通的经验。

问题：

　　1. 该医院这种"与国际接轨"的做法是否合适？

　　2. 什么是"领导"？

（三）领导与管理

领导与管理的含义非常接近，人们容易将两者混淆。领导是率领并引导某个组织朝一定方向前进，一般包括引导、导向、带领、率领和指挥等含义；管理是负责并促使某项工作顺利进行，一般包括管辖、处理、约束、运用和安排等含义。

目前对领导与管理之关系的认识主要有两种，一种认为管理是领导的一部分且是领导的延伸；另一种认为领导是管理的一部分但不是全部。事实上这两种意见都不够完整，因为领导是从管理中分化出来的相对独立的组织行为，各自具有不同的功能和特点，两者的高度统一和密切配合，是完成人类群体性社会实践根本的组织保证。领导与管理具有高度的互补性、相容性和复合性。首先，在一个组织中，领导活动的目标只有通过有效的管理才能实现，而管理也只有在正确的领导下才能产生效益；其次，一个组织的负责人常常是双重身份，既从事领导工作也承担管理工作，对上级他以管理者的角色出现，对下级他以领导者的角色出现。一个组织无论是领导不力还是管理不力，都会产生严重的后果，因此，两种行为和职能的分工与合作是一个组织取得成功的必备条件。

管理与领导的联系：①管理过程包含着领导。即领导是从管理中分化出来的。②领导活动和管理活动有较强的兼容性和互补性。过分强调管理而领导无方，势必会造成重微观轻宏观、重短期行为轻战略规划、重专业化轻集体和整体的效应；领导有力而管理不足，则会导致强调长远规划不注意短期的计划和利益、太过注重群体文化而不注意细微的专业分工和规则等。

领导与管理的区别：①领导是从战略的角度对系统的方向、目标、方针等重大问题进行谋划和决策；而管理则是在这类战略性的全局问题明确之后，不断地进行计划、组织、协调、控制等的贯穿执行过程。②从时间上看，领导活动注重的是全面的、长期的目标或方向；而管理则注重微观的、短期的成绩或效果。③从专业或行业上看，领导更注重其整体性、联性；管理过程则更注重专业化，要求被管理的对象适合担任某项工作。④领导能带来实用的、战略性的变革；而管理则是为了维持这种变革所做的努力。

【案例 14-3】 新护士长该如何建立威信？

护士赵炜（化名），大学毕业后，进入某医院普外科病房工作，几年后医院护理部进行人员调整，领导决定派她到胸外科病房担任护士长。原来的老护士长因学历条件不够而被调到其他科室。老护士长在胸外科病房工作了十多年，成绩斐然，深受胸外科病房护士的好评，只因一纸文凭被迫调离，心里很有想法。为此在新护士长上任时，她没有交班，就离开了原科室。

赵炜这位新护士长面临着种种困难：对胸外科病房的业务不熟、对护理管理工作不熟、对胸外科病房的护士不熟、与胸外科科主任的关系不熟，但任命已经下来，只好硬着头皮接下了这份本应高兴却实在令人担忧的工作。

问题：

1. 该案例中，新护士长该如何让工作走上正轨？
2. 结合本案例试分析领导者影响力的来源和提升途径。

二、领导者的影响力

领导的职能是领导者通过引导和影响被领导者，使之心甘情愿、有信心地实现组织目标的过程，最关键的因素是领导者的影响力。

影响力（power）是一个与他人交往的过程中，影响和改变他人心理行为的能力。影响力的基础是权力，"权"是指挥下级；"力"是促使下级服从。领导者运用权力影响他人的行为，使其按照某种方式工作。

（一）领导者影响力的来源

1. 职位权力（authority） 职位权力指组织根据管理者所处的职位给予其影响下属和支配资源的权力，由组织正式授予，受制度保护。职位权力同职位具有不可分性，有职就有权，去职则无权。领导者的职位权力主要包括：法定权、奖赏权和强制权。

（1）法定权（legitimate authority）：法定权是组织赋予领导者的岗位权力，以服从为前提，具有强制性。这种权力决定于领导者个体在组织中所处的地位。法定权利通常具有明确的隶属关系，从而形成了组织内部的权力等级关系。领导者的法定权力包括决策权、指挥权、人事权、经济权等。

（2）奖赏权（reward authority）：是指领导者为组织成员提供有形奖励（如报酬增加、发奖金、升职等）和无形奖励（如口头表扬、赞许、尊重、荣誉）的权力。

对于领导者而言，为了实现组织目标的有效达成，组织条例或相应制度规定了更多的奖赏内容以提供给领导者使用。领导者奖赏权的大小取决于他们在组织中所处的职位，职位的高低不同，他们能够给予组织成员奖赏的类型和频率也就不同。然而，在某些特殊的情况下，领导者运用奖赏权也会带来一些问题。例如，组织成员对组织中奖励政策的公平与否的感觉和认识与奖励政策本身同等重要，只有当组织成员认为组织中的奖励政策相对公平时，领导者的奖励权才能得到有效实施。领导者在运用奖赏权过程中可能产生的另一个问题是，领导者通过运用奖赏权可以使组织成员遵从领导者，但往往无法产生其他的有益结果。例如，组织成员的归属感、责任心等。

（3）强制权（coercive authority）：指领导者通过负面威胁或处罚来影响组织成员言行的权力。实施手段有批评、训斥、分配不称心工作、降薪、解聘等。强制权是建立在组织成员担心和恐惧的心理基础之上的，它是领导者对其下属不服从其领导所给予的一种强制性剥夺。强制权通常会立即见效，但它易产生抑制和报复、破坏信任及破坏人与人之间的关系等后果。所以，对于一个成功的领导者来说，除非必需，应尽量避免使用强制权。

2. 个人权力（private authority） 个人权力指源于领导者个人特征的权力，主要有专长权、参照权等。

（1）专长权（expert authority）：知识就是力量，从某种程度上讲，知识也是权力。谁掌握了知识，具有了专长，就有了影响别人的专长权。这种权力源于信息和专业特长，人们往往会听从某一领域专家的忠告，接受他们的影响。

所以，当人得病的时候，他们最容易服从医生，在轮船上则服从领航员，这些人都是他们各自领域里最有技能的人。在组织内部，尤其是高科技组织内部，专长权的影响力有时会远远大于职位的影响力。专家可能不是管理者，但却是团队的领导者。

（2）参照权（referent authority）：参照性权力是指对拥有理想的资源或个人特质的人的认同而形成的权力。参照性权力的形成是由于对他人的崇拜及希望自己成为那样的人而产生的。从某种意义上来说，这也是一种超凡的魅力。如果景仰一个人到了要模仿他的行为和态度的地步，那么这个人对你就拥有了参照性权力。

（二）领导者影响力的种类

领导者的影响力根据性质可分为权力性影响力和非权力性影响力。与职位性权力相关的影响力属于权力性影响力，与个人权力相关的影响力属于非权力性影响力。

1. 权力性影响力（authority power）　权力性影响力指领导者运用上级授予的权力强制下属服从的一种能力。权力性影响力主要取决于领导者的权力，一个领导者在组织中的地位越高，拥有的权力越大，则他所具有的权力性影响力也就越明显。

权力性影响力具有强迫性和不可抗拒性，主要由以下 3 种因素构成：

（1）传统因素：是指人们在长期的社会生活中，形成了一种对领导者的固定的认识模式，认为领导有权力，有才干，理应"高"于普通人，于是对领导者产生服从感，这种认识模式逐渐被内化为人们的传统观念。所以，从传统因素来看，权力性影响力是传统附加给领导者的力量，并且这种影响力普遍存在于领导者的领导行为之前，如人们往往认为护士长的能力理应比护士强，被任命为护士长的人就会自然获得这种传统观念上的影响力。

（2）职位因素：处于某一职位的领导者由于组织授权，使其具有命令下属行事的权力。职位因素是指领导者因在组织中的职务与地位使下属产生敬畏感。领导者的职位越高，权力越大，越有条件左右下属的行为、处境、前途甚至命运，下属对他的敬畏感也越强，他的影响力也就越大。在通常的情况下，医院院长的影响力要比护理部主任的影响力大，护理部主任的影响力要比护士长大。职位因素造成的影响力是以法定权力为基础的，所以，从职位因素看，权力性影响力是由社会组织附加给领导者的力量，这种影响力同样也存在于领导者行为之前。

（3）资历因素：是指由于领导者的资格和资历对下属产生心理影响，使他们产生对领导的敬重感。人们往往对资历较深的领导者，怀有较强的敬重感。例如，在选拔干部的过程中，年纪较大、资格老、曾经担任过一定职务的人比初出茅庐、具有较强能力、勇于开拓、年富力强的年轻人更容易得到认可。所以，从资历因素看，权力性影响力是由领导者的个人生活经历和阅历附加给领导者的力量，这种影响力同样也存在于领导者行为之前。

权力性影响力是"权"的体现，它的核心是"权"，属于硬性影响力。它具有如下特点：①权力性影响力是由外界因素或历史因素附加给领导者的力量，是外界赋予的，与领导者的行为关系不大。②权力性影响力存在于领导行为之前。③权力性影响力对下属会造成心理和行为上的影响，主要表现为被动服从，影响力对人的激励是有限的。④权力性影响力对于一定的职位和权力来说是不变的。

2. 非权力性影响力（non-authority power）　非权力性影响力是指由领导者自身素质和现实行为形成的自然性影响力。非权力性影响力能够自然地影响他人行为的心理行为，通过潜移默化的过程，成为他人行为的内驱力。构成非权力性影响力的主要因素有品格因素、能力因素、知识因素和感情因素等。

（1）品格因素：品格因素是指领导者的道德品质、人格、作风等，它集中反映在领导者的言行之中，是构成领导者非权力性影响力的前提因素。如果一个领导者具有优良的品格，如公道正派、严于律己、无私奉献、以身作则等，会使下属产生一种发自内心的敬佩感，更具有号召力，吸引人去效仿。从品格因素看，非权力性影响力是领导者的本质或本性决定的，它产生于领导者的一切行为之中。

（2）能力因素：领导者的能力因素指领导者在某一领域具有高超的技能，主要反映在工作成效和解决实际问题的有效性方面。能力是一个管理者综合素质的体现，它表现为科学决策能力、协调组织能力、语言表达能力等。一个才能出众的领导者，不仅为成功达到组织目标提供了重要保证，还能增强下属达到目标的信心，使下属产生敬佩感，从而自觉地接受领导的影响。

（3）知识因素：知识因素是指领导者在某一领域具有渊博的知识。知识是一个人最宝贵的财富，它本身就是一种科学赋予的能使人产生信赖感的力量。知识包括文化知识、专业知识、法律知识、思想政治水准等相关知识。当一个领导者具备比较完整的知识体系，下属会因此产生一种敬佩感，这种敬佩感就像心理磁场一样吸引下属自觉自愿地接受领导的思想、行为方式，从内心对他产生认同感和尊重感。知识能力因素是领导者打造非权力性影响力的核心因素。

（4）感情因素：情感是人对客观事物（包括人）好恶倾向的内在反映。感情因素是指领导者在与下属的交往过程中彼此保持良好的情感关系，使下属产生亲切感。领导者体贴关心下属、平易近人、和蔼可亲、感情融洽，能使下属产生亲切感。一个成功的领导者，不仅要立之以德、展之以才，还要动之以情、晓之以理、导之以行。情感是顺利开展工作的"润滑剂"，它是形成领导者非权力性影响力的重要因素。心理距离接近，具有亲切感的人与人之间，相互的吸引力就大，彼此的影响力就高。一个领导者平时待人和蔼可亲，能时时体贴关怀下属，与群众的关系十分融洽，他的影响力往往比较高。从感情因素看，非权力性影响力是领导者与下属的情感关系决定的，产生于和下属的交往过程之中。

非权力性影响是领导者行为和素养的体现。它的核心是"威"，是软性影响力。它具有如下特点：①非权力性影响力是领导者人格的力量，是由领导者自身因素决定的。②非权力性影响力产生于领导者的行为过程之中。③非权力性影响力是下属不自觉或无意识之间感受到的影响力，以内在感染的形式潜在地发挥作用，被影响者的心理和行为表现为主动随从和自觉服从。④非权力性影响力由于领导者行为的改变而增强或减弱甚至消失。

领导影响力，是权力性影响力与非权力性影响力的有机统一。权力性影响力是领导影响力的前提要素，非权力性影响力是领导影响力的基础要素。同时，两者在核心、强制性、作用力形式、被影响者心理、影响程度方面也有区别（表 14-1）。

表 14-1　权力性影响力与非权力性影响力的区别

	权力性影响力	非权力性影响力
核心	权力的拥有	自身因素
性质	强制性	自然性
作用力形式	外推力	内在感染
被影响者心理	被动服从	主动服从
影响程度	有限	更大

三、领导的作用与效能

（一）领导的作用

领导的作用有以下几个方面：

1. 指挥作用　领导者能帮助人们认清所处的环境和形势，指明活动的目标和达到目标的途径。领导者不是站在群体的后面去推动群体中的人们，而是站在群体的前列去促使人们前进并鼓舞人们去实现目标。

2. 沟通协调作用　领导者是组织的各级首脑和联络者，在信息传递方面发挥着重要作用，是信息的传播者、监听者、发言人和谈判者，在管理的各层次中起到上情下达、下情上传的作用，以保证管理决策和管理活动顺利地进行。协调的本质，就在于协调各种关系，解决各方面的矛盾，使整个组织和谐一致，使组织成员的工作同既定目标保持一致。在组织实现其既定目标的过程中，人与人之间、部门与部门之间发生各种矛盾和冲突或在行动上出现偏离目标的情况是不可避免的。因此，领导者的任务之一就是通过有效沟通协调各方面的关系和活动，保证各个方面都朝着既定的目标前进。

3. 激励作用　领导者要为员工排忧解难，激发和鼓舞他们的斗志，发掘、充实和加强他们积极进取的动力，以实现组织的既定目标。

（二）领导效能

1. 领导效能的概念　所谓领导效能（leadership efficiency），是指领导活动目标及其实现的程度，包括"效"和"能"两部分。"效"指领导在实现领导活动（服务）目标中所达到的效率、效果、效益的综合反映。"能"指领导在实现领导活动（服务）目标中所显示的能力。因此，领导效能就是领导者在实施领导过程中的行为能力、工作状态和工作结果，即实现领导目标的领导能力和所获得的领导效率与领导效益的系统综合。它包括 3 个要素：领导能力、领导效率、领导效益。

（1）领导能力：领导能力即领导的行为能力。它以领导者的身体、心理、知识、经验等综合素质为基础，是领导者行使领导权力、承担领导责任、胜任领导工作、完成领导任务所必备的基本条件。

（2）领导效率：是指已经实现的领导任务（或目标）与时间之比，即完成一定数量和质量的领导任务（或目标）的速度。

（3）领导效益：是指领导活动的最终结果，即领导活动投入与领导活动结果之比。它包括经济效益、政治效益、文化效益、人才效益及社会效益等，是一个综合性的指标。

三者相互依存、相互渗透和相互促进。领导能力是实现领导效率、领导效益的前提和基础，领导效率是领导能力的体现，是领导效益的保证和途径，领导效益与领导能力、领导效率成正比。

2. 领导效能的特点

（1）综合性：领导效能的高低优劣取决于多种因素，包括领导者的自身因素；领导群体的因素；被领导者的自身因素；领导活动得以进行的客观环境因素。

（2）社会性：一方面，领导活动是一种有组织的社会活动，它将不可避免地受到各种社会因素的影响与制约。另一方面，领导活动作为一种有目的的社会活动，其最终目标是为促进整体社会的发展服务。

（3）历史继承性：领导效能是在某一特定的时间和空间里，某一领导者或领导群体率领被领导者，在一定的环境与条件下改造客观世界所取得的工作成果与所释放的领导能力。这些成绩的取得，是建立在前人已进行的工作或已创造的条件的基础之上，同时又是现任领导者或领导群体在某一特定的时间和空间里所取得的，为后来者创造条件，提供契机。

（4）主观与客观统一性：领导活动必须首先在一定的自然与社会环境中进行，因此，领导效能的取得必然受所处客观环境的影响与制约。同时，人具有改变客观世界的主观能动性，在一定的时期和一定的条件下，在认识和掌握客观规律的前提下，人可以利用并进一步改造客观环境。

（5）动态变化性：一方面领导个体或群体的绩效随时间的推移而不断变化，另一方面，人的主观行为对社会经济发展的作用需要一定的时间才能显示出来。由此，领导者在不同的时间其工作效能是有差异的。

（6）形式多样性：从事不同类型工作的领导者，其工作结果的表现是不同的，因而其工作效能的表现形式也有很大的差异。进行效能评价时，应考虑不同类型领导者的特点。

3. 领导效能的类型

（1）根据领导效能的层次不同划分：可分为宏观领导效能和微观领导效能。

1）宏观领导效能：是指领导活动在社会整体中所达成的效能。包括政治效能、经济效能、文化效能和社会效能。

A. 政治效能：指领导者以国家权力为后盾或威慑，通过相应的自身努力，约束和率领被领导者与人民群众，达成既定的共同目标的效能。

B. 经济效能：即领导者能够对经济生活施以有效影响，从而维护生产经营秩序，并通过对经济制度的维护和创新使社会生产率大为提高，社会生产力大为发展的效能。

C. 文化效能：即领导者通过对意识形态的调控，增强整个社会的向心力与凝聚力，消除异端思想的过度发展，提升整个社会的文化水准和精神风貌的效能。

D. 社会效能：即领导者有效地保障绝大多数社会成员的社会利益，提升社会福利水平，改善环境保护措施等，从而满足绝大多数社会成员需要的效能。

2）微观领导效能：指领导者在领导活动的具体过程中所体现出来的效能。它主要包括有以下几种：

A. 决策效能：决策是领导的重要职能。领导活动和组织中全体人员活动的目标方向是否正确，取决于决策的正确与否。所谓决策效能，是指决策对一个组织领导效率、直接效果及社会环境所产生的作用或影响。一项高效率的决策，不仅能导致领导活动、组织和各项工作的高效率，更重要的是会对社会产生积极的影响。

B. 用人效能：是指领导者对部属的选拔、配备、使用、管理等方面的成效。领导活动是需要依靠各级人员的活动实现的。能否选择适当的人员从事适当工作，并使各类人员合理配置、组合，能否充分调动各类人员的积极性和创造性，不仅关系到组织目标的实现速度和效果，而且直接影响到该组织的社会存在价值，关系到领导活动的成败。如果某个组织用人是低效能，这个组织的领导活动及全部活动必然也是低效能的。用人效能是决策办事效能的组织基础，又是实现决策效能的组织保证。

C. 办事效能：是指领导者决策、处理事务的能力、效率和效益。领导者的职能活动，主要表现为进行组织指挥、协调激励等具体处理和解决问题的工作，即办理各种领导事务。如果领导者作风拖沓懒散，办事效率低、失误率高，这个组织的运转必然是低效率的，效果差。因此，办事效能是领导效能中重要的内容。

D. 时间效能：时间效能是衡量领导者管理、利用时间的尺度。领导者善于利用时间，能够科学运筹时间以取得较高的办事效率。领导者的时间效能是与组织的命运联系在一起的，因此使时间的浪费减少到最低限度，要善于抓住时机，要重视讲求时效。时效，指单位时间所完成的工作量。领导者的时间效能是提高领导效率的重要保证。

E. 组织的整体贡献效能：领导者的整体贡献效能是指同一领导组织整体目标的实现程度。领导效能不仅反映在个人所主持、负责的部门工作和单项领域之中，更重要的反映在全局工作和整体贡献上。整个组织的总体目标实现程度如何，是衡量领导效能高低的最重要的尺度。

（2）根据领导效能的性质不同来划分：可分为领导正效能和领导负效能。

1）领导正效能：即获得大于投入。领导者所从事的领导活动与社会经济发展沿着同一方向前进，并对社会经济发展最终起到促进作用。

2）领导负效能：获得小于投入。领导者所从事的领导活动与社会经济发展沿着相反方向行驶，并对社会经济发展最终起到阻碍作用。

4. 领导效能的测评　这是指特定的测评主体根据一定的标准，遵循一定的原则，按照一定的程序，通过一定的方法，对领导者实施领导活动的能力与效果进行综合测试与评价的过程。

（1）领导效能测评的意义

1）领导效能测评是一切领导活动的出发点与归宿。领导者所从事的一系列领导活动都以追求领导效能为出发点，而且领导者将追求领导效能贯穿于领导活动的全过程和各个方面。

2）领导效能测评是衡量领导活动成败得失的标尺。领导者能力的强弱与领导活动的科学化程度，最终都要通过领导效能测评综合表现出来。

3）领导效能测评是改善领导者素质和提高领导水平的重要环节。通过科学的领导效能测评，领导者之间的效能差别就会客观公正地反映出来，进而就可以区分出先进与后进、优秀与一般、称职与不称职，在领导系统内部形成激励先进、鞭策后进，淘汰不称职者的机制。

4）领导效能测评是正确使用与科学培训领导者的重要依据。一般情况下，领导者是通过科学培训来贯彻终身学习这一观念的，所以，领导者更应起到表率作用。

5）领导效能测评是对领导活动进行民主监督的有效途径。领导效能测评就是对领导活动进行监督的一种有效途径，通过建立一整套科学合理的领导效能测评的指标体系，开展规范的测评活动，并将测评结果公之于众，这无疑会对领导者形成一种无形的压力与促进，也使领导活动的公开化与透明度有了制度方面的保证。

（2）领导效能测评的内容：考核内容与岗位实际相结合，主要包括德、能、勤、绩、廉等方面，重点考核工作业绩。

1）德：主要考核思想政治素质及个人品德、职业道德等方面的表现。

2）能：主要考核履行岗位职责的业务素质和工作能力。

3）勤：主要考核责任心、工作态度、工作作风及勤奋敬业等方面的表现。

4）绩：主要考核完成工作任务的数量、质量、效率、取得成果的水平及产生的效益。

5）廉：主要考核廉洁自律等方面的表现。

（3）领导效能测评的原则：领导效能测评是对客观存在的领导效能状态的主观反映和认识，测评与测评对象的关系，就是反映与被反映的关系。因此测评要掌握以下原则：

1）统一规范原则

A. 要在建立和健全各级、各类领导者的岗位责任制和任期目标制的基础上，确定考核标准。考核要素、考核标准必须统一规范、清晰明确，并形成一套既能反映客观实际又便于操作的科学合理的考核评估指标体系。

B. 要建立和健全严格的考评制度，形成相应的考核规程或考核准则。例如，规定考核的目的、期限、范围、对象、步骤和程度等。

C. 要有严谨、科学的考核方法。考核方法既要尽可能做到科学化、规范化、程序化，又要切合实际，有一定灵活性，做到确定性与非确定性、规范化与非规范化的统一。

2）贡献为主的原则：领导效能测评包括领导能力、工作态度、领导环境和工作业绩等几个方面，但要坚持贡献为主的原则，即要以实际贡献和工作业绩作为重要标准来评价领导者履行职责的状况和德才水平。

A. 坚持以贡献为主的原则可以使测评具有客观性。

B. 坚持以贡献大小来评价领导活动的优劣，可以把各级领导机关和领导者的注意力引导到正确的发展方向上来，从而使领导者可以脚踏实地地从事各种领导活动。

C. 坚持以贡献为主的测评原则，能使领导者改变那种"不求有功，但求无过"的观念，树立"无功即是过"的新观念，充分发挥自己的潜力和特长。

D. 必须正确处理局部与全局、当前与长远、数量与质量、效率与效果等几个方面的关系。

3）客观公正的原则：领导效能测评必须坚持客观公正的原则。所谓客观，就是实事求是；所谓公正，就是不抱有偏见。应做到以下三点：

A. 测评者要为人正直、作风正派，即要清正廉洁，克己奉公，尊重事实，实事求是，不主观臆造，更要不抱成见，不徇私情。

B. 测评的标准要统一，过程要公平。同一级组织内部的不同领导者工作内容有特殊性，但可以统一的标准应统一。

C. 测评的结果应当来自准确、完整的资料和数据及对事实的调查分析，任何一个结论都必须以事实为依据。

4）民主公开的原则：所谓民主公开的原则，就是用不同方式让下属和一般员工参与和监督领导效能测评。坚持民主公开的原则要做到以下几点：

A. 领导效能测评要在员工参与的基础上进行。必须采取上级测评、同级测评、下级测评和自我测评相结合的方法，多渠道、多层次和多角度地对领导效能进行测评。

B. 领导效能测评工作要接受群众监督。群众对测评工作的监督是群众对领导者及领导活动监督的一个重要方面。它包括对测评主体的监督、对测评过程和测评结果的监督。

C. 领导效能测评结果要公开。这就必须用适当的方式向被测评者和群众公开其测评结果。向被测评者反馈其测评结果有多种方式，如面谈式、图表式、报告式等。

【案例 14-4】 　　　　　　　　　**某医院中层干部任期考核实施方案**

为进一步加强某医院中层干部队伍建设，建立科学、客观、公正的干部考核评价机制，全面评价中层干部的德才表现和工作业绩，根据上级和卫生局××号文件精神，结合医院实际，制订某医院中层干部任期考核实施方案。

一、考核的指导思想及原则

为了全面掌握中层干部和护士长的德才表现和工作业绩，进一步规范中层干部考核工作，逐步建立科学、规范、系统的考核体系，更好地激发中层干部干事创业的积极性，提高工作效能，从而建设高素质的中层干部队伍。

考核工作通过动态跟踪管理，实行领导考核与群众评议、中层互评相结合、平时考核与年终考核相结合的办法，各层面分别赋予不同分值权重进行管理考核，严格遵循公平、公正、公开、透明、注重业绩的原则。

二、考核组织领导（略）

三、考核范围

中层干部和护士长。

四、考核内容

考核内容与岗位实际相结合，主要包括德、能、勤、绩、廉等方面，重点考核工作业绩。

1. 德：主要考核思想政治素质及个人品德、职业道德等方面的表现。

2. 能：主要考核履行岗位职责的业务素质和工作能力。

3. 勤：主要考核责任心、工作态度、工作作风及勤奋敬业等方面的表现。

4. 绩：主要考核完成工作任务的数量、质量、效率、取得成果的水平及产生的效益。

5. 廉：主要考核廉洁自律等方面的表现。

五、考核等次及标准

考核结果分为优秀、称职、基本称职和不称职四个等次。

六、考核基本程序

（一）分为平时考核和年度考核

（二）按照自上而下、全方位立体式考核

七、具体操作

（一）平时考核（略）

（二）年度考核（略）

八、考核结果的使用（略）

问题:
1. 该案例中,你认为干部任期考核有什么意义?
2. 该方案对领导效能的测评是否全面、规范?

第二节 领 导 理 论

领导理论(theory of leadership)是研究领导有效性的理论,是管理学理论研究的热点之一。领导理论研究的核心是研究影响领导有效性的因素及如何提高领导的有效性。从 20 世纪 40 年代起,西方组织行为学家、心理学家从不同角度,对领导问题进行了大量研究。随着管理理论的发展,领导理论大致有四种理论学派:早期的特质理论和行为理论、近期的权变理论及当前的领导风格理论。按照时间的顺序,在 20 世纪 40 年代末,主要是领导的特质理论的研究,其核心观点是:领导能力是与生俱来的;从 20 世纪 40 年代末至 60 年代末,主要是领导行为理论的研究,其核心观点是:领导效能与领导行为、领导风格有关;从 20 世纪 60 年代末至 80 年代初,出现领导权变理论,其核心观点是:有效的领导受不同情景的影响;从 20 世纪 80 年代初至今,出现了大量的领导风格理论的研究,其核心观点是:有效的领导需要提供愿景、鼓舞和注重行动。

【案例 14-5】　　　　　　　　　　护士长的绩效考核
在某三甲医院中层干部的年度考核中,发现不同科室的护士长管理绩效的考评结果有着非常大的差别。有的科室在住院患者多、护理工作负荷重的情况下,护士长能够保持着良好的工作热情,饱满的工作积极性,工作主动、自觉、任劳任怨,与科室护士关系和谐,护士们能积极配合工作,临床护理工作完成的质量高,发生的差错事故少,护士长实现的管理绩效高。而有的科室尽管护理工作量不大,但是科室内护士的工作积极性和工作热情却不高,相互间在工作上缺乏主动地协调配合,科室内缺少集体凝聚力和向心力,工作质量和服务质量都不高,护士长管理绩效考评结果相应地也不高。
问题:
1. 请分析造成这种现状可能存在的原因有哪些?
2. 你认为管理效能高的护士长应该具有哪些特征?

一、领导特质理论

领导特质理论(trait theory of leadership),又称领导品质论,是西方研究领导者素质成果的统称。领导者特质理论集中回答这样的问题:领导者应该具备哪些素质?怎样正确地挑选领导者?按其对领导特质来源的不同解释,可分为传统领导特质论和现代领导特质论。前者认为领导者所具有的品质是天生的,是由遗传决定的;而后者则认为领导的品质和特性是在实践中形成的,是可以通过教育训练培养的。

(一)传统领导特质论

传统领导特质论认为领导者的特质来源于生理遗传,是先天俱有的,且只有具备这些特质的领导者才能成为有效的领导者。20 世纪初期的"伟人论"是领导特质论的最初源头。"伟人论"关注社会、政治和军事等领域内的伟大领导者们的内在素质和性格特征,相信伟人生来具备领导特质。学者们追寻乔治·华盛顿、莫罕拉斯·卡拉姆昌德·甘地和玛格丽特·希尔达·撒切尔夫人的脚步,希望发现他们的个人特质和力量源泉。在这一时期,特质论重点研究哪些具体特质区分了领导者与追随者。关于领导特质的文章最早于 1904 年发表在美国,它关注的是智力因素。随后人们开始关注身高、精力、社会经济地位、教育程度、年龄、机敏、闯劲和声望等。

1. 亨利·法约尔的七项领导特质论 最早比较系统地研究领导者特质的是法国管理学家亨利·法约尔，他认为，所有大组织高级领导应具备如下的能力与知识，①身体健康并且体力好；②有智慧并且精力充沛；③道德品质方面：有深思熟虑的、坚定的顽强的决心；积极、有毅力、必要时很勇敢；勇于负责，有责任感并关心集体利益；④有丰富的一般文化知识；⑤有管理才能，包括：预测——自己拟定和让别人拟定行动计划的能力；组织——尤为重要的是懂得怎样建立社会组织；指挥——管理人的艺术；协调——调节行动，使力量集中；控制——采取相应措施以纠正偏差；⑥对所有职能都有一般性的概念；⑦在组织的特有专业方面有尽可能大的能力。

2. 斯托格蒂尔的领导个人因素论 斯托格蒂尔归纳了领导者的个人因素包括 5 项身体特征、16 项个性特征、6 项工作特征、9 项社交特征和 2 项社会性特征。

（1）5 项身体特征，如精力、外貌、身高、年龄、体重等。

（2）16 项个性特征，如适应性、进取心、热情、自信、独立性、外向、机警、支配力、有主见、急性、慢性、见解独到、情绪稳定、作风民主、不随波逐流、智慧等。

（3）6 项工作特征，如责任感、事业心、毅力、首创性、坚持、对人的关心等。

（4）9 项社交特征，如能力、合作、声誉、人际关系、老练程度、正直、诚实、权力的需要、与人共事的技巧等。

（5）2 项社会性特征，如社会经济地位、学历等。

3. 吉赛利的领导品质论 美国学者埃德温·吉赛利通过对美国具有代表性的 306 名中级管理人员进行研究，确定领导者的素质特征。将领导特征按个性、能力和激励分为 3 大类，13 个特征，如图 14-1 所示。

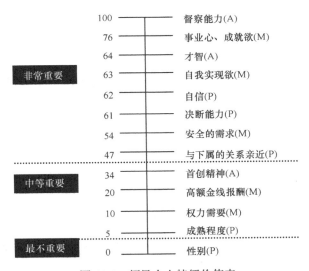

图 14-1 领导个人特征价值表

（重要性价值 100＝最重要，0＝没有作用；括号中的 A 表示能力特征，P 表示个性特征，M 表示激励特征）

4. 鲍莫尔的领导品质论 普林斯顿大学的威廉·鲍莫尔教授通过调查分析归纳出领导者应该具备的 10 项领导特质：①合作精神，即与他人一起工作，对人不是压服，而是说服、感动以致行动；②决策能力，既具有高瞻远瞩的能力，又超脱想象并依赖事实进行决策；③组织能力，善于围绕一定的组织目标和任务去组织人力、物力和财力，使部属的才能得以发掘；④精于授权，既能大权独揽，又可小权分散去完成任务和激励下属；⑤善于应变，即善于进取，机动灵活，而不抱残守缺、墨守成规；⑥敢于求新，即对新事物、新环境和新观念有敏锐的感受性和追求精神；⑦勇于负责，即对组织内的上级、平级、下级及整个社会抱有高度的责任心；⑧敢担风险，既有创造新局面的雄心和信心，又敢于承担组织发展中的挫折甚至失败的风险；⑨尊重他人，既尊重他人的人格和行为，又尊重他人的思想和表达，并积极吸取和采纳；⑩操守高尚，即品德能为组织成员和社会大众所接受甚或遵从。

领导特质理论旨在追求能够有效解释领导活动绩效，且能够对甄选领导者有指导作用的领导特质指标。但传统的领导特质理论的研究者们的研究角度和研究结论大不相同。有的研究关注领导者的个性特质；有的研究注重领导者的能力特质；有的注重领导者的行为特质；还有的研究注重于领导者的综合特质，包括生理、心理、智力、社会背景等多种特质因素。整体而言，传统领导特质理论的研究总结现代领导特质论的领导特质要素和指标之间彼此交叉且界定较为模糊，从而导致取得的研究成果在某种程度上既缺乏系统性和科学性，也缺乏解释力和预测力。

（二）现代领导特质论

【案例 14-6】　　　　　　　　　　领 导 特 质

　　俞敏洪毕业于北京大学本科英语专业，曾经留校担任过北京大学外语系教师，英语专业出身，这无疑是俞敏洪创办北京新东方教育科技（集团）有限公司所具备的专业知识。1993 年弃教从商，这一路走来，俞敏洪用他的自信和智慧攻克了一个又一个事业上的难关，支撑他站上了事业的高峰。并且始终保持着正直与诚实的本质，带领着他的团队在全国多所高校举行上百场免费励志演讲，为年轻的大学生们传递正能量，被誉为当下中国大学生和创业者的"心灵导师"。

问题：
　　1. 俞敏洪满足领导所应具备的哪些特质？
　　2. 根据领导特质论者的理论，俞敏洪是否算得上一个魅力型领导？

现代领导特质论认为，领导者的特质是在实践中形成的，可以通过后天的训练和培养加以塑造。进入 20 世纪 80 年代以来，人们发现单纯依靠领导行为并不能保证领导效果，领导人格特质仍然在领导活动中起到重要作用。因此，领导特质重新引起人们的关注，领导特质理论的研究再次获得生机，传统领导特质论进入现代领导特质论的研究时期，相继产生了魅力型领导理论和领导胜任力理论等理论学派，其中，与领导特质直接相关且具有代表性的现代领导特质理论是魅力型领导理论。

1. 魅力型领导理论（charismatic leadership theory）　魅力型领导理论是指领导者利用其自身的魅力鼓励影响追随者并做出重大组织变革的一种领导理论。魅力型领导理论是对传统领导特质论的超越，魅力型领导虽然属于领导特质论的范畴，但这种理论包括了领导特质、领导行为、影响过程及情境变量，有融合行为领导理论和权变领导理论的特点，而且，领导者是以个人的号召力来影响下属的行为，其才能是可以通过培训获得的。

罗伯特·豪斯于 1977 年指出，魅力型领导者有 3 种个人特征，第一项特质是有预见，有很好的洞察力和眼光，确定较高的目标，并且以行动来让下属学习怎样可以达到那些目标，这是魅力型领导最重要的特质；第二项特质是充满激情活力，以个人对工作的投入、对自己信仰的坚定信念和表现极高的自信心来推动下属的工作；第三项特质是赋予下级能力，如表现对他们的支持，了解他们和对他们有信心。

沃伦·本尼斯和奈纳斯在研究了 90 名美国最有成就的领导者之后，发现魅力型领导者有 4 种共同的能力特质：①有令人折服的远见和目标意识；②能清晰表达这一目标，使下属明确理解；③对这一目标的追求表现出一致性和全身心的投入；④了解自己的实力并以此为资本。

关于魅力型领导理论最全面的研究是加拿大麦吉尔大学的康格和凯南格进行的。他们的结论如表 14-2 所示。

表 14-2 魅力型领导者的关键特质

序号	特质	解释
1	自信	对他们的判断和能力充满自信
2	有远见	有理想的目标，认为未来完会比现状更美好；理想目标与现实差距越大，下属越有可能认为领导者有远见卓识
3	清楚表达目标能力	能够清楚地表述目标，使其他人都能明白。这种清晰的表达表明了对下属需要的了解，然后，它可以成为一种激励的力量
4	对目标的坚定信念	被认为具有强烈奉献精神，愿意从事高冒险性的工作，承受高代价。为了实现目标能够自我牺牲
5	不循规蹈矩的行为	行为被认为是新颖、反传统、反规范的。当获得成功时，这些行为令下属们惊诧而崇敬
6	作为变革的代言人出现	被认为是激进变革的代言人而不是传统现状的"卫道士"
7	环境的敏感性	能够对需要变革的环境加以限制和对资源进行切实可行的评估

2. 领导胜任力理论 胜任力（competency）的概念最早由哈佛大学教授戴维·麦克利兰于1973年正式提出，是指能将某一工作中有卓越成就者与普通者区分开来的个人的深层次特征，它可以是动机、特质、自我形象、态度或价值观、某领域知识、认知或行为技能等任何可以被可靠测量或计数的，并且能显著区分优秀与一般绩效的个体特征。但有的学者从更广泛的角度定义胜任力，认为胜任力包括职业、行为和战略综合三维度。职业维度是指处理具体的、日常任务的技能；行为维度是指处理非具体的、任意的任务的技能；战略综合维度是指结合组织情境的管理技能。

我们通常认为一名护士要具备正规教育、专业经验和技术专长等传统指标才能够成为一名护理管理者，但是 Hay Group（合益集团）的一个探索性试验却表明，这些传统标准与成为一名成功的护理管理者之间没有必然联系，而自信心、高成就导向、分析思维和有说服力的技能却对于一名护理管理者更重要。美国医疗卫生领导联盟（the Healthcare Leadership Alliance，HLA）的6个成员机构根据心理测量学理论和各自领域的工作分析，共同开发了医疗卫生领域管理者的胜任力框架。这个胜任力框架包括232个医疗卫生管理领域的通用胜任力和68个适合某一卫生领域的特有胜任力，所有胜任力被分为5类：沟通和关系管理、医疗卫生环境知识、领导力、专业化、商业技能和原则。美国护士管理者组织（American organization of nurse executives，AONE）针对护理管理者的胜任力采用了这5种分类（图 14-2），每个类别中包含有数量不等的胜任力要素，共 200 个。HLA 建议这个胜任力框架可以应用到管理者胜任力自评、团队测评、人力资源管理和课程大纲设置等多个领域。

胜任力就是用行为方式描述出来的员工需要具备的知识、技能、能力和深层特质，具有可指导、可观察和可衡量 3 个特征，它们对员工的个人绩效及组织的成功会产生关键影响。

胜任力理论为人力资源管理和开发带来了新的视角，它最大的优势是给组织一种"通用语言"，管理者可以根据这种"通用语言"改进和指导被管理者的绩效、选拔、开发和发展问题。基于胜任力的分析可以从发掘个体深层次的特征入手来考察个体素质，而且更加注重个人、职位与组织的动态匹配关系，更强调个体在未来工作中的表现和对岗位的适应性。胜任力研究可以为人力资源管理者提供量化、可操作的评价方式，在人力资源管理改革中是人事诊断、人才选拔评价、人才培训和开发的新型有力工具。

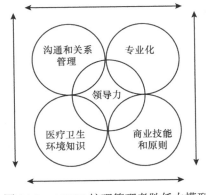

图 14-2 AONE 护理管理者胜任力模型

二、领导行为理论

20 世纪前半叶，西方领导理论研究从着重对领导特质的研究，转向对领导行为的研究。领导行为理论在于了解有效领导者的行为是否具有独到之处。行为论认为，领导者最重要的方面不是领导者个人素质而是在各种不同环境中领导者做些什么。有效的领导者以他们的特殊领导作风区别于那些不成功的领导。领导行为理论的提出为领导者培训提供了广阔的天地，通过对具体行为的培训，可获得大量的有效领导者。领导行为理论（behavioral pattern theory）是着重分析领导者的领导行为和领导风格对其组织成员的影响，从而指出能导致领导有效性提高的领导行为和领导风格的理论。

（一）领导风格理论

1. 卢因的领导风格理论　从 20 世纪 30 年代开始，美国心理学家库尔特·卢因通过研究发现，领导者在领导活动中表现出来的不同领导风格，对团体成员的工作绩效和工作满意度有着不同的影响。卢因等研究者力图科学地识别出最有效的领导行为，最终提出了领导风格理论（average leadership style，ALS），概括出 3 种有代表性的领导风格，即独裁型、民主型和放任型的领导风格。

（1）独裁型领导风格：独裁型领导（autocratic leadership）也称专制型领导，指权力定位于领导者个人手中，以权力服人，靠权力和强制命令让人服从的领导作风。特点：领导者倾向于集权管理，所有工作开展的步骤和技术均由领导者发号施令；通常表现为独断专行，从不考虑他人的意见，由领导者自己做出所有的决策；领导者亲自设计工作计划，指定工作内容并进行人事安排，下属没有机会参与决策，只能奉命行事；领导者与下属保持一定的心理距离，很少参加群体活动，与下属缺乏感情交流；领导者主要靠行政命令、规章制度来管理，很少奖励。这种领导行为，权力高度集中，管理的重心主要落在工作任务和技术方面。

（2）民主型领导风格：民主型领导（democratic leadership）是指权力定位于群体，以理服人、以身作则的领导作风。特点：领导者倾向于分权管理，所有政策由组织成员集体讨论决定，领导者采用鼓励和协助的态度；领导者分配工作时会尽量照顾个人的能力、兴趣，工作安排较具体，下属有较大的工作自由，较多的选择性和灵活性；领导者主要以非正式权力使人服从，多使用商量、建议的口气；领导者积极参加团队活动，与下属无任何心理上的距离；领导者与下属有较为协调的双向沟通。领导者的工作重心在协调人际关系，认为下属只有在受到激励后才会主动工作并富有创造力。

（3）放任型领导风格：放任型领导（laissez-faire leadership）是指权力定位于每个组织成员手中，领导者放手不管，下属愿意怎样做就怎样做，完全自由。特点：工作事先无任何布置，事后无检查；权力完全给予个人，个人自由度大；组织无规章制度，完全凭借个人的自觉性；没有整体计划。一切放任自流，依靠充分授权让下属有最大的自由。

卢因于 1939 年对这 3 种不同类型领导作风的群体影响进行了实验研究。最初的研究发现：放任型领导风格的领导者工作效率最低，所领导的群体在工作中只达到了社交目标，而没有达到工作目标，产品的数量和质量都很差。民主型领导风格的领导者工作效率最高，所领导的群体在工作中不仅达到了社交目标，也达到了工作目标，工作积极、主动，显示出较高的创造性。专制型领导风格的领导者，借助于严格的控制，达到了工作目标，但人际关系紧张，组织成员的消极态度和对抗情绪在不断增长，争吵和挑衅的事件频繁发生，成员满意度低。最后的结论是：3 种领导风格各有优缺点，其领导效能要视不同的环境而定。领导者要根据所处的管理层次、工作性质和下属的条件等因素灵活选择合适的领导风格，并辅助其他领导风格。在实际工作中，3 种极端型的工作风格并不常见，采用的往往是处于两种极端类型之间的混合型。

2. 利克特的四型领导体制理论　美国密歇根大学的伦西斯·利克特等对领导者的领导类型和

领导方式进行了近 30 年的认真研究，并于 1961 年和 1967 年分别提出研究报告。他们认为，领导方式和领导方法大体可分为 4 种基本的类型。

（1）专制独裁型：权力高度集中于最高领导者，下级无任何发言权。管理者与下级互不信任，相互接触交往很少。领导者对组织目标和工作方针做出决策后，通过一系列命令和一整套制度去强制推行。

（2）仁慈的专制型：权力控制于最高领导者，但授予中下层管理者部分权利。领导者待下级比较谦和，并在一定程度上予以信任。较重要的决策均由领导者制订，中下层管理者可就一些次要问题做出决策。注意利用奖罚手段去调动下级的工作积极性。

（3）民主协商型：重大问题的决定权仍控制于最高领导者，一般问题的决定权都交给中下层。上下级之间有相当程度的信任，垂直沟通协商和平行沟通协商的渠道比较通畅，上下级关系比较融洽。高度重视采用奖罚手段进行激励。

（4）民主参与型：领导者对下级有充分的信心和完全的信任，互相有着大量的交往和合作。积极征求和采用下级的看法和意见，下级广泛参与重大决策的过程，领导和下级关系融洽、平等友善。在几种方案相持不下时，由最高领导者做出决断。

利克特的研究表明，民主参与型和民主协商型的领导方法比专制独裁型和仁慈的专制型的领导方法更能促进生产效率的提高，因此突出强调"参与管理"的重要性。

（二）领导方式理论

这一学派对领导行为的研究主要采取理想类型的分类方法，将领导行为主要划分为基于"工作"的领导行为和基于"人"的领导行为，从而形成了不同的领导方式和风格。

1. 领导行为四分图理论　美国俄亥俄州立大学的领导行为研究小组对和领导行为有关的 1000多种因素进行了分析整理，最后归纳出影响领导行为的因素主要来自两个方面：一是以人为重，领导者关心体贴组织成员，尊重他们，听取他们的意见；二是以工作为重，领导者认为组织纪律能带来效率，倡导有纪律的行动，主张发号施令和服从命令。

研究表明，两方面的因素对促进改革领导有效性带来很好的影响。"以人为重"可促进上下级关系的改善，彼此信任和尊重，人心稳定、工作积极、效率上升；"以工作为重"可促使工作开展有条不紊，维持总体的协调，确保工作的进度。两方面因素常同时存在，但可能强调的侧重不同，两因素还互相影响，因此形成四种情况，即四分图。如图 14-3 所示，表明了四种不同的领导行为或风格。

2. 管理方格理论　1964 年，美国得克萨斯大学罗伯特·布莱克和简·穆顿，在四分图理论的基础上加以发展，提出了管理方格理论（managerial grid theory）。他们根据管理方格理论制订了管理方格图，以坐标的形式来表示，因此，又称管理坐标图。图的纵坐标表示领导者对人的关心程度，图的横坐标表示领导者对工作、生产的关心程度。横纵两个坐标分别画出 9 个等级，这样就形成了 81 种不同的领导行为类型。在此基础上，他们提出了 5 种典型的领导类型（图 14-4）。

图 14-4 中包含了 5 种典型的领导方式。

第一种方式是"贫乏式管理"，即 1.1 型管理。领导者对组织成员和组织任务都不关心。领导者关心的是维护工作的稳定性和保护自己的资历免受挑战，而且避免承担责任，从而使得组织发展缺少创新性和活力。

第二种方式是"俱乐部式管理"，即 9.1 型管理。领导者高度关心组织成员的需求，对工作任务的关心程度很低。领导者通过各种方法让其他人感到惬意和安全，从而期待组织成员可以在友好的工作环境下创造出优秀的工作成绩。

第三种方式是"专断式管理"，即 1.9 型管理。领导者高度关切组织任务完成的情况，对组织成员个性需求则视而不见。领导者仅希望在稳定的薪酬待遇下，员工可以做出更好的工作。同时，领导者往往会使用制度和惩罚规则来督促他人按照规定完成工作。

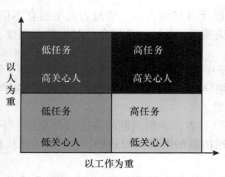

图 14-3 领导行为四分图

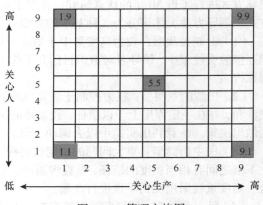

图 14-4 管理方格图

第四种方式是"团队型管理"，即 9.9 型管理。领导者对工作任务和组织成员的关心度都很高。领导者对组织成员高度信任。使其感觉到自身在组织中的地位以及自身的重要作用。管理者鼓励团队合作，支持高效完成组织任务。

第五种方式是"中庸式管理"，即 5.5 型管理。领导者不做极端选择，往往在下属的情绪、心理因素和工作要求之间寻找一个平衡点或者将两者兼顾。

布莱克和穆顿认为，在 5 种典型的领导方式中，贫乏式管理的管理效果最差，俱乐部式管理的效果其次差，专断式和中庸式管理在不同情形下效果不同，专断式管理在短期内工作效率较高，或在任务紧急和员工素质较低时可能优于中庸式管理，但不利于组织长期发展，团队型管理是最理想的领导方式。管理方格理论启示我们在实际管理工作中，一方面要高度重视手中的工作，要布置足够的工作任务，向下属提出严格的要求，并且要有纪律规章作保障；另一方面又要十分关心下属个人，包括关心他们的利益，创造良好的工作条件和工作环境，给予适度的物质和精神的鼓励等。

领导特质理论和领导行为理论有一个共同的缺陷，那就是忽视了环境因素的影响，从而造成理论和实际的脱节。因为领导特质和领导行为能否促进领导有效性，受环境因素影响很大。一种成功的领导行为，在时移势易的环境下再来运用，并不一定有同样的功效。领导权变理论正是要着重研究影响领导者行为和领导有效性的环境因素的理论。

【案例 14-7】　　　　　　　儿科护士长的领导方式
　　某医院儿科工作繁忙，人手不够，护士长向护理部提出申请，请求调配 3 名护士过来帮忙。护理部给予了支持，为其调配了 3 名护士：护士甲，本科毕业，从事过一年儿科的护理，工作认真，但缺乏人际沟通能力；护士乙，专科毕业，无儿科护理工作经验，但性格开朗，同时需要监督；护士丙，本科毕业，在读研究生，中共党员，工作积极主动，组织能力强，善于与人沟通。
问题：
　　1. 如果你是儿科护士长，你将如何领导这 3 名护士？
　　2. 用领导权变理论分析不同的领导类型和方式的有效性。

三、领导权变理论

领导权变理论的假设是，不同的情境需要不同的领导。该理论的主要观点是：领导是一个动态的过程，而且领导的有效行为应随着被领导者的特点和环境的变化而变化。领导权变理论认为有效领导不仅取决于领导者的特性和行为，而且还取决于特定的环境。

领导权变理论认为，要找到一个适合于任何组织、工作、任务和下属的领导者特质或领导行为是不切合实际的。要根据具体情况来确定有效的领导类型和方式。他认为，任何领导方式均可能有效，关键是要与环境情景相适应。而个人的领导风格是一种内在倾向，属于个性的一部分，要改变它并非不可能，但至少也是长期而艰巨的过程。所以领导者应首先摸清自己及下属的领导风格，并争取自己和委派下属到最适合各自风格的情境中去，以达到最佳的领导效能；否则就努力使自己适应具体的情景，即要改变自己的一贯风格。

（一）领导连续统一体理论

罗伯特·坦南鲍姆和沃伦·施米特在1958年提出了领导连续统一体理论。他们认为专制的领导方式（即以上级为中心的领导方式）和民主领导方式（即以下级为中心的领导方式）是领导方式连续统一体的两个极端点，在这两点之间还存在着许多种不同程度的专制方式和民主方式的混合形式（图14-5）。领导者总是选择其中最合适的领导方式以求得有效的领导。在不同的情况下，领导者为了取得有效的领导可能采取不同的领导方式。换言之，一位领导者并不一定有一种固定的领导方式，而是可能在不同的情况下采取不同的领导方式。

领导者选择哪种领导方式，主要取决于3个因素，即领导者、下级和环境，依据这3个因素各自所处的优势地位和相互影响程度进行判断和抉择。正确的领导方式，正是从以上3个因素的综合考虑来选择适宜的领导方式，在一系列的领导方式中任选其一。因此，不能简单判定哪一种领导方式总是正确的，哪一种领导方式总是错误的。

（二）菲德勒的随机制宜领导理论

美国伊利诺伊大学的弗雷德·菲德勒经过长达15年的调查研究，提出了有效领导的权变模式（contingency model），被称为"菲德勒模式"。菲德勒认为任何领导方式均可能有效，其有效性完全取决于所处的环境是否合适。在这个模式中包含了2种基本的领导方式和3种环境影响因素。

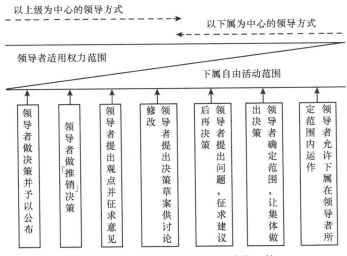

图14-5　专制-民主领导的连续统一体

菲德勒把领导方式假设为两大类：一类以工作为主，主要是关心任务，采取这种方式的领导者，从工作任务的实现中得到满足；另一类则以人为主，主要关心的是良好的人际关系和个人的声望。为了判断领导者采取的是哪一类领导方式，菲德勒编制了"最不受欢迎共事者的问卷"（least-preferred co-worker scale，LPC），交由领导者来填写，表明他们对下级的评价，从而衡量领导风格的倾向。菲德勒认为，如果领导者在表中对下级的优缺点能做出中肯的批评和评价，他便是属于以人为主的领导方式；如果领导者在表中对下级批评得体无完肤，则便是属于以工作为主的领导方式。

菲德勒认为，环境影响因素主要表现在以下 3 个方面：

（1）职位权力：由于领导者的职位权力而使被领导者服从领导的有效程度。调查表明，职位权力越高，追随的人也会越多，领导也显得比较有效。

（2）任务结构：指被领导者任务的常规性、例行性和明确性。任务清楚，组织纪律明确，则工作质量比较容易控制，领导也会更加有的放矢，效果显著。

（3）上下级关系：指领导者得到被领导者的拥护和支持的程度。职位权力和任务结构可以通过从上到下来决定和贯彻，而上下级关系则极大地依赖于下级对领导者的拥戴、信任和心甘情愿地追随的程度。

这 3 种因素的影响依据好与差、明确与不明确、强与弱，可以排列出 8 种不同的情况。如图 14-6 所示，每种情况可以确定其应采用的领导方式。

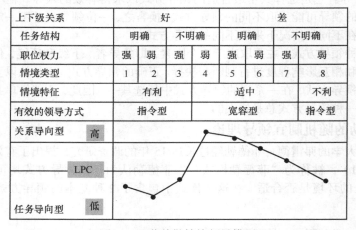

上下级关系	好				差			
任务结构	明确		不明确		明确		不明确	
职位权力	强	弱	强	弱	强	弱	强	弱
情境类型	1	2	3	4	5	6	7	8
情境特征	有利				适中		不利	
有效的领导方式	指令型				宽容型		指令型	

图 14-6　菲德勒情境领导模型

从图 14-6 中发现在"最有利"和"最不利"这两种极端的情况下，以工作为主的领导方式是最有效的。换言之，当职位权力和任务结构都很不清楚，而领导者与其下属之间的关系又很恶劣的情况下，领导者所处的环境是很不利的，在此情况下，以工作为主的领导者将是最有效的。同样在另一个极端情况下，职位权力很高、任务结构清晰、领导者与其下级成员的关系十分好，亦即在非常有利的情况下，以工作为主的领导者也是最有效的。但是当情况只是稍微不利或者稍微有利的时候，最有效的领导者往往是以人为主的领导者。

（三）情境领导理论

情境领导理论（situational leadership theory），也称为领导生命周期理论（life cycle theory of leadership）。它最初由美国俄亥俄州立大学心理学家科曼于 1966 年提出，后由著名的心理学家和组织行为学家保罗·赫塞和管理学家肯尼斯·布兰查德发展完善。情境领导理论的主要观点是：领导者应根据团队成员现有的技能和工作意愿程度采取相适应的领导风格。

该理论要求领导者必须拥有诊断、弹性与约定领导型态 3 项技能。诊断指评估团队成员目前所处的成熟度水平，是整个情境领导理论的最关键部分；弹性是指领导者应用不同领导风格对待不同成熟度水平的部属，或在情境改变时，用不同领导风格对待同一部属；约定领导型态是指与部属建立伙伴关系，协议他所需要的领导风格。

1. 成熟度（maturity）　成熟度是指被领导者完成某项特定工作所表现出来的能力和意愿水平，分为工作成熟度和心理成熟度。工作成熟度（job maturity）指一个人完成某项特定工作所需要的知识、经验与技能。心理成熟度（psychology maturity）是指一个人完成某一项特定工作所表现出的动机和意愿。成熟度水平是指人们在每项工作中所表现出的能力和意愿的不同组合。按能力和意愿的高低程度，形成了4种不同的成熟度水平。

（1）M_1（不成熟）：工作能力低，动机水平低。下属缺乏接受和承担某项工作的能力和意愿，既不能胜任又缺乏自信。

（2）M_2（初步成熟）：工作能力低，动机水平高。下属刚开始熟悉工作，愿意承担任务，但缺乏足够的能力，有积极性但没有完成任务所需要的技能。

（3）M_3（比较成熟）：工作能力高，动机水平低。下属已具备了工作所需的技术和经验，但没有足够的动机和意愿。

（4）M_4（成熟）：工作能力高，动机水平高。下属不仅具备了工作所需的技术和经验，而且愿意并具有充分的信心主动完成任务并承担责任。

2. 领导风格分类　领导风格指他人感觉到的领导者的行为模式，这与领导者如何看待自己无关，而是与他们想要影响的被领导者的看法有关，主要包括两种行为类别：工作行为和关系行为。工作行为是指领导者清楚地说明个人或组织的责任的程度。这种行为包括告诉人们做什么、如何做、什么时间做、在哪里做，以及由谁来做。关系行为是一种双向沟通、辅导的行为，包括动态地倾听及融洽的人性化的支援行为。这种行为包括倾听、鼓励、协助、提供工作说明及给予社交方面的支持等。领导者在工作时会同时使用工作行为和关系行为来影响他们的员工，根据工作行为和关系行为所占的权重不同，将领导者的领导风格分为4种。

（1）命令型（低关系-高任务）：由领导者决策，领导者对下属进行分工，指导下属应该干什么、怎么干、何时干等，强调直接指挥和控制，不重视人际关系和激励。适用于不成熟（M_1型）的下属。

（2）说服型（高关系-高任务）：由领导者决策，既给下属以较多的指导，又注重保护和鼓励下属的积极性，重视人际关系。适用于初步成熟（M_2型）的下属。

（3）参与型（高关系-低任务）：由领导者与下属共同参与决策，对下属的工作尽量不做具体指导，着重给下属以支持，同时注重搞好内部的协调沟通，保持良好的人际关系。适用于比较成熟（M_3型）的下属。

（4）授权型（低关系-低任务）：领导者充分授权下属，鼓励下属自己做决定并承担责任。适用于成熟（M_4型）的下属。

下属成熟度与领导风格的匹配关系（图14-7）：

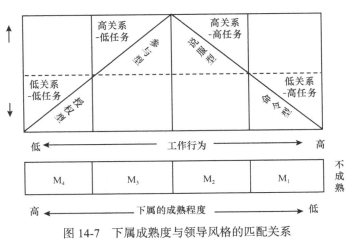

图14-7　下属成熟度与领导风格的匹配关系

情境领导理论主要强调对于不同成熟度的员工，应采取不同的领导方式，才能做到最有效的领导。在案例14-8中，护士甲是本科毕业生，已经有一定的儿科护理工作经验，护士长对之应采取参与型的领导风格，加强沟通，鼓励她发挥本科学历的优势，积极建言献策，调动工作的积极性；护士乙是专科毕业生，无儿科护理工作经验，优点是性格开朗，护士长对之应采取说服型的领导风格，指导她从事儿科临床护理工作，鼓励其发挥她性格上的优势，和患儿建立良好的护患关系，了解患儿的切身需要，使护理工作得心应手；护士丙为在读硕士研究生，组织能力强，工作积极主动，护士长对之应采取授权型的领导方式，给予她充分的信任，安排她参与科室的领导工作，分担护士长的工作负担。

护理工作是复杂多变的，领导的方式无好坏之分，必须把环境、领导者和下属的情况等因素综合起来，具体问题具体分析，充分发挥权变的优势，即根据环境的不同而及时变换自己的领导方式。

（四）路径-目标理论

路径-目标理论（path-goal theory），是领导权变理论的一种，由多伦多大学的组织行为学教授罗伯特·豪斯最先提出，后来华盛顿大学的管理学教授特伦斯·米切尔也参与了这一理论的完善和补充。

路径-目标理论已经成为当今最受人们关注的领导观点之一。该理论认为：领导者的工作是帮助下属达到他们的目标，并提供必要的指导和支持以确保各自的目标与群体或组织的总体目标相一致；领导者的效能是以激励下属达到组织目标并在工作中使下属得到满足的能力来衡量的。"路径-目标"的含义是有效领导者要通过明确指出实现工作目标的途径来帮助下属，并为下属清理各项障碍和危险，从而使下属实现目标更为容易。

路径-目标理论同以前各种领导理论的最大区别在于：它立足于下属，而不是立足于领导者。在豪斯眼里，领导者的基本任务就是发挥下属的作用，而要发挥下属的作用，就得帮助下属设定目标，把握目标的价值，支持并帮助下属实现目标。在实现目标的过程中提高下属的能力，使下属得到满足。

这一理论有两个基本原理：第一，领导方式必须是下属乐于接受的方式，只有能够给下属带来利益和满足的方式，才能使他们乐于接受。第二，领导方式必须具有激励性，激励的基本思路是以绩效为依据，同时以对下属的帮助和支持来促成绩效。也就是说，领导者要能够指明下属的工作方向，还要帮助下属排除实现目标的障碍，使其能够顺利达到目标，同时在工作过程中尽量使员工的需要得到满足。

该理论提出了4种领导方式，供领导者在不同的情境下选择。

（1）指导型领导方式（directive leadership）：这类领导者要为下属的工作方向、工作程序做出决策，为下属指明方向，提供指导和帮助，使下属能够按照工作程序完成任务、实现目标。

（2）支持型领导方式（supportive leadership）：这类领导者对下属友好、平易近人、公平待人，尊重下属地位，努力营造愉快的组织气氛，当下属受挫和不满意时，能够对下属的业绩产生很大的影响。

（3）参与型领导方式（participative leadership）：这类领导者在做决策时，注意征求下属的意见。平常注重与下属沟通信息、认真考虑和采纳下属的建议，允许下属对上级的决策施加影响。

（4）成就型领导方式（achievement-oriented leadership）：这类领导者为下属设置富有挑战性的目标，希望下属最大限度地发挥潜力，对下属能够达到这些目标表示出信心，而且不断制订新的目标，使下属经常处于被激励的状态。

豪斯认为同一领导者可以根据不同的情境表现出任何一种领导方式。至于究竟采用哪种领导方式最有效，应考虑以下两类情境因素：①下属的特性，如能力、独立性、适应性等特性。能力强、认为自己有能力独立完成工作任务、能够控制事态的发展、对周围人有影响力的下属，通常乐于接受参与型领导方式。指导型领导方式，如领导者花费时间为其安排工作程序，会被他们视为累赘甚至是侵犯。②工作环境的特点，这包括工作结构、权力结构、奖励制度及人际关系等。在工作任务不十分明确，下属无所适从时，为帮助下属做出明确的规定和安排，应强调采用指导型领导方式。

而在工作任务十分明确，下属清楚地了解目标和达到目标的途径时，为激励下属，则应强调采用支持型领导方式。

第三节　领导者素质与领导艺术

一、领导者素质

领导者素质，是指在先天禀赋的生理和心理基础上，经过后天的学习和实践锻炼而形成的在领导工作中经常起作用的那些基础条件和内在要素的总和。在领导科学理论的研究中，人们一般把领导者的素质分为政治思想素质、道德素质、知识素质、能力素质、心理素质、身体素质6个方面。

1. 政治思想素质　政治思想素质是领导者的重要素质之一。政治思想素质（如世界观、人生观）对于领导者能动性的发挥起着推进或阻碍的作用。科学的世界观和人生观使能动性的发挥有一个正确的指导思想，从而保证前进方向的正确性，为领导者才能素质构成和发展带来正确的方法。

2. 道德素质　道德素质是领导者在领导活动中自觉遵守社会规范，恪守领导活动职业道德的素质。领导者的道德素质标准高于一般职业道德，要求严于一般人员。领导者有道德，才会有影响力、号召力，才能实现领导目标。优秀的道德素质：①有责任心：领导者在享有相应的权利的同时，付出相应的劳动，承担相应的职责和义务。②宽容：领导者只有豁达大度，能容人、容言、容事，才能团结上下、左右，成为一名成功的领导者。③诚实：诚实是指领导者在人际交往中表里如一，坦诚相见，真诚可信。④信赖：领导者要充分信任下属，放心大胆地让他们去完成任务，以充分发挥下属的作用。⑤廉洁：领导者要正确对待自己手中的权力，切实做到克己奉公、清正廉洁。

3. 知识素质　知识素质是指领导者做好本职工作所必须具备的基础知识与专业知识。领导者掌握的知识越多，对客观规律的认识越深刻，就能够有更快的预见潜质、表达潜质和创造潜质。在客观条件相同的状况下，知识越丰富，产生创造性设想的可能性就越大。

4. 能力素质　能力素质是领导者素质的核心，是领导者成功进行领导活动所必需的能力基础，不仅包括智力因素的观察力、注意力、记忆力、思维力、想象力、操作力等基本能力，也包括领导工作所必须具备的专业能力及某些岗位的特殊能力。创新是一个民族进步的灵魂，是不断发展的不竭动力。创新能力已成为领导者必须具备的最重要的潜质和首要素质。只有具有创新意识、创新精神和创新能力的领导者，支持和鼓励创新、带头推动创新，才能担负起时代和事业赋予自己的领导职责。

5. 心理素质　心理素质是领导者素质的一个重要组成部分，是一个内涵十分广泛的概念，涉及人的个性、兴趣、动机、意志、情感等多方面因素。良好的心理素质即指心理健康或具备健康心理的领导者应具备的成熟的心理状态，有良好的情感过程，具有坚韧不拔的意志。

6. 身体素质　身体素质是领导者实现领导效能的前提条件。领导者既是领导活动的组织者和指挥者，又是复杂的脑力劳动者。强健的身体素质是领导者胜任管理工作，履行领导职责的条件和基础。

护士长是医院护理工作的具体组织者和领导者，科室护理质量的高低与护士长本身的素质和管理水平有直接的关系。随着"以患者为中心"的整体护理模式的开展，为了适应医学科学发展的需要，迫切要求护士长要有很高的道德水准、扎实的理论基础、熟练的技术操作、良好的心理素质，具有良好的自制能力和人际关系的交往能力。

【案例 14-8】　　　　　　　　**护士长的领导作用**

小李是某医院儿科病房护士，一次值中班时，病房患者不算多，但监护1室住着一个危重患儿，该患儿是重症肺炎合并呼吸衰竭、心力衰竭，小李拿着医生开出的医嘱正想帮重症肺炎的监护1室病儿注射去乙酰毛花苷，48床患儿妈妈抱着哭闹不安的儿子急急忙忙跑过来说：

"护士，我的儿子突然哭个不停，不知是什么原因，快帮我看看。"小李一摸患儿的额头是冰凉的，就对患儿妈妈说："你儿子是肠炎，可能是肚子痛了，我先帮你用松节水擦腹，要观察一会看是否有效，如果无效我再想办法好吗？"然后拿着医嘱匆匆地去帮监护1室的重症患儿注射去乙酰毛花苷，等她注射完还没有出监护室，就听到48床患儿妈妈厉声叫嚷："你这个护士是怎么做的，我的儿子哭得全病区都听到了，我做家长的都快急死了，你却敷衍了事，你们做护士的怎么可以这样对待患者，我要投诉你。"小李吓呆了，却不敢怠慢，急忙说："对不起，我实在太忙了，我现在马上叫医生给你看看。"说完拿起对讲器将刚回值班室准备午休的值班医生叫了出来。但48床患儿妈妈还是不肯罢休继续嚷道："你看人家医生，一叫马上来了，你做护士就了不起了？叫了那么久都不过来。"小李觉得很委屈，就自言自语说："我也没闲着，真是不可理喻！"尽管小李将声音压得很低，48床患儿妈妈还是听见了。

当天下午护士长一上班，48床患儿妈妈就向护士长告状了。护士长耐心地听了48床患儿妈妈一番投诉后，耐心地对她说："我回去了解一下，如果我们护士做得不对，我一定会好好批评教育她。"护士长回去并没有向小李单方面地批评而是向小李详细了解情况，小李也老老实实地将事情经过说了。护士长告诉小李说："当遇到这样的情况要尽量向患者家属解释清楚，如果实在没有时间解释，患者家属发火了也不要急于顶撞，而要让她们火气平息了再慢慢解释或道歉。"小李听得心悦诚服，也欣然接受了。护士长也回头对48床患儿妈妈做了工作，说："我向小李了解情况了，她确实有做得不对的地方，我们小李护士承认错误了，我也对她进行了批评教育，您儿子哭，做家长的心疼我们都理解，但是，我们的护士工作时也要分轻重缓急，今天中午虽然患者不多，但有一个比您儿子病情更重的患儿急需处理，小李因为年轻、经验不够，没有向您解释清楚还顶撞您了，这是她的不对，我代她向您道歉。不过我们做护士的工作也很辛苦，一个护士照顾整个科室的患者，难免有做得不到位之处，希望您能体谅，护士的劳动也希望得到您的尊重。"一番话说得患儿家长心服口服。

问题：

1. 你认为该护士长处理护患冲突的方式是否合适？
2. 何谓领导艺术？

二、领导艺术

（一）概述

1. 领导艺术的含义 领导艺术（leadership arts）是指领导者在履行领导职责的活动中表现出来的、在一定的知识、经验和辩证思维基础上，富有创造性地运用领导原则和方法的才能。它是领导者具有创造性的领导才能、技巧、艺术和方法，主要包括：授权的艺术、创新管理的艺术、决策的艺术、指挥的艺术、应变的艺术、统筹的艺术、协调的艺术、用人的艺术、激励的艺术等。本书主要介绍前两种。

2. 领导艺术的特点

（1）综合性：领导工作需要解决工作中的各种问题，涉及范围广泛，需具有用人、沟通、决策、授权等才能，具有综合性。

（2）科学性：领导艺术建立在对客观事物及其规律的深刻认识和正确把握的基础之上，它是科学理论和实践经验相结合的产物，具有明显的科学性。

（3）创造性：从广义上讲，领导艺术的创造性有思维创新、方法创新、提出新方案和决策、创建新理论、形成新观念等。从狭义上讲，往往表现在社会发展处于变革时期时，领导者做出重大选择等。积极的领导，则要充分发挥人的主观能动性和创造性，不单纯地照抄书本知识、上级指示和文件，不生硬地模仿别人，不局限于按常规办事，甚至要敢于打破常规，独辟蹊径，走前人没有走过的道路。领导者只有具备这种艺术性，才能有发明，有创造，有开拓，不断地增强组织领导能力，并将事业推向新的成功。

（4）灵活性：领导艺术具有高度的灵活性。领导者处理问题要遵循一定的原则，但不要将这些原则当作死板的教条，而是一切以时间、地点、条件、对象为转移，凭借广博的知识、丰富的经验灵活地运用原则。

（5）多样性：这是由领导活动的多样性和领导者的不同特点所决定的。不同的领导领域和领导层次需要不同的领导艺术；同一领导层次的领导者，由于个人的智慧、学识、才能、经验和胆略不同，在处理同类事务时采取的策略也有所不同；即使是同一领导者，在不同的时间、地点和条件下，在处理同类事务时，往往也运用不同的领导艺术。

（6）实践性：领导艺术是在领导活动的实践中产生、发展和提高的，是领导者实践经验的提炼和升华。领导艺术，只有在管理的实践中与领导者的实践经验相结合才会产生；同时领导艺术只有在领导者实践经验的基础上，经过不断丰富和发展，才会不断提高。

【案例 14-9】　　　　　　　　　　　　　**护士小芳的烦恼**

小芳是新生儿科的护士，本科毕业，业务能力强，深得该科护士长的认可。小芳在工作中积极主动，一直想成为护士长的得力助手。但随着工作的不断展开，两人的沟通似乎出了问题。小芳非常听话，完全按照护士长的指示去工作，交代多少完成多少，而且每次都能圆满完成护士长布置的任务。尽管小芳有时也尝试着主动提出一些建议，帮护士长分担一些工作，但护士长一般都有安排，慢慢地小芳就习惯于听从安排，不再去过问领导布置的任务之外的其他事情。

最近，小芳被护士长批评工作不够主动积极，好多事情都是护士长亲自在做，护士长感到天天都很忙碌、很劳累，无人主动帮她分担工作。小芳感到很委屈，因为这些事情护士长并没有明示要她去负责，她也没获得要解决这些事情的必要的资料和信息，就算她想主动分担护士长的一部分工作，也不知从何下手。没有护士长的指示，小芳不清楚这些事是否该自己做，做多了也恐遭同事非议，在工作中如何才能既表现得积极主动又不越权，让小芳一直感到困惑和纠结。

问题：

1. 如果你是小芳，你将如何面对护士长？

2. 如何提高护士长的领导效能？

（二）授权艺术

1. 授权的概念及意义

（1）授权（delegation）的概念：是指在不影响个人原来的工作责任的情形下，将自己的某些任务改派给另一个人，并给予执行过程中所需要的职务上的权力。授权者对被授权者有指挥权、监督权；被授权者对授权者负有汇报情况、完成任务之责。授权与分权不同，分权（decentralization）是在组织设计时，根据组织规模、环境条件及组织活动特点，在岗位分析、职务和部门设计的基础上，根据岗位的任务要求而规定的职责和权限。

授权和分权的区别：分权是权力一经分配就不能再收回，而授权是可以收回的。授权的含义是"代表"的意思，即由他人来代表自己行使权力。作为被授权者，只是代表授权者临时行使职权，其本身并不长期具备这样的职权，工作完毕，即被收回权力。因此，被授权者不需要对执行结果负主要责任，主要责任仍然由授权者承担。分权的含义是"权力下放"，顾名思义即是把部分权力分派给他人较长时间独立行使，只要不出问题，一般不会被收回，这样被分权者的权力就增多、增大了。因此，被分权者需要对执行结果负主要责任。分权比授权更进一层次，即先有授权，如果被授权者能胜任，才有可能出现进一步的分权。

（2）授权的意义

1）对组织的意义：通过有效授权，授权者将庞大的组织目标轻松地分解到不同人身上，同时将责任过渡给更多的人共同承担，让团队每一个职员更加有目标、更加负责任、更加投入、更有创造性地工作。

2）对领导者意义：①减轻工作负担，使其能够集中精力研究、解决组织中的重大问题；②激发下属的工作热情，培养其工作能力；③密切上下级的关系，加强协作，团结互助。

3）对下属的意义：①拥有完成工作的自主权、行动权和决策权；②发挥自身才干，增强责任感、义务感和成就感。

2. 授权的原则

（1）合理授权：指通过合理的程序，为实现合理的目的而进行的正当授权，是领导者授权应当首先坚持的基本原则。领导者给其下属授权要做到适当。领导者把大、小权紧紧地握在自己手中，事无巨细都亲自过问做决定，必然会变成一个事务主义者，领导者应处理好授什么权及授多大权的问题，做到合理授权。

（2）明确目的：领导者向被授权者授权时，应明确所授工作任务的目标，不能含糊不清、模棱两可。被授权者只有在清晰明确的目标的指引下才能有效地开展工作。

（3）以能授权：能就是下级的能力。选定被授权对象后，应注意根据其能力大小和个性特征授予相应的权力。授权不是单纯的权力和利益的再分配，而是对下属德才素质有较为详尽的了解后，根据每个人的才能和特长授予相应的权力，保证权能相等。授权之前，领导者应对被授权的下属进行全面考察，对其要承担的工作的难易程度做仔细分析。一般来讲，工作难度应比承担工作者平时表现出的个人能力大些，使其产生压力感，完成工作才有成就感。

（4）权责明晰：授权者应明确地将权责授予被授权者，这样不仅有助于下属完成其工作，更可避免为下属推卸责任提供借口。授权要保证被授权者权力与责任相一致，有多大权力就应担负多大责任，做到权责一体。当然，领导授权后，要随时进行指导、监督及考核，发现偏差，及时引导和纠正。

（5）适当控制：权力是领导的核心，领导者因缺乏适当控制，而造成授权的无效及授权的过度或不足，因此领导者在实施授权之前，必须先设置一套健全的监督、检查、考核制度，制定可行的工作标准和适当的报告制度，以便进行全过程的有效控制，在被授权者不能胜任或偏离目标时及时补救或纠正。真正做到权力能放、能控、能收。

（6）授权留责：授权只是把一部分权力分散给下属，而不是把与"权"同时存在的"责"分散下去。领导者把权力授给下级以后，下级如果在工作中出了问题，下级要负责，但同时，领导者也要负领导责任。

（7）逐级授权：授权者与被授权者只能是单一的直接的上下级关系，即领导者只能对自己的直接下属授权，不可越级授权。

（8）以信为重：授权本身就是信任的标志，监督控制是出于上级的责任、关心和爱护。领导者向下级授权以后，要信任下级，不干预下级在职权范围内独立处理问题的权力，不随意另行决定和下达指令。

3. 有效授权步骤

（1）确定授权对象：权力授给谁，这是领导者首先要考虑的问题。领导者在考虑授权人选时应该注意：①被授权者应具备什么样的知识、技能？②哪些下属具备这些条件？③谁有兴趣做这项工作？因为下属被授权时权责明晰，并不是所有的人都愿意被授权，若领导者勉强授权，很难取得成效。领导者应把权力授予愿意接受权力的人。

（2）明确授权内容：领导者向下属授权，必须明确哪些权力可以下授，哪些权力不能下授。领导者的权力保留多少，要根据不同任务的性质、不同环境和形势及不同的下属而定。一般情况下，领导者应保留以下几种权力：事关区域、部门、单位的重大决策权，直接下属和关键部门的人事任免权，监督和协调下属工作的权力，直接下属的奖惩权。

（3）选择授权方法：任何组织都有自身的发展目标，这些目标的实现绝不是领导者个人一己之力所能完成的。领导者只有将组织的总目标进行必要的分解，由组织内部的各个管理层次及部门的所属成员，各分担一部分，并相应地赋予他们一定的责任和权力，才能使下属齐心协力，共同奋斗，努力实现组织的总目标。授权的方法有以下几种：

1）充分授权法：管理者在充分授权时，应允许下级决定行动的方案，并将完成任务所必需的人力、财力、物力等权力完全交给下属，并且允许他们自己创造条件，克服困难，完成任务。充分授权可极大地发挥下属的积极性、主动性和创造性，并能减轻主管不必要的工作负担。适用于重要性较低，完成效果对全局影响不大的任务。

2）不充分授权法：也称刚性授权，应当要求下属就重要性较高的工作，在进行深入细致的调查研究的基础上，提出解决问题的全部可能的方案，或提出一整套完整的行动计划，经过上级的选择审核后，批准执行这种方案，并将执行中的部分权力授予下属。采用不充分授权时，上级和下属双方应当在方案执行之前，就有关事项达成明确的规定，以此统一认识，保证授权的有效性和反馈性。

3）弹性授权法：亦称动态授权，是指在完成同一项任务的不同阶段采用不同的授权方式。管理者面对复杂的工作任务或对下属的能力、水平无充分把握，或环境条件多变时，采用弹性授权法。在运用这种方法时，要掌握授权的范围和时间，并依据实际需要对授给下属的权力予以变动。例如，实行单项授权，即把解决某一特定问题的权力授予下属，随着问题的解决，权力即予以收回。或者实行定时授权，即在一定时期内将权力授给下属，到期后，权力即刻收回。

4）制约授权法：又叫复合授权法，是把某项任务的职权分解授给两个或多个子系统，使子系统之间产生互相制约的作用，以免出现疏漏。管理者管理幅度大，任务繁重，无足够的精力实施充分授权，即可采用制约授权的方法。制约授权是在授权之后，下属个人之间或组织之间的相互制约的一种授权方式。它是管理者将某项任务的职权，分解成若干部分并分别授权，使他们之间相互制约、互相钳制的作用，以有效地防止工作中出现疏漏。例如，财务工作中通行的会计、出纳人员的相互制约就是个人之间的权力制约。

5）逐渐授权法：管理者要做到能动授权，就要在授权前对下属进行严格考核，全面了解下属的德才和能力等情况。但是当管理者对下属的能力、特点等不完全了解，或者对完成某项工作所需的权力无先例可参考时，就应采取见机行事、逐步授权的方法，如先用"助理""代理"职务等非授权形式，使用一段时间，以便对下属进行深入考察。当下属适合授权的条件时，领导者才授予他们必要的权力。

6）引导授权法：领导者在给下属授权时，不仅要充分肯定下属行使权力的优点或长处，以充分激发其积极性，而且也要指出他的缺点或问题，希望其在工作中克服和避免。同时还要进行适当的引导，防止偏离工作目标。领导者发现下属确实不能履行权力时，就要采取果断措施，或收回权力，或派人接管，以避免遭受更大的损失。

【案例 14-10】　　　　　　　　　　护士长的烦恼

王护士长非常注重培养下属的工作能力，经常把一些具有挑战性的任务授权给能力比较强的护士去做。但有时也会有烦恼，如有一次她把一件事情授权给一位护士去处理，该护士很高兴地接受了，结果，过几天这位护士对她说："护士长，您安排的事情我都做了，但难度很大、挑战很大，我实在做不好，您看该怎么办？"护士长立即充当"救火员"，赶去现场，以自己的方式迅速帮助下属解决了这个"难题"，下属的"怎么办"是解决了，而护士长感觉工作很吃力，授权给下属后自己还是不轻松。

问题：

1. 王护士长遇到了什么问题？

2. 假如你是王护士长，你将如何处理？

4. 授权的注意事项

（1）谨防"反授权"：所谓反授权，就是指下级把自己所拥有的责任和权利反授给上级，即把自己职权范围内的工作问题，矛盾推给上级，"授权"上级为自己工作。这样，便使理应授权的上级领导反被下级牵着鼻子走，处理一些本应由下级处理的问题，使上级领导在某种程度和某种方面上"沦落"为下级的下级。对此，如果不警惕，不仅使上级领导工作被动，忙于应付下级请示、汇报，而且还会养成下级的依赖心理，从而使上下级都有可能失职。

（2）谨防"授权失衡"：在自己领导的组织系统内，对多个下属授权，权力要分布合理。如果对某个下属授权较多，则必须考虑他的威望及能力，是否为其他下属所接受

（3）谨防"授权失控"：所谓失控有两重含义：①是权力授出后，上级对下属缺乏控制；②是下属不听命于上级，甚至出现了侵犯上级职权的现象，即"越权"现象。越权，即大权旁落，下属行使上司的职权。越权既损害了直接上级领导的威信，又容易使工作脱离既定的轨道，产生失误。如果不对越权现象加以控制，就会出现混乱的局面。

（三）创新管理艺术

护理创新管理是推动 21 世纪护理事业发展和进步的原动力，创新管理成为护理管理者必备的领导艺术之一。

1. 创新的概念　著名美籍奥地利经济学家约瑟夫·熊彼特于 1912 年首次提出了"创新"的概念。后经多位学者进行研究，由最初经济学概念拓展到工业、商业、管理等领域。有的学者认为创新是管理的职能之一。创新（innovation）是形成一种创造性思想并将其转换为有用的产品、服务或作业方法的过程，创新具有新颖性和实用性。创新包含两种情况：一是在旧事物的基础上进行改良革新；二是通过创造灵感产生独特的新事物。

2. 创新的内容

（1）制度创新：指在人们现有的生产和生活环境条件下，通过创设新的、更能有效激励人们行为的制度、规范体系来实现社会的持续发展和变革的创新。

（2）技术创新：指生产技术的创新，包括开发新技术，或者将已有的技术进行应用创新。科学是技术之源，技术是产业之源，技术创新建立在科学研究的发现基础之上，而产业创新主要建立在技术创新基础之上。随着生命科学的发展，护理范畴和内涵逐步扩大，传统的护理技术已经远远不能满足现代临床医疗和护理工作的需要，亟待新一代护理技术和设施的出现。护理管理者要在护理实践中不断地对护理技术进行完善、修改、创新，如护理新技术的开展和应用，护理操作流程的优化、技术水平的提高，护理观察方法的改进，新的护理设施的开发和研制等。在护理实践中积极开展护理科技创新，不断地开展实用型护理新技术，持续提高护理专业技术的科学性、实用性，是护理工作发展的必然趋势。

（3）服务创新：随着人民生活水平的提高，健康服务需求也在日益增加。而我国目前由于护理人力资源的匮乏，受传统"重技术，轻服务"思想的影响，护理服务品质、内涵已远远不能满足人们日益增长的服务需求，亟待创新更为人性化、个性化、多样化、标准化的护理服务模式，如为患者提供"增值服务""亲情服务""人性化服务"，不断地提高护理服务的内涵和品质。

（4）市场创新：护理学模式的转变，不仅带动着护理服务内涵的进一步延伸，同时也促使护理服务外延的进一步拓展，居民的健康保健意识也逐步由治向防转变，护理管理者要积极拓展护理服务市场，洞悉市场导向和需求。根据不同的生活水平、不同的健康需求，分层次地开发护理市场。对于妇女、儿童和老人等组成的脆弱人群，要根据市场需求，有针对性地拓展护理服务的内涵和外延。

3. 创新的过程　创新是遵循一定的程序完成的，成功的创新一般经历了以下几个阶段：

（1）寻找机会：寻找机会可以被视为创新活动的奠基石。创新活动是从发现和利用旧秩序内部

的不协调现象开始，系统分析组织运行中存在的不协调，广泛探索解决问题的方案，从中寻找创新的契机。

（2）提出构想：察觉到不协调之后，理性的组织管理者会努力将威胁转变为机会，即通过创新最大幅度地减少消极后果，增加积极影响。为此，需要准确分析不协调的未来变化趋势，估计后果，采用各种管理学方法提出解决问题的创新构想。

（3）迅速行动：创新成功的秘诀在于迅速行动。一时的构想和条件不成熟不完善，可以在实践中摸索、改进、创新。

（4）坚持不懈：创新的过程是不断尝试、不断失败、不断提高的过程，创新者需做出坚持不懈的努力。

4. 护理管理者在创新中的角色功能

（1）正确理解和扮演"管理者"的角色：管理人员应带头创新，并努力为组织成员提供和创造一个有利于创新的环境，积极鼓励、支持、引导组织成员进行创新。

（2）创造促进创新的组织氛围：营造敢为人先、敢于创造、敢冒风险、敢于怀疑批判、宽容失败的环境。

（3）制订有弹性的计划：有弹性的计划是指要留出足够的时间给下属思考、尝试。创新要求组织的计划必须有弹性，具体表现在：①弹性的工作时间；②配备必要的创新资源和条件。

（4）正确地对待失败：创新过程是一个充满不确定性的过程，难免失败，管理人员只有认识到失败是难免的、是正常的，才可能允许失败、不怕失败。

（5）建立合理的奖酬制度：要激发每个人的创新热情，还必须建立合理的评价和奖惩制度。创新的原始动机也许是个人的成就感、自我实现的需要，但是如果创新的努力不能得到组织或社会的承认，不能得到公正的评价和合理的奖酬，则持续创新的动力会渐渐削弱甚至消失。

思 考 题

1. 何谓领导？何谓领导者？
2. 简述领导与管理的区别与联系。
3. 何谓影响力？试述领导者影响力的来源。
4. 简述领导者影响力的种类。
5. 试述权力性影响力与非权力性影响力的区别。
6. 简述领导的作用。
7. 简述领导效能的概念及要素。
8. 领导理论发展分为哪几个研究阶段？
9. 简述卢因的三种领导风格论的优缺点。
10. 简述菲德勒的随机制宜领导理论的主要观点。
11. 简述情境领导理论的观点。
12. 简述领导者应具备的素质。
13. 何谓领导艺术？有何特点？
14. 简述授权的概念及原则。

（王 萍）

第十五章　激　励

激励（motivation）是现代管理的核心问题。如何激发人的工作积极性，是领导科学的关键问题。美国哈佛大学威廉·詹姆斯通过对员工激励的研究发现，在按时计酬制度下，一个人一般只需发挥 20%～30%的能力就足以保住工作；如果受到有效的、充分的激励，充分调动其积极性，就能发挥其能力的 80%～90%，甚至更高。这就是说，同样一个人在通过充分的激励后所发挥的能力相当于激励前的 3～4 倍。由此他得出一个公式：工作绩效＝能力×动机激发。这就是说，在个体能力不变的条件下，工作成绩的大小取决于激励程度的高低。激励程度越高，工作绩效越大。在护理管理工作中，有些管理者会发现，有的护士上班经常迟到、工作不努力，甚至还出护理差错，难道真的是这些护士能力欠缺吗？不是，而是医院没有采取有效的激励措施使她们富有成效、有价值感和满足感。因此，在护理管理活动中，只有激励护士，使她们保持高昂的士气和工作热情，才能大幅提高工作效率。

> **【案例 15-1】**　　　　　　　　　　**赞美的力量**
>
> 　　某大学附属医院护理部将该医院的青年护理科研骨干分为 3 个培训小组，并在培训时做了一个心理实验。护理部主任对第一小组组员的表现大加赞赏，说："你们的科研能力很强，创新意识好，太棒了！你们绝对是一流的护理科研人员。"。她对第二小组的组员则说："你们也不错，如果你们的创新思维能力再强点，再提高一点论文写作水平，就更好了。"而她对第三小组的组员却说："你们怎么搞的，总是抓不住科研要领，什么时候才能出成果呀！"。
>
> 　　其实，这三个小组在分配的时候是随机的，学历和科研能力都没有太大差别，但是经过这样一个实验之后，结果第一小组申请到的科研基金和发表的论文数最多，第二小组次之，第三小组最差。
>
> **问题：**
> 　　1. 护理部主任对三个小组各采取了什么样的激励方式？哪种效果最好？
> 　　2. 请结合案例思考在实际工作中为什么赞赏比批评更能激发一个人的潜能？

第一节　激励概述

一、激励的内涵

> **知识链接："激励"含义的解析**
>
> 　　"激励"的意思为"激发而使振作"，即"振奋，奋发"。通过激励，在某些内部或者外部因素的刺激影响下，能使人始终维持在一种兴奋状态中。从广义方面而言，激励就是调动人的积极性；从狭义方面而言，激励就是一种刺激，是促进人积极行为的一种手段。从心理学角度讲，激励是指激发人的行为的一种心理过程。简单地讲，所谓"激励"，就是将外部适当的刺激转化为内部心理动力，从而增强或减弱人的意志和行为。

　　从词义上看，激励就是激发、鼓励的意思。"激励"本来是心理学的一个术语，指的是激发人动机的心理过程，即通过激发人的动机，使被激励者产生一种内在的动力，向所期望的目标前进的心理活动过程。将激励这一概念运用到管理中，就是通常所说的调动人的积极性。因此，管理学中的激励，就是创设满足员工各种需要的条件，激发员工的工作动机，使之产生实现组织目标的特定行为的过程。要使员工产生组织所期望的行为，可以根据员工的需要设置某些目标，并通过目标导向使员工出现有利于组织目标的优势动机并按组织所需要的方式行动，这就是激励的实质。

激励作为一种重要的领导方法和管理手段，与管理者凭借权威进行领导相比，最明显的特征有两个：一个是内在驱动性，二是自觉性。由于激励起源于人的需求，因需求而产生动机及行为，是被管理者追求个人需求满足的过程，因此，这种实现个人目标同时结合组织目标的实现的过程，不带有任何强制性，而完全是靠被管理者内在动机驱使的、自觉自愿的过程。这种内在驱动的自觉性往往比带有强制性的外在驱动效果更好，员工的积极性更高，能产生更好的组织绩效，从而有利于组织目标的实现。

二、激励的过程

激励是一个非常复杂的过程，它从个人的需要出发，引起欲望并使内心紧张（未得到满足的欲求），然后引起实现目标的动机和行为，最后在通过努力后使欲望得到满足，个体又产生新的需要或调整未满足的需要，通过反馈构成循环。从激励的基本过程看，激励的过程就是满足需要的过程。管理者通过满足下属的需要，激发下属发挥高水平的主观能动性，向着预定的组织目标奋斗。图15-1为激励过程示意图。反馈是根据需要是否被满足而判断个体的行为是否起作用。

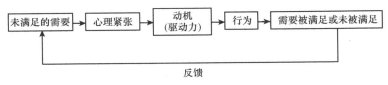

图 15-1　激励过程示意

（一）需要

需要是激励的起点和基础。激励的实质就是通过影响人的需要或动机达到引导人的行为的目的，它实际上是一种对人的行为的强化过程。研究激励，先要了解人的需要。需要是人的一种主观体验，是人们在社会生活中对某种目标的渴求和欲望，是人们行为积极性的源泉。人的需要一旦被人们所意识，它就会以动机的形式表现出来，从而驱使人们朝着一定的方向努力，以达到自身的满足。需要越强烈，它的推动力就越强。人的需要有三个方面：一是生理状态变化引起的需要，如饥饿时对食物的需要；二是外部因素影响诱发的需要，如看到别人使用某种新款商品产生的需要；三是心理活动引起的需要，如对事业的追求等。

（二）动机

动机是建立在需要的基础上的。当人们有某种需要而又未能满足时，心理上便会产生一种紧张和不安，这种紧张和不安就成为一种内在的驱动力，促使个体采取某种行动。从某种意义上说，需要和动机没有严格的区别。需要体现一种主观感受，动机则是内心活动。实际上一个人同时具有许多种动机，动机之间不仅有强弱之分，而且会有矛盾，一般来说，只有最强烈的动机才可以引发行为，这种动机称为优势动机。

（三）行为

行为就是人的活动，指人和动物表现的和生理、心理活动紧密相连的外显运动、动作或活动。行为是由一连串的动作组成，基本单元是动作。人们在动机的推动下向目标前进，目标达到后，需要就得到满足，紧张不安的心理状态就会消除。随后，又会产生新的需要，引起新的动机和行为。

这是一个循环往复、连续不断的过程。

三、激励的功能

在传统的组织和管理中，激励的功能没有得到足够的认识，管理者们只是自觉或不自觉地运用激励手段进行管理。但随着"人"的因素在组织生存和发展中的作用日益提升，人们越来越发现作为组织生命力和创造力源泉的"人"的状态往往直接影响着组织的面貌和绩效，因此，在管理中对"人"的激励也就越来越受到重视。激励的功能主要表现在以下三个方面。

（一）激发员工的工作积极性

一个人即使原本能力很强，但如果缺乏足够的激励和推动力，必然不会有好的工作绩效；反之，即使一个人原本能力一般，如果受到充分的激励，必然会迸发出巨大的工作热情，从而有出色的工作表现。由此可见，激励对于调动员工的工作积极性有着极为重要的影响。

（二）提高组织的工作绩效和凝聚力

行为学家研究表明：对一种个体行为的激励，会导致或消除某种群体行为的产生。也就是说，激励不仅仅作用于个人，而且还间接影响其周围的人。激励有助于形成一种竞争气氛，通过激励那些精诚敬业、贡献突出的员工，可以使组织内部形成一种奖勤罚懒、人人自觉自愿积极向上的氛围，从而提高组织的工作绩效和凝聚力。

（三）促使个人目标与组织目标的统一

个人目标和个人利益是员工行动的基本动力，它既与组织目标和组织利益有一致性，也存在着诸多差异。当两者发生背离时，个人目标往往会干预组织目标的实现。激励的功能就在于以组织目标和组织利益的满足为基本作用力，引导员工把个人目标统一于组织目标，将个人利益和组织利益相协调，推动员工为完成组织目标做出贡献，从而促进个人目标和组织目标的实现。

第二节　激励理论及其在护理管理中的应用

一、内容型激励理论

内容型激励理论（content motivation theory）是对激励原因与起激励作用因素的具体内容进行研究的理论。属于内容型激励理论的有马斯洛的"需求层次论"、麦克利兰的"成就需要论"、赫茨伯格的"双因素理论"。

（一）马斯洛的需求层次论

1943 年，美国社会心理学家亚伯拉罕·马斯洛提出著名的激励理论——需求层次论（hierarchy of needs theory）。既然激励的实质在于满足人们的需求，促进其按组织所需要的方式行事，因此要激发动机，调动员工的积极性，就必须研究人的需求。

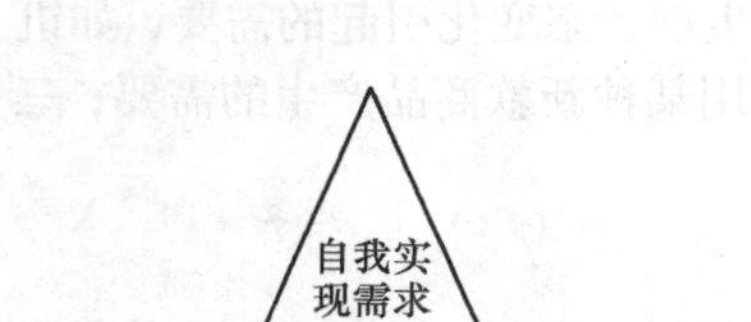

1. 需求层次论的主要内容　人的 5 个需求层次的关系可以用图 15-2 表示。

（1）生理需求：生理的需求是人类为了维持其生命最基本的需求，是需求层次的基础，同时也是推动力最强大的需求，包括衣、食、住、行、空气、水、性等。马斯洛认为，当这些需求未被满足时，其他需求将不能激励他们。因此，人首先需

图 15-2　人的 5 个需求层次

要的是这些生理需求的满足。

（2）安全需求：安全的需求是指人们对人身安全、就业保障、工作和生活的环境安全、经济保障等的需求。当一个人的生理需求得到一定的满足之后，他就想满足安全的需求，如就业安全、劳动安全、人身安全等。当一个人生活或工作在惊恐不安的环境中时，其积极性是很难调动起来的。

（3）归属与爱需求：归属与爱的需求是指人们希望获得友谊、爱情和归属的需求。也就是说人们总希望与他人保持良好的关系，在一种被接受或属于的情况下工作。当生理及安全的需求得到相当的满足后，归属与爱的需求便占据主导地位。归属与爱的需求比生理和安全需求来得更细致，各人的需求差别比较大，它和一个人的性格、经历、教育和信仰有很大关系。

（4）尊重需求：尊重的需求是指维护人的自尊、尊重别人和被别人尊重的心理状态。当一个人归属感的需求开始得到满足后，他通常不只是满足做群体中的一员，而且要产生自尊的需求。即希望别人尊重自己的人格和劳动，并对自己的能力给予公正的评价，希望得到一定的社会地位和荣誉等。

（5）自我实现需求：自我实现的需求是指促使自己的潜在能力得到最大限度的发挥，使自己的理想、抱负得到实现的需求。当人的尊重需求得到基本满足以后，就会产生自我实现的需求，这是人最高层次的需求。这种需求往往是通过实现个人理想和抱负，最大限度地发挥个人潜力并获得成就感和胜任感来满足的。

2. 需求层次论在护理管理中的应用　根据马斯洛需求层次论的观点，护理管理者应先深入地了解和分析护士的需求，通过满足护士的需求来激发其工作积极性。

（1）护士的5个层次的需求：一般而言，护士作为一个专业技术人员，具有相对稳定的工作和收入，生理需求一般都可以得到满足。安全需求也是很重要的，尤其是工作场所的环境安全。因此，护士长应保证护士在一个相对安全舒适的环境下工作，尽量减少护患纠纷的发生。护士的工作必须讲求合作和团队精神，只有她们在工作中感受到了支持和帮助，有归属感，才能使她们喜欢工作并积极努力，因此，护士长应该满足护士的归属与爱的需求，在科室中营造出团结、友爱、互助的氛围，使她们愿意工作并尽自己的能力把工作做好。护士长应根据护士的能力和水平不同程度地满足护士的尊重的需求。例如，及时地对护士的工作成绩加以肯定。对于自我实现的需求，因为这个层次比较高，护士长应认真细致地了解以做到有的放矢。例如，高年资的护士想晋升高级职称，护士长应采取有针对性的措施帮助她们，如帮助她提高论文写作水平等，从而帮助其实现自我实现的需求。

（2）护士的需求具有复杂性和动态性的特征：护士的需求不是简单的、静止的、一成不变的，而是复杂的、动态的。说其复杂，是因为即使在同一时间点，护士的需求也可能是多样的，即使需求相同，其需求的程度也可能千差万别。例如，同样是尊重的需求，有的护士认为只要护士长和周围同事对她的能力认可即可，而有的护士则认为非要得到一定的职务才能得到满足。说其动态，是因为每个护士的需求不断变化，在不同的时间、不同的环境下都会发生变化，产生新的需求或消除旧的需求。例如，护士从原来的一个人际关系很不好的科室调到一个非常和谐、友爱、互帮互助的科室，那她原来的归属与爱的需求就没有了或者说自动被满足了，但这个护士在原来的科室担任临床带教老师，在新的科室并没有给她相应的职位，一切还需要自己争取，因此又产生了尊重的需求。因此，作为护士长，应该随时随地地了解护士需求的变化和需求与需求之间的细微差别，及时调整对策，满足护士的需求。

（3）采用多种方式方法满足护士的需求：激励的方式通常有物质激励和精神激励两种。对于护士来说，物质激励仅能满足护士低层次的需求，而精神激励包括各种情感激励、荣誉激励、职称和职务的聘任等，其激励的深度大，持续的时间长，对人的激励作用比较持久。因此，护士长在激励护士的时候，如果能将物质激励和精神激励结合起来，采用多种方式方法满足护士的需求，则会起到事半功倍的效果。例如，护士小林在全院的临床护理操作技能大赛中取得了第一名的好成绩，不仅自己获得了荣誉也给科室争了光，因此，科室护士长在发年终奖的时候额外奖励林护士500元，还派林护士外出学习一次，并在其晋升主管护师时给予政策倾斜。此后，大家对临床护理操作技能的积极性大大提高了。

【案例 15-2】　　　　　　　　刘勇的 SCI 文章

　　某医院普外科今年分配来一个国内某知名高校的护理学专业的硕士毕业生刘勇（化名），他一来到科室就非常踏实肯干，而且其科研能力和英文水平都不错，深得病房的医生和护士的喜爱和赞誉。有一天，护士长向刘勇表达了科室对他的期望，希望他能在今年申请一项市级以上课题并发表一篇 SCI 文章，刘勇当时点头答应。但是过了很久，刘勇的科研基金标书和 SCI 论文都没有任何进展，护士长屡次催促，还是迟迟不见成果。护士长有点生气，决定好好和刘勇谈谈。这时刘勇才吞吞吐吐地说他分配到医院后，医院不提供宿舍，他也一直没租到合适的房子，目前借住在老乡家，所以没办法静下心来做科研。护士长得知这个情况后，发动科室里的医护人员帮刘勇找房子，很快就在医院附近帮刘勇租到了某科室医生目前不住的旧房子。自从租到房子后，刘勇恢复了工作的积极性，最近已写好 SCI 的初稿，护士长总算舒了一口气。

　　问题：

　　1. 请用马斯洛的需求层次论解释为什么刘勇的 SCI 论文迟迟写不好？

　　2. 假设该护士长当时没了解到刘勇的实际困难，而是一味地责怪刘勇，可能会产生什么样的后果？

（二）麦克利兰的成就需要论

　　成就需要论（achievement need theory）是美国哈佛大学教授戴维·麦克利兰通过对人的需求和动机进行研究，于 20 世纪 50 年代在一系列文章中提出的。麦克利兰把人的高层次需要归纳为对成就、权力和亲和的需要。他对这 3 种需要，特别是成就需要做了深入的研究。

1. 成就需要论的主要内容

　　（1）成就需要：成就需要是指人为了争取成功，希望做得最好的需要。麦克利兰认为，具有强烈的成就需要的人渴望将事情做得更为完美，提高工作效率，获得更大的成功，他们追求的是在争取成功的过程中克服困难、解决难题、努力奋斗的乐趣，以及成功之后的个人的成就感，他们并不看重成功所带来的物质奖励。麦克利兰发现高成就需要者喜欢设立具有适度挑战性的、中等难度的目标，喜欢能立即给予反馈的任务。一个人成就需要的高低，直接影响到他的进步和发展。

　　（2）权力需要：权力需要是指影响和控制别人的一种愿望或驱动力。不同的人对权力的渴望程度也有所不同。权力需要较高的人对寻求领导地位表现出很大的兴趣，喜欢对别人"发号施令"，倾向于驾驭别人。他们喜欢具有竞争性和能体现较高地位的场合或情境，他们也会追求出色的成绩，但他们这样做并不像高成就需要的人那样是为了个人的成就感，而是为了获得地位和权力或与自己已具有的权力和地位相称。

　　（3）亲和需要：亲和需要就是寻求被他人喜爱和接纳的一种愿望。麦克利兰的亲和需要与马斯洛的归属与爱的需要基本相同。高亲和需要者更倾向于与他人进行交往，至少是为他人着想，这种交往会给他带来愉快。高亲和需要者渴望亲和，喜欢合作而不是竞争的工作环境，希望彼此之间的沟通与理解，他们对环境中的人际关系更为敏感。有时，亲和需要也表现为对失去某些亲密关系的恐惧和对人际冲突的回避。亲和需要是保持社会交往和人际关系和谐的重要条件。

　　麦克利兰认为，这三种需要不仅可以并存，而且可以同时发挥激励作用。个体在逐步追求和实现这些需要的过程中形成了自己特有的生活经历，因此，在不同的个体身上，这三种需要有不同的强度组合，从而形成每个人特有的需要结构，影响其追求与行为。

2. 成就需要论在护理管理中的应用

根据成就需要理论，护理管理者应该明确每个护士的需要特点，根据每个人需要特点的不同为护士量身定做出能够满足其成就需要、权力需要和亲和需要的环境，达到调动护士工作积极性的目的。

　　（1）高成就需要的护士：护士长应该让高成就需要的护士承担一些具有挑战性的工作，并随时根据工作的效果给予反馈，以确认其工作的进步和成就。在分派工作中，尽量把有一定难度的工作留给高成就需要的护士,并且告诉她们这样艰巨的任务只有分派给她们才放心,才有可能圆满完成,使其在接受任务之初就有种荣誉感;由于工作既不那么容易完成又不会难以完成,因此,通过一定的努力,这些任务都是基本可以完成的,高成就需要的护士在克服困难、完成任务的过程中本身就能获得满足;护士长应及时地在其圆满地或称职地完成工作任务后给予肯定和表扬,即使并不伴随物质奖励,高成就需要的护士同样可以获得成就感和满足感。

（2）高权力需要的护士:对于高权力需要的护士,最合适的管理方法就是适当授权。护士长可以将自己的管理权力交出一部分,这在一定程度上可以满足权力需要比较强的护士的欲望。护士长可以根据病区护士的能力和特点来确定授权的范围和大小。例如,有的护士善于绘画,可以让她负责病区的宣传工作;有的护士科研能力强,可以让她担任病区护理科研小组组长。通过适当的授权,可以使高权力需要的护士的欲望得到一定程度的满足,同时也可以充分发挥她们的才能,提高她们的工作积极性。

（3）高亲和需要的护士:对于高亲和需要的护士来说,营造一个拥有良好人际关系的环境对她们非常重要。这类护士很在乎与他人拥有良好合作关系,不喜欢竞争,这类人有助于组织的稳定。研究发现,大部分的护士都是有高亲和需要的护士,而护士的职业特点也需要护士之间、医护之间拥有和谐稳定合作的关系,因此,对于护士长来说,营造病区良好的人际关系的氛围显得尤为重要。

（三）赫茨伯格的双因素理论

双因素理论（two factors theory）,又称激励保健理论（motivator-hygiene theory）,是美国的行为科学家弗雷德里克·赫茨伯格提出来的。双因素理论是赫茨伯格最主要的成就,它促使管理人员重视工作内容方面的重要性,特别是它们同工作丰富化和工作满足的关系,因此具有积极意义。

> **知识链接:双因素理论的产生过程**
>
> 20世纪50年代末期,赫茨伯格和他的助手们在美国匹兹堡地区对约200名工程师、会计师进行了调查访问。访问主要围绕两个问题:①在工作中,哪些事项是让他们感到满意和感到不满意的;②这种积极情绪或消极情绪持续的时间。赫茨伯格以对这些问题的回答为材料,着手研究哪些事情使人们在工作中感到快乐和满足或感到不愉快和不满足。结果他发现,使职工感到满意的都是属于工作本身或工作内容方面的;使职工感到不满的,都是属于工作环境或工作关系方面的。他把前者称为激励因素,后者称为保健因素,从而产生了激励的双因素理论。

1. 双因素理论的主要内容 双因素理论认为,导致员工满意的因素和导致员工不满意的因素是有本质差别的,分别称为激励因素和保健因素。

（1）激励因素:激励因素又称为使工作满意的因素,指那些能对工作带来积极态度和导致员工满意的因素,主要是那些跟工作本身有关的因素,包括成就、赏识、挑战性的工作、增加的工作责任,以及成长和发展的机会等。激励因素实质上是人们对工作本身的要求,属于内在因素。这些因素的满足,能够极大地激发员工的热情,对于员工的行为动机具有积极的促进作用,它常常是一个管理者调动员工积极性、提高劳动生产效率的好办法。从这个意义出发,赫茨伯格认为传统的激励假设,如工资刺激、人际关系的改善、提供良好的工作条件等,都不会产生更大的激励;它们能消除不满意,防止产生问题,但是这些因素即使达到最佳程度,也不会产生积极的激励。激励因素才能使人们有更好的工作成绩。

（2）保健因素:保健因素又称维持因素,是指那些与对工作产生不满情绪有关的因素,主要是工作环境或工作关系方面的因素,如组织的政策、管理和监督、人际关系、工作条件、工资等。保健因素实质上是人们对外部条件的要求,属于外在因素。若保健因素处理不好,或恶化到人们认为可以接受的水平时,员工就会产生对工作的不满意;若处理得好,就可以预防或消除这种不满,但这类因素并不能对员工起激励作用,只能起到保持人的积极性,维持工作现状的作用,所以保健因素又称维持因素。

管理者应注意区分保健因素和激励因素,以达到不同的管理目的。同时,管理者应意识到,满足员工各种需要所引起的激励深度和效果往往是不一样的。物质需求的满足是必要的,没有它会导致不满，但是即使获得满足，它的作用往往是很有限的、不能持久的。要调动人的积极性，更重要的是要注意工作的安排，量才录用，各得其所，注意对人进行精神鼓励，给予表扬和认可，注意给人以成长、发展、晋升的机会。随着温饱问题的解决，这种内在激励的重要性越来越明显。

> **【案例15-3】** 口腔医院的"三节奖"
>
> 某口腔医院在每年的国庆节、元旦和春节这三个节日都给员工发放1000元节日费，称为"三节奖"。但几年下来，大家像领薪水一样自然，有些医生、护士甚至不知道有发"三节奖"这回事，也没有特别地努力工作。由于该医院近期在建新住院大楼，财务状况比较紧张，医院院长就决定停发这笔"三节奖"，但反应很强烈，医院里的每个人都抱怨为什么要停发这笔钱，甚至连那些平时并不知道发了这笔钱的人都在抱怨。大家的情绪低落，一些人说要医院做公开的解释说明，甚至有些人还扬言打算辞职，医院的工作效率受到了不同程度的影响。
>
> **问题：**
> 1. 请用赫兹伯格的双因素理论分析这个"三节奖"该不该停发？
> 2. 根据该案例请分析该医院如何做会更好？

2. 双因素理论在护理管理中的应用

（1）重视保健因素，维持正常的满意度：护理管理者应从护士的工作环境或工作关系出发，尽量满足护士在保健因素方面的需要。例如，促进和谐的上下级关系、提供安全舒适的工作环境、建立公平的分配制度和适度的监督体系等。保健因素的满足虽然不会对护士产生激励作用，不能明显提高工作积极性，但是可以消除护士由此而引发的不满情绪，从而能安心地工作。

（2）利用激励因素，激发护士的工作积极性：护理管理者要善于发掘和工作本身有关的因素，使护士在工作中能尝到乐趣和获得成就感。例如，对于在临床工作、教学和科研等各方面成绩突出的护士给予及时的肯定、认可、奖励，尽可能地为这些护士提供相关的学习和进修的机会，并给予提拔或晋升的机会，使他们感到自己在不断地进步和成长等。这些与工作有关的因素对护士的激励作用更为持久和深刻，容易使护士对自己的职业产生真正的情感，从而全身心地投入到护理工作中。

（3）灵活运用保健因素，使其转化为激励因素：保健因素和激励因素不是绝对的，在一定条件下是可以将保健因素转化为激励因素。例如，奖金作为金钱的一种形式，属于保健因素，这是因为奖金不是和工作本身有关的因素，如果在发放的时候采取平均主义，是不具有激励作用的。但是如果奖金发放的时候能够和其他激励因素联系在一起，如赏识或成就，就可以使奖金变成一个强大的激励因素。例如，在奖金发放的时候与个人的工作绩效联系起来，让护士觉得多获得的奖金是组织对自己工作的认可，是她们努力工作所得到的奖励，这时奖金就不仅具有防止护士工作产生不满情绪的作用，而是能真正起到激励作用，充分调动护士的工作积极性。

> **【案例15-4】** 李楠的困惑
>
> 李楠（化名）毕业于国内某知名高校的计算机专业，毕业后到某计算机公司工作。她工作很勤奋，能力也很强，经常受到领导的表扬和赞赏。工作5年中她从普通的程序员提升到资深的程序分析师。虽然她的工资不高，住房也不宽敞，但她对自己的工作还是很满意的。今年公司组织职称评定，虽然只有一个名额，但以她的工作能力来说，肯定没问题，但名额却给了学历比她低、业绩比她差的老同志，单位领导的解释是："李楠，你还年轻，机会有的是。"一次偶然的机会，她得知一个刚刚大学毕业的程序员的工资只比自己少50元，尽管她不是很计较，但还是忍不住有点生气，咨询人力资源部办公人员，得到的回答是："现在程序员不好找，起薪就高，希望你能理解。"李楠现在真的有点困惑了，不知道该不该在这家公司干下去了。
>
> **问题：**
> 1. 请用赫兹伯格的双因素理论解释下李楠的困惑是什么？
> 2. 请结合本案例谈谈该公司应该怎样做才能更好地激励员工？

二、过程型激励理论

过程型激励理论（motivation theory of process）着重研究人从动机的产生到采取具体行动过程的激励理论。它的主要任务是找出对行为起决定作用的某些关键因素，弄清它们之间的相互关系，预测和控制人的行为。过程型激励理论主要包括弗鲁姆的"期望理论"与亚当斯的"公平理论"。

（一）期望理论

期望理论（expectancy theory）是美国心理学家维克托·弗鲁姆于 1964 年在其《工作与激励》一书中首先提出来的。该理论认为，只有当人们预期到某一行为能给人带来有吸引力的结果时，个人才会采取这一特定行为。

1. 期望理论的主要内容 美国心理学家维克托·弗鲁姆认为，人们之所以采取某种行为，是因为他觉得这种行为可以有把握地达到某种结果，并且这种结果对他有足够的价值，激励水平的高低取决 3 个变量，可以由以下公式表达。

激励水平（M）=期望值（E）×关联性（I）×效价（V）。从公式可以看出，只有当三者都高时，才能真正达到高激励水平。

（1）期望值（expectancy）：指个体对自己行为和努力能否达到特定结果的主观概率，即一个人认为自己努力导致一定绩效的可能性的大小。影响个人期望值的因素有个体过去的经历、自信心、对面临任务难易程度的估计等。

（2）关联性（instrumentality）：是工作绩效与所得报酬之间的联系，即一个人对他做出的一定绩效同他想得到的结果之间关联性的评价程度。如果员工相信绩效优异一定可以得到自己想要的结果，则关联性就高。

（3）效价（value）：效价反映了奖励对一个人的吸引程度或偏爱程度，即一个人认为所得结果是否有吸引力，是否合意，对此的评价就称为效价。当个人强烈期待出现预期结果时，效价值就很高。只有效价值大于零时，个体才会有动力，即效价值越高，动力越大。

2. 期望理论在护理管理中的应用

（1）重视护士的个人效价：管理者应清楚护士的个人效价，以此确立报酬结构。报酬在激励中实际起作用的价值不是管理者心目中的价值，也不是奖励本身的客观价值，而是护士的主观感受价值，因此不要只从管理者的角度认定或根据客观指标及某种社会上的一般看法与标准来确定奖励的价值，而要从护士的角度来考虑问题。护士对报酬的价值认识各异，有的重视物质奖励，如奖金；有的则更重视精神激励，如组织的认可和赏识。护士长在给予激励时要重视护士的个人效价，提供多样化、个体化的报酬方式，以适合护士的需要，真正起到激励作用。

（2）强调期望行为：护理管理者应让护士清楚什么样的行为是组织期望的，并且让护士了解组织将以怎样的标准来评价她们的行为，以便个体可以自主地调整使自己的目标向组织目标靠拢。例如，医院的组织目标之一就是科研创新，而护士的个人目标之一是职称晋升，因此，医院在设定晋升条件的时候可以要求申请者必须发表科研论文，护士就会朝着这个方向努力，积极开展研究并发表论文。这样护士在实现自己的个人目标的同时也实现了组织的目标，其行为是组织所期望的行为。

（3）强调工作绩效与奖励的一致性：护理管理者应该让护士清楚什么样的工作结果能得到什么样的奖励，使护士看到奖酬和她们自己的工作绩效是密切相关的，并且应在管理中加大奖酬的综合值，如发表一篇 SCI 论文不仅当时可获得一笔可观的奖金，而且在绩效评定和"优秀科研工作者"称号等方面都能得到体现，这样护士可以自觉地将努力工作与绩效和奖励联系起来，调动工作的积极性。

【案例 15-5】　　　　　　　　护士长的"期望协议"

　　某大学附属医院胃肠外科病区护士长陈晨（化名）在学习了过程型激励理论中的期望理论后，突然感觉到自己其实并不了解本病区护士的"个人效价"是什么，如何进行激励呢？经过思索，她决定和本病区的每一位护士签订一份"期望协议"。这份期望协议鼓励每位护士说出她们自己的目标，提出所有的期望。陈护士长认为，这个过程可以让护士说出他们心目中认为最重要的东西。有时候，他们可能只是期望能有灵活的时间处理家庭事务，照顾上了年纪的父母或幼小的孩子。这份期望协议是双向的，护士长也在这份协议中写出了对每个护士的期望，并对护士的期望给予反馈、提供支持和提出要求。由于人的期望是不停变化的，每年陈护士长都和护士对期望协议进行回顾并进行修订。

　　本科毕业的护士小吴的期望协议中既包括共同的目标也包括个人的目标。她想获得护士长的支持去完成硕士研究生课程班的学习；想找到一位导师帮助她走专科护理发展的道路；想有机会学习更多关于科研论文写作的内容。陈护士长在期望协议中表示病区会在排班等方面给予她更多的照顾以帮助她完成硕士研究生课程班的学习；病区会安排一名高年资的专科护士作为她专科护理发展道路上的导师；帮助她申请名额参加该大学护理学院举办的科研论文写作培训班，但学习结束后 1 年内必须发表 1 篇高质量论文。签订了期望协议后，病区护士们的工作积极性更高了，大家都笑着说："现在有期望（希望）了"。

（二）公平理论

　　公平理论（equity theory）是美国心理学家约翰·斯塔希·亚当斯在 1963 年首先提出来的，也称为社会比较理论。该理论是研究人的动机和知觉关系的一种激励理论，他通过社会比较来探讨个人所做的贡献与所得奖酬之间的平衡关系，着重研究工资报酬分配的合理性、公正性及其对员工士气的影响。

　　1. 公平理论的主要内容　当一个人做出了成绩并取得了报酬以后，他不仅关心自己所得报酬的绝对量，而且关心自己所得报酬的相对量。因此，他要进行种种比较来确定自己所获报酬是否合理，比较的结果将直接影响今后工作的积极性。公平理论的主要内容包括三个方面：公平是激励的动力、公平的比较和判断公平与否需考虑的因素。

　　（1）公平是激励的动力：公平感直接影响员工的工作动机和行为。人的工作积极性不仅与个人实际报酬多少有关，而且与人们对报酬分配是否感到公平更为密切，即更为关注个人所得报酬的相对数。员工对报酬的相对差异相当敏感，总会自觉或不自觉地将自己付出的劳动代价及其所得到的报酬与组织内的其他人进行比较，并对公平与否做出判断。因此，从某种意义来讲，动机的激发过程实际上是人与人进行比较，做出公平与否的判断，并据以指导行为的过程。

　　如果员工得到了公平待遇，就会心情舒畅，保持正常的旺盛的工作热情；员工所得报酬比别人高时虽令人兴奋，但过高会使人心虚、不安全感激增，虽不会产生不公平的感觉，但也不会觉得自己多拿了报酬而主动多做工作；员工所得报酬比别人低时同样会产生不安全感、心理不平静，甚至满腹怨气、工作不努力、消极怠工而影响工作士气。因此，公平是激励的动力。

　　（2）公平的比较：通常员工比较报酬分配是否公平有横向和纵向两种方法。横向比较是将自己得到的报酬与有相同工作情况的他人所得的报酬相比较，即他要将自己获得的"报偿"（包括金钱、工作安排及获得的赏识等）与自己的"投入"（包括教育程度、所作努力、用于工作的时间、精力和其他无形损耗等）的比值同组织内其他人做比较，只有相等时，他才认为公平。纵向比较即是把自己目前投入的努力与目前所获得报偿的比值，同自己过去投入的努力与过去所获报偿的比值进行比较，只有相等时他才认为公平。一般来说，员工对横向比较的结果更为敏感和关注，更容易产生公平与否的判断。调查和试验的结果表明，不公平感的产生，绝大多数是由于经过比较认为自己目前的报酬过低而产生的；但在少数情况下，也会由于经过比较认为自己的报酬过高而产生。

（3）判断公平与否需考虑的因素：我们看到，公平理论提出的基本观点是客观存在的，但公平本身却是一个相当复杂的问题，而且公平判断本身就带有主观色彩，因此在做公平的判断时应考虑如下因素。①与个人的主观判断有关：在判断公平时，无论是对自己的或他人的投入和报酬的评估都属于个体的主观心理活动，而一般人总是对自己的投入估计过高，对别人的投入估计过低。②与个人所持有的公平标准有关：公平标准可采取贡献率，也可采取需要率、平均率，总体上来说，个人对公平标准的认定总是趋向于对自己有利的方面。因此，管理者在制定分配标准时应广泛征求意见，力争达到绝大多数人认同的公平。③与绩效评定有关：一般来说，我们主张按绩效付报酬，并且各人之间应相对均衡。但如何评定绩效？最好是按工作成果的数量和质量，用明确、客观、易于核实的标准来度量，但这在实际工作中往往难以做到，如在评定教师的工作量时，课时的数量很容易计算，但是上课质量的好坏较难评定。因此，在制定绩效评定的标准时要做到尽量细致，应考虑多方面的影响因素。④与评定人有关：绩效由谁来评定，是领导者评定还是群众评定或自我评定，不同的评定人会得出不同的结果。由于同一组织内往往不是由同一个人评定，因此会出现松紧不一、回避矛盾、姑息迁就、抱有成见等现象，这些都会影响最后的评定结果。因此，一般应采用多人的综合评定结果，以使结果趋于公平合理。

（4）不公平的心理行为：当人们受到不公平待遇时，在心里会产生苦恼，呈现紧张不安，导致行为动机下降、工作效率下降，甚至出现逆反行为。个体为了消除不安，一般会出现以下一些行为措施：重新评估自己和他人的"报酬"和"投入"，通过自我解释达到自我安慰，造成一种公平的假象，以消除不安；更换对比对象，以达到心理的平衡；采取某种行为以改变自己的付出或所得。例如，减少自己的付出，从而使自己与他人的得失状况相比时显得均衡；发泄怨气，制造矛盾；暂时忍耐或逃避；辞去现有工作。

2. 公平理论在护理管理中的应用　公平理论在护理管理实践中具有重要的指导意义，用于组织的奖惩、工资调整、奖金分配、职务晋升等。管理者在利用公平理论时应该注意以下几点。

（1）报酬的分配要有利于建立科学的激励机制：影响激励效果的不仅有报酬的绝对值，还有报酬的相对值，因此护理部主任或护士长应根据护士的实际工作情况并尽可能细致、合理、公平地制订酬金分配方案，并得到绝大多数护士的认同。只有建立了公平合理的分配制度和科学的激励机制，通过合理拉开分配差距才能体现公平，护士才觉得工作有奔头、有动力，相信只要自己努力就能获得相应的待遇。而且在得到物质报偿的同时，也能获得精神上的满足和激励。更重要的是，通过制订公平的分配机制，可以使护士将个人的工作目标与组织目标结合一致，自觉为实现组织的目标而努力。

（2）引导护士形成正确的公平观：护士的社会比较或历史比较客观存在，并且这种比较往往是依赖个人的主观感觉，因此，管理者要多做正确的引导，使护士形成正确的公平观。在人们的心理活动中，往往会过高估计自己的贡献和作用，压低他人的绩效和付出，总认为自己报酬偏低，于是，对本来客观合理的现实，主观上也可能感到不公平。而且目前不同行业、不同单位、不同部门、不同岗位都有收入差距增大的社会现实，增加了护士产生不公平感的可能性。护理管理者要引导护士正确进行比较，客观公正地选择比较基准，尽可能看到自己报酬的发展和提高，要认识到绝对公平是不存在的，避免盲目攀比而造成不公平感。另外，在强调"按劳取酬"的基础上，管理者应培养护士的奉献精神和团队精神，在工作中不能过于斤斤计较。

（3）公平不是"平均主义"：公平是相对的，是相对于比较对象的一种平衡，而不是平均。在分配问题上，必须坚持"效率优先，兼顾公平"的原则，根据个人对组织的贡献大小不同，组织对个人的报酬也应有所不同，否则就会产生"大锅饭"现象，使组织运行机制失去活力。因此，那些在工作中贡献较大的护士理应得到更多的奖励，这样才是真正的公平，才能真正对护士起到激励作用。

【案例 15-6】 公平还是不公平？

　　小兰与小文同在某医院呼吸内科工作，且都是大学本科毕业，工作年资相同，承担着基本相同的护理工作，给科室创造的效益也是基本相同的，因此在分配奖金的时候病区的王护士长给了两人相同的奖金。小文虽然嘴上没说什么，内心却认为王护士长的做法很不公平。原来小文绘画很好，文采也不错，负责着科室每月的板报更新和健康教育宣传栏工作。虽然没有为科室创造直接经济效益，但小文认为自己做这些工作也牺牲了很多休息时间，付出了很多努力，因此获得和小兰一样的奖金是不公平的。

问题：

　　1. 你认为小兰与小文应该拿同样数额的奖金吗？理由是什么？

　　2. 如果你是护士长，怎样才能在这个问题上做到公平？

三、行为改造型激励理论

　　行为改造型激励理论（behavior modification theory）是着重研究激励目的的理论。该类理论认为激励的目的是改造和修正行为，研究如何通过外界刺激对人的行为进行影响和控制，包括斯金纳的"强化理论"和海德的"归因理论"。

（一）斯金纳的强化理论

　　哈佛大学著名心理学家伯尔赫斯·弗雷德里克·斯金纳研究并提出了强化理论（reinforcement theory），又称操作条件反射理论或行为修正理论。该理论回避了内容型激励理论与过程型激励理论中所提到的员工需要与思维过程等问题，而只研究行为与其结果之间的关系。

　　1. 强化理论的主要观点　强化理论认为，人的行为是对其所获刺激的一种反应，如果刺激对他有利，他的行为就有可能重复出现；如果刺激对他不利，则他的行为就可能减弱，甚至消失。因此，管理人员可以通过强化的手段，营造一种有利于组织目标实现的环境和氛围，以便组织成员的行为符合组织的目标。强化理论通常有 4 种强化方式。

　　（1）正强化：正强化又称积极强化，指对某种行为予以肯定和奖励，使这个行为得到巩固、保持和重复加强的过程。例如，护理部发放护理操作安全奖以表示对护士努力进行安全护理操作行为的肯定，从而增强护士进一步遵守护理操作安全规程的行为。一般认为，正强化是最有效的强化方式。

　　（2）负强化：负强化又称消极强化，指因某种不符合要求的行为导致不愉快的后果，对该行为予以否定。员工如能按照所要求的方式行动，就可减少或消除不愉快的处境，从而也增强了员工符合要求的行为重复性出现的可能性。

　　（3）惩罚：惩罚是对当出现一些不符合组织目标的行为时，采取惩罚的办法可以约束这些行为少发生或不发生。例如，对于服务态度差而引起患者投诉的护士经查实后给予扣除部分奖金的惩罚处理，从而减少或杜绝护士服务态度差的情况出现。

　　（4）消退：消退指在某一行为出现后，不给予任何形式的反馈，久而久之这种行为被判定无价值而导致行为出现的频率降低。例如，对于经常向护士长打小报告、背后说人坏话的护士，护士长可以采取不予任何反馈，久而久之，护士的主要精力就不会总是放在打别人的小报告这类琐事上了。

　　2. 强化理论在护理管理中的应用

　　（1）及时对护士的工作予以正强化：护士的正性行为长时间得不到来自管理者的反馈，护士可能会变得无所适从，甚至导致好的行为的消退。因此，护理管理者要善于把握时机，擅长运用正强化来激励护士采取朝向组织目标实现的行为。

　　（2）巧妙运用负强化及惩罚：对于所实施的负强化及惩罚措施，护理管理者要让下属明白错在哪里，否则起不到最终纠正不良行为的效果。运用惩罚时，要注意惩罚的运用场景及技巧，如当众斥责护士会使得护士感到屈辱，产生强烈的抵触情绪，并可能降低整个团队的士气。

（3）灵活采用不同的强化措施：在护理管理实践中，正负强化方式的使用不能简单化和绝对化，合理使用强化激励的方法，是领导艺术的体现。要避免老一套简单的表扬、奖励或者简单粗暴的批评惩罚，管理者应根据护士的年龄、性格、价值观、人生观、需求而采用不同的强化措施。需要注意的是，负强化、惩罚、消退都属于消极的行为改变手段，容易让护士产生抵触情绪，从长远来讲不利于组织目标的实现，因此护理管理者应该尽量使用正强化。

【案例 15-7】　　　　　　　　程护士长的"新官上任三把火"
　　　程妍（化名）护士工作踏实肯干，临床护理操作技能很强，深得护理部主任赏识。新近程妍所在的呼吸内科病区护士长职位空缺，医院领导就任命程妍护士担任该病区的护士长。程护士长上任后，想到以前的病区护士长管理水平很差，因此，下定决心要加强病区管理。在她上任后的第二天，护士小蔡因为下雨塞车迟到 3 分钟，就被程护士长当众狠狠地批评了一顿，并说："没有时间观念的人不适合做护士。"第二周，病区护理质控小组长小孟因为家里小孩生病，迟交了一天的质控报告，程护士长又在病区办公室里大发雷霆，公开表示小孟不想当这个质控小组长就算了，有很多人可以做这份工作。年底做病区工作总结，研究生学历的护士小雷加班熬夜花了整整一周的时间做出了一份高质量的工作总结和精美 PPT，交到程护士长手上时，程护士长连一句表扬的话都没有。程护士长在工作会议上还说，小雷总是不安心护理工作，工作不踏实。而对于总爱打小报告的护士小陈，程妍倒是显得很喜爱，两个人总是在上班时间嘀嘀咕咕，这使其他护理人员都很紧张，猜不到两人在说什么。一年过去了，护理部发现，呼吸内科病区似乎出问题了，不少护士请求调离病区甚至辞职。
问题：
　　1. 程护士长的做法是否合适？问题出在了哪里？
　　2. 请用强化理论解释程护士长该如何做更好？

（二）海德的归因理论

美国社会心理学家弗里茨·海德的归因理论（attribution theory）是指个体根据有关信息、线索对行为原因进行推测与判断的过程，是研究如何推测、判断、解释人们行为及其行为结果原因的理论。

1. 归因理论的主要观点　归因理论认为，人的行为的原因可分为内部原因和外部原因。内部原因是指存在于行为者本身的因素，如需要、情绪、兴趣、态度、信念、能力、努力程度等；外部原因是指个体自身以外的，导致其行为表现的条件和影响，包括他人的期望、工作环境条件、工作难易度、奖励、惩罚、天气的好坏等。在寻求行为的原因时，如果归于外部因素，则行动者对其行为不负什么责任；如果归于个人，则行动者就要对其行为结果负责。归因理论从行为的解释、改造、反馈、预测等角度对激励进行了阐述，对激励的实际操作有很强的指导意义。

2. 归因理论在护理管理中的应用
（1）帮助护士进行正确的归因：不同的人对成功和失败有不同的归因，并导致不同的情绪反应和行为表现。归因于努力比归因于能力对成功或失败会产生更强烈的情绪体验，护士长应引导护士将成功归因于个人努力，这样有助于护士提高自信心，调动护士工作的责任心和积极性；对于付出努力而实际工作效果不佳的护士，应对她的努力和能力进行肯定，同时帮助她找到提高工作效率的有效方法。

（2）积极引导失败归因：在失败归因中，护士长应帮助护士客观评价，既不可妄自菲薄也不能盲目自信，同时要注意避免挫伤护士的工作士气。例如，护士在护理技能竞赛中失利，护士长应积极引导护士进行正确归因，引导她们认识到失利的原因虽然和技能水平有一定关系，但是时间短、任务重，护士已经尽全力，下次注意扬长避短、吸取教训一定能取得好成绩，这样做会减轻失败带给护士的负面影响，激发护士的斗志和士气。

第三节　护理管理者的激励原则与方法

一、激励的原则

激励是一门科学，在激励员工时应遵循一定的原则。激励的一般原则包括组织目标与个人目标相结合原则、物质激励和精神激励相结合原则、内在激励和外在激励相结合的原则、正激和负激相结合原则、差异化和多样化相结合原则和客观公正原则。

（一）组织目标与个人目标相结合原则

在激励机制中，设置目标是一个关键环节。给员工设置目标时必须结合员工个人的需要，而且必须体现组织目标的要求或以组织所希望出现的行为导向，否则激励将偏离实现组织目标的方向。目标设置必须满足员工个人的需要，否则不能激起员工的工作动机和热情，达不到满意的激励强度。例如，对一个平均月薪达万元以上的员工发 100 元的奖金是不能有效激励员工的，因为很明显这100 元钱不足以激发员工的工作热情。同时，要将组织的目标和员工的个人目标结合好，使组织目标包含较多的个人目标，使个人目标的实现离不开为实现组织目标所做的努力，这样才会收到良好的激励效果。

（二）物质激励和精神激励相结合原则

员工的需要包括物质和精神两方面，相应的激励方式也应该是物质激励和精神激励相结合的方式。鉴于物质需要是人类最基础的需要，层次也最低，因此，物质激励的作用是表面的，激励深度有限。随着人民群众物质生活需要逐渐得到满足及员工个人素质的逐渐提高，满足其对于归属与爱、尊重和自我实现等较高层次需要的要求越来越强烈，这时就需要精神激励发挥作用。换句话说，物质激励是基础，精神激励是根本，在两者结合的基础上，逐步过渡到以精神激励为主。迷信物质激励会导致拜金主义，迷信精神激励又会导致唯意志论或精神万能论，大量事实证明这两者都是有害的、片面的。因此，只有将物质激励和精神激励相结合才是健康的、有益的激励。

> **知识链接：礼者与赏者——精神激励和物质激励**
> 我国古代用兵，很讲究鼓舞士气，采取的激励政策主要有两大类：礼者与赏者，即我们平时所说的精神激励和物质激励。例如，先秦时期的《太公兵法》就曾有这样的著述："夫用兵之要，在崇礼而重禄。礼崇则智士至，禄重则义士轻死。"

（三）内在激励和外在激励相结合原则

内在激励注重工作本身对员工的意义，有利于激励员工的进取心，所产生的工作动力比外在激励要深刻而持久。例如，给员工发奖金的时候如果按照工作业绩的高低来决定奖金的数额，即使数额不多，也能起到激励作用。外在激励虽然本身不会对个体产生激励作用，但如果和激励因素结合使用，能影响激励作用的发挥。因此，在激励中，管理者应以内在激励为主，同时善于将外在激励和内在激励相结合，力求事半功倍的效果。

（四）正激和负激相结合原则

在管理中正激和负激都是必要而且有效的，其作用不仅限于当事人，更重要的是能间接地影响周围其他员工。通过树立正面的榜样和反面的典型，可以给员工传递明确的信息，即组织所期望和不期望的行为是哪些，从而形成积极向上的良好风气，杜绝不良事件的发生。但鉴于负激具有一定的消极作用，容易产生挫折心理和抵触情绪，从长远来讲不利于组织目标的实现，应当慎用。因此，管理者在激励时应该把正激和负激巧妙地结合起来，同时坚持正激为主、负激为辅。

（五）差异化和多样化相结合原则

根据美国心理学家弗鲁姆的期望理论，员工有未被满足的需求，这是激励的起点。所谓差异化，就是针对不同的人采取不同的激励方式；所谓多样化，就是视情况不同，灵活运用多种激励方式。员工的需要存在个体差异和动态性，因人而异，因时而异，并且只有满足员工最迫切需要（主要需求）的措施，其激励的强度才大。例如，有的单位的奖金虽然越发越多，但是员工的士气却越来越低，就是管理者没有真正了解员工的需求（可能是晋升的需求）、没有按需激励而产生的后果。因此，激励不可能一劳永逸，管理者要不断深入了解员工需要的发展变化，采取差异化与多样化相结合的激励措施。

（六）客观公正原则

客观公正是激励的一个基本原则。公平理论是由美国心理学家亚当斯提出的，他认为当个体所获得报酬与预期所付出的努力成比例时，他才会感到满意，因而才会受到激励。如果不公正，该奖不奖，该罚不罚，不仅收不到预期的效果，反而会造成许多消极后果。在进行激励时，一定要认真、客观、科学地对员工进行业绩考核，做到奖罚分明，不论亲疏，一视同仁，使受奖者心安理得，受罚者心服口服。

> **知识链接：赏罚适度**
>
> 我国古代很重视赏罚适度，就是从实际出发，赏和功相匹配，罚和罪相对应，即不能小功重奖也不能大过轻罚，才能确保公正，防止奖惩上的不正之风。徐轩在《中论·赏罚》中所说："赏轻则民不劝，罚轻则民亡惧，赏重则民徼幸，罚重则民无聊"，意思是奖赏轻了不能起到导向作用，惩罚轻了不能使人害怕，奖赏重了会使大家产生侥幸心理，惩罚重了则大家都活不下去了。

二、激励的方法

激励是对员工需求的满足，员工的需求是多种多样的，因此激励的方法也是多种多样的。管理者在使用激励方法时，要根据具体的情形选择不同的激励方法来调动员工的积极性。在管理中常见的激励方法有以下三种。

（一）物质激励

物质激励指运用物质的手段使受激励者得到物质上的满足，从而进一步调动其积极性、主动性和创造性，是一种基本的激励形式。要想持久地调动员工的积极性，就需要对员工的劳动进行物质利益上的回报。物质激励形式包括绩效工资、奖金、奖品、福利甚至股权、分红等。如果物质激励运用得好，将大大激发员工的工作积极性和热情。护理管理者在使用物质激励时要注意物质激励标准应与相应制度结合起来，物质激励必须公正，不主张"平均主义"。如果是平均发放奖励，即使数额再大，也达不到激励的目的。

（二）精神激励

随着人们物质文化生活水平的提高及员工素质的提高，员工对精神生活的需求将日益增强，精神激励就显得更为重要。精神激励是一种主要的激励形式，主要包括理想激励、道德激励、信任关怀激励、情感激励、赞美激励、荣誉激励、榜样激励和责任激励等。精神激励如果用得好，可以不断强化员工的自信心，提高员工完成工作目标的自觉性及增强员工主动创新的精神。例如，某医院儿科由于近期流感发作，人满为患，护士工作量很大，她们身体疲惫，士气低落，护士长就想出了评选患儿"最喜欢的护士"活动，由患儿投票选出，并将评选出的护士的大照片挂在病区最醒目的地方，每周评选一次，于是护士们都振奋精神，再苦再累也都坚持了下来。这个成功的精神激励的事例值得我们在临床工作中借鉴。

（三）工作激励

工作激励具有物质激励和精神激励的双重特点，这种激励作用的持续性最久，现已成为最重要的激励方法。研究结果表明："工作的报酬就是工作本身！"。组织的每一位员工都希望在工作中取得成功。工作激励就是指在实际工作中，通过给员工分配一些带有挑战性和创新性的工作，并采取有效的激励措施，如目标激励、培训激励、竞争激励、晋升激励、参与激励等，来提高员工工作积极性的一种激励方法。员工对安排的工作产生兴趣后，往往发展成为爱好，并形成习惯，将会在实际工作中采取积极的态度和行为，自我维持高度的工作热情。在进行工作激励的时候需要注意：工作难度要适当，过于简单，员工会厌倦；过于困难，员工会感到力不从心。这种工作目标既要有鼓动性，需要经过艰苦的努力才能完成，同时它又要具有可实现性，员工在规定的时间能完成目标。组织还要为员工实现工作目标创造必要的条件，积极帮助他们把目标变成现实。例如，某医院想鼓励有硕士研究生学历且英文基础好的护理科研骨干发表 SCI 论文，医院通过组织相关的 SCI 论文写作培训和请专家指导进行支持，发表 SCI 论文的护士不仅能获得丰厚的奖金而且还优先晋升，这个目标是骨干护士经过努力可以达到的，还可以提高护士的业务水平和学术成就，必定会大大地激励护士完成目标，而且还坚定了护士们为护理事业奋斗的信心。

三、护理管理中的激励

护理管理者在实际工作中应该如何激励护士呢？通过学习激励的概念、理论、原则和方法等，我们可以看出，护理管理者要想激励护士，首先要了解护士的需要和动机。一个人可能同时有许多需要和动机，但是人的行为却是由最强烈的动机引发和决定的。例如，对医院的某些年资较高的护士来说，晋升职称的需要对她们最迫切，这比多发一些奖金更能满足她们的实际需求；其次，设置目标的目的，不仅是满足组织成员的个人需要，最终还有利于完成组织目标。因此，护理管理者可以将医院科研创新的目标和护士的职称晋升的个人目标结合起来，在晋升职称时对有科研基金和科研论文的护士给予优先，使护士可以通过努力满足个人的需求，并达到组织的目标；最后，激励目标的设置一定要适当，要能真正激发员工的工作动机。目标既不能轻而易举地获得，又不能高不可攀，应是通过努力可以达到，而不努力则达不到。例如，如果医院规定只有拿到南丁格尔奖的护士才能晋升高级职称，那就没有什么吸引力了，大家也不去努力了，因为获得南丁格尔奖这种目标是一般护士不可能达到的。

虽然理论上激励护士的方法和原则有很多，但最重要的是护理管理者在工作中要意识到激励护士的重要性。有研究表明，护士长的激励作用是对护士的组织凝聚力、工作满意度最具预测性的领导方式，是最重要的领导方式。因此，激励护士，提高护士的工作积极性和组织凝聚力，共同实现组织的目标是护理管理者义不容辞的责任。

思 考 题

1. 护理管理者应如何激励护士？
2. 在护理管理中如何使用双因素理论用于奖金的发放？
3. 护士长如何使用期望理论有效地激励护士？
4. 激励的原则有哪些？
5. 激励的方法包括哪些方面？

（张俊娥）

第十六章 管 理 沟 通

【案例 16-1】 几句话决定的生死命运

1990 年 1 月 25 日，由于阿维安卡 52 航班飞行员与纽约肯尼迪机场航空交通管理员之间的沟通障碍，导致了一场空难事故，机上 73 名人员全部遇难。1 月 25 日晚 7 点 40 分，阿维安卡 52 航班飞行在南新泽西海岸上空 11 277.7 米的高空。机上的油量可维持近 2 个小时的航程，在正常情况下飞机降落至纽约肯尼迪机场仅需不到半小时的时间，这一缓冲保护措施可以说十分安全。然而，此后发生了一系列耽搁。晚 8 点整，肯尼迪机场管理人员通知 52 航班由于严重的交通问题，他们必须在机场上空盘旋待命。晚 8 点 45 分，52 航班的副驾驶员向肯尼迪机场管理员报告他们的"燃料快用完了"。管理员收到这一信息，但在晚 9 点 24 分之前，没有批准飞机降落。在此期间，阿维安卡机组成员再没有向肯尼迪机场传递任何情况危急的信息。晚 9 点 24 分，由于飞行高度太低及能见度太差，飞机第一次试降失败。当机场指示飞机进行第二次试降时，机组成员再次提醒燃料将要用尽，但飞行员却告诉管理员新分配的跑道"可行"。晚 9 点 32 分，飞机的两个引擎失灵，1 分钟后，另两个引擎也停止了工作，耗尽燃料的飞机于晚 9 点 34 分坠毁于长岛。

问题：

1. 这起空难产生的主要原因是什么？
2. 请结合此案例分析如何实现有效的沟通？

第一节 沟 通 概 述

沟通是信息传与受的行为，发送者通过语言和非语言渠道，将信息传递给接收者，并寻求反馈以达到相互理解的过程，是人们了解他人思想、情感、见解和价值观的一种双向互动的过程。在任何组织运行的过程中，都离不开组织成员的分工与合作，这些分工合作及行为协调都赖于相互之间的信息传递，并了解这些信息表达的意思，所以沟通是每一名组织成员及管理者必须掌握的一门科学和艺术。

一、沟通的内涵

沟通（communication），源于拉丁语的动词 *communis*，意为"分享、传递共同的信息"。关于沟通的定义有很多，沟通是随着人类社会的形成而产生的。人们对沟通的理性认识经历了 3 个阶段。早期的沟通理论是一种"操作模式"，注重信息如何从一个人传递给另一个人。随后出现了"相互作用模式"，即信息接收者接收到信息后再反馈给信息发送者。直到 20 世纪 70 年代出现了"往返模式"，即一方给另一方发送信息时，双方同时给予反馈。只有从第三阶段起，人们才认识到"沟通"有着比"说话"更为丰富的含义。根据往返模式，沟通被定义为遵循一系列共同原则，将信息从一个人传递到另一个人，或从一个组织传递到另一个组织的过程。《现代汉语词典》有关"沟通"之意的词条解释是"使两方能通连"。《不列颠百科全书》认为，沟通就是用任何方法，彼此交换信息，即指一个人与另一个人之间用视觉、符号、电话、电报、收音机、电视或其他工具为媒介，从事交换消息的方法。桑德拉·黑贝尔斯强调沟通的行为性，认为沟通是人们分享信息、思想和情感的任何过程。哈罗德·孔茨则把沟通解释为，信息从发送者转移到接收者那里，并使后者理解该项信息的含义。这个解释不仅关注信息的发送者、信息的传递和信息的接收者问题，而且，还注意到了干扰正常沟通的"噪声"和如何有助于沟通的反馈等问题。

虽然专家学者对沟通的解释不尽相同，但可以看出无论何种解释都涉及了以下 3 个基本内容：沟通需要有信息主体和接收客体；沟通必定是要达到某种目的；沟通必须具有一定的信息传递渠道。因此，将沟通归纳为：沟通是指传送者为了特定的目的，通过一定的渠道将信息、思想和情感等传递给接收者的过程。

沟通包括以下主要方面。

（一）沟通是一种被感知

无论使用什么样的方式，沟通的第一个问题必然是：这一信息是否被感知？是否在接收者的接收范围之内？他能否收到？他如何理解？

（二）沟通是一种期望

就沟通要达到的预期效果来说，在进行沟通之前，了解接收者的期待是什么尤为重要。只有这样，我们才可以知道是否能利用他的期望进行沟通。因为我们所察觉到的，都是我们期望察觉到的东西：我们的心智模式会使我们强烈抗拒任何不符合"期望"的企图，出乎意料的事通常是不会被接收的。例如，一位管理者安排一名下属去管理一个生产车间，但是这位下属认为，管理该车间这样混乱的部门是件费力不讨好的事。管理者于是开始了解下属的期望，如果这位下属是一位积极进取的年轻人，管理者就应该告诉他，管理生产车间更能锻炼和反映他的能力，今后还可能会得到进一步的提升；相反，如果这位下属只是得过且过，经理就应该告诉他，由于公司精减人员，他必须去车间，否则只有离开公司。

（三）沟通是一种要求

人们一般不会做不必要的沟通。沟通总是会产生要求，它总是要求接受者要成为某人、完成某事、相信某种理念，它也经常诉诸激励。换言之，如果沟通能够符合接收者的渴望、价值与目的，它就具有说服力，这时沟通会改变一个人的性格、价值、信仰与渴望。在沟通违背了接收者的渴望、价值与动机时，其可能一点也不会被接受，最坏的情况也许是受到抗拒。

（四）沟通是信息的传递

如果信息和想法没有传递到接收者，那么，沟通也就没有发生。在沟通过程中，人们不仅传递信息，而且还表达着赞赏、不快之情，或者提出自己的意见和观点。沟通中传播的信息包罗万象，具体分为语言信息和非语言信息。语言信息包括口头语言信息和书面语言信息，两者所表达的都是一种事实或个人态度；非语言信息是指沟通者所表达的情感，包括副语言和身体语言信息等。也有人把沟通信息分为四类：事实、情感、价值观和意见观点。沟通过程中，发送者首先要把传送的信息"编码"成符号，接收者则进行相反的"解码"过程。如果信息接收者对信息类型的理解与发送者不一致，则可能导致沟通障碍和信息失真。在许多被误解的问题中其核心都在于接收者对信息到底是意见观点的叙述还是事实的叙述混淆不清。但是，一个良好的沟通者会谨慎区别基于推论的信息和基于事实的信息，另外，沟通者也要完整地理解传递来的信息，即既要获取事实，又要分析发送者的价值观、个人态度，这样才能达到有效的沟通。

（五）沟通是一个双向、互动的反馈和理解过程

在生活中每个人每天都在与他人进行各种各样的沟通，但是并不是每个人都是成功的沟通者，也不是每一次沟通都是成功的。这是因为沟通不是一个纯粹单向的活动。有时你虽然告诉对方你所要表达的信息，但这并不意味着对方已经与你沟通了。经常会出现所说的与所理解的并不完全一致的情况。所以，沟通的目的不是行为本身，而是在于结果。如果预期结果并未出现，接收者并未对

你发出的信息做出反馈，那么就没有达成沟通。这时，你要反思沟通的方式与方法了。

二、沟通的过程

（一）沟通过程的定义

沟通过程（communication process）是指沟通主体对沟通客体进行有目的、有计划、有组织的思想、观念、信息交流，使沟通成为双向互动的过程。

（二）沟通过程的要素

一个完整的沟通过程通常包括 5 个要素，即沟通主体、沟通客体、沟通媒介、沟通环境、沟通渠道。这源于美国学者 H.拉斯维尔于 1948 年在《传播在社会中的结构与功能》一篇论文中提出的信息传递过程的 5 个基本要素，并按照一定结构顺序将它们排列，形成了后来被人们称为沟通过程的 5W 要素、5W 模式或拉斯维尔程式。这 5 个 W 分别是英语中 5 个疑问代词的第一个字母，即 Who（谁）、Says What（说了什么）、In Which Channel（通过什么渠道）、To Whom（向谁说）、With What Effect（有什么效果）。

1. 沟通主体 沟通主体指有目的地对沟通客体施加影响的个人和团体，如党、团、行政组织、家庭、社会文化团体及社会成员等，沟通主体可以选择和决定沟通客体、沟通媒介、沟通环境和沟通渠道，在沟通过程中处于主导地位。

2. 沟通客体 沟通客体即沟通对象，包括个体沟通对象和团体沟通对象。团体的沟通对象还有正式群体和非正式群体的区分。沟通对象是沟通过程的出发点和落脚点，因而在沟通过程中具有积极的能动作用。

3. 沟通媒介 沟通媒介为沟通主体用以影响、作用于沟通客体的中介，包括沟通内容和沟通方法。沟通主体与客体间的联系，保证了沟通过程的正常开展。

4. 沟通环境 沟通环境既包括与个体间接联系的社会整体环境（政治制度、经济制度、政治观点、道德风尚、群体结构等），也包括与个体直接联系的区域环境（学习、工作、单位或家庭等），以及对个体直接施加影响的社会情境及小型的人际群落。

5. 沟通渠道 沟通渠道为沟通介体从沟通主体传达给沟通客体的途径。沟通渠道不仅能使正确的思想观念尽可能全、准、快地传达给沟通客体，而且还能广泛、及时、准确地收集沟通客体的思想动态和反馈的信息，因而沟通渠道是实施沟通过程，提高沟通功效的重要一环。沟通渠道很多，如谈心、座谈等。

（三）沟通过程的解析

简单地说，沟通过程就是传递信息的过程。在这个过程中至少存在着一个发送者和一个接收者，即发出信息一方和接收信息一方。信息发送者发出经过编码的信号，经过一定的渠道到达接收者，并得到信息接收者的理解和反馈，信息在两者之间相互传递的全过程就是沟通的过程（图 16-1）。

1. 发送者需要向接收者传递信息或者需要接收者提供信息 这里所说的信息是一个广义的概念，它包括观点、想法、资料等内容。

2. 发送者将所要发送的信息译成接收者能够理解的一系列编码 为了有效地进行沟通，这些编码必须适应媒体的需要。例如，如果媒体是书面报告，符号的形式应选择文字、图表或照片；如果媒体是讲座，就应选择文字、投影胶片和板书。

3. 发送的编码向接收者进行传递 由于选择的编码种类不同，传递的方式也不同。传递的方式可以是书面的，如书信、备忘录等；也可以是口头的，如交谈、演讲、电话等；甚至还可以通过身体动作来表述，如手势、面部表情、姿态等。

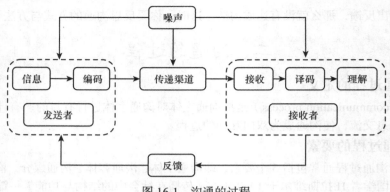

图 16-1　沟通的过程

4. 接收者接收编码　接收者根据发送来的编码的传递方式，选择相应的接收方式。例如，如果发送来的符号是口头传递的，接收者就必须仔细地听，否则，符号就会丢失。

5. 接收者将接收到的编码译成具有特定含义的信息　由于发送者翻译和传递能力的差异，以及接收者接收和翻译水平的不同，信息的内容和含义经常被曲解。

6. 接收者理解被翻译的信息内容　就是接收者可以用自己的体会来感受发送者所要传递的具体信息的含义。

7. 发送者通过反馈来了解他想传递的信息是否被对方准确地接收　一般来说，由于沟通过程中存在着许多干扰和扭曲信息传递的因素（通常把这些因素称为噪声），这使得沟通的效率大为降低。因此，发送者了解信息被理解的程度也是十分必要的。沟通过程图中的反馈，构成了信息的双向沟通。

在整个沟通的过程中，编码、信息传递渠道、信息接收者、解码、反馈这 5 个因素，决定了沟通的效果。

1. 编码（encoding）　编码是指信息发送者，把自己的某种思想或想法转换为发送者与接收者双方都能理解的共同"语言"或"信号"的过程。编码之所以必要，是因为信息只有通过一定的代码或信号，才能从发送者传递给接收者。既然编码的目的在于沟通，所以，发送者就必须选择接收者能够理解的表达形式，这样才能利于接收者准确接收信息。

2. 信息传递渠道（channel）　信息传递渠道是指信息从发出到被接收中间所经过的途径。信息传递渠道有许多，如书面文件、计算机、电话、互联网等。选择什么样的信息传递渠道，要考虑沟通的场合、方便程度、沟通双方所处环境等因素。每种信息沟通渠道都有利有弊，因此，选择适当的渠道对实施有效的信息沟通极为重要。

3. 信息接收者（recipient）　当信息接收者接收到传递而来的"共同语言"或"信号"，然后按照相应的办法将它们还原为自己的语言，即"解码"，这样就可以理解了。当信息接收者需要将他的有关信息传递给原先的信息发送者时，此时他自己变为了信息的发送者。在接收和解码的过程中，由于信息接收者的教育程度、技术水平的差异，对信息的理解也会产生较大差异，因此同一条信息在不同的信息接收者进行解码后，结果也不同。

4. 解码（decoding）　解码是信息接收者将信号转换成有意义信息的过程。接收者过去的经验、对动作语言的判断力及与发送者意义上的共同性等，都会对解码产生影响。一般来说，接收者的解码越是与发送者所要表达的意义一致，沟通就越有效。

5. 反馈（feedback）　反馈是信息接收者回馈信息给发送者的过程。反馈的重要性在于它可以检查沟通效果，并迅速将检查结果传递给信息发送者，从而有利于信息发送者及时修正自己的信息发送，以便达到最好的沟通效果。

三、沟通的类型

管理沟通可按媒介、方向或渠道等不同标准分成不同的类型。

（一）按沟通的媒介分类

以信息传递的媒介划分，管理沟通可以分为书面沟通、语言沟通和非语言沟通。

1. 书面沟通 书面沟通是通过图表、文字的表达形式进行沟通。常用的有文字书写的规章、制度、标准、计划、报告、岗位职责、病历、记录等。此形式的优点是具有清晰性和准确性，不容易在传递过程中被歪曲，接收者可根据自己的时间和速度详细阅读，理解信息，但不能及时得到信息接收者的反馈。

2. 语言沟通 语言沟通包括正式、非正式的面谈，会议及电话沟通等。语言沟通的优点是信息发出者能立即得到反馈，了解所发出的信息是否被正确理解，这是一种双向沟通，缺点是缺乏书面沟通的准确性与清晰性。

3. 非语言沟通 非语言沟通即指通过手势、动作、姿势、表情、音调、音量、信号、实物、视听设备等媒介沟通信息，非语言沟通容易被人忽略，但往往能够反映人的真实思想感情。研究表明，人们的沟通至少有 2/3 是非语言沟通。

（二）按沟通的方向分类

按沟通方向的不同，沟通可分为垂直沟通、平行沟通和斜向沟通 3 类。

1. 垂直沟通 垂直沟通是指团体或组织在高、中、低各管理结构层次之间进行的信息传递，可以分为上行和下行两个方向。下行沟通是组织中的某个层次按组织结构自上而下的沟通，如护理部下发指示，这是保证组织工作正常进行的重要沟通形式，通常用于控制、指导、激励和评价等目的。下行沟通的主要弊端在于信息在从上到下的沟通过程中可能被层层过滤，从而影响信息的准确性。弥补的方法在于健全组织的反馈系统。上行沟通是指下属向上级进行信息传递的过程，目的在于汇报工作进展，反映工作中存在的问题、困难、意见等，如病房护士每月向护理部提交月报表，向护理部反映病房的工作情况。上行沟通是上级管理部门了解基层工作状况的主要方式，应鼓励上行沟通，以利于管理者全面了解组织情况。

2. 平行沟通 平行沟通是指组织结构中同一层次的人员或部门之间所进行的信息传递和交流。其包括群体内部同事之间进行的沟通，如责任护士之间的沟通与其他群体（或部门）同等职位的人员进行沟通，如病房护士长之间的沟通。平行沟通主要目的是使组织内各部门之间彼此了解和加强协作，提高工作效率。由于有更多的人加入了沟通，因此平行沟通的速度一般较垂直沟通快。

3. 斜向沟通 斜向沟通指不属于同一组织层次的单位和人员的沟通，如病房护士长与护理学院教师之间的沟通，或向总务部门联系购物、维修等。斜向沟通的目的类似于平行沟通。

（三）按沟通的渠道分类

依据渠道不同，沟通可分为正式沟通与非正式沟通。

1. 正式沟通 正式沟通是一种通过正式的组织程序和组织所规定的正式渠道进行的沟通，是沟通的一种主要形式，如组织内的文件传达、定期召开的会议、上下级之间的定期汇报及组织间的公函来往等。正式沟通的优点是沟通效果好，沟通信息具有权威性，约束力强。重要消息和文件的传达、组织的决策等，一般都采取这种方式。其缺点在于依靠组织程序层层传递，沟通速度慢，也存在着信息失真或扭曲的可能。

在正式的沟通渠道中存在 5 种典型的沟通网络，即链式、轮式、"Y"式、圆周式和全通道式（图 16-2），这些沟通网络对群体活动效率有不同的影响，适用于不同的情况。

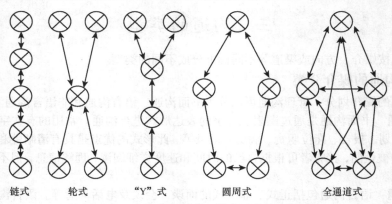

图 16-2　正式沟通渠道 5 种典型的沟通网络

（1）链式沟通：是一种单一途径的垂直沟通，反映了组织内管理层次职权的从属关系。链式沟通中每个成员的沟通面较窄。彼此沟通内容较分散，尤其是网络两端的人难以沟通，难以形成共同的群体意见。这种沟通形式适用于组织系统庞大，需要分层授权的管理机构。

（2）轮式沟通：又称星式沟通，是一位主管与其他多人之间的沟通，沟通方向通常是垂直沟通。其最大的特点是有中心人物，其他成员都给这一中心人物提供信息，以便其了解、汇总全局情况，并能迅速地把自己的意见和决定反馈出去，如护理部主任下设各科总护士长随时向他汇报各部分工作进展情况，以便护理部主任了解全院护理工作开展情况并做出正确的决策，再由总护士长把护理部的决策传递给具体病房。轮式沟通是加强组织控制的有效方法，在组织人员紧急，且需要严格控制时，轮式沟通效果好。

（3）"Y"式沟通：也属于垂直沟通的网络，其中有一个成员位于沟通网络的中心，充当了沟通的媒介。这种网络集中化程度高，领导人员预测程度较高，解决问题速度快，适用于主管人员的工作任务繁重，需要有人对信息进行过滤选择，提供决策依据，但又要对组织实行有效控制的情况。

（4）圆周式沟通：又称环式沟通，其沟通的形式与链式沟通相似，只是首尾相连。在这个沟通网络中，组织的集中化程度低，畅通渠道不多，领导人的预测程度较低，组织中成员具有比较一致的满意度，组织士气高昂，比较适合在需要激发员工士气、实现组织目标的情况下使用。

（5）全通道式沟通：是指全体人员可以与其他人员沟通。这是一种不具层次结构的开放式的沟通模式，民主气氛浓，也能满足人的心理需要，群体成员满意度高，士气足，完成复杂任务时绩效也高。但是，由于网络渠道多，有时会形成混乱，尤其在任务简单时，沟通使用时间较长，影响组织工作效率。

每种沟通网络均有优缺点，管理者应根据组织结构及各种沟通网络的特点，均衡利弊，选择或综合使用各种沟通网络。解决简单问题适合用轮式沟通和链式沟通，解决复杂问题适合用圆周式沟通和全通道式沟通，"Y"式沟通兼有轮式和链式的优缺点，即沟通速度快，但组织成员的满意度低，适合简单的任务（表 16-1）。

表 16-1　沟通网络的评价

沟通网络形式	解决问题速度	信息精确度	集中化程度	领导预测度	士气	工作变化弹性
链式	较快	较高	中等	中等	低	慢
轮式	快	高	很高	很高	很低	较慢
Y 式	较快	较低	高	高	不一定	较快
圆周式	慢	低	低	低	高	快
全通道式	最慢	最高	很低	很低	最高	最快

2. 非正式沟通　非正式沟通是在正式沟通渠道之外进行的信息传递或交流，如会下交换意见、私下议论某人某事等。非正式沟通信息传递快，往往表露出人的真实思想和动机，对正式沟通起补充作用。非正式沟通具有自发性、灵活性和不可靠性的特点。非正式沟通的优点是形式灵活、直接明了、速度快、省略许多烦琐的程序，容易及时了解到正式沟通难以获得的信息，真实地反映员工的思想、态度和动机，促进团体中良好人际关系的建立，对管理决策起重要作用。缺点主要表现在非正式沟通难以控制，传递的信息不确切、容易失真、被曲解、有可能促进小集团和小圈子的建立，影响员工关系的稳定和团体的凝聚力。非正式渠道是客观存在的，管理人员应加以重视并予以应用，所以正确处理非正式沟通，避免或减少其带来的负面影响。同时，要正确引导教育员工正确认识非正式沟通，使其发挥积极的作用。

第二节　有效沟通的障碍和技巧

【案例 16-2】　　　　　　　　　**有效沟通的哲理故事**

故事一：战国时期，耕柱是一代宗师墨子的得意门生，不过，他老是挨墨子的责骂。有一次，墨子又责备了耕柱，耕柱觉得自己真是非常委屈，因为在许多门生之中，大家都公认耕柱是最优秀的人，但又偏偏常遭到墨子指责，让他面子上过不去。一天，耕柱愤愤不平地问墨子："老师，难道在这么多学生当中，我竟是如此的差劲，以致要时常遭您老人家责骂吗？"墨子听后，毫不动肝火，反问道："假设我现在要上太行山，依你看，我应该要用良马来拉车，还是用老牛来拖车？"耕柱回答说："再笨的人也知道要用良马来拉车。"墨子又问："那么，为什么不用老牛呢？"耕柱回答说："理由非常简单，因为良马足以担负重任，值得驱遣。"墨子说："回答得一点也没有错，我之所以时常责骂你，也只因为你能够担负重任，值得我一再地教导与匡正你。"耕柱从墨子的解释中感到欣慰，放下了思想包袱。

故事二：两个旅行中的天使到一户富有的家庭借宿，这家人对他们并不友好，并且拒绝让他们在舒适的客房过夜，而是在冰冷的地下室给他们找了一个角落。当他们铺床时，年长的天使发现墙上有一个洞，就顺手把它修补好了。年轻的天使问为什么，年长天使答："有些事并不像它看上去那样。"

第二晚，两个天使到了一户非常贫穷的农家借宿。主人夫妇俩对他们非常热情，把仅有的一点点食物拿出来款待客人，然后又让出自己的床铺给两个天使。第二天一早，两个天使发现农夫和他的妻子在哭泣，他们唯一的生活来源——一头奶牛死了。年轻的天使非常愤怒，他质问年长天使为什么会这样："第一个家庭什么都有，你还帮助他们修补墙洞，第二个家庭尽管如此贫穷还是热情款待客人，而你却没有阻止奶牛的死亡。"年长天使答道："有些事并不像它看上去那样。当我们在地下室过夜时，我从墙洞看到墙里面堆满了金块。因为主人被贪欲所迷惑，我不愿意让他来分享这笔财富，所以我把墙洞填上了。昨天晚上，死亡之神来召唤农夫的妻子，我让奶牛代替了她。所以有些事并不像它看上去那样。"

有些时候事情的表面并不是它实际应该的样子，而有效的沟通则可以弄清楚事情的真相，也可以校正自己在某些方面的偏差。

问题：根据故事分析如何实现有效的沟通？

有效沟通是我们在社会生活中经常遇到的基本问题，人与人之间要达成真正的沟通并不是一件容易的事。所谓有效沟通（effective communication），是通过听、说、读、写等载体，运用演讲、会见、对话、讨论、信件等方式将思想准确、恰当地表达出来，以促使对方接受。

为了能够更好地实现有效沟通，我们就要了解有效沟通的标准、技巧及阻碍有效沟通的各种因素。

一、有效沟通的条件和标准

（一）有效沟通的条件

达成有效沟通须具备两个必要条件：首先，信息发送者清晰地表达信息的内涵，以便信息接收者能确切理解；其次，信息发送者重视信息接收者的反应并根据其反应及时修正信息的传递，免除不必要的误解。两者缺一不可。有效沟通主要指组织内人员的沟通，尤其是管理者与被管理者之间的沟通。

有效沟通能否成立关键在于信息的有效性，信息的有效程度决定了沟通的有效程度。信息的有效程度又主要取决于以下两个方面。

1. 信息的透明程度 当信息作为公共信息时就不应该导致信息的不对称性，信息必须是公开的。公开的信息并不意味着简单的信息传递，而是要确保信息接收者能理解信息的内涵。如果以含糊不清的文字语言传递一种不清晰的、难以被人理解的信息，对于信息接收者而言没有任何意义。另一方面，信息接收者也有权获得与自身利益相关的信息内涵。否则有可能导致信息接收者对信息发送者的行为动机产生怀疑。

2. 信息的反馈程度 有效沟通是一种动态的双向行为，而双向的沟通对信息发送者来说应得到充分的反馈。只有沟通的主、客体双方都充分表达了对某一问题的看法，才真正具备有效沟通的意义。

（二）有效沟通的标准

有效沟通对组织的发展至关重要，衡量沟通是否有效的标准有 7 个方面，即可依赖性、一致性、内容、明确性、持续性与连贯性、渠道和被沟通者的接受能力。

1. 可依赖性（credibility） 可依赖性是指沟通的发送者与接收者之间建立彼此信任的关系。这种气氛应该由沟通者所在的组织创造，这反映了他们是否能真诚地满足被沟通者愿望和要求。被沟通者应该相信沟通者传递的信息并相信沟通者在解决他们共同关心的问题上有足够的能力。

2. 一致性（context） 一致性即沟通的方式与组织内外环境相一致。沟通计划必须与组织的环境要求相一致，必须建立在对环境充分调查研究的基础上。

3. 内容（content） 信息的内容必须对接收者有意义、与接收者原有价值观具有同质性，必须与接收者所处的环境相关。一般来说，人们只接收那些能给他们带来重大回赠的信息，信息的内容决定了公众的态度。

4. 明确性（clarity） 沟通时所用的言语或语词是双方共同认可的，避免模棱两可、含糊不清、容易产生歧义的言语。信息必须用简明的言语表述，所用词汇对沟通者与被沟通者来说都代表同一含义，复杂的内容采用列出标题的方法，使其明确与简化。信息需要传递的环节越多，则越应该简单明确。一个组织对公众讲话的口径要保持一致。

5. 持续性与连贯性（continuity and consistency） 通过反馈机制，重复与强化传送的内容。沟通是一个没有终点的过程，要达到渗透的目的必须对信息进行重复，但又必须在重复中不断补充新的内容，这是一个持续沟通的过程。

6. 渠道（channel） 选择能够充分达到沟通目的和提高沟通效率的渠道。沟通者应该利用现实社会生活中已经存在的信息传送渠道，而且这些渠道还应是沟通者日常习惯使用的渠道。要建立新的渠道是很困难的，在信息传播过程中，对不同目标公众传播信息的作用不同，人们的社会地位及背景不相同，对各种渠道也都有自己的评价和认识，沟通者在选择渠道时应该牢记这一点。

7. 被沟通者的接受能力（capability of audience） 沟通必须考虑被沟通者的接受能力。用来沟通的材料对被沟通者能力的要求越小，沟通信息越容易为被沟通者接受时，沟通成功的可能性就越大。被沟通者的接受能力，主要包括他们接受信息的习惯、阅读能力与知识水平。

二、有效沟通的障碍

所谓沟通障碍（communication barrier），是指信息在传递和交换过程中，由于信息意图受到干扰或误解，而导致沟通失真的现象。在人们沟通信息的过程中，常常会受到各种因素的影响和干扰，使沟通受到阻碍。

在有效沟通的过程中，任何一个环节的问题都可能导致信息扭曲、失误、偏差，使沟通达不到预期的目的，甚至带来负面效果。

（一）有效沟通障碍的产生

按照沟通的来源及过程产生的障碍主要有三个方面：发送者的障碍、接收者的障碍和沟通通道的障碍。

1. 发送者的障碍　在沟通过程中，信息发送者的情绪、倾向、个人感受、表达能力、判断力等都会影响信息的完整传递。沟通障碍主要表现在表达能力不佳、信息传送不全、信息传递不及时或不适时、知识经验的局限、对信息的过滤。

2. 接收者的障碍　从信息接收者的角度看，影响信息沟通的因素主要有 6 个方面：信息译码不准确、对信息的筛选、对信息的承受力、心理上的障碍、过早地评价、不稳定的情绪。

3. 沟通通道的障碍　沟通通道的问题也会影响到沟通的效果。沟通通道障碍主要有以下几个方面。

（1）选择沟通媒介不当。例如，对于重要事情而言，口头传达效果较差，因为接收者会认为"口说无凭"而不加重视。

（2）几种媒介相互冲突。当信息用几种形式传送时，如果相互之间不协调，会使接收者难以理解传递的信息内容，如领导表扬下属时面部表情很严肃甚至皱着眉头，就会让下属感到迷惑。

（3）沟通渠道过长。组织机构庞大，内部层次多，从最高层传递信息到到最低层，从低层汇总情况到最高层，中间环节太多，容易使信息损失较大。

（4）外部干扰。信息沟通过程中经常会受到自然界各种物理噪声、机器故障的影响或被其他事物干扰等原因打扰，也会因双方距离太远而沟通不便，影响沟通效果。

（二）影响有效沟通的因素

人与人的沟通通常都会受到各种因素的影响和干扰，这些因素对沟通的质量、清晰度、准确性、效率都有着重大影响，直接关系到能否达到有效沟通。有效沟通的因素包括客观环境因素和个人主观因素两种。

1. 客观环境因素　任何有效的沟通都不可能在真空的理想环境中进行，都会受到客观环境中直接或间接的各种因素的干扰。

（1）噪声因素：如电话铃声、门窗开关的碰击声、邻街的汽车声、邻室的音响声、各种机械噪声，以及与沟通无关的谈笑声等都会影响沟通的有效进行。当沟通一方发出信息后，可能会受到外界的干扰而失真，造成另一方无法接收信息或误解信息含义，出现沟通困难。因此，进行沟通交流前，一定要排除噪声源，创造一个安静的环境以增强沟通的效果。

（2）隐秘因素：凡沟通内容涉及个人隐私时，若有其他无关人员在场，缺乏隐私条件，便会干扰沟通。因此，在沟通过程中，要考虑环境的隐秘性是否良好。条件允许时，最好选择无人打扰的房间，还要注意说话声音不可太大，避免让其他人听到。

（3）氛围因素：如房间光线昏暗、沟通者看不见对方的表情、室温过高或过低及有难闻的气味等，会使沟通者精神涣散，注意力不集中。简单庄重的环境布置和氛围，有利于集中精神，进行正式而严肃的会谈，但也容易使沟通者感到紧张、压抑；色彩亮丽活泼的环境布置，可使沟通者放松、愉悦，有利于随意交谈。

（4）背景因素：沟通总是在一定的背景中发生的，任何形式的沟通，都会受到各种环境背景的影响，如沟通参与者的角色、情绪、态度、关系等。有人专门研究过异性之间的沟通方式，发现自己配偶在场或不在场，人们与异性的沟通有明显的不同，丈夫在自己妻子在场时，与异性保持的距离较大，表情也较冷淡；妻子在自己丈夫在场时，不只与异性保持更大的距离，笑容也明显缺乏魅力，整个沟通过程变得短暂而匆促。对于沟通者自己，他们也许并没有意识到这种明显的改变。由此可见，在某种意义上，与其说沟通是由沟通者自己把握的，不如说是由沟通背景控制的。

（5）距离因素：心理学家的研究发现，随着沟通过程中所保持的距离不同，沟通也会有不同的气氛背景。在较近距离内进行沟通，容易造成融洽合作的气氛。而当沟通双方的距离较大时，则容易造成敌对或相互攻击的气氛。沟通双方的距离不同，还会影响沟通双方的参与程度。

（6）社会因素：沟通双方的地域、文化、职业、社会地位、信仰等社会背景不同对沟通效果影响很大。不同地域、不同民族的文化在长期的发展中会形成许多具有鲜明的地域性和民族性的特征，从而形成特定的文化传统，这种文化传统总是在左右每个人的行为，影响制约着人们沟通的形式和内容。一般说来，文化传统相同或相近的人在一起感到亲切、自然，容易建立相互信任的沟通关系。当沟通双方文化传统有差异时，理解并尊重对方的文化传统将有利于沟通。

2. 个人主观因素

（1）情绪因素：如果沟通双方的情绪都很好，那么他们的交流会很愉快、顺利。否则，如果沟通的某一方处在生气、焦虑、紧张、敌对和悲伤情绪下，那么沟通可能达不到预期的目的。

（2）生理因素：包括暂时性的生理不适和永久性的生理缺陷。暂时性的生理不适，如疲倦、疼痛、饥饿等，会使沟通者难以集中精力而影响沟通，但当这些生理不适消失后，沟通就能正常进行；永久性的生理缺陷，如听力弱、视力障碍、聋哑、智力不健全等。对这些特殊对象进行沟通时需要特殊的方式，如加大声音强度、光线强度，借助哑语、盲文等。这些都会对有效沟通造成一定的障碍。

（3）认知因素：由于个人经历、受教育程度和生活环境等不同，每个人的认知范围、深度、广度及认知涉及的领域、专业都有差异。双方认知不同，看待事物的观点也不同。双方持不同的观点，交流则不易达到统一。

（4）个性因素：个性是指由人对现实的态度和他的行为方式所表现出来的心理特征。个性是影响沟通的重要变量。一个人是否善于沟通，如何沟通，与人的个性密切相关。热情、直爽、健谈、开朗、大方、善解人意的人易于与他人沟通；相反，性格孤僻、内向、固执、冷漠、拘谨、狭隘、以自我为中心的人，很难与人正常沟通。两个性格都很独立、主观性又很强的人相互沟通，往往不易建立和谐的沟通关系，甚至会发生矛盾冲突。独立型性格的人与顺从型性格的人相互沟通，则常常因为"性格互补"而建立良好的沟通关系。

（5）价值观因素：人们的价值观决定着对事物的态度和处事的方式方法。在沟通中要善于分辨对方的价值观，并分析其影响价值观形成的因素。世界上每个人的价值观虽然各不相同，但大多数人能够相互沟通，相互交流，友好相处，原因在于尊重对方的价值观。人际沟通中，尊重他人的价值观是极其重要的。

（6）能力因素：沟通所使用的主要信息符号是语言和文字。由于语言文字是一种符号系统，它们与事物、意念只有间接关系。再者，客观事物和人的思想意念及语言文字都非常复杂，这就使得语言文字的表达范围和人使用它们的能力都有很大的局限性。于是，同一种事物、同一种意思会有很多种表达方式，同一种表达方式又会有多重意义。如何把话说得明白、适当、恰到好处，这就需要语言技巧，如有的人口齿不清、地方口音重、不会讲普通话，或信息含义不清、措辞不当等，信息沟通就会中断或受阻。

（7）性别因素：现代研究表明男人和女人沟通交流的风格是有差异的。男人沟通交流中通常强调的是目的、结果、地位、能力等；而女人沟通交流通常是试图建立良好的关系。也就是说，男人和女人沟通交流的目的不同，决定了男人和女人沟通交流风格的差异。

（8）知识水平因素：知识渊博的人，可以给人以信息，易于与人交流。如果语言贫乏，寒暄过后，就没有什么可说的了，那么沟通就无法继续。另外，由于所熟悉的领域不同，人们的共同语言也有所差异，沟通的范围也相应变小。在沟通的过程中要根据不同的沟通对象，采用不同层次的言语内容进行沟通。

（9）角色关系因素：在每次沟通过程中，人们都要扮演不同的角色。如同学之间说话很随便，互相打闹、嬉戏毫无顾忌，但师生关系就不一样，师道尊严，尊敬师长，使得学生在老师面前恭恭敬敬。同样，下级与上级和同事与同事之间的交流也是不一样的。所以，角色与关系也影响交流。

以上个人主观因素可能会限制一个人在沟通中的感受，从而使信息在交流过程中有可能被扭曲或改变。从而影响信息传递的清晰度和正确性。

三、有效沟通的技巧

【案例 16-3】   **有效沟通技巧**

某医院为了奖励 A、B 科室的医护人员的工作成绩，制订了一项旅游计划，各科室名额限定为 10 人。可是 A、B 两个科室都有 11 名医护人员想去，A、B 科室主任需要向医院领导再申请 1 个名额。

A 科室主任向医院领导说："领导，我们部门 11 个人都想去旅游，可只有 10 个名额，剩余的 1 个人会有意见，能不能再给个名额？"

医院领导说："筛选一下不就完了吗？院里能拿出 10 个名额就花费不少了，你们怎么不多为医院考虑？你们呀，就是得寸进尺，不让你们去旅游就好了，谁也没意见。我看这样吧，你是科主任，姿态高一点，等以后有其他机会了再去，这不就解决了吗？"

同样的情况下，去找医院领导之前用异位思考法，树立一个沟通低姿态，站在医院领导的角度上考虑问题，遵守沟通规则，做好与医院领导平等对话、为医院解决此问题的心理准备。

B 科室主任也来找医院领导说："领导，您真的是想给大家一个惊喜，这一年科室工作完成得不错，是大家的功劳，考虑到大家辛苦一年。年终了，第一，是该放松放松了；第二，放松后，才能更好地工作；第三，增加了凝聚力。领导的这个计划真是太妙了。"B 科室主任继续说："也许是计划太好了，大家都在争这 10 个名额。"

医院领导说："当时决定 10 个名额是因为觉得你们科室有的人工作不够积极。你们评选一下，不够格的就不安排了，就算是对他的一个提醒吧。"

B 科室主任说："其实我也同意领导的想法，有个别人的态度与其他人比起来是不够积极，不过他可能有一些生活中的原因，这与我这个科主任对他缺乏了解，没有及时调整都有关系。责任在我，如果不让他去，对他打击会不会太大？如果这种消极因素传播开来，影响不好吧。院里花了这么多钱，要是因为这个名额降低了激励效果太可惜了。我知道医院每一笔开支都要精打细算。如果能拿出 1 个名额的费用，让他有所感悟，促进他来年改进。那么他多给医院带来的利益要远远大于这部分支出的费用，不知道我说的有没有道理，领导如果能再考虑一下，给增加个名额，我会尽力在这次旅途中做好思想工作，帮助他放下包袱，树立有益医院的积极工作态度，领导您能不能考虑一下我的建议。"

院领导回答："既然这样，好吧，那就单独给你们科室增加 1 个名额。"

问题：通过两段对话的对比，请说出有效沟通有哪些技巧？

在有效沟通的过程中，对于造成沟通障碍的因素，管理者可以通过掌握如下技巧加以克服，达到有效沟通的目的。

（一）有效倾听技巧

倾听能鼓励他人倾吐他们的状况与问题，而这种方法能协助他们找出解决问题的方法。倾听技巧是有效影响力的关键，而它需要相当的耐心与全神贯注。倾听技巧由 4 个独立技巧所组成，分别是鼓励、询问、反应与复述。鼓励能促进对方表达意愿；询问可以用探索方式获得更多对方的信息资料；反应可以告诉对方你在听，同时确定完全了解对方的意思；复述用于讨论结束时，确定没有误解对方的意思。

（二）控制气氛技巧

安全而和谐的气氛，能使对方更愿意沟通。如果沟通双方彼此猜忌、批评或恶意中伤，将使气氛紧张、冲突，加速彼此心理设防，使沟通中断或无效。气氛控制技巧由 4 种独立技巧组成，分别是联合、参与、依赖与觉察。联合是以兴趣、价值、需求和目标等强调双方所共有的事务，造成和谐的气氛而达到沟通的效果；参与能够激发对方的投入态度，创造一种热忱，使目标更快完成，并为随后进行的引导推动创造积极气氛；依赖可以创造安全的情境，提高对方的安全感，而接纳对方的感受、态度与价值等；觉察能将潜在"爆炸性"或高度冲突状况予以化解，避免讨论演变为负面或破坏性。

（三）引导推动技巧

引导推动技巧是用来影响他人的行为，使其逐渐符合我们的议题。有效运用引导推动技巧的关键，在于以明白具体的积极态度，让对方在毫无怀疑的情况下接受你的意见，并觉得受到激励，想完成工作。引导推动技巧由 4 种独立技巧组成，分别是回馈、提议、推论与增强。回馈是让对方了解你对其行为的感受，这些回馈对人们改变行为或维持适当行为是相当重要的，尤其是提供回馈时，要以清晰具体而非侵犯的态度提出；提议是将自己的意见具体明确地表达出来，让对方能了解自己的行动方向与目的；推论是为了促使讨论具有进展性，整理谈话内容，并以它为基础，为讨论目的延伸而锁定目标；增强指利用增强对方出现的正向行为（符合沟通意图的行为）来影响他人，也就是利用增强来激励他人做你想要他们做的事。

（四）信息表达技巧

由于语言可能成为沟通障碍，因此管理者应该选择适当的措辞并组织语言，以使信息表达清楚，易于接收者理解。为了确保信息的清晰和完整，管理者不仅需要简化语言，还要考虑到信息所指向的听众，以使所用的语言适合于接收者。管理者必须使用接收者能够理解的语言和符号，尽量使用常见的词汇，通过简化语言并使用与听众一致的言语方式可以提高理解效果。

（五）方式选择技巧

为了达到有效沟通的目的，管理者需要选择合适的沟通媒介和有效的方式，如沟通重要信息时，最好选择口头和书面方式。常用的沟通方法有面对面、书信、简报、电话、视频、电子邮件等。在对这些媒介选择时，管理者要考虑到信息的性质、时间要素、成本因素、保密性及信息传递的有效性。同时，有效沟通应该尽量减少组织层级，缩短信息传递链，拓宽沟通渠道，以利于信息的反馈，实现沟通的目的。加强平行沟通，促进横向交流，创造有利于沟通的工作环境，对于实现有效沟通也很重要。

（六）及时反馈技巧

很多沟通障碍问题是由于误解或不准确造成的。如果管理者在沟通过程中使用反馈回路，则会减少这些问题的发生。这里的反馈可以是言语的，也可以是非言语的，如绩效评估、薪金核查、晋升、讨论、测评等都是有效的反馈方法。

（七）情绪控制技巧

情绪能使信息的传递严重受阻或失真。当管理者对某件事十分失望时，很可能会对所接收的信息发生误解，并在表述信息时不够清晰和准确。那么管理者要采用的方法就是暂停进一步的沟通直至恢复平静。

（八）同理他人技巧

同理是指侦察和确认他人的情绪状态，并给予适当的反应。也就是说，同理是设身处地，以对方的立场去体会对方心境的心理历程。

他人的过程分为两个阶段。一是侦察和确认阶段，这是同理的第一个层面，是指识别和确认沟通对象的感受。这一层面强调的是知觉技巧，要求管理者通过语言和非语言线索来确认信息接收者的情绪状态。二是反应引导阶段，这个层面需要运用良好的沟通技巧让接收者从信息发出者的角度，而不是从自己的角度来理解信息，避免接收者选择性知觉带来的误解，让接收者暂停自己的想法与感觉，而从发出者的角度调整自己的所观所感，这样可以进一步保证对所听到的信息的解释符合信息发出者的本意。

四、有效沟通的策略

管理中的有效沟通是指为了实现组织目标而在组织成员之间及与相关组织之间进行的事实、思想、意见的传递与交流过程。管理中的有效沟通不同于人际沟通，它涉及组织内各种类型的沟通，因此，管理的有效沟通能否实现，取决于管理者既要熟悉有效人际沟通的策略，又要掌握有效沟通的策略。

（一）有效的人际沟通策略

有效沟通是很困难的、需要采用正确的技巧和方法。在日常的管理中，管理者除了关注有效沟通的一般技巧外，在组织内进行人际沟通中尤其要注意语言、非语言沟通技巧，慎选沟通渠道及调整管理沟通风格，提升管理效率，使每一次的沟通都能达到预期目的。

1. 掌握语言沟通策略

（1）注重情感交流：沟通不仅是一种信息的交流，更应是一种感情的传递。管理沟通不能只谈工作，不谈思想，而应敞开心扉、开诚布公，这样才能增进相互感情，架起相互信任的桥梁，使沟通成为增强团结的黏合剂。

（2）把握沟通的时机很重要：人一般在心情愉快时比较乐于和他人交流，容易接收外界信息，选择这个时机找其谈心，容易取得良好的沟通效果。

（3）准确表达含义：交谈的目的是达意，管理者在交谈时要注意语言的简洁，以最少的语言表达最大量的信息。同时还应该形象生动、幽默而含蓄，交谈中不要说尽道破，应该留有余地，用生动的比喻、轻松幽默的语言来化解人际交往时的局促、尴尬气氛。另外还要注意委婉，注意"避讳"。

2. 掌握非语言沟通策略

（1）讲求平等管理：沟通不是简单地下命令、发指示，而是要谈想法、讲道理，以理服人，不能以势压人，要注意平等交流。双方在平等基础上沟通、可使同级之间、上下级之间增进了解和理解，形成人与人之间融洽和谐的关系，扫清相互间的沟通障碍。同事间平等相待，不仅要平等对待与自己意见相同者，还要平等对待与自己意见不同者，要听得进逆耳之言。

（2）找准切入点：沟通中最重要的环节是"倾听"。倾听时要寻找合适的切入点。实现无缝沟通，切入点就是一种共鸣，是沟通双方共同感兴趣的话题，它是"倾听"的关键，是无缝沟通的重要环节。从刺激到反应之间有一段时间差，利用此段间隙，可以仔细地品味，寻找更多细微的因素，搜索更加合理的切入点。

（3）慎重地选取沟通渠道：传达某种信息有很多不同的渠道，但是使用不同渠道传递信息，会产生不同的结果。如何选取适当的渠道进行沟通，完全取决于管理人员的经验和智慧。一般而言，在选择沟通途径时，主要考虑两个因素。一是对象，如果要听取对方的意见，也就是要求有回馈时，那么最好用面对面的方式。因为面对面的方式不仅可以从言语上得到答案，更可以从对方的面部表情、反应、肢体语言上看出些许信息。如果所要传达的对象是某一个人或某几个人时，那么可以考虑以私下约谈的方式，当然也可以用便条，以"笔谈"的方式与对方沟通。是使用面对面沟通，还是使用"笔谈"的方式，主要依据沟通对象的个性和习惯而定。二是事情的属性或性质，如果所需沟通的事情是发布一项命令，可以用全体员工开会的形式传达，或是利用书面的文稿交至每一位员工手中。如果材料涉及个人隐私，需要保密时，可以设立管理者接待日、管理者信箱等渠道减轻沟通者的心理压力。

（4）调整管理沟通风格：在日常工作中，人们习惯于使用某种沟通方式，用这种方式与人交往，会使人感到得心应手且游刃有余，并逐渐发展成为一个人的沟通风格。如果是每个具有不同沟通风格的人在一起工作，而彼此不能协调与适应的话，那么彼此不仅不能有效沟通，还会造成许多无谓的冲突与矛盾，阻碍管理工作的顺利进行。因此，沟通双方首先要彼此尊重和顺应对方的沟通风格，积极寻找双方利益相关的热点效应。其次，必须调整自己的沟通风格，要始终把握的基本原则是需要改变沟通风格的不是他人而是自己。这方面的技巧主要有四个方面：一是感同身受，站在对方的立场来考虑问题，将心比心，换位思考，同时不断降低习惯性防卫；二是高瞻远瞩，具有前瞻性和创造性，为了加强沟通的有效性，必须不断学习与持续进步；三是随机应变，根据不同的沟通情形与沟通对象，采取不同的沟通对策；四是自我超越，对自我的沟通风格及其行为有清楚的认知，不断反思、评估、调整并超越。

（二）有效的组织沟通策略

管理者在管理沟通过程中，要想实现有效沟通，除了要掌握有效人际沟通的技巧外，还必须掌握组织沟通所要运用的策略。

1. 组织沟通环境优化　在管理沟通中，要想实现有效沟通，首先必须进行组织沟通的优化与检查，使组织内沟通渠道畅通，组织成员需要做到三个方面：一是必须具备沟通知识，组织成员必须具备沟通概念的操作性知识，在此理论背景下，他们应有能力把这些沟通知识运用到实践中，理论背景包括沟通的含义、沟通种类、沟通网络、沟通可利用的各种媒介、一些研究成果和最新观念等；二是营造良好组织氛围，营造一个支持性的值得信赖的和诚实的组织氛围，是任何改善管理沟通方案的前提条件。管理人员不应压制下属的感觉，而应耐心地理解下级的感觉和情绪；三是制订共同的目标，成员目标一致，能够同心协力为共同的目标而努力，也是许多上下级之间及不同部门之间消除沟通障碍的有效途径。通过组织成员共同制订行动目标，并定期进行考察，可以有效消除沟通障碍。

2. 检查和疏通管理沟通网络　组织要经常检查管理沟通的渠道是否畅通，需要检查的管理沟通渠道包括四类网络：一是属于政策工程、秩序规则和上下级之间关系的管理网络或共同任务有关的网络；二是解决问题、提出建议等方面的创新活动网络；三是包括表扬、奖赏、提升及联系组织目标和个人所需事项在内的整合型网络；四是包括组织出版物、宣传栏等指导性网络。组织要定期对组织的管理沟通网络进行检查，发现问题要及时处理和疏通，以实现管理的有效沟通。

3. 在组织中应建立双向沟通机制　传统的组织主要依靠单向沟通，即在组织内从上到下传递信息和命令，下级无法表达自己的感受、意见和建议。而以建议系统或申诉系统为形式的向上沟通渠道对下级表达想法和建议有很大的帮助，能增进管理沟通的效果。

五、护理管理中的有效沟通

在护理管理中，每天有大量的沟通活动，如护理交班、护理查房、各种护理工作会议或护士长与护士个别谈话，也包括交班记录、护理记录等护理文件书写等。在沟通的过程中，护理管理者应注意沟通的技巧，以达到有效沟通的最佳效果。

（一）护理指令

护理指令带有强制性，隐含有自上而下的护理管理层次关系，要求护理工作者在一定环境下执行某项护理任务或停止某项护理工作，护理指令内容与实现护理目标密切关联。在发布指令前应广泛听取各方面的意见，避免指令不恰当。

1. 护理指令的类型 可分为一般或具体、书面或口头、正式和非正式等类型。

2. 护理指令发布的技巧 一是制订护理指令传达计划，为确保护理指令执行的效果，在护理指令发布前必须明确以下几个方面：

（1）确定护理目标：只有护理目标明确，才能清晰地传递给执行指令的护理工作者。

（2）确定发布对象：由于每个护理工作者的特征、能力不同，所以能够承担的护理工作也有所不同，应在布置护理工作之前确定好适当的发布对象。

（3）制订达到护理目标的步骤。

（4）护理指令必须简洁、清晰、明了，便于指令接收者理解。

（5）如果护理指令是新的，应考虑执行指令是否需要专业护理知识的培训，以切实落实护理指令。

3. 确保护理指令有效传达 护理指令发布后必须确认命令是否有效传达，可通过如下方法：

（1）让接收指令的护理工作者复述指令，确定已充分理解指令。

（2）如果有需要，可在发布护理指令时做出示范，但不是所有的护理指令都需要示范。

（3）把握护理指令传达的关键环节，经常检查遗漏，检查接口，使护理管理工作处在一个最佳状态。

4. 处理接收指令者对护理指令的不同态度 护理指令发布后，由于对护理指令的理解和看法不同，可能有不同的态度，应采取不同的方式进行有效的处理。

（1）认同：护理指令接收者认同命令的情况下，可以适当授权，激励他的积极性。同时耐心倾听指令执行过程中的方案及其重点、难点，制订详细的护理计划。

（2）不关心：当指令接收者对护理指令持无所谓态度时，不要责备。可以提出护理指令相关的问题，发掘下级的真实想法，询问其对于护理指令的意见及建议，寻找适当的处理方法。

（3）怀疑：鼓励指令接收者把怀疑说出来，了解其关注的利益重心，并向其讲明此护理指令的目的和益处。

（4）反对：积极沟通，加强理解，当无法改变其反对态度时，可以考虑将此护理工作分配给他人。

（二）组织护理工作会议

护理工作会议是整个护理活动的一个重要反映，也是每个护理工作者在护理团队中的身份、影响和地位所起作用的表现。一个护理团队的重大决策离不开工作会议这种沟通形式，通过护理工作会议可集思广益，使与会者之间达成共识，更好地确定自己的护理目标和工作方法，发现未注意到的护理问题时，认真地考虑和研究。护理工作会议是进行沟通的一种重要方法，在召开会议或出席会议之前要充分准备，以免流于形式。

1. 护理工作会议的性质和形式 根据交流目的的不同，护理工作会议可分为自上而下指导性的会议、汇报性质的会议和商讨为主的会议。根据其性质考虑沟通的具体策略。

2. 组织护理工作会议的技巧

（1）会议前的准备工作：为使护理工作会议顺利并取得成效，会前应该做好充分的准备，明确会议目的、时间、地点、参会人员、讨论内容、议程、预测可能出现的问题及对策等。提前通知参加会议的人员做充分准备，提前通知有关人员准备好讨论稿或会议材料，并给予相关人员足够的时间准备文字材料、必要的设备仪器，收集相关信息等。

（2）组织护理工作会议的注意事项：一是主持人应使用参与型领导方式，创造民主的气氛，调动参会者的积极性，鼓励大家发表意见，允许有不同意见的人表达自己的意见。二是连续性的讨论会议，应回顾上次会议情况，保持会议连贯性。三是控制会议中出现的干扰性问题，围绕会议目的，集中解决主要问题和讨论项目，避免会议讨论偏离主题。四是会议结束时，尽量做出结论并做出解释，对不能立即做出结论的问题，应明确再次讨论的时间和解决的办法。五是会议应做记录并妥善保存，以便查阅。

（三）护理查房

护理查房是临床护理工作中为了提高护理质量及临床教学水平而采取的一种管理方式，是病房开展业务学习的主要方式。通过护理查房，可以提高护理人员的理论及技能水平，同时也可以发现护理过程中的问题，并鼓励患者及其家属参与协助护理工作，表达对护理的感受、意见和建议，共同参与护理，提高护理服务质量。

1. 护理查房的程序和方法　护理查房前应制订计划，明确本次查房的目的、时间、地点、参加人员、主讲人、患者、记录人员、查房程序及必要的准备。应选择适当的患者，并得到患者的允许和配合，必要时请家属参加。查房前主讲人做好充分的准备（病历、有关疾病及护理理论知识），为参加者推荐有关资料，了解有关知识。查房过程中，主讲人进行护理报告，主持人应引导讨论方向，调动参加人员积极参与讨论，并做出总结与评价。

2. 护理查房的技巧　查房内容应以患者为中心，但要避免在床前对患者进行过多的评论及过分的检查。需要对患者回避的内容，应选择合适的地点进行，参加人员不宜过多，人员多少应根据查房目的决定，可以灵活掌握，床边查房时间不宜过长，护理查房记录应予以保存。

（四）个别谈话

个别谈话是护理工作管理者用正式或非正式的形式在护理团队内同护理团队成员交谈，是护理管理中一种主要交流形式。这种交流形式大都建立在相互信任的基础上，有利于增进双方的信任感和亲切感，对统一思想，认清护理目标，体会各自的护理责任和义务都很有利。在交谈过程中，双方表露真实的思想，提出不便在其他场合提出的问题，方便护理管理者了解护理团队成员的思想动态。运用好个别谈话，不仅可以了解情况、沟通思想、交换意见、提高认识、解决问题，还可以畅通言路，集思广益，凝聚人心。

1. 个别谈话的类型及作用　个别谈话的类型包括指示性、汇报性、讨论性、请示性谈话等。谈话的作用如下：

（1）监督作用：了解护理工作进展情况，起到经常性监督的作用。

（2）参与作用：在谈话过程中，谈话双方进行思想交流，参与护理计划制订的过程。

（3）识人作用：通过谈话了解护理团队成员的心理与品质，安排适当的护理岗位和护理任务，做到人尽其才。

（4）指示作用：以谈话形式传达护理管理者意图。

2. 个别谈话的技巧　个别谈话具有很强的感情色彩，需要讲究艺术性，护理管理者应积极应用个别谈话形式为护理工作服务。在谈话过程中应注意做到以下几点：

（1）擅于激发对方谈话及表达真实想法的愿望：护理管理者需要注意谈话的态度、语气，给予对方信任和尊重，耐心听取谈话内容，鼓励对方交谈。

（2）擅于抓住重要问题：礼节性地谈话之后，应逐渐转入正题，擅于把谈话中的公事与私事分开，不谈私事或将私事限制在最小限度内。

（3）擅于表达对谈话的兴趣和热情：谈话中护理管理者可用表情、姿势、插语等对谈话内容表示热情和有兴趣，给予及时、积极、适当的反馈，使谈话更融洽深入。

（4）擅于处理谈话中的停顿：谈话中的停顿有两种，一种是下级要观察上级对其谈话的反应，这时应插话，鼓励其继续谈话的内容；另一种是思维中断引发，可采用反问提问法，引出原来的谈话内容。

（5）擅于掌握评论分寸：谈话过程中，护理管理者应学会克制自己的情绪，冷静、清醒地听取对方的讲话，并本着实事求是的原则，谨慎地表达意见。

（6）选择适当的谈话时机：个别谈话要注意根据谈话的目的、问题性质、迫切程度、谈话对象的心理素质、思想觉悟等选择适当的时机。

（五）积极倾听

积极倾听是指护理管理者要真正理解听到的内容，它要求对声音刺激给予注意、解释和记忆。在陈述自己的观点，达到沟通目标之前，护理管理者要先让对方畅所欲言并认真聆听，了解对方的内心想法是解决问题的捷径。

1. 积极倾听的基本要求　积极倾听要求护理管理者站在说话者的角度上理解信息，其基本要求有如下几个：

（1）专注：要求护理管理者集中精力听说话者所讲的内容，避免注意力分散，概括、综合所听到的信息，留意每个细微的新信息，尤其是需反馈的信息内容。

（2）移情：要求护理管理者把情感置身于说话者的位置上，从说话者的角度出发，努力理解说话者想表达的含义。移情对倾听者的知识水平和灵活性两项因素有较高的要求，要求倾听者暂停自己的想法与感觉，调整角度，从说话者的角度调整自己的所观所感，进而保证倾听者的理解符合说话者的本意。

（3）接受：护理管理者要客观地倾听内容，不要轻易做判断。当我们存在不同观点时，常常会在心里阐述自己的看法并进行反驳，这样容易遗漏信息。积极倾听就是接受他人所言，并在说话者结束话题之后做出自己的判断。

（4）对完整性负责：护理管理者要千方百计地从沟通中获得说话者所要表达的全部信息。在倾听内容的同时注意对方非语言信息，并通过提问来确保理解的正确性。

2. 积极倾听的技巧　在护理工作中，积极倾听并不是把别人所说的话听到而已，同时还要考虑其声调、措辞、频率、面部表情、身体姿势等行为，通过各种技巧获得较全面准确的信息。

（1）了解谈话内容、背景及尚未发表的意见。

（2）用表情或点头表现出对谈话内容的兴趣，鼓励对方发言。

（3）注意对方说话时的语气及肢体语言，体会对方的情感。

（4）不急于发表看法，表达言辞要缓和，不质问对方，不教训下级。

（5）可适当地提问、复述，澄清易混淆的谈话内容，保证对获取信息的理解。

（6）结束话题后进行讨论，并做出判断。

（7）擅于控制情绪，不要过于激动。

（8）安排充分和完整的交谈时间。

其他如汇报、报表、口头或书面调查访问等形式也可应用于护理沟通中，了解护理团队成员的工作情况及对现行制度、政策的意见。

思　考　题

1. 沟通的内涵是什么？
2. 沟通的过程是如何完成的？有哪些沟通类型？
3. 有效沟通障碍是如何产生的？
4. 有效沟通的技巧都有哪些？
5. 在护理工作如何运用各种沟通技巧？

（刘丽萍）

控 制 篇

第十七章 控 制

【案例 17-1】　　　　　　　**重症监护病房安全管理**

　　新入职护士小张轮转重症监护病房，她发现这里的患者大多数存在意识障碍，身上连接着各种管道和仪器，部分患者还有保护性约束。值班第一天，她的带教老师详细介绍了重症监护病房的工作环境、工作程序和特点。在接下来的轮转过程中，小张的带教老师指导小张结合临床病例掌握了危重患者的病情观察、专业的护理技术操作、危重患者并发症防治等内容。这一天，护士长查房，提出了几个问题与大家一同讨论：重症监护病房患者存在哪些安全问题？如何进行管理？

问题：如果你是小张的带教老师，你会如何引导小张回答呢？

第一节 控 制 概 述

一、控制的内涵

　　"控制"来源于希腊语"掌舵术"，指领航者通过发号施令将偏离航线的船只拉回到正常的轨道上来。控制（control）是指按照既定的目标和标准，对组织活动进行衡量、监督、检查和评价，发现偏差，采取纠正措施，使工作按原定的计划进行，或适当地调整计划，使组织目标得以实现的活动过程。这一概念包括了三个方面的含义：①控制是一个过程。②控制是通过"衡量、监督、检查和评价"和"纠正偏差"来实现的。③控制保证组织实现目标。

二、控制的特点

　　作为管理的重要职能之一，控制具有以下四个特点。

（一）控制具有目的性

　　在实际工作中，控制的目的有两个：一是限制偏差的累积及防止新的偏差出现，保证组织或工作维持原有状态；二是更好地适应环境的变化，实现管理突破，使组织达到新的状态。无论是维持现状或是寻求管理的突破，都是围绕着组织目标进行的，其最终目的都是保证组织目标的顺利实现。控制的意义就在于监督衡量组织各方面活动，保证实际运行状况与计划及组织环境的动态适应，促进组织目标的实现。

> **知识链接：蝴蝶效应**
>
> 　　蝴蝶效应：由气象学家爱德华·洛伦兹于 1963 年提出来的。其大意为："一只南美洲亚马孙热带雨林中的蝴蝶，偶尔扇动几下翅膀，约 2 周后在美国得克萨斯州引起了一场龙卷风"。原理就是蝴蝶扇动翅膀的运动，导致其身边的空气系统发生变化，并产生微弱的气流，而微弱气流的产生又会引起四周空气或其他系统产生相应的变化，由此引起一个连锁反应，最终导致其他系统的极大变化。蝴蝶效应说明，事物的发展对初始条件具有极为敏感的依赖性，初始条件的十分微小的变化经过不断放大，将会对未来状态造成极大的影响。

在管理过程中，一些小的偏差如果不进行及时纠正，就会在后面的环节中不断积累和放大，使组织的最终结果与预期目标有极大的差别，可谓"差之毫厘，谬以千里"。因此，必须通过控制职能进行纠偏，防微杜渐，及早发现偏差并进行纠正，以保证组织目标的实现。

（二）控制具有整体性

控制的整体性包括三个方面的含义：第一，控制存在于组织活动的各个方面，各单位、各部门的工作及每一阶段的工作进展都是控制对象。第二，控制不仅仅是管理人员的职责，组织中的全体成员都应参与到控制工作中。同时，管理者作为控制的主体对下属工作人员进行控制，组织对管理者本身也需要进行控制，实现对控制者的控制。第三，开展控制工作应具有全局观，要避免"只见树木，不见森林"，将组织活动视为一个有机的整体，各项控制措施相互协调，提升组织的整体绩效。

（三）控制具有动态性

伴随着组织外部环境与内部环境的变化，控制的标准、方法、重点也在不断地变化。在组织发展或工作进展的不同阶段，控制的重点也存在差异。控制不是机械的、程序化的工作，而是根据组织目标及组织内外部实际情况动态地进行调整和完善。

（四）控制具有人本性

控制的人本性可以从以下两个方面理解：第一，在控制工作中，人的作用是非常重要的，人既是控制的主体，也是控制的客体，所有控制指令是由人发出，所有的纠偏行为是由人完成，人的素质与能力对控制的效果有非常重要的影响，控制的重点就是对人的控制。第二，注重人的作用，控制工作中应关注员工工作能力的培养，通过控制工作，不仅可以发现组织运行与计划执行过程中的偏差，更重要的是通过管理者对下属员工的指导，使员工认识到偏差产生的原因、掌握纠偏的方法并培养纠偏的能力，这样既能改进目前的工作，达到控制的目的，更有助于提高员工的工作能力及自控能力。

三、控制的类型

根据控制活动相对于偏差产生的时间不同，可以将控制分为前馈控制、现场控制和反馈控制三种类型（图17-1）。

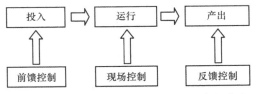

图 17-1　三种类型的控制在管理过程中的分布

1. 前馈控制（feedforward control）　　前馈控制又称预先控制，是对未来可能出现的偏差进行预防性控制，是在实际工作开始之前，管理人员运用所能得到的最新信息，包括上一个控制循环所产生的经验教训，对工作中可能产生的偏差进行预测和评估，对各种影响因素进行控制，以避免预期问题的出现。前馈控制是比较理想的控制类型，其中心问题是保证组织各种投入资源的数量及质量，并实现资源的优化组合。例如，组织制定相关规章制度，对生产材料进行质量检验，对新聘用的人员进行岗前培训，这些都属于前馈控制的范畴。医疗卫生服务关系到居民的健康和生命安全，一旦出现失误就会造成难以补救的不良后果，因此前馈控制在医疗卫生领域中的应用非常广泛，准入制度、诊疗规范、操作规程、治疗方案等均属于前馈控制。

相对于现场控制和反馈控制，前馈控制具有明显的优点：前馈控制在工作开始之前进行，旨在消除问题产生的隐患，而不是在偏差产生后再采取补救措施，可防患于未然；此外，前馈控制是针对偏差产生所依赖的条件和影响因素进行的控制，并不针对具体的工作人员，不易造成对立面的冲突，易于被员工接受并付诸实施。

尽管前馈控制具有明显的优点，但实施起来往往比较困难。由于前馈控制是以未来为导向的，管理者要开展有效的前馈控制必须及时、准确地掌握大量信息，对未来进行预测，同时要求管理人员充分认识前馈控制的各种因素对计划实施的影响，从现实情况看，要做到这些具有一定的难度。因此，管理者不能仅依靠前馈控制，还需要其他两种类型的控制进行补充。

在护理管理中，为保证护理服务的基础质量，对急救物品、医疗器械、环境、护士素质要求、规章制度、服务流程等所进行的控制；为保证护士选拔录用的效果，对应聘者进行的材料审核、面试、体检、试用期考察等，都属于前馈控制。

2. 现场控制（concurrent control） 现场控制也称同步控制或同期控制，是指在工作进行的过程中所实施的控制。通过现场控制可以及时发现并纠正工作中的偏差，避免其在后续环节中不断放大，尽可能地减少偏差所带来的损失。例如，护理部主任查房时，发现治疗室内清洁区和污染区划分不清；护士长巡视病房时，发现护士违反操作规程，都有责任立即予以纠正，并提出改进措施。现场控制具有监督和指导两项职能。监督是指按照预定的标准检查正在进行的工作，以保证目标的实现。指导是指管理者针对工作中出现的问题，根据自己的知识、经验，指导帮助下属改进工作，或与下属共同商讨纠正偏差的措施，使工作人员能够正确地完成所规定的任务。

现场控制的突出优点：现场控制对员工有指导作用，通过管理者的言传身教，可以使员工了解自身工作中存在的问题，理解偏差产生的原因并掌握纠偏的方法，有助于提高员工的工作能力和自我控制能力。现场控制的缺点主要体现在以下几个方面：现场控制针对具体工作人员的特定行为，管理者与员工之间易产生对立情绪，影响控制的效果；现场控制要求管理者亲临现场，由于受到时间、精力的制约，管理者很难事必躬亲、时时到场，因而现场控制的应用范围相对较窄，但随着信息网络技术的快速发展，管理者不必亲临现场也能掌握工作的实际进展情况，在一定程度上拓宽了现场控制的应用范围；最后，现场控制的效果受到管理者的工作能力、指导方式的影响，管理者的自身素质决定了现场控制的有效性。

3. 反馈控制（feedback control） 反馈控制又称事后控制，是指在工作结束或行为发生之后，通过对工作的总结和评价，发现工作中已经发生的偏差，并采取相应的纠偏措施。由于反馈控制主要是通过对计划执行结果的检查分析来发现偏差，进而采取纠正措施，因此反馈控制的注意力主要集中于工作结果。由于反馈控制难以消除已经产生的偏差，其着眼点应该是消除原有偏差的持续作用，矫正今后的工作活动，防止类似偏差的再度发生，即控制的主要目的是"惩前毖后"。反馈控制的主要优点有以下三个方面：

（1）"亡羊补牢，未为晚矣"：虽然反馈控制在很多情况下对已经发生的偏差无能为力，但可为前馈控制奠定基础。对于一些周期性或重复性的工作，通过反馈控制对所产生的偏差进行系统的总结和分析，针对偏差产生的根源制订相应的措施，可以避免以后工作或下次活动再产生类似的问题，有助于实现组织的良性循环，提高工作效率，如对以往发生的医疗差错和医疗事故进行回顾分析，可以确定事故高发的时段、科室或人员，有针对性地采取措施，以减少医疗差错和医疗事故的再度发生。

（2）反馈控制可帮助人们更好地把握规律：通过反馈控制对以往的工作进行回顾分析，可以总结出事物发展变化的内在规律。通过对规律的把握和利用，不仅可以消除已产生的偏差对后续活动的影响，还能帮助我们更好地把握行动规律，为更好地实现目标创造条件，如医疗服务的很多操作规程、诊疗规范及有效的治疗方案，都是在吸取以往经验教训的基础上制订出来的。这些操作规程、诊疗规范和治疗方案能够提高更多医护人员的服务水平，保护更多患者的健康与安全。

（3）反馈控制可以为员工考核提供依据：反馈控制需要对前一阶段的工作结果进行评价分析，评价分析的结果可以使员工了解自己的工作绩效，增强对员工的激励，也可作为考核员工的主要依据，使得对员工的管理更加科学规范。同时反馈控制评价的结果与目标管理和绩效管理相结合，可以作为员工奖惩和薪酬发放的基本依据。

在护理质量控制中的"基础护理、特级护理、护理安全、消毒隔离、病房管理等的达标率"、"压疮发生率和治愈率"及"护理病历书写达标率"等统计指标都属于反馈控制。这些指标的分析还能够为护理人员，尤其是总护士长和护士长的考核及提升各项护理质量提供科学的依据。

反馈控制的主要缺点在于时间上的滞后性。由于反馈控制在事后进行，在进行有效的控制之前，工作偏差已经产生，损失已经造成。因此，反馈控制只能作为一种事后补救的控制方法。

【案例17-2】 　　　　　　　　　　　　　　护理质量控制

为创建优质护理服务示范病房，提升患者对护理工作的满意度，消化内科的朱护士长将病床分给每一位护士，实行责任包干制护理模式；她提出病区的服务口号："我在你身边，你在我心里"，激励护士为患者服务；她细化了消化内科护士行为规范，并组织大家学习；她将行为规范、规章制度、质量控制标准、专科护理常规等集中归类放置，便于护士们学习参考；她经常参与危重患者的责任包干，了解检查和指导低年资护士各项工作的完成情况；她制订患者对护士满意度的调查问卷，对出院患者进行调查；她将责任护士的劳务费与患者对责任护士的满意度挂钩；她针对患者反馈的不满意之处，不断改进工作。今年5·12国际护士节，她管理的病区光荣地被评为"全国优质护理服务优秀病房"。

问题：

1. 分析朱护士长所采取的措施中哪些是前馈控制、现场控制和反馈控制？它们各有什么优缺点？

2. 如果你是护士长，你认为病区管理的控制关键要点是什么？

四、控制的原则

（一）与计划一致原则

控制是对实施计划的活动进行衡量、测量和评价，看其是否按既定的计划和方向运行；如果有偏差，及时采取纠偏措施，以保证实际活动与计划相一致，顺利实现组织目标。在这样的一个过程中，计划始终是实施控制工作的依据，所以控制系统和方法都要能够反映所拟订计划的要求。不同的计划有不同的特点，其控制所需要的信息也不相同。例如，检查临床护理服务质量、护理教学计划落实及护理科研计划的执行情况，所需要的信息是不相同的。因此，在设计控制系统、运用控制技术、确立控制方法等进行控制活动之前，必须分别制订不同的计划，并使控制系统与之相适应。临床护理服务质量的控制标准与方法要反映临床护理工作的特点和要求；护理教学的计划与落实要依据教学质量标准和要求予以设计和控制；护理科研则要根据不同层次的科研计划与要求设计其控制系统。总之，控制工作越是考虑到各种计划的特点，就能越好的发挥作用。

（二）组织机构健全原则

要实现有效的控制，必须有健全而强有力的组织机构作保证。控制工作是一种带有强制性的管理活动，组织机构如果没有权力，就无法进行控制，在赋予权力的同时，还要明确规定机构中岗位的责任，要求职、责、权三者统一。健全的组织机构同时还是信息沟通渠道畅通的保障，保证真实情况的工作信息或纠偏指令能够迅速地上传下达，有效避免控制过程中的迟滞现象，提高控制活动的效率。例如，在护理质量控制过程中，全院成立护理部-总护士长-护士长三级质量控制体系，院级护理质量控制组主要由护理部成员、各学科带头人和总护士长组成，每月或每季进行质量考评，对全院各项护理质量负责；总护士长级的护理质量控制组主要由总护士长和病房护士长组成，每周或每月进行质量考评，对总护士长所辖区域内的各项护理质量负责；护士长级的护理质量控制组主要由护士长和其他质量控制成员组成，每天或每周进行质量考评，对护士长所辖区域的各项护理质量负责。如果护理质量控制中发生了偏差，护理部主任很快能够通过总护士长、护士长掌握偏差信息，并能明确判断是哪个科室、病房和人员的责任，从而及时纠正。

（三）控制关键问题原则

在控制工作中，尽管管理人员都希望对自己所管辖的人员和活动进行全面的了解和控制，但由于受到时间、精力和财力等的限制，不可能也不应该对组织中每个部门、每个环节的每个人在每一分钟的每一个细节都予以控制。有效的控制应该是对影响计划实施、影响目标实现的关键问题进行控制。坚持控制关键问题的原则，不仅可以扩大管理的幅度，降低管理成本，还可以改善信息沟通的效果，提高管理工作的效率。护理工作项目繁多，错综复杂，涉及面广，护理管理控制工作也不可能面面俱到，而应着重于那些对计划完成有着举足轻重的关键问题，及时发现与计划不相符合的重要偏差，并给予及时纠正。例如，基础护理、特一级护理、危重患者的病情观察、消毒隔离管理、护理安全管理、护理文件书写、护士职责、制度和常规的落实等都是护理组织中的关键问题，控制了这些关键问题，也就控制了护理工作的全局。

（四）例外情况原则

例外情况原则是指控制工作应着重于计划实施中的例外情况。客观环境每时每刻都在发生变化，然而计划和实施控制常常是以环境变化不大为前提的，虽说预防措施可以针对一些可能出现的变化，但那也只是一些可以估计得到的问题，因而对那些突发性事件、环境中的巨大变化或者是计划执行过程中的重大偏差，管理者都要格外关注。否则，很可能错过最好的时机，给组织造成重大的损失。管理者要集中精力管理影响组织发展的关键大事，对在组织的条例、规章和制度中已经明确规定的事情，则由职能部门和下属部门照章执行即可。这样不仅可以提高管理的效能，取得较好的控制效果，还可以增强下属的独立工作能力和责任感。但需要指出的是，在实际管理过程中，仅控制例外情况是不够的，还必须将例外情况原则与控制关键问题的原则相结合。这是因为控制关键问题的原则强调的是需要控制的点，而例外情况原则强调的是这些控制点上发生偏差的大小。有时候关键点上的小偏差可能要比其他方面较大的偏差影响更大。只有密切地注意关键点上的例外情况，才能产生事半功倍的效果。

（五）控制趋势原则

对控制全局的管理者来说，重要的是现状所预示的趋势，而不是现状本身。控制变化的趋势比仅仅改变现状要重要得多，也困难得多。一般来说，趋势是多种复杂因素综合作用的结果，是在一段较长的时期内逐渐形成的，并对管理工作成效起着长期的制约作用，趋势往往容易被现象所掩盖，控制趋势的关键在于从现状中揭示倾向，特别是在趋势刚显露苗头时就觉察，并给予有效的控制。

（六）灵活经济控制原则

控制的灵活性是指控制体系本身能适应主客观条件的变化，持续地发挥作用。任何组织都处在一个不断变化的环境之中，灵活控制不仅要求在设计控制系统时要有一定的灵活性，还要求控制工作依据的标准、衡量工作所用的方法等能够随着情况的变化而变化。如果发现原来的计划是错误的，或者环境发生了巨大的变化，而使得计划目标无法实现，此时还机械、僵化地理解控制，要求下属不折不扣地执行原本错误和不适用的计划，那将会在错误的道路上越走越远。

控制的经济性系指控制活动应该以较少的费用支出来获得较多的收益。只有当控制所产生的结果大于控制所需要的消耗时，才有控制的价值。提高控制工作的经济性，一是要坚持适度控制原则，即根据组织规模的大小、控制问题的重要程度，对进行控制活动而支出的费用和由控制而增加的收益进行分析；二是保持纠偏方案的双重优化，即纠偏成本要小于偏差可能造成的损失；从各种纠偏方案中选择成本效益最好的。

五、护理管理中的控制

控制是管理的重要职能之一，控制是护理质量得以保证的关键，护理工作的有效性主要通过护理质量反映出来。而护理质量的保证又取决于控制过程。控制标准的明确化、具体化，对保证护理质量有积极的促进作用，同时通过监督检查及对组织成员的评价，也是护理质量得以保证的关键。它涉及每一个层级的护士，贯穿于护理工作的全过程。在护理管理中，对护理质量、护理风险、护理安全和护理成本等的全方位控制十分重要。本节主要介绍护理风险、护理安全和护理成本的控制管理。

（一）护理风险管理

1. 基本概念

（1）护理风险（nursing risk）：是指在医疗领域中，因护理行为引起的遭受不幸或损失的一种可能性。医院护理风险可分为患者的医疗护理风险、护士的职业风险、探视者或陪护等其他人员的风险三类。

（2）护理风险管理（nursing risk management）：护理风险管理是指对现有的或潜在的护理风险的识别、评价和处理，以减少护理风险事件的发生及对患者、探视者、医护人员和医院等的危害和经济损失。

2. 护理风险控制
护理风险控制是针对经过风险识别、风险评估之后的问题采取措施，是护理风险管理的核心内容。对于一个已经识别的风险究竟采取一种或几种管理措施，主要取决于实施风险管理的成本和医疗事故的赔偿成本。主要风险控制措施有以下几种。

（1）风险预防（risk prevention）：风险预防是指采取积极的措施防止风险事件的发生，如增强护士的责任意识，加强医疗设备的维护和检查等。

（2）风险回避（risk avoidance）：风险回避是指停止提供可能产生某种风险的医疗项目，如没有获得 PICC 专业技术培训合格证书的护士不得从事该项静脉输液治疗。

（3）风险转移（risk transference）：风险转移是指将风险责任转给其他机构，如向保险公司进行意外伤害的投保，向更高一级医院转诊疑难危重患者等。

（4）风险承担（risk acceptance）：风险承担是指将风险损失的承担责任保留在医院内部，由医院自身承担风险。对发生频率不高，医院支付能力之内且无法回避或转移的风险，才采用这种措施。

（5）风险取消（risk cancellation）：风险取消是指取消风险发生率太高，对医院工作影响大，或购买保险费用过高，或疗效不确切的项目，从而完全避免此类风险事件的发生。

（6）风险相关的法律事项（risk related law）：风险相关的法律事项是指对于一些风险发生率较高的服务项目，在日常工作中应注意准备必要的法律材料。

（7）风险教育（risk education）：风险教育是指将已经发生的风险事件作为风险教育素材，进行风险教育，以增强风险意识。

（二）护理安全管理

1. 基本概念

（1）护理安全（nursing safety）：护理安全是指在实施护理服务全过程中，不发生允许范围以外的不幸或损失的风险。护理安全包括护理主体的安全（护士安全）和护理对象的安全（患者安全）。

（2）护理安全管理（nursing safety management）：护理安全管理是指以创建安全的工作场所为目的，主动地实施一系列与安全及职业健康相关的各种行动措施与工作程序。它包括患者安全管理和护士职业防护。

2. 护理安全管理的方法

（1）根本原因分析（root cause analysis，RCA）：根本原因分析是指由多学科的专业人员，针对选定不良事件进行详尽的回溯性调查的一种分析技术，以揭示患者安全事故或严重的临床失误的深层原因，并提出改进的防范措施。RCA 超越患者安全事故当事者个人，在事故发生的环境和来龙去脉中挖掘深层原因，识别患者安全事故发生发展过程中各种事件的先后顺序，发现隐匿于组织系统过程中造成患者各种损失和伤害的根本原因，为医疗机构增进患者安全提供有力的依据。RCA 的工作要点包括以下三个方面：

1）问题：按照时间顺序排列护理过程中的各种活动和现象，识别发生了什么事件、事件发生的过程等。

2）原因：针对已发生的事件，运用科学的方法识别为什么会发生患者安全事故。

3）措施：多学科的专业人员从不同的专业角度提出意见和建议，识别什么方法能够阻止问题的再次发生，什么经验教训可以吸取，或者一旦发生了医疗机构可以做什么。

（2）重大事件稽查（significant event audit，SEA）：重大事件稽查是指医疗团队中的人员定期对不良或优良的医疗或护理实践进行系统和详细的分析，以寻求改进和提高的过程。SEA 可以看成是一个用来识别不良事件的"小型事故报告系统"，全面系统地了解不良事件的前因后果和发生发展过程，然后在此基础上采取各种行动措施，以预防类似不安全事件的发生。SEA 和 RCA 之间不是一种相互排斥的关系，SEA 的结果可能提示存在与组织水平上的安全隐患，然后决定是否进行 RCA。SEA 的结构化过程主要包括以下几点：①考虑和确定将要稽查的重大医疗和护理事件；②收集重大医疗或护理事件的信息；③举行重大医疗或护理事件讨论会：澄清事件的意义，案例的讨论及做出关于事件的决定；④记录。

（3）应用患者安全技术：应用患者安全技术是用来帮助医护人员减少临床失误和增进患者安全的各类技术的总称。目前，护理工作中应用最多的患者安全技术包括：①个人数字化辅助设备；②条形码系统；③全自动口服药品摆药机；④计算机医生工作站和护士工作站；⑤各类报警技术；⑥患者监护系统。

（4）健全管理机制：健全管理机制是护理安全管理的保障。首先，护理安全涉及医院中所有的部门，必须得到最高管理层的重视，并得到各个相关部门的支持和重视。其次，护理安全管理是一个持续不断的教育和干预过程，需要我们努力加强护士的安全意识、敬业精神、制度规范的学习和培训，针对患者及家属开展不同形式的安全和教育，鼓励他们参与安全管理，营造文化安全。再者，健全质量控制体系，成立护理部-总护士长-护士长三级护理安全管理监控网络，采取科学的质量控制方法，如 PDCA 循环、质量管理圈活动等，使护理安全管理工作落到实处。最后，还需要我们转变安全管理的理念，从责备犯错误的个体到视错误为促进安全性的机会。作为护理管理者，要不断提高自己科学分析问题和解决问题的能力，从学习和责任两个方面来分析。学习系统主要针对事件而言，关注发生什么、发生原因及如何防范；责任系统针对个人，关注这些人是否关注系统的安全问题，能否胜任安全工作，通过系统分析，寻求护理安全管理的改进，如增加人员配置、改变排班方式、加强护理安全关键点的控制、悬挂警示牌等。

第二节　控制工作的过程

控制工作是由一系列活动构成的一个完整的过程。一个完整的控制过程包括三个主要步骤：确定控制标准，衡量工作成效，纠正偏差。

一、确定控制标准

在管理学中，控制标准是指衡量工作及其成效的规范。明确完整的计划作为控制工作的一个重要前提，为控制提供了最基本的标准，但在实际工作中，由于计划多比较概括，不能完全用计划替代控制标准，还需要将计划进一步细化，根据组织的实际情况制定具体的控制标准，为控制工作提供依据。

控制标准的制定是一个科学决策的过程，这一过程包括确定控制对象、选择关键控制点、制定控制标准三个基本环节。

1. 控制对象　开展控制工作首要解决的问题是"控制什么"。控制的根本目的是更好地实现组织的目标，影响到目标实现的各种因素都应该成为控制的对象。在实际管理工作中，影响组织目标实现的因素很多，想要对它们进行——控制是不可能的，也是不现实的。因此，还要分析这些因素对目标实现的影响程度，从中挑出具有重要影响的因素，并把它们作为控制的对象。护理管理的重点控制对象是护士、患者、时间、操作规程、职责和规章制度、环境和物品等。

2. 选择关键控制点　重点对象确定后，还需要选择控制的关键点，以确保整个工作按计划执行。一般来说，控制标准作为一种规范，来自于计划，但它不等同于计划，它是从一个完整的计划程序中挑选出来的，是对计划目标的完成具有重要意义的关键点。管理者只需要根据"二八定律"，对这些20%的关键点进行有效的控制，就可了解整个工作的进展，而无须事必躬亲。

护理管理控制的关键点：①关键制度：查对制度、消毒隔离制度、交接班制度和危重患者抢救制度等；②高危护士：新上岗的护士、实习护士、进修护士及近期遭受重大生活事件的护士等；③高危患者：疑难重症患者、新入院患者、大手术后患者、接受特殊检查和治疗的患者、有自杀倾向的患者及年老和婴幼儿患者等；④高危设备和药品：特殊耗材、急救器材和药品、重症监护仪器设备、剧毒药品、麻醉药品、高渗药品及高腐蚀性药品等；⑤高危科室：急诊科、手术室、供应室、监护室、新生儿病房、血液透析室、产房、高压氧治疗中心等；⑥高危时间：交接班时间、节假日、中夜班、考试前等；⑦高危环节：患者转运环节等。

3. 制定控制的标准　确定关键控制点后，关键控制点本身的属性和将要实现的目标的客观要求，确定控制对象的主要特征及其理想状态及控制的标准。控制标准的制定必须以实现组织或工作目标为依据，在具体的控制标准的制定的过程中，通常采用一些科学的方法将要实现的目标分解为一系列具体可操作的控制标准。

（1）统计性方法：主要是利用统计学的相关方法，对组织自身或相关机构以往的相关数据或实验结果进行统计分析，在此基础上结合实现的具体目标，确定各方面的标准。

（2）经验判断方法：和统计性方法不同，经验判断法并不是对以往数据或经验结果进行客观的统计处理和分析，而主要是根据管理者的实际工作经验和判断来对预期结果进行估计，从而提出一个相对合理的控制标准的方法。

（3）技术测定法：技术测定法是利用统计方法，对工作情况进行客观分析，通过计算确定控制标准的方法。

4. 常用的控制标准　按照标准是否能够直接计量，控制标准分为定量标准和定性标准。在卫生管理领域，常见的定量标准包括：①实物标准：以实物量为计量单位的标准，如床护比；②财务标准：也称价值标准，以货币量为计量单位的标准，如卫生总费用、人均卫生事业费用、人均住院费用、门诊处方平均费用等方面的标准；③时间标准：以时间为计量单位的标准，如平均住院日、术前等待日等方面的标准；④质量标准：如急救物品完好率、护理文件合格率、基础护理合格率等方面的标准。相对于定量标准，定性标准难以用计量单位进行直接的计量，如医院声誉、患者满意度、生命质量等，都没有相应的计量单位进行测量，主要通过主观衡量确定。随着科学水平的进步，可以对定性标准研究制订适宜的测定量表，将定性标准转化为定量标准，为控制工作提供依据。

> **知识链接：医院运行基本监测指标**
> （一）资源配置
> 1. 实际开放床位、重症医学科实际开放床位、急诊留院观察实际开放床位。
> 2. 全院员工总数、卫生技术人员数（其中：医师数、护理人员数、医技人员数）。
> 3. 医院医用建筑面积。
> （二）工作负荷
> 1. 年门诊人次、健康体检人次、年急诊人次、留院观察人次。
> 2. 住院患者入院、出院例数、出院患者实际占用总床日。
> 3. 年住院手术例数、年门诊手术例数。
> （三）治疗质量
> 1. 手术冷冻与石蜡切片诊断符合例数。
> 2. 恶性肿瘤手术诊断与术后病理诊断符合例数。
> 3. 住院患者死亡与自动出院例数。
> 4. 住院手术例数、死亡例数。
> 5. 急诊科抢救例数、死亡例数。
> 6. 新生儿患者住院死亡率。
> （四）工作效率
> 1. 出院患者平均住院日。
> 2. 平均每张床位工作日。
> 3. 床位使用率。
> 4. 床位周转次数。
> （五）患者负担
> 1. 每门诊人次费用（元），其中药费（元）。
> 2. 每住院患者人次费用（元），其中药费（元）。
> （六）资产运营
> 1. 流动比率、速动比率。
> 2. 医疗收入/百元固定资产。
> 3. 业务支出/百元业务收入。
> 4. 资产负债率。
> 5. 固定资产总值。
> 6. 医疗收入中药品收入、医用材料收入比率。
> （七）科研成果（评审前五年）
> 1. 国内论文数 ISSN、国内论文数及被引用次数（以中国科技核心期刊发布信息为准）、SCI 收录论文数/每百张开放床位。
> 2. 承担与完成国家级、省级科研课题数/每百张开放床位。
> 3. 获得国家级、省级科研基金额度/每百张开放床位。

二、衡量工作成效

衡量工作成效就是将组织运行和工作进展的实际情况与预定设计的标准进行比较，以获得偏差是否产生及其严重程度的相关信息。受到组织外部环境、内部条件及其他因素的影响，组织运行或工作开展的过程中难免出现偏差，如果能够在偏差产生前，针对导致偏差的产生的因素采取措施，防止预期问题的产生，进行有效的前馈控制，这是最理想的控制状态。这不仅关系到控制工作是否能够继续开展，而且直接关系到管理目标能否实现。

1. 确定衡量方式　衡量工作呈现的关键是及时准确地判断工作成效，要做到这一点，管理者需要合理地确定衡量的项目、方法、频率与主体。

（1）确定衡量的项目：确定衡量项目是衡量工作成效中最重要的方面，选择适宜的衡量项目，不仅能够真实、准确地反映组织的实际运行状况，还能够组织员工了解工作的重点在哪里，可以规范员工的日常工作。一般而言，管理者应该针对决定工作成效好坏的重要特征项目进行衡量。衡量的项目可以是定量的，如员工缺勤率、产品合格率等，也可以是定性的，如组织凝聚力等。

（2）选择衡量的方法：衡量工作成效的过程其实就是收集信息与分析信息的过程，管理者需要及时掌握高质量的信息来判断组织的工作成效，高质量的信息应具有准确性、及时性、可靠性及适用性等特点。管理者在实际工作中可以通过亲自观察、分析报表资料、抽样调查、召开会议、口头汇报和书面报告等方法收集所需信息。

1）亲自观察：亲自观察能为管理者提供实际工作的第一手的、未经他人过滤的、最直接的信息。它覆盖面广，能够涉及组织活动中的所有环节，而且有助于寻查隐情、获得其他来源所疏漏的有用信息，及时发现并解决问题。例如，护士长对护士仪表、操作和服务态度及病区环境的观察等。

但是，通过管理者的亲自观察收集信息较为耗时，受到时间和精力的限制，管理者无法对所有的活动都亲自观察收集控制信息。其次，亲自观察的结果容易受到个人偏见的影响，不同的管理者认识事物、分析事物的视角与理念存在差异，对同一问题会存在不同的观点。此外，管理者经常深入现场，可能会被组织成员误解而招致他们的不满，影响相互的信任。

2）分析报表资料：利用报表和统计资料收集信息、了解工作情况是现代组织常用的方法。借助于计算机和网络技术，管理者足不出户就可以方便地获得所需的相关数据资料，不仅能够直接反映组织运行的现状和发展趋势，并且能够显示出各项之间的相互关系，为管理者决策提供依据。与亲自观察相比，分析报表资料为管理者节约了大量的时间，但由于其只能够显示出量化的工作指标信息，而忽略了一些重要的非量化指标，提供信息具有一定的局限性。此外通过分析报表资料获取信息，所获取的信息是否全面、可靠，完全取决于所用报表和统计资料的真实性、准确性及代表性。

3）抽样调查：抽样调查是按照随机的原则从控制对象的总体中抽取部分进行调查观察，并运用数理统计的原理，以调查所得的指标来推断总体的相应指标，达到对主体的认识。当控制对象数量较多时，抽样调查不失为一种好的获取所需控制的方法。例如，管理者通过与科室护士长及护士谈话，了解整个科室的情况。抽样调查能够节省调查成本和时间，让管理者很快地获得所需控制信息，但要想获得信息具有代表性，科学的选择样本是关键。

4）召开会议：通过召开会议，让各部门的管理者汇报各自的工作进展及遇到的问题，这样既有利于领导者了解各部门的工作情况，也有利于促进部门间的交流和协作，使之更好地实现组织的目标。此方法简单易行，且成本较低，但需要一个好的会议组织者及民主的气氛。

5）口头汇报：开展控制工作所需的控制信息可以通过下属的口头汇报，如面对面或电话交谈获得。例如，护理部每周一次的科室护士长碰头会、病房每天护士的晨间交班等。这种方法较为快捷，能够及时带来反馈信息，并且能够借助报告的肢体语言、表情、语调等加深管理者对信息的理解。但管理者通过口头报告所获信息是被汇报者过滤了的信息，且这些信息不能存档，不便于形成文件以备日后参考。

6）书面报告：控制所需信息也可以通过书面报告获得，书面报告具有综合、全面、正式的特点，并且容易归档和查找，但书面报告需要较多的时间进行准备，与其他几种方式相比，收集控制信息的速度较为缓慢。

事实上，上述获取信息的方法都具有各自的优势和劣势，管理者在具体衡量工作成效时应综合利用不同的方法，做到具体问题具体分析，灵活运用各种方法。

（3）确定衡量的频率：管理者应根据组织活动的实际情况确定适宜的衡量频率。若检查次数过多，不仅会增加控制成本，而且会引发组织成员的不满和不信任，影响他们的工作态度；检查次数过少，就无法及时发现组织运行中的偏差，不能及时采取纠偏措施，影响组织目标的实现。一般而言，衡量的频率取决于控制活动的性质与要求，对于长期的标准，可以采用年度控制；而对于短期和基础性的标准，则要采用比较频繁的控制。例如，对护士长管理工作绩效的控制常常以季、年为单位，而对护理质量的控制则需要以日、周、月为单位。

（4）确定衡量的主体：衡量工作成效的主体可以是上级主管或职能部门的人员，也可以是同一层级的其他成员，或是工作者本身。衡量的主体不同，控制的类型就存在差异，会影响到控制的方式和效果。由上级主管部门或职能部门的人员开展的衡量与控制是非主动的、外在的控制，而由工作者本身进行的自我控制是主动的、内在的控制，目标管理作为一种自我控制的方法，使工作的执行者同时也成为工作成效的衡量者与控制者。例如，成立院级、科级和病区护理质量监督控制小组，定期或随机对各病区的护理质量进行全面或抽样的督促检查，可以使管理者随时发现护理质量管理过程中的问题，采取有效的改进措施。

2. 衡量工作成效时应注意的问题

（1）根据工作实际采取适宜的衡量方法：组织中的各项工作具有其自身的不同特点，在衡量工作成效的过程中，不能采取"一刀切"的方法，将一种衡量方法运用到所有工作中去，而应结合具体的性质与要求，采取适宜的衡量方式。

（2）衡量工作成效时要着眼未来：组织各项工作存在内在联系，一个环节出现问题可能会影响到后续很多方面。因此，在衡量工作成效时，不仅仅是简单地将实际工作与标准进行比较，分析目前工作已经存在的问题，还应分析未来可能会发生的问题，采取有效的前馈控制，避免问题的出现。

（3）衡量工作成效的过程中应注意对控制标准的检验与修正：利于已有的标准衡量工作成效，分析对标准执行情况的测量能否符合控制需要的信息，可以对标准的适应性和有效性进行检验与修正。

三、纠正偏差

对实际工作成效衡量之后，将衡量的结果与标准进行比较，如果存在较大的偏差，则要分析造成偏差的原因并采取矫正措施。采取措施纠正偏差，使系统重新进入正常的轨道，从而实现组织预定的目标，这不仅体现了控制职能的目的，而且还把控制和其他管理职能紧密结合在一起。

1. 分析偏差产生的主要原因 导致偏差产生的因素有很多，有些是组织外部的因素，有些是组织内部的因素。要纠正偏差，必须先深入、透彻地分析偏差产生的主要原因，针对原因采取相应的措施。只有找到问题的根源，才能避免"头痛医头，脚痛医脚"的治标不治本的情况出现，从根本上纠正偏差。

一般而言，引起偏差的原因归纳为四大类：一是外部环境的变化，使得原来的设计所需的外部条件不再能够得到满足；二是由于组织根据情况的变化调整了经营方针和经营策略；三是原来制订的计划不尽合理；四是因为管理不善或员工自身的错误等导致原来的计划不能很好地实施等。

2. 确定纠正偏差的对象 导致工作出现偏差的原因有多种，可能是计划执行的问题，也可能是计划本身的问题，还可能是外部环境的变化，或组织目标调整问题，偏差产生的原因不同，纠正偏差的对象也可能不同。如果偏差是由工作本身导致，则纠正偏差的主要对象应该是组织的实际活动，此时控制的主要目的是限制偏差的累积。但如果偏差产生的主要原因是由于计划本身存在的问题或计划不适应形势的变化，则纠正偏差的对象就可能是计划本身，这时纠正偏差的主要目的就不再是简单的消除偏差累积，而可能是取得管理突破。

3. 采取适当的纠正偏差措施 确定纠正偏差对象以后，要针对产生偏差的主要原因，采取相应的纠正措施。常见的纠正偏差措施方法包括改进技术方法，调整机构及权责利益关系，改进领导方式，调整原有计划或标准，等等。在纠正偏差措施的选择与实施过程中管理者需要注意的问题主要有下述几个方面：

（1）纠正偏差方案符合成本效益原则：在纠正偏差的过程中，要比较纠正偏差工作的成本和偏差带来的损失，比较各种纠正偏差方案之间的成本，选择投入少、成本低、效果好的方案组织实施；再者纠正偏差工作涉及对原先计划进行部分或者全部调整时，管理者要充分考虑计划已经实施的部分对资源的消耗、环境的影响及人思想观点的改变。

（2）充分考虑原有计划实施的影响：纠正偏差行为属于"追踪决策"，它多是在原有计划的基础上的非零起点决策。因此，在制订纠正偏差方案时必须考虑原有计划的影响，尽量避免新出现的计划与原有计划出现不可调和的矛盾，这不仅涉及实施纠正偏差方案所需的各种资源的有效提供，还涉及原有计划实施在人们头脑中形成的思维习惯及对组织环境造成的影响等。

（3）选择适当的纠正偏差行动：管理者所采取的纠正偏差行动可以分为两类，一类是立即执行的临时性应急措施。即针对那些迅速、直接影响组织正常活动的急迫问题，要求以最快的速度纠正偏差，避免造成更大损失。管理者在发现问题后，应立即采取行动纠正问题，使组织运行回到正确轨道上；另一类是采取永久性的根治措施。即通过对引起偏差问题的深入分析，挖掘问题的真正原因，力求从根本上永久性的解决问题，消除偏差。这两类纠正偏差行动各有利弊，在护理管理控制过程中，管理者要根据具体问题，灵活地综合运用这两种方法，如先立即采取临时性应急措施，将损失降低到最小，待危机缓解后，再转向永久的根治措施，消除偏差产生的根源和隐患，杜绝偏差的再度发生。

（4）注意消除组织成员对纠正偏差措施的疑惑，努力争取多数人的支持。由于纠正偏差措施会不同程度涉及组织成员的利益，因此在纠正偏差过程中，管理者要避免人为的障碍，注重消除执行者的疑虑，争取组织成员对纠正偏差措施的理解和支持，使得纠正偏差工作能够顺利实施。

第三节　控制的方法

一、预算控制

1. 预算的含义　所谓预算（budget）是指数字化的计划。预算属于事前控制。预算从金额、数量等方面将组织决策目标及其资源配置规划加以定量化，为管理者提供了定量的标准，便于控制工作的开展。预算控制是将组织实际运算与预算进行比较，了解预算的完成情况，分析实际与预算的差异，并采取必要的矫正措施，以实现组织资源的充分合理利用及组织目标的实现。

2. 预算的作用　预算的作用主要体现在以下四个方面：

（1）帮助管理者对组织活动进行统筹安排：通过编制预算，可以使管理者了解组织活动中哪些活动是重要的，以及这些活动所需要的资源种类及数量，为协调组织各项活动，进行整体统筹安排提供依据。

（2）帮助管理者有效协调组织资源：预算中包含各项组织活动量化的资源配置方案，使管理者在实际工作开展之前就能对资源配置进行全面的考虑，有利于更好地协调各类资源。

（3）为绩效评估提供依据：组织的预算不仅针对组织或活动的投入，也针对组织或活动的产出，这种量化的产出不仅可以作为组织和员工绩效的评估标准和依据，同时也使绩效评估结果更加客观可靠。

（4）开展控制工作的重要基础：预算是数字化的计划，为控制工作提供了具体标准。在此基础上，可以准确地衡量出组织实际绩效的偏离程度，为纠正偏差措施的开展奠定基础。

3. 预算控制的优点与局限性

（1）预算控制的优点：作为一个广泛应用的管理控制方法，预算控制能够为组织活动内部提供定量化的控制标准，便于组织绩效的衡量及纠正偏差措施的开展；通过对预算执行情况的审核，可以使有关人员掌握既定计划的执行及组织目标的实现状况，从而不断加强管理；此外，预算控制有利于明确组织内各部门的责任，有利于调动员工的工作积极性。

（2）预算控制的局限性：预算控制的局限性主要包括，①预算控制的重点在于可量化的，尤其是以货币形式表现的业务活动，这可能会导致管理人员忽视非量化的或非货币的因素对组织成果的影响；②过细的费用支出的预算可能会导致管理者失去管理其部门所需的自主权；③过多地根据预算数字来苛求计划会使控制缺乏灵活性；④管理者可能过分关注预算的执行，而忽视了组织本身的目标。

二、财务控制

财务控制是按照一定的程序和方法，确保组织及内部结构和人员全面落实及实现财务预算的过程。财务控制的主要工具是财务报表。通过分析组织财务报表，可以掌握反映组织经营状况的一系列基本指标，了解组织经营实力和业绩，并将它们与其他组织进行比较，从而对组织的内在价值做出基本判断。

1. 资产负债表　资产负债表是一张静态报表，反映了组织在某一特定日期的财务状况。在资产负债表中，组织通常按照资产、负债、所有者权益分类分项反映。根据经济周转特性的不同，将资产分为流动资产、长期投资、固定资产、无形资产、递延资产等类别。负债一般按其偿还时间的长短划分为流动负债和长期负债。所有者权益按经济内容划分，可分为投入资本、资本公积、盈余公积和未分配四种。资产、负债、所有者权益三者关系如下：资产=负债+所有者权益。

2. 利润及利润分配表　利润及利润分配表是一张动态表，反映了组织在某一时期的经营成果（中期报表反映上半年，年度报表反映全年）。从组织的主营业务收入和增长率可看出组织自身业务的规模和发展速度。理想的增长模式应呈阶梯式增长，这样的组织业务进展稳定，基础扎实。

【案例 17-4】　　　　　　　　　　**财务控制**

A 医院地处西南区二级市，共有床位 400 张，其中肿瘤科有床位 40 张，患者平均住院日约 20 天，除护士长外，有护士 16 人，护师及以上职称 3 人。近日，肿瘤科护士长准备开展 PICC 置管业务，但科室尚无人员经过 PICC 置管的培训，仅有过护理从省级医院转回带管患者的经验。据调查，该市其他医院均未开展 PICC 业务，仅有两所省级医院和一所肿瘤医院开展该项业务较为成熟。

问题：

1. 如果你是该科的护士长，请你分析开展 PICC 新业务的可行性。

2. 如果你认为该项业务具有可行性，请完成 PICC 置管新业务计划书。

3. 如何做好 PICC 护理业务培训及材料预算？

三、比率分析

比率分析法是对同一期财务报表上若干重要项目的相关数据相互比较，求出比率，用以分析和评价组织的经营活动以及公司目前和历史状况的一种方法，是财务分析最基本的工具之一。

比率分析在财务分析中占有比较重要的地位，通过比率分析，可以评价组织的财务状况、经营成果和现金流量，寻找组织运营的问题所在，为改善组织的运营提供线索。

1. 偿债能力分析比率

（1）流动比率：流动比率也称营运资金比率，是衡量组织短期偿债能力最通用的指标。计算公式：流动比率=流动资产/流动负债，这一比率越大，表明组织短期偿债能力越强，并表明组织有充足的营运资金;反之,说明组织的短期偿债能力不强,营运资金不充足。但是,对组织而言,并不是这一比率越高越好。一般财务管理健全的组织,其流动资产应远高于流动负债,起码不得低于1:1,一般认为大于2:1较为合适。

（2）速动比率:速动比率又称酸性测验比率,是用以衡量组织到期清算能力的指标。计算公式:速动比率=速动资产/流动负债速动资产。组织者通过分析速动比率,可以测知组织在极短时间内取得现金偿还短期债务的能力。一般认为,速动比率最低限为0.5:1,如果保持在1:1,则流动负债的安全性较有保障。因为,当此比率达到1:1时,即使组织资金周转发生困难,亦不致影响即时的偿债能力。

2. 资本结构分析比率

（1）资产负债比率:资产负债比率也称举债经营比率,是指组织负债总额与资产总额之比,反映在总资产中借债筹资的比重,也可以衡量企业在清算时保护债权人利益的程度。一般而言,资产负债比率应低于75%。

（2）股东权益比率:股东权益比率又称自有资本比率,是指股东权益总额与资产总额之比,该比率反映所有者提供的资本在总资产中的比重。股东权益比率与资产负债比率之和等于1。股东权益比率越高,组织自有资产占总资产的比重越大,财务风险就越小,长期偿债能力就越强。一般认为,股东权益比率必须达到25%以上。

3. 经营效率分析比率

（1）存货周转率:存货周转率包括存货周转次数和存货周转天数两个指标,存货周转次数是销售成本除以平均存货的比值,存货周转天数=360/存货周转次数。存货周转率是衡量和评价企业购入存货、投入生产、销售收回等各个环节管理状况的综合性指标。一般来说,存货周转次数越大,存货周转天数越短,存货资产变现能力越强,组织的短期偿债能力及获利能力就越强。

（2）固定资产周转率:固定资产周转率又称固定资产利用率,是销售收入与固定资产净值之比,是衡量组织利用固定资产效率的指标。该比率越高,说明对固定资产的利用程度越高,管理水平越好。

4. 盈利能力分析比率

（1）销售净利率:销售净利率又称销售净利润率,是净利润占销售收入的百分比,反映销售收入的收益水平。销售净利率越高,组织的销售盈利能力就越强。

（2）资产收益率:资产收益率也称资产回报率,是净利润占销售收入的百分比,是用来衡量每单位资产创造多少净利润的指标。资产收益率是应用最为广泛的衡量组织盈利能力的指标之一,并能够体现组织资产的综合效果,该指标越高表明资产利用效果越好,盈利能力越强。

在实际工作中,不能仅关注其中的某项比率,而是应将各类比率有机联系在一起,进行全面分析,以便准确了解组织的整体情况。同时,应注重各类比率在不同组织之间的横向比较及组织自身不同时期的纵向比较,这样才能对组织的历史、现状进行详细分析,更加具有实际意义。

四、审计控制

审计的本质是监督,审计控制就是对组织的经营活动和财务记录的准确性和有效性进行检查、监测和审核,以保证组织运行在预定范围内并朝着预期方向发展。审计控制可以分为三类,分别为外部审计、内部审计和管理审计。

1. 外部审计 外部审计包括国家审计和社会审计。国家审计是指由独立于政府机关和企事业单位以外的国家审计机构所进行的审计;社会审计是指由经政府有关部门审核批准的社会中介机构进行的审计,其主体是会计事务所。外部审计人员深入组织内部,对组织的财务程序和财务来往账目等进行有目的的综合审查,以监督其合法性和真实性。外部审计机构和审计人员完全独立于被审计的组织,有利于保证审计的公正性。但由于外部审计人员对组织内部的具体情况不甚了解,在审计具体业务的过程中可能会遇到困难，增加审计工作的难度。

2. 内部审计 内部审计是在一个组织内部，通过对各种业务活动及相应管理控制系统的独立评价，确定组织既定政策和程序是否贯彻，建立的标准是否遵循，资源的利用是否合理有效，以及组织的行为目标是否达到。内部审计作为内部控制方式之一，它的作用在于监督业务活动是否符合内部控制结构的要求，评价内部控制有效性，提供完善内部控制、纠正错误的建议。组织要健全内部控制，加强自我约束，改善经营管理，提高经济效益，就必须加强内部审计控制。内部审计与外部审计相互补充，是当代审计的一大特点。健全的内部审计制度，可以为外部审计提供可信赖的资料，减少外部审计的工作量。

3. 管理审计 管理审计是审计人员对组织的管理行为进行监督、检查、评价的活动，旨在改善组织的管理素质和提高管理水平，改善经营的经济性、效率性和效果性。管理审计可以由组织内部有关部门进行，也可以聘请外部审计机构和人员进行。管理审计是对组织的管理活动和管理行为的审计，其本身并不具有管理职能，不能代替组织中管理部门工作。

思 考 题

1. 简述控制的过程。
2. 比较三种不同类型控制的优缺点。
3. 简述风险控制的主要措施。
4. 论述降低护理成本的途径。

（吴春荣）

第十八章　质量管理

【案例 18-1】　　　　　　　　　　降落伞的故事
　　这是一个发生在第二次世界大战中期，美国空军和降落伞制造商之间的真实故事。在当时，降落伞的安全度不够完美，即使经过厂商的努力改善，降落伞良品率已经达到了 99.9%，应该说这个良品率即使在现在许多企业也很难达到。但是美国空军方面却否决了此公司，他们要求所交降落伞的良品率必须达到 100%。于是降落伞制造商的总经理便去空军飞行大队商讨此事，看是否能够降低这个水准，因为厂商认为，能够达到这个良品率已接近完美，没有必要再改。当然美国空军一口回绝，因为产品质量没有折扣。后来，军方要求改变检查产品质量的方法，那就是从厂商前一周交货的降落伞中，随机挑出一个让厂商负责人装备上身后亲自从飞行中的机身跳下。这个方法实施后，不良率立刻变成零。
问题：你从该案例中得到什么样的启示？

　　21 世纪将是质量的世纪，质量是组织生存发展的基础。组织对质量的高度重视和普遍关注已成为当今社会的一个显著特点。质量在确保医疗服务成效中占重要地位，已经成为医院发展的最重要因素。持续的质量改进就意味着在激烈的医疗市场竞争中，扩大医院的生存空间，提高医院的市场竞争力。

第一节　质量管理概述

　　质量是产品与服务的生命，质量问题不仅关系到广大消费者的权益和组织的生存与发展，同时也是社会经济发展的战略因素。质量管理是各类组织永恒的主题，是组织管理中的一部分，是组织进行管理的核心环节。质量管理的好坏是组织成败的关键。

一、质量的内涵

（一）质量的含义

　　质量（quality）又称为"品质"，在社会经济发展中地位日趋重要，内涵非常丰富，并且还在不断充实、完善和深化。管理学中质量的概念常指产品或服务的优劣程度。

（二）质量特性

　　质量特性是指产品、过程或体系与要求相关的固有特性，而不是被赋予的特性，并且是可区分的特性。由于顾客的需求各式各样，所以反映质量的特性也是多种多样的。

　　1. 质量具有动态性　　不同的人及同一个人在不同的时代对同一事物的质量意识也不同。随着人们生活水平、科学技术的提高，对产品、过程或体系会提出新的质量要求。

　　2. 质量具有依附性　　事物是质量存在的基础，不同时期、不同观点所定义的质量，其所依托事物的内涵也有所不同，因此，质量的存在依托于一定的事物，古代社会质量所依托的主要是食物和生产工具，当今社会质量所依托的事物已发展为"实体"和"一组固有特性"。

　　3. 质量具有相对性　　质量的优劣是相对于顾客（包括组织、相关方）"需要"而言，不同的需求导致不同的质量要求，如不同国家、不同地区自然环境条件、消费水平、技术发达程度和风俗习惯等不同，对同一产品甚至对同一功能提出的需求也不同。

4. 质量具有可测量性 将顾客对产品或服务的质量要求转化成衡量的一系列标准和规格，产品的质量就被这一系列标准规格所反映，通过对这些标准、规格的执行可以达到控制质量的目的。

二、质量管理的内涵

（一）质量管理的含义

质量管理是组织为使产品质量或服务能满足不断更新变化的质量要求和顾客需求所采取的各种管理活动。质量管理是以达到质量标准为基础，以满足和超越顾客期望为目标，包括制订质量方针、进行质量策划、实施质量控制、提供质量保证、开展质量改进和建立质量体系等主要形式。该含义包括：质量管理是各级管理者的职责，质量管理的实施涉及组织中的所有成员；在质量管理中要考虑到经济性因素；质量管理是全面管理的一个重要环节，是组织管理的重要组成部分，是企业管理中的重要职能。

（二）与质量管理相关的概念

1. 质量方针（quality policy） 质量方针是组织在较长时间内经营活动和质量活动的指导原则及行动指南，由组织的最高管理者正式发布的、是该组织总的质量宗旨和质量方向，是组织内各职能部门全体人员质量活动的根本准则。质量方针的基本要求应包括供方的组织目标和顾客的期望需求，是供方质量行为的准则。质量方针在组织内应具有严肃性和相对稳定性，并需要与投资、人力资源、技术改造等其他方针相协调。质量目标则是组织在质量方面所追求的目的，是组织质量方针的具体体现，目标既要先进，又要可行，便于实施和检查。

2. 质量策划（quality planning） 质量策划是质量管理的一部分，是组织的一种战略性策划，是指确定质量标准和要求所采用的质量体系要素与活动等。质量策划的关键是制订质量目标并规定必要的运行过程和相关资源以实现质量目标，主要包括产品策划、管理和作业策划。质量策划是质量管理的前期活动，为整个质量管理做准备。

3. 质量控制（quality control） 质量控制是指为达到质量标准和要求所采取的作业技术和活动。质量控制贯穿产品质量形成全过程，目的是确保产品质量并满足顾客要求，是将实际的质量结果与标准对比，并对其差异采取措施的调节管理过程，通过对全过程实施有效控制，使与产品质量有影响的各个环节都能处于受控状态并保障持续提供符合规定要求的产品。

4. 质量保证（quality assurance） 质量保证是指为了提供足够的信任能够满足质量要求，而在质量体系中实施，并根据需要进行的全部有计划和有系统的活动。质量保证的关键词是"信任"，不是绝对意义上的信任，而是"足够的信任"。其核心问题是能够满足顾客、第三方及本组织规定的质量要求。根据目的不同，分为内部质量保证和外部质量保证。质量控制是质量保证的前提，离开了质量控制谈不上质量保证。

5. 质量改进（quality improvement） 质量改进是指为向本组织及其顾客提供更多的收益，在整个组织范围内所采取的各种措施，旨在提高活动和过程的效益和效率。质量改进致力于增强满足质量要求的能力，其根本目的和发展动力是增强组织满足质量要求的能力。质量改进活动涉及质量形成全过程中每一个环节以及过程中每一项资源，一般程序为计划、组织、分析、诊断及实施改进。而持续质量改进则是增强满足要求能力的循环活动。

6. 质量体系（quality system） 质量体系是指为实现质量管理所构建的组织结构、程序、过程和资源。质量体系是全面质量管理的核心，是组织机构、职责、权限、程序之类的管理能力和资源能力的综合体。质量体系的目的是帮助组织增进顾客满意，按照体系目的分为质量管理体系和质量保障体系，建立质量体系时，要形成必要的体系文件，质量体系文件通常包括质量手册、程序性文件（包括管理性程序文件和技术性程序文件）、质量计划及质量记录等。

（三）质量管理的发展历程

按照质量管理所依据的手段和方式，可以将质量管理分为质量检验、统计质量控制和全面质量管理三个阶段。

1. 质量检验阶段　这是质量管理的初级阶段，从 20 世纪初至 20 世纪 30 年代末。其主要特点是质量管理以事后检验为主。第二次世界大战之前，人们对质量管理的认识还仅仅是对产品质量的检验，所使用的手段是各种检测仪器和设备，严格把关，进行百分之百的检验，由于工厂的产品检验都是由工人通过自检来进行的，也称之为"操作者的管理"。20 世纪初，美国出现了以泰勒为代表的"科学管理运动"。该理论首次将质量检验作为一种管理职能从生产过程中分离出来，要求按照职能不同进行合理分工，建立了专门的质量检验制度。后来随着科技进步和生产力的发展，在管理分工思想的影响下，企业中逐步产生了专职的质量检验岗位、专职的质量检验员和专门的质量检验部门，进入了检验员检验阶段。这对保证产品质量起了积极的推动作用。质量检验的专业化及其重要性至今仍不可忽视。但是早期的质量检验主要是在产品制造出来后进行的，即事后把关，这就导致无法在大量生产的情况下起到预防、控制作用，造成的生产损失可能很大，其弊端就突显出来。从而萌发出"预防"的思想，导致质量控制理论的诞生。

2. 统计质量控制阶段　这是质量管理发展史上的一个重要阶段，从 20 世纪 40 年代至 50 年代末。其特点是将数理统计方法与质量管理相结合，突出了质的预防性控制与事后检验相结合的管理方式。质量检验阶段存在的"事后检验"和"全数检验"等不足引起了人们的关注，一些质量管理专家、数学家开始运用数理统计的原理来解决质量管理问题。由于在此时期质量管理强调应用统计方法进行科学管理，故将质量管理的第二个发展阶段又称为统计质量控制阶段。在质量管理中引入统计数学，是质量管理学开始走向成熟的一个标志，为严格的科学管理和全面的质量管理奠定了坚实的基础。从质量检验阶段发展到统计质量控制阶段，质量管理的理论和实践都发生了一次飞跃，从"事后把关"变为"预先控制"，很好地解决了全数检验和破坏性检验的问题。但是统计质量控制也存在着一定缺陷，它过分强调质量控制的统计方法的作用，使人们误认为质量管理就是统计方法，限制了质量控制和管理的发展。随着大规模系统科学研究的涌现与系统科学的发展，质量管理也走向系统工程的道路。

3. 全面质量管理阶段　从 20 世纪 60 年代至今。随着科学技术和工业生产的发展，对产品质量要求越来越高，人们运用"系统工程"的概念，把质量问题作为一个有机整体加以综合分析研究，实施全员、全过程、全企业的管理。随着市场竞争，质量已成为企业竞争的核心要素，企业都十分重视产品责任和质量保证问题，强化质量管理，促使了全面质量管理的诞生。提出全面质量管理的代表人物是美国的阿曼德·费根堡姆与约瑟夫·朱兰等，开创了质量管理的一个新的时代。60 年代以后，全面质量管理的概念被世界多国引入并接受。ISO9000 系列质量管理体系标准、美国波多里奇国家质量奖、欧洲质量奖、日本戴明奖等各种质量奖及六西格玛管理模式等，都是以全面质量管理的理论和方法为基础的。

质量管理发展的三个阶段不是孤立的，而是相互联系的。前一个阶段是后一个阶段的基础，后一个阶段是前一个阶段的继承和发展。三个阶段的根本区别在于：质量检验阶段是一种防守型质量管理，依靠"事后把关"，防止不合格品出厂；统计质量控制阶段是一种预防型的质量管理，主要依靠在生产过程中实施控制，把可能发生的质量问题消灭在生产过程之中；全面质量管理阶段是一种进攻型的质量管理，是运用现代管理思想，采取系统管理方法，全面解决质量问题，同时还要不断改进、不断提高。

> **知识链接：ISO9000 与护理质量管理**
>
> 　　1987 年国际标准化组织在总结各国质量保证制度的基础上，颁布了 ISO9000 质量管理和质量保证系列标准。ISO9000 系列标准是一整套科学、系统、实用的质量管理与质量保证标准，该标准不是一个具体的质量标准和管理工具，而是一个理论体系，这个理论体系由质量术语概念、质量体系、质量保证模式、质量体系审核、质量改进、质量认证等理论组成，提出了合同环境和非合同环境、内部质量保证和外部质量保证等新概念，其核心思想和理论基础是八项质量管理原则。目前国内多家医院已将 ISO9000 系列标准的 8 项质量管理原则应用在护理质量管理中，这 8 项质量管理原则是：以顾客为关注焦点、领导作用、全员参与、过程方法、管理的系统方法、持续改进、基于事实的决策方法、与供方互利的关系原则。通过运用 8 项质量管理原则，达到保护护理对象利益，规范护理人员工作行为，促进护理服务质量改进的作用。

三、护理质量管理

（一）护理质量管理的含义

　　护理质量管理是指按照护理质量形成的过程和规律，对构成护理质量的各要素和环节进行计划、组织、协调和控制，以保证护理质量达到规定的标准，满足甚至超越服务对象需要的活动过程。护理质量管理的作用主要体现在四个方面：有利于更好地满足患者的需求；有利于提高组织的市场竞争力；有利于护理学科的发展；有利于护理队伍的建设。

（二）护理质量管理的对象

　　护理质量管理的对象包括人、财、物、时间、信息，这五个基本要素是构成护理质量的基础。

　　1. 人　人是管理的第一要素。护理质量管理中的人是指护理人员和服务对象。各级护理管理者和临床护理人员是决定护理质量高低的重要因素，他们的专业思想、敬业精神、业务能力、服务态度和管理水平都会直接影响护理质量。提高护理管理者的管理能力和专业水平，培训护理人员的业务技能，对全员进行质量教育是护理质量管理的重要内容。服务对象的消费行为和对护理服务的期望值也是影响护理质量的主要因素，因此服务对象对护理质量的评价也常常带有个人的主观意愿。在护理质量评价中，如何把主观判断转化为科学定量的分析，是护理质量管理面临的最大挑战。

　　2. 财　财是指经济和财务。加强经济及财务管理，降低服务成本，产生最大的经济效益和社会效益。在护理质量管理中，科学地应用经济杠杆，引入激励机制，奖罚分明，能有效调动护理人员工作的积极性。对服务对象而言，则是要在提高服务质量的同时降低成本。做到合理收费，提高服务性价比是护理质量管理成效的具体反映。

　　3. 物　物是指护理工作所需的基本设施、仪器设备、卫生消耗材料、消毒物品和抢救器材等。物是保证护理质量的物质基础，其性能、质量和数量是护理质量管理的重点，如物品的定位存放、定期维护和保养及定期消毒灭菌等，使物品和药品随时处于备用状态，既能保证护理工作的顺利而有序进行，又能保障患者的安全。

　　4. 时间　时间就是生命，时间就是金钱，时间就是效率。加强时间管理，对患者而言，就是要缩短门诊患者的候诊时间、降低住院患者的平均住院日及急诊患者的抢救时间等，这些都与护理密切相关。加强医院各部门、各环节的通力合作，才会产生高效率的医疗护理服务。时间管理体现在护理管理中，如科学、弹性地排班，优化护理工作程序，合理进行护理人员的动态调配，有效地利用人力资源等。

　　5. 信息　信息是进行质量管理的基础，是科学决策的依据。对信息的管理贯穿在信息收集、加工、存储、检索、传递、利用和反馈的全过程。在护理质量管理中，应用计算机信息管理系统收集信息、处理信息，并对各方面的信息综合、分析和利用，对护理质量管理活动具有实际指导作用，有助于提高护理质量和护理工作效率，如危重患者的监护系统中应用计算机管理，可以大大降低护士的劳动强度和主观判断的误差。

（三）护理质量管理的基本任务

1. 建立质量管理体系，明确质量职责 完善的质量管理体系，是进行质量管理活动、实现质量方针及质量目标的重要保证。护理质量是在护理过程中逐步形成的，要使护理服务过程中影响质量的因素都处于受控状态，保证护理质量，就必须建立完善的质量管理体系。只有明确护理人员在护理质量管理中的具体任务和职责，才能有效地把各部门、各级护理人员、各种质量要素、各项工作和活动及物资组织起来，形成一个目标明确、职权清晰、协调一致的质量管理体系，以实现质量的方针和目标。

2. 进行服务质量教育，强化质量意识 质量教育是质量管理的一项重要基础工作，质量教育的第一任务是灌输质量意识，树立"质量第一""以患者为中心"的理念，使护理人员认识到自己在提高质量中的责任和重要性，明确提高质量对于整个社会和医院的意义，在临床护理工作中能自觉采取行动，保证护理质量；其次要进行质量管理方法的训练和导入。尽管人们对质量的重要性已有相当的认识，但不懂得应用质量管理的方法，质量问题仍然不能得到实质解决。

3. 制定护理质量标准，规范护理行为 质量标准是质量管理的基础，也是规范护理行为的依据。因此，制定护理质量标准是护理管理者的重要工作，也是质量管理的基本任务。只有建立科学、细致的护理质量标准体系，才能达到规范行为的目的。

4. 强化护理资源管理，提高服务效益 护理资源是确保质量体系运行的基础条件。为实现医院的质量方针和目标，满足患者的需要与期望，护理管理者应根据质量要求，合理分配和利用资源，如人力资源、基础设施和工作环境等。同时要注意成本控制，为患者提供高性价比的护理服务，以取得良好的经济效益和社会效益。

5. 开展全面质量控制，保证护理质量 质量管理需要各部门和全体人员参与，综合利用先进科学技术和管理方法，有效控制质量的全过程和各个因素，是保证和提高质量的方法。建立质量可追溯机制，利用标签、编号等对服务及服务状态进行唯一标识，以便在服务出现问题时能追查原因，如在进行全面质量控制中强调"四个一切"的思想，即一切以预防为主、一切以患者为中心、一切以数据为依据、一切遵循 PDCA 循环，使质量管理从整体控制和深化程度上都能达到新的水平。

6. 完善质量信息反馈，持续质量改进 持续质量改进是质量管理的灵魂，建立质量信息反馈是质量管理中的一个重要环节。及时、准确、有效的信息，能使护理人员了解护理质量存在的问题，采取措施及时解决；循环反复，达到持续质量改进的目的。

（四）护理质量管理的原则

1. 以患者为中心原则 患者是医院医疗护理服务的中心，是医院赖以存在和发展的基础，坚持以患者为中心是护理质量管理的首要原则，为患者提供基础护理和专科护理技术服务，密切观察病情变化，正确实施各项治疗、护理措施，提供康复和健康指导，保障患者安全。护理管理者必须时刻关注患者现存的和潜在的需求，以及对现有服务的满意程度，通过持续改进护理质量，最终达到满足并超越患者的期望，取得患者的信任，进而提升医院的整体竞争实力。

2. 标准化原则 质量标准化是护理质量管理的基础工作，只有建立和健全质量管理的制度和"法规"，才能使各级护理人员有章可循。护理质量标准化包括建立各项规章制度、各级人员岗位职责、各种操作规程、各类工作质量标准和检查质量标准等，在质量活动过程中，通过遵循各项标准和不断地修订标准，使管理科学化、规范化。

3. 全员参与原则 护理人员的服务态度和行为直接影响着护理质量。护理质量的提高不仅需要护理管理者加强管理，也需要全体护理人员的努力。护理管理者要重视护理人员的作用，对护理人员进行培训和开发，提高他们的质量意识，充分发挥他们的主观能动性和创造性，引导他们自觉参与护理质量管理，不断提高护理质量。

4. 预防为主原则 预防为主的原则贯穿于护理工作的始终，要树立"三级预防"的观点。一级预防就是力争不发生任何质量问题；二级预防就是将可能发生的质量问题消灭在萌芽状态；三级预防就是当发生质量问题时，将不良影响和损害降到最低。充分重视护理质量产生、形成和实现的全过程中的各个环节，把质量管理从"事后把关"转变为"事前预防"，增强防范意识，对发生的质量问题认真分析原因，并制订切实有效的改进措施，达到护理质量持续改进的目的，避免该质量问题的再次发生。

5. 实事求是原则 质量管理要从客观实际出发，按照护理工作的特点、规律和医院的实际情况进行，因地制宜、实事求是开展工作，保证护理质量稳步提高。

6. 系统方法原则 系统方法原则是在护理质量管理中采用系统方法，把护理质量管理体系作为一个大系统，对组成护理质量管理体系的各个过程、环节加以识别、理解和管理，最终达到实现质量方针和质量标准的要求。

7. 持续质量改进原则 持续改进是指在现有水平的基础上，通过一系列的活动，不断提高服务质量、过程及管理体系有效性和效率的循环活动。持续质量改进是质量管理的"灵魂"，患者的需求是不断变化的，必须坚持持续质量改进，才能满足和超越患者的需求。护理人员和护理管理者要树立追求卓越的质量意识，对影响质量的因素具有敏锐的洞察、分析、反省的能力，通过不断发现问题、解决问题，以达到持续质量改进的目的。

（五）护理质量管理的特点

1. 护理质量管理的广泛性 护理质量管理涉及医院各个流程和部门。随着医学技术和护理学科的发展，护理质量管理的范围正在不断拓宽，一是护理服务已从医院扩展到社区甚至家庭，从患者扩展到有健康服务需求的人，服务内容也从疾病护理扩展到全身心的整体护理；二是伴随各种新技术、新业务的开展，如器官移植技术、介入治疗、各种监护仪、呼吸机、静脉留置针等在临床广泛应用，对护理质量管理也提出了更高的要求。加之护理人员培训、医院感染管理及仪器设备维护、保养、使用等问题，都直接对护理质量有一定的影响。护理质量管理不仅有护理技术质量管理、护理制度管理、护理信息管理等，而且有病房、门诊、急诊、手术室、供应室、介入室、新生儿室及透析室等各个部门的管理，都直接影响着医院的整体质量管理水平。

2. 护理服务的群体性 护理服务的群体性一方面是服务对象的群体性，使得护理人员在临床护理中，既要提供公平、公正、一视同仁的服务，又要兼顾患者的个体差异、特殊需求等，实行个性化、人性化、满意的服务。另一方面，护理队伍约占医院职工人数的1/3，是医院工作的一大支柱。护理工作强调时间性、连续性、衔接性和整体性，要求既要发挥每个人的技术专长，又要注意整个群体的协调配合。个人技术会影响整体护理质量，而群体的素质和工作的氛围，又会影响每个护理人员的技术发挥。在护理质量管理中，要注意调动全体护士的积极性，发挥他们的主观能动性，使其以最佳的状态提供最优质的护理服务。

3. 护理质量管理的复杂性 护理质量管理涉及的环节多、人员多和流程多，构成了管理的复杂性。只有遵循全面质量管理的指导思想，建立和实施护理质量管理体系（组织结构、程序、过程和资源），才能保证护理质量。

（六）护理质量管理的过程

护理质量管理的过程由以下三方面组成：

1. 护理质量管理体系的组织准备

（1）领导决策，建立组织：建立护理质量管理体系，首先要统一高层管理者的认识，明确建立和实施护理质量管理体系的目的和意义、作用和方法。要结合医院具体实际情况，分析找出护理质量管理存在的主要问题，做出决策。要选择合适的人员组成护理质量管理小组，专门负责制订工作计划并组织实施。

（2）制订计划，确定目标：制订计划是实施护理质量管理体系的基础工作，工作计划要明确质量管理的方针与目标，实施目标管理，责任到人。护理管理者应亲自策划，并利用多种形式宣传护理质量管理的方针与目标。

（3）调查现状，选择要素：广泛调查了解本部门护理质量形成过程中存在的问题及建立护理质量管理体系重点要解决的内容，明确护理质量改进的方向，确定所需要的体系要素，将要素展开为若干个护理质量活动，确定每个活动的范围、目的、途径和方法。

（4）分解职责，配置资源：护理质量职责的分解应遵循职、责、权、利统一的原则，做到职、责、权、利清楚明了。职责的分解和资源的合理配置是紧密联系在一起的，任何质量活动的实施都要建立在一定的人力、物力资源基础上，根据护理质量管理体系建设的需要，在满足活动需要的基础上精打细算，做到人尽其才，物尽其用。

2. 编制护理质量管理体系文件　护理质量管理体系文件是对质量方针、目标、组织结构、职责职权及质量管理体系要素等详细的描述。护理质量管理体系文件应体现科学性、先进性、可操作性和经济性，便于管理和控制。

3. 护理质量管理体系的实施

（1）教育培训：针对护理质量管理体系文件的内容，进行全体成员的教育培训，提高对建立护理质量管理体系的认识，使技术管理适应新要求。

（2）组织协调：在护理质量管理体系文件执行中，会因设计不周、体系情况变化等原因而出现各种问题，加之执行人员对护理质量管理体系文件理解和掌握的程度不同可能造成不协调，应注意在部门之间、人员之间进行协调，及时纠正偏差，保证护理质量管理体系的有效运作。

（3）建立信息反馈系统：护理质量管理体系每运行一步都会产生许多质量信息，对这些信息应分层次、分等级进行收集、整理、储存、分析、处理和输出，并反馈到各个执行或决策部门，以便做出正确决策。

（4）护理质量管理体系评审与审核：把握护理质量管理体系的运行状态，对护理质量管理体系的文件、运行过程和结果进行评价和审核。

（5）护理质量改进：保证为患者提供最优质的护理服务，关键是预防护理质量问题的出现，而不是出现问题才改进。

（七）护理质量管理的基本方法

质量管理需要有一套科学合理的工作方法，即按照科学的程序和步骤进行质量管理活动。不断改进是护理质量的要求，需要行之有效的管理方法和技术作为支持，才能达到提高质量的良好效果。护理质量管理的方法有很多，常用的方法有 PDCA 循环（又称"戴明循环"）、DAT 模式、QUACERS 模式、以单位为基础的护理质量保证模式、质量管理圈活动和五常法等。

1. PDCA 循环管理　PDCA 循环又称为"戴明循环"。它是在全面质量管理理论指导下产生的一种科学的工作程序，在护理质量管理中被广泛应用，是护理质量管理中最基本的方法之一，此方法将在第二十三章重点介绍。

2. 全面质量管理

（1）全面质量管理的基本含义：全面质量管理是指以向用户提供满意的产品和优质的服务为目的，以各部门和全体人员参与为基础，综合利用先进的科学技术和管理方法，有效控制质量的全过程和各个因素，最经济地保证和提高质量的科学管理方法。简单地说，即为全面的质量管理、全过程的质量管理、全员的质量管理。全面质量管理的思想强调质量第一、用户第一、预防为主，用数据说话，按 PDCA 循环办事。全面质量管理是一种由用户的需要和期望驱动的管理哲学。

（2）全面质量管理的中心理念：著名质量管理大师威廉·爱德华兹·戴明、约瑟夫·朱兰等都有各自的、具体的全面质量管理的方法，归纳起来这些方法包含五大中心理念，即系统法、全面质量管理工具、注重顾客、管理者的作用和员工的参与。

1）系统法：全面质量管理方法是将各个部门视为一个整体。斯蒂芬·罗宾斯和克拉弗德梅森总结出管理者应该负责的三个系统，即社会或文化系统、技术系统和管理系统。文化系统又称社会系统，是指整个组织内所共有的一系列信念及由此产生的行为；技术系统是指工艺和基础设施，主要包括工作环境、流程、技术水平、计算机软硬件和固定资产投入等一系列因素；管理系统是指全员参与生产、服务的各个环节的质量管理，不断提高管理质量和效率。全面质量管理将系统论的思想和方法引入质量管理，使质量管理从单一角度转变为多角度、全方位的管理，各个不同的管理角度互相联系、互相促进和互相制约，使质量管理从整体控制、深化程度上都达到新的水平。

2）全面质量管理工具：全面质量管理的工具多种多样，如使用统计方法进行质量控制；使用鱼骨图说明影响产品质量和服务的各种因素；使用基准评价方法，即寻找最好的产品流程及服务，并以此作为标准改善本单位的流程、产品及服务等。

3）注重顾客：顾客是质量的鉴定人。早期许多管理者过于注重管理手段，他们花大量的时间制订质量指标，进行统计管理等，而不重视顾客的需求，最终的结果是只能生产出管理者自己满意、而无人问津的产品。因此，在护理服务的过程中，要认真倾听患者的意见，以满足患者的需求为目标。

4）管理者的作用：许多管理者认为，一旦质量有问题，责任在于工人或其他某个人（如经理）。全面质量管理最显著的特点之一就是否定了这一论断，这意味着质量问题可能产生于管理层、某个职能部门或其他不注重质量的某个人身上。管理者的职责之一就是找出并且改正产生问题的真正原因，而不是在出现问题后才发现并且把责任归咎于某个人身上。关于管理者的作用，戴明最著名的说法是：一个企业出现的问题，85%产生于整个系统，只有15%源于工人。

5）员工参与：不论是操作一台复杂的机器还是提供一项简单的服务，一个员工最清楚应如何把工作做好。因此，要实行全面质量管理，不仅需要高层管理者的重视、努力和支持，也需要赋予员工足够的权利和技能，使其发挥主观能动性，在生产的各个环节中自觉地为改善质量而努力。

【案例18-2】　　　　　　　　　危机值的全面质量管理

A医院于2016年1月份制订了危机值管理的相关规定及流程，在执行时发现还存在危机值管理不到位的情况，如存在检验危机值未能及时处理的情况而造成患者家属的投诉及纠纷（漏报率为3%左右）。

问题：

1. 分析该问题产生的原因是什么？
2. 如何运用全面质量管理的模式提高危机值报告率？

3. 质量持续改进

（1）质量持续改进的基本含义：质量持续改进是指质量改进不是一次性的活动，而是长期的、持续的改进过程。质量持续改进的关键是预防质量问题的出现，目的是向护理对象提供优质的护理服务，增加护理对象和社会满意的机会。护理管理者应把不断改进护理质量作为追求的永恒目标。

（2）质量持续改进的意义

1）质量持续改进有很高的投资收益率。

2）可以促进新产品开发，改进产品性能，延长产品的寿命周期。

3）通过对产品设计和生产工艺的改进，更加合理、有效地使用资金和技术力量，充分挖掘组织的潜力。

4）提高产品的制造质量，减少不合格产品的出现，实现增产、增效的目的。

5）通过提高产品的适应性，从而提高组织产品的市场竞争力。

6）有利于发挥各部门的质量职能，提高工作质量，为产品质量提供强有力的保证。

（3）质量持续改进的步骤：质量持续改进的步骤本身就是一个PDCA循环，可分为七个步骤完成。

1）明确问题：需要改进的问题会很多，但最常见的是质量、成本、交货期、安全、激励及环境六方面。选题时通常也围绕这六方面来进行，如降低不合格率、降低成本、保证交货期等。

2）掌握现状：质量改进课题确定后，就要了解把握当前问题的现状。

3）分析问题原因：分析问题原因是一个设立假说、验证假说的过程。

4）拟定对策并实施。

5）确认效果：对质量改进的效果要正确确认。错误的确认会让人们误认为问题已得到解决，从而导致问题的再次发生。反之，也可能导致对质量改进的成果视而不见，从而挫伤了持续改进的积极性。

6）防止再发生和标准化：对质量改进有效的措施，要进行标准化，纳入质量文件，以防止同样的问题发生。

7）总结：对改进效果不显著的措施及改进实施过程中出现的问题，要予以总结，为开展新一轮的质量改进活动提供依据。

【案例 18-3】　　　　　　　　**输血差错的质量持续改进**

某患者输 A 型血，共需要输注 2 袋红细胞悬液，护士在更换血袋时，拿了血型为 B 型的血袋，输注前患者在睡觉，核对时患者也未听清，含糊应对，幸好这时责任组长及时到场，立即更换血袋，未造成严重后果。

问题：

1. 分析该差错产生的原因是什么？

2. 如何进行质量持续改进？

第二节　质量控制

一、质量控制概述

（一）质量控制理论的形成与发展

通过收集质量相关数据、整理数据、找出质量波动的规律，把正常波动控制在最低限度，消除系统性原因造成的异常波动是现代质量管理的重要内容。把实际测得的质量特性与相关标准进行比较，并对出现的差异或异常现象采取相应措施进行纠正，从而使工序处于控制状态，这一过程就称为质量控制。质量控制形成，主要因素有四点：一是生产标准化的需求导致质量控制的出现；二是泰勒主义将质量责任转嫁给专家，使质量控制成为必需；三是质量部门应运而生；四是失败成本与评估成本的权衡。与质量管理的发展历程相似，质量控制理论形成与发展经历了几个阶段。

20 世纪初为质量检验阶段，这阶段主要对产品的质量实行"事后把关"，故质量控制属于"事后控制"。

1924 年，美国贝尔实验室研究员沃特·阿曼德·休哈特认为，产品质量不是检验出来的，而是生产制造出来的，故重点应放在制造阶段，进而将质量控制从事后把关提前到制造阶段。这一阶段称为统计过程控制阶段，属于实时控制。

1961 年费根堡姆提出全面质量管理理论，将质量控制扩展到产品寿命的全过程，强调全员参与质量控制。

20 世纪 70 年代，日本田口玄一博士认为，产品质量首先是设计出来的，其次才是制造出来的。因此，质量控制的重点应放在设计阶段，从而将质量控制从制造阶段进一步提前到设计阶段。

20 世纪 80 年代，利用计算机进行质量管理，出现了在计算机集成制造系统环境下的质量信息系统。借助于先进的信息技术，实现了质量控制与管理功能，质量控制与管理又上了一个新台阶。

质量控制是动态的。由于质量要求随着时间的进展而不断变化，为了满足新的质量要求，就应不断提高技术水平、工艺水平、检测水平，并不断研究新的控制方法以满足更新的质量要求。

（二）质量控制的含义

质量控制（quality control）也称品质控制，是质量管理的一部分，致力于满足质量要求。1986年，国际标准化组织提出：质量控制是指为达到质量要求所采取的作业技术和活动。这里的"作业技术"包括为确保达到质量要求采取的专业技术和管理技术，是质量控制的主要手段和方法的总称。"活动"则是对这些作业技术的有计划、有组织的系统运用，是一种科学的质量管理方法。前者偏重于方法、工具，后者偏重于活动过程。质量控制贯穿于质量产生、形成和实现的全过程中。一般来说，质量控制中实施"作业技术和活动"的程序为以下几点：

（1）确定控制计划与标准。

（2）实施控制计划与标准，并在实施过程中进行连续的监视、评价和验证。

（3）发现质量问题并找出原因。

（4）采取纠正措施，排除造成质量问题的不良因素，恢复其正常状态。

质量控制的主要功能就是通过一系列作业技术和活动将各种质量变异和波动减少到最小程度；目的在于以预防为主，纠正偏差，确保达到规定要求，实现质量管理目标。

质量控制大致可以分为七个步骤。

（1）选择控制对象。

（2）选择需要监测的质量特性值。

（3）确定规格标准，详细说明质量特性。

（4）选定能准确测量该特性值的监测仪表，或自制测试手段。

（5）进行实际测量并做好数据记录。

（6）分析实际与规格之间存在差异的原因。

（7）采取相应的纠正措施。

当采取相应的纠正措施后，仍然要对纠正的过程进行监测，一旦出现新的质量偏差，还需要测量数据，分析原因并进行纠正。这七个步骤形成了一个封闭式流程，称为"反馈环"。在质量控制的过程中，最关键有两点，分别是质量控制系统的设计和质量控制技术的选用。

（三）质量控制的特征

1. 及时性 信息是质量控制的基础，如果信息的收集、传递不及时，信息处理时间过长，就会影响管理层的决策，会带来不可弥补的损失。

2. 合适性和经济性 控制标准定得过高或过低，都不能起到激励员工的作用。质量控制还应考虑经济性，即要不要控制、控制到什么程度，都要考虑控制增加的费用问题，只有当控制产生的价值大于所需费用时，质量控制才有意义。

3. 可理解性 所有的质量控制机制和政策，对于产生和运用它们的管理者和员工来说，都必须是容易理解和掌握的。有关质量控制标准的描述应该用简洁的语言来表达。

4. 精确性和客观性 质量控制标准应力求精确，避免模棱两可。有效质量控制系统能够提供及时、准确的数据，使管理人员及时了解偏差情况，以便采取措施。质量控制应尽量采用客观的计量方法评定绩效，把定性内容具体化。

5. 灵活性 组织的内、外环境都处在不断变化之中，当环境变化时，控制机制必须允许变化，否则控制就会失效。

6. 指示性 控制系统不仅能发现问题和偏差，还应该指出偏差的确切原因，以及发生的位置和方向，从而便于纠正偏差。

（四）质量控制的基础工作

1. 建立有效的控制系统 控制系统设计主要包括以下内容：一方面要明确控制的目标、重点和方法，另一方面要建立控制的标准和程序，这是控制最基本的工作。

2. 实施目标管理　目标管理是一种综合的以工作为中心和以人为中心的系统管理方式。其基本特点是以科学的目标体系为中心，实行自我控制，注重成果评价。

3. 发挥员工的作用，让员工参与控制　控制者与被控制者是平等的，在质量控制活动中，应调动员工的积极性，发挥员工的作用，让员工参与，这样控制才能发挥作用。

4. 不断提升组织管理基础工作　建立精简高效的控制机构；配备合适的控制人员；建立明确的控制责任制；建立严密的组织；完善组织内部信息系统，保证信息的上下沟通顺畅和及时反馈；合理分权，做好协调工作，形成高效的控制网络等。

二、质量控制方法

质量控制方法是保证产品质量并使产品质量不断提高的一种质量管理方法。它通过研究、分析产品质量数据的分布，揭示质量差异的规律，找出影响质量差异的原因，采取技术的和组织的措施，消除或控制产生次品或不合格品的因素，使产品生产的全过程中每一个环节都能正常进行，最终使产品能够达到人们需要所具备的自然属性和特性。其特点主要是运用数理统计方法，广泛运用各种质量数据图，着重于对生产全过程中的每一个环节进行质量控制。

（一）质量控制的主要内容

1. 订立质量标准　这是进行质量控制的首要条件。质量标准是衡量和检验质量的依据，是对产品、过程或服务质量特性的规定要求。为建立完全适合我国国情的医疗质量管理与控制体系，促进医疗质量管理与控制工作的规范化、专业化、标准化、精细化、改善医疗服务、提高医疗质量、保障安全，卫生部组织制订了《三级综合医院医疗质量管理与控制指标（2011 年版）》。

> **知识链接：三级综合医院医疗质量管理与控制指标（2011 年版）**
> 《三级综合医院医疗质量管理与控制指标（2011 年版）》包括 7 类指标：住院死亡类指标（inpatient mortality indicators）、重返类指标（patients return indicators）、医院感染类指标（hospital infection indicators）、手术并发症类指标（operation complication indicators）、患者安全类指标（patient safety indicators）、医疗机构合理用药指标（rational use of drug）、医院运行管理类指标（hospital performance indicators）。

2. 收集质量数据　这是进行质量控制的基础。进行质量控制离不开数据，质的数据分为计量数据和计件数据两大类。计量数据是可以连续取值的，或者可以用测量工具具体测量出来；计件数据则是不能连续取值的，或者即使用测量工具也得不到小数点以下的数据，而只能得到 0、1、2、3、4……的自然数的数据。

3. 运用质量图表进行质量控制　这是控制服务过程中服务质量变化的有效手段。控制质量的图表有统计分析表、分层图表、排列图、因果分析图、散布图、直方图、控制图、关系图、KJ 图、系统图、矩阵图、矩阵数据分析、PDPC 及网络图等，在控制产品质量过程中，这些图表相互交错，故应灵活运用。

（二）质量控制的常用手段

1. 因果图（cause and effect diagram）　也称为鱼骨图（fishbone diagram），是将一个问题的特性（结果），与造成该特性的重要原因（要因）归纳整理而成为图形。因果图是把对某项质量特性具有影响的各种主要因素加以归类和分解，并在图上用箭头表示其间关系的一种工具，由于它使用起来简单有效，在质量管理活动中应用广泛。

2. 直方图（histogram）　直方图是将一组测量数据按其在各区间内出现的频率分布绘制成柱状图，用以描述质量分布状态的一种分析方法，所以又称质量分布图法。直方图是整理数据、描写质量特性数据分布状态的常用工具。通过直方图来分析质量状况：一方面可观察直方图的形状判断总体（生产过程）的正常或异常，进而寻找异常的原因，另一方面可与质量标准（公差）比较，判定生产过程中的质量情况。当出现异常情况时，应立即采取措施，预防不合格品的产生。

3. 散点图（scatter diagram） 散点图是将一组对应的两种质量特性数据（X，Y），点入 X-Y 坐标图中，以观测两种质量特性是否相关及其相关程度。散点图又称相关图，在质量控制中是用来显示两种质量数据之间关系的一种图形。可以用 Y 和 X 分别表示质量特性值和影响因素，通过绘制散点图，计算相关系数等，分析研究两个变量之间是否存在相关关系，以及这种关系密切程度如何，进而对相关程度密切的两个变量，通过对其中一个变量的观察控制，去估计控制另一个变量的数值，以达到保证产品质量的目的。

4. 统计分析表（check sheets） 是利用统计图表进行数据整理和粗略原因分析的一种工具。常用的检查表有缺陷位置检查表、不合格品分项检查表、频数分布表（应用于绘制直方图）等。其目的是记录和统计某种事件发生的频率，用于进一步分析或核对检查。

5. 分层法（stratification） 就是把所收集的数据进行合理分类，把性质相同、生产条件相同或某些相关因素相同的情况下收集的数据归在一组，把划分的组称为层。通过数据分层可以将错综复杂的影响质量的因素分析得更清楚。这是分析影响产品质量原因及责任的一种基本方法，经常与统计调查表结合使用。应用分层法时应注意：一是不能把不是同一性质的数据混合在一起影响对问题的分析和判断；二是对有些问题分层一次不够，还需进一步分层，这样效果可能会更好。

6. 帕累托排列图（Pareto diagram） 这是根据"关键的少数，次要的多数"的原理，将数据分项目排列作图，以直观的方法来表明质量问题的主次及关键所在的一种方法，是针对各种问题按原因或状况分类，把数据从大到小排列而做出的累计柱状图。排列图最早是由意大利经济学家维尔弗雷多·帕累托用来分析社会财富分布状况而得名。后来，美国质量管理学家朱兰把它的原理应用于质量管理，作为改善质量生活中寻找主要因素的一种工具，即分析从哪里入手解决质量问题其经济效果最好。

> **【案例 18-4】** **医源性艾滋病病毒感染事件**
>
> 2017 年初，据国家卫生和计划生育委员会网站消息，A 医院发生医源性艾滋病病毒感染事件。专家认为，事件发生的主要原因是个别医疗机构及医务人员医疗安全意识缺失，医院感染防控管理制度不健全、制度规范落实不力，没有严格遵守技术规范和标准化操作规程开展诊疗工作。
>
> 本着对人民健康高度负责的态度，国家卫生和计划生育委员会高度重视事件处置工作，加强对当地医院的指导和督促，组织专家细化诊疗方案，尽最大努力减少伤害。并要求举一反三，正视问题，进一步加强全国医疗机构内部管理，严格规范操作，深刻分析事件原因。
>
> **问题：**
> 1. 此次不良事件的主要原因有哪些？
> 2. 应该如何强化质量控制，保证医疗质量？

三、护理质量控制

（一）护理质量控制的含义

护理质量控制就是使各项护理工作达到这些质量规定的标准，纠正护理工作偏差，以满足广大服务对象的健康需求。护理质量标准的范畴包括各类护理工作质量管理标准、各种护理技术操作规范、各项规章制度及各项质量检查标准等，也是护理质量控制的依据。由于护理质量的好坏直接关系到人的生命与健康，因此护理质量控制要始终坚持：以"预防为主"的方针；贯穿在护理工作基础质量、环节质量和终末质量形成全过程;全员参与;前馈控制、现场控制和反馈控制有机结合;实施从护理服务质量到护理工作质量的全方位综合性控制。护理质量管理始于标准,止于标准。建立科学、系统的护理质量标准和评价体系,有利于护理质量的提高。

（二）护理质量控制的类型

控制的类型根据不同的分类依据可有多种,如根据活动的性质分为预防性控制和更正性控制;根据控制的主体分为直接控制和间接控制;根据控制点在整个活动中的位置不同可分为前馈控制、现场控制和反馈控制。在护理实际工作中,按照控制点位置不同的分类方式较为常见,如护理人员的入科考核制度、查对制度及各项标准操作规程等均属于前馈控制方法。各级护理管理人员的现场检查、护理查房,节假日的工作巡视都属于现场控制。在临床护理管理工作中,护理部定期的质量检查反馈、差错事故的通报、月末或季末的工作考核等都属于反馈控制。

（三）护理质量控制的原则

1. 与计划相一致的原则 控制工作的目的就是对实施的计划活动进行衡量、测定和评价,并及时采取纠正措施以确保计划实施,早日达到组织目标,如护士长日常护理工作运转情况的控制,就是护士长对护士的检查与监督,发现有无偏离计划的行为,督促其按正常程序工作,以确保预定目标的实现。

2. 客观性原则 为了避免主观因素的干扰从而更客观、更准确地衡量工作绩效,护理质量控制过程应严格按照客观标准进行。客观的标准可以是定量的,也可以是定性的,如各项操作标准、消毒隔离检查标准、表格书写标准等都可以采用量化标准;而对护理人员素质考核就可以设计成定性标准。

3. 控制关键点原则 要求护理管理者要善于把握问题的关键,将注意力集中在影响计划执行的主要因素上。选择对护理工作成效具有关键意义的因素或环节作为控制重点,如基础护理质量控制中,患者"四清洁"、无压疮的发生均属于控制的关键点。

4. 灵活性原则 这是指护理管理者在执行计划过程中,针对突发事件或环境发生重大变化时可以打破一般常规进行灵活控制。护理管理者在发现原来的计划有误时,可以根据现实情况对计划进行修改,使得计划目标得以实现。

5. 及时性原则 控制的及时性体现在及时发现偏差和及时纠正偏差两个方面。其目的是减少护理工作中的"迟滞性",避免更大失误甚至是事故。及时发现偏差,要求信息的收集与反馈都必须是及时的,要建立有效的信息沟通渠道。及时发现偏差只是实现有效控制的第一步,如果仅仅停留在这个阶段,控制也不可能达到目的。只有通过在护理工作中的计划调整、组织安排、人员配备、现场指导等纠正偏差,才能真正确保组织目标的实现。

（四）护理质量控制的方法

在组织业务活动的各个领域中,目标的性质及达到预定目标所要求的工作绩效是不相同的,所以控制的对象和标准也就不相同,因此必须采用多种多样的控制方法。一般可分为预算性控制和非预算性控制。预算性控制主要以事先编制的较为系统的数字计划为控制提供依据。非预算性控制则更多依靠观察、报告等传统手段进行控制。护理管理中常用的控制方法有以下两种:

1. 行为控制法 在管理控制中最主要的方面就是对人员的行为进行控制。因为人是组织当中最重要的资源,如何选择人员,如何使护理人员的行为更有效地趋向组织目标,这就涉及人员行为的控制问题。行为控制包括以下几个方面:

（1）直接监督:这是行为控制最有效、最直接的方式。管理者根据需要监督下属的行为,告诉他们哪些是合适的行为或不合适的行为,并采取纠正措施进行干预,如护士长对新上岗护士的控制大多采用这种方式。行为控制法可有效地激励员工和提高效率,但不利于下属创造性的发挥。

（2）目标管理:是由组织中的管理者与被管理者共同参与目标制订,在工作中由员工实行自我控制并努力完成工作目标的管理方法。这是一种为提高效率而进行的系统化的目标设定过程,也是对下属实现特定组织目标或业绩标准、执行运营预算的能力进行评估的系统。目标控制的特点是明确、清晰，易于管理者判断，可靠程度较高，如护士长能将护理部年度总目标分解成为科室的分目标并按时完成，就能确保医院护理工作达到既定的总目标。

（3）行政控制：是指行政领导者和工作人员为了检查行政执行的进程和完成情况，纠正实施过程中的偏差，以确保实际工作与计划相一致而采取的措施。行政控制是管理过程的一个重要环节，对于决策计划的实施具有重大意义。行政控制的目的在于指出计划实施过程中的错误和缺点，并对其加以纠正，以使得计划和实际达成一致。

2. 团体控制与组织文化　团体控制是通过分享价值观、规范、行为标准和共同愿景，对组织内个人和群体施加控制。组织文化是指企业在建设和发展中形成的物质文明和精神文明的总和，它不是通过外部强制发挥作用的约束系统，而是通过员工内化价值观和规范，进而由这些价值和规范约束他们的行为。组织文化是通过个人价值观、社会化过程、仪式、典礼及故事、语言等形式传递给组织成员的，如对新护士进行授帽、宣誓等仪式。

（五）护理质量控制的标准

护理质量标准不仅是衡量护理工作优劣的准则，也是护理人员工作的指南。建立系统的、科学的和先进的护理质量标准与评价体系，有利于护理学科的发展、护理人才的培养及护理管理水平的提升。

1. 分类　我国目前尚无统一的护理质量标准的分类，常见的分类方法有：根据使用范围划分为护理技术操作质量标准、护理文件书写质量标准、临床护理质量标准及护理管理质量标准；根据使用目的划分为方法性标准和衡量性标准；根据管理期望划为规范性标准和经验性标准；根据管理过程结构构成划分为要素质量标准、过程质量标准和终末质量标准。要素质量标准、过程质量标准和终末质量标准在临床护理质量管理中比较常用。

（1）要素质量标准是构成护理工作质量的基本要素。重点是对护理工作的各项要素进行质量管理，每一项要素质量标准都有具体的要求，内容包括：①机构和人员。护理人员应依法执业，专业技术人员具备相应的岗位和职责，护理人员编配合理，符合卫生行政部门规定要求；②环境、物资和设备。反映环境卫生监测、医院设施、医疗护理活动空间、护理及物资设备等合格程度；③护士技能。反映医院护理专业的水平、开展技术服务的项目及执行护理技术常规的水平，如基础护理技术操作质量标准、专科护理技术操作质量标准等；④管理制度。建立和健全护理工作制度、护士的岗位职责和工作标准，如分级护理工作制度、执行医嘱制度、病房管理制度、查对制度、交接班制度、护理文件书写制度、消毒隔离制度等。

（2）过程质量标准，又称环节质量标准，是各种要素通过组织管理所形成的各项工作能力、服务项目及其工作程序质量。主要包括患者从就诊到入院、诊断、治疗、检查、护理及出院等各个环节。过程质量不仅包括护理管理工作过程，而且包括护理业务技术活动全过程，同时还强调医疗服务体系的协调作用，如基础护理、危重症患者护理、健康教育及急救物品完好等质量评价标准。

（3）终末质量标准是指患者所得到的护理效果的综合质量，是通过某种质量评价方法形成的质量指标体系，如基础护理落实合格率、危重患者护理合格率、护理技术操作合格率、患者对医疗护理服务满意率等。

2. 常用的护理质量标准

（1）护理技术操作质量标准：护理技术操作质量标准包括基础护理操作和专科护理技术操作质量标准。每一项护理技术操作质量标准均包括以下几个方面：

总标准：①严格执行"三查八对"；②正确、及时、确保安全，省力、省时、省物；③严格执行无菌技术操作原则及程序，操作熟练；④"以患者为中心"贯穿于护理工作的始终。

分标准：①准备质量标准（包括护理人员自身准备、患者准备、环境准备和物品准备）；②过程质量标准（包括操作过程中的各个步骤）；③终末质量标准（即操作完成时所达到的效果）。

计算公式：

$$护理技术操作合格率=\frac{考核护理技术操作合格人次数}{考核护理技术操作总人数}\times100\%$$

（2）护理文件书写质量标准：护理文件包括体温单、医嘱单（长期、临时）、入院患者评估表、一般患者护理记录、危重（特殊观察）患者护理记录单、手术室护理记录单及患者运转交接记录单等。在记录中要遵循客观、准确、及时、全面的原则。

计算公式：

$$护理文件书写合格率=\frac{书写合格份数}{抽查护理文件份数}\times100\%$$

（3）临床护理质量标准：临床护理质量标准贯彻以人为本的服务理念，关心患者，体现人性化服务；体现对患者知情同意与隐私保护的责任，如基础护理和分级护理的措施落实；护士对住院患者的用药、治疗提供规范服务；围手术期患者规范术前访视、术中监护和术后支持等制度与程序；提供适宜的康复和健康指导；各种医技检查的护理措施落实；密切观察患者病情变化，根据要求正确记录等。

1）基础护理质量标准：基础护理包括晨晚间护理、口腔护理、皮肤护理、分级护理及患者出入院护理等，应达到清洁、整齐、舒适、安全、安静、无护理并发症的目的。

计算公式：

$$基础护理合格率=\frac{基础护理合格人数}{抽查基础护理人数}\times100\%$$

2）特级护理患者质量标准：24h专人护理，备齐急救物品、药品并能随时使用；制订并执行护理计划；严密观察病情；正确及时做好各项治疗、护理，建立特护记录；做好各项基础护理和专科护理，无护理并发症。

3）一级护理患者质量标准：根据病情需要每15~30min巡视患者一次，并准备好相应的急救用品，以便必要时应用；制订并执行护理计划，密切观察病情变化，并做好记录；做好晨晚间护理，保持皮肤毛发清洁，无压疮等并发症。

计算公式：

$$特护、一级护理合格率=\frac{特护、一级护理病人合格数}{抽查特护、一级护理患者总数}\times100\%$$

4）急救物品管理质量标准：急救物品、药品、器材完好，随时处于备用状态。对急救用品的管理要做到三及时（用后及时清理、及时补充、及时检查维修）、三固定（定人管理、定位放置、定时核查）。

计算公式：

$$急救物品完好率=\frac{急救物品完好件数}{抽查急救物品总件数}\times100\%$$

5）整体护理质量标准：护士能熟练运用护理程序，对患者实施全身心的护理，满足患者的健康需求，健康教育效果好，患者满意。

6）医院感染护理管理质量标准：护理人员有医院感染控制的概念，并严格遵守无菌技术操作原则，无菌物品管理规范，各项监测（空气、工作人员的手、物体表面、消毒液等）符合标准，用后物品处理规范。

（4）护理管理质量标准：护理管理质量标准是为了进行质量管理，需要对有关的计划、决策、控制、指挥等管理职能制定相应的标准。

护理管理质量标准应包括：依法执业，专业技术人员具备相应岗位的任职资格，不得超范围执业；护理人力资源管理标准，护理人员的数量与梯队（包含年龄和学历层次）结构合理，满足保证护理质量的需要（病房床位与病房护士比例为1：0.4）；质量责任制度管理标准（规定质量责任制应达到的要求）；护理业务管理标准（业务范围、职责权限、工作制度、工作程序、工作方法及应达到的要求和考核办法）；护理技术管理标准；护理质量管理方法标准（如质量检查、控制、评价等）。

（六）护理质量控制过程中应注意的问题

1. 提高控制的时效性 控制是否有效及时，其关键就在于能否及时发现计划在执行中的偏差，并及时给予纠正偏差的有效措施，实施于计划完成的过程中。而发现问题及实施纠正偏差措施的有效性与及时性，都离不开信息传递的有效性与及时性。因此，及时收集信息、确保信息的准确性与及时反馈信息是影响控制质量的重要因素。这就要求护理管理者要具有敏锐的洞察能力、分析处理问题的能力及良好的沟通协调能力。

2. 建立完整的控制体系 控制体系是横向、纵向相互交错的控制网，为保证控制的质量和效果，首先要保证控制体系的完整性。我国的护理管理主要是针对护理服务质量的管理，所以建立了多层次、全方位的质量控制体系，以保证护理质量。

3. 控制工作要体现以人为本 控制主要是针对人，而控制本身又是由人实施的，因此控制工作要充分考虑控制系统中人的心理和行为影响。控制的任何活动若得不到组织成员的认可、理解与支持，注定会失败。护理管理者在控制工作中要坚持以人为本的原则，要充分重视和尊重组织成员的意见，注重培养他们的工作能力和自我控制能力，引导和促进成员实现自我控制。

4. 控制工作应具有全局观念 作为管理者要一切从整体出发，要在确立整体目标的前提下，理出适当的分级子目标，通过子目标来实现整体目标。在护理管理中，各个层面的子目标都要服从整体目标，不能只注重某些层面的子目标而忽视整体目标，更不能为实现子目标而与整体目标相违背。在实施护理管理控制过程中，要具备全局意识，鼓励全体人员参与，保证护理组织系统的目标顺利实现。

5. 控制工作应当面向未来 任何组织都不是静止的，其内部条件和外部环境都是随时变化的，所以组织的控制工作也应该适应变化，面向未来，要从以下两方面入手：预测未来组织内部、外部环境的变化，预见计划在执行阶段可能出现的问题，找出潜在偏差，预先采取有效预防措施，积极应对内外环境中的威胁；控制要做到先进性和科学性，尤其在制订计划、控制标准和控制指标时，要着眼于未来。

【案例 18-5】 科室的质量管理

A 医院胸外科患者对护理的满意度最高，胸外科在医院护理部质量检查中多次受到表彰，并被授予优质护理标兵科室，这与该科室王护士长的科学管理和质量控制分不开。

每当医院和护理部下发各项规章制度、质量控制标准、护理技术操作等，护士长将材料集中归类放置，便于护士查阅学习，并且定期组织科室护士进行业务学习和操作演练，使其掌握本专业护理方面新知识和新技术。

王护士长注重培养护士与患者的沟通能力，虚心听取每位护士对护理质量管理的意见和建议，充分发挥其主观能动性，使每个人都能参与护理质量控制，并努力为护士们营造一个团结、平等、和谐的工作氛围。

问题：
1. 你认为王护士长在护理质量管理方面主要运用到哪一种质量控制方法？
2. 什么是质量控制，其特征是什么？

思 考 题

1. 简述质量管理的发展历程。
2. 试述质量持续改进的步骤。
3. 简述护理质量控制的常用方法。

（郭慧芳）

第十九章　管理绩效及其控制

管理绩效是管理者用以控制达到组织目标的一种方法，对员工进行绩效考核与管理，给每位员工的劳动以公平合理的评价，可使员工明确职务期望标准与个人工作表现之间的距离，有利于工作的开展。

第一节　管理绩效

一、管理绩效内涵

（一）概念

1. 绩效（performance）　指工作中员工的工作效果、效率、效益及其相关能力和态度的总和。

2. 绩效评价（performance appraisal）　又称绩效考核，是对员工的工作行为与结果全面地、系统地、科学地进行考察、分析、评估与传递的过程。

3. 绩效管理（management performance）　绩效管理是组织管理者与被管理者就工作行为与结果达成一致，有利于组织目标实现的相互沟通的过程。

管理绩效与绩效评价是两个不同的概念。管理绩效是人力资源管理系统中的核心内容，而绩效评价是绩效管理中的关键环节。管理绩效侧重于信息沟通和绩效的持续提高，强调事先沟通与承诺，贯穿于管理活动的全过程。绩效评价则是管理过程的局部环节和手段，侧重于判断和评价，强调事后评价，而且仅在特定时期内出现。但两者又密切相关，通过绩效评价可为组织管理绩效的改善提供参考依据，提高组织的管理和绩效水平。

（二）管理绩效的功能

通过绩效管理，管理者可以引导员工朝着组织的目标努力。具体地说，绩效管理具有以下功能：

1. 激励功能　绩效管理可以充分肯定员工的工作业绩，使员工体验到成功的满足与成就的自豪，有利于鼓励先进、鞭策后进、带动中间，从而对每个员工的工作行为进行有效的激励。

2. 规范功能　绩效管理为各项人力资源工作提供了一个客观而有效的标准和行为规范，并依据这个考核的结果对员工进行晋升、奖惩、调配等。通过不断的考核，按照标准进行奖惩与晋升，使员工行为有章可循，从而促进人力资源管理的标准化和有效性。

3. 发展功能　绩效管理的发展功能主要表现在两个方面：一方面，组织根据考核结果可以制订正确的培训计划，达到提高全体员工素质的目标；另一方面，可以发现员工的特点，根据其特点决定培养方向和使用方法，充分发挥个人长处，将个人与组织的发展目标有效地结合起来。同时绩效考核的结果也反映了员工间的差距，避免良莠不分或平均主义。

4. 控制功能　通过绩效管理，不仅可以把工作的数量和质量控制在一个合理的范围内，还可以控制工作进度和协作关系，从而使员工明确自己的工作职责，提高工作的自觉性和纪律性。

5. 沟通功能　绩效管理考核结果出来以后，管理者将与员工进行交流，说明考核的结果，听取员工的看法与申诉。这样就为上下级提供了一个良好的沟通机会，增进上下级之间相互了解和理解。

（三）管理绩效的基本原则

1. 目标清晰化　绩效管理是在结果评估基础上的奖惩管理。如果没有清晰明确的方向，部门之间和岗位之间不能发挥协同作用，往往会演变成尽量避免得罪人的变相平均奖金，也往往会演变成对上级的投其所好。只有全体职工都有清晰明确的自身目标，绩效考核才能够做到有的放矢。

2. 体现大多数员工的利益 绩效管理必须结合员工职业发展，体现和引导大多数员工的共同利益。在岗位职责明晰的前提下，使绩效考核成为晋升、轮岗、降职和解聘的最重要依据。

3. 指标客观化 考核指标应依据具体的岗位职责而定，考核的标准应有区别。制定的考核标准应是可衡量性的，如工作态度、职业道德等一些主观描述的内容也应尽量量化，提高评价标准的客观性和可操作性，避免主观臆断。

4. 标准公开化 考核指标经专业人员审定后应公之于众，使所有被考核的员工明确考核内容，理解组织对他们的工作期望和业绩水准，找准自己努力的方向。同时，公开的内容还应包括对考核结果进行奖罚的措施。

5. 操作标准化 主要包括以下几个方面：①相同岗位的员工应采用统一的考核标准，使用同一评价方法进行评价；②考核间隔时间应基本相同，一般每年或半年一次；③定期安排考核反馈会议，并有效落实；④提供正确的考核文字资料，被考核者应在考核结果上签字。

6. 结果反馈化 绩效考核的结果应尽量公布，反馈的内容应包括：被考核者的工作业绩，说明不足之处；改进工作目标；实现这些目标所采取措施的建议。

【案例 19-1】 　　　　　　　　　　　**绩效评价后的思考**

　　某医院急诊科的护士长孙燕（化名）受到科室绝大多数护士的称赞。孙护士长是一个随和的人，她总是尽个人最大努力在物质上和工作上帮助她的护理人员。护理人员向她借钱，请她顶班帮忙是常有的事，每件事情都在顺利进行。护士小刘在过去的几个月经历了许多个人问题。小刘的丈夫下岗了，她的儿子又于 2 个月前被诊断患有白血病，她对自己的整个现状感到非常沮丧和无奈。科室护理人员绩效评价开始了。孙护士长决定将尽自己最大努力帮助小刘。由于医院的奖金与科室和个人的绩效考评结果紧密挂钩，她将评价项目的所有指标都给小刘评价优秀，虽然小刘在许多方面都比不上一般护士。孙护士长向小刘解释自己给她那么高评价的原因，小刘满怀感恩之情离开了护士长办公室，并向自己的亲戚朋友诉说自己多么有幸遇到这样的好护士长。

问题：

　　1. 从管理者角度看，医院的护士评价实践可能存在哪些方面的操作问题？

　　2. 护士长的绩效评价做法会给科室其他护理人员带来哪些消极的影响？

二、管　理　效　率

（一）管理效率的概念与内涵

管理效率是运用投入产出分析工具研究管理状况的一种科学方法。据 1995 年中国企业家调查系统调查，60%的组织管理者认为，组织经营管理是管理好组织的关键。管理是制约和决定组织效益的重要因素，管理水平的高低关键取决于管理效率的状况，较低的管理效率很难使组织获得较高的收益回报；较高的管理效率一般与较好的组织效益相一致。管理效率与组织效率和效益存在着大体一致性的正相关关系。因此，研究组织管理问题，需把管理效率放在突出的位置并给予充分的认识和把握。

由于效率本身并非是充分的实证分析，所以它在很大程度上也是一种价值分析。在现实组织管理中，管理不可能完全没有效率，没有效率的管理是不能长久存在的，这如同没有生命力的机体必定死亡一样。管理效率分析只研究现实的管理状况，只研究管理效率高低的原因及其对策，为组织管理提供科学、有效的效率分析方法和提高管理水平的途径。

管理效率并不是一个新的管理理论问题，它是伴随着科学管理的产生而被提出来的，是科学管理的重要内容和基本原则。研究一下管理思想史会发现，科学管理产生的主要动因是组织（工厂）对管理效率现状不满，产生了新的管理效率的要求和愿望。科学管理的奠基人泰勒，首创科学管理理论的直接原因，就是他对工厂的管理现状不满，认为很多工人做工时在"磨洋工"，在工作时间内远未尽其所能；管理人员没有科学管理的规划，仅凭经验行事，纪律涣散；工厂中劳资关系紧张，充满敌对情绪，相互不协作，归根结底，工厂管理效率低下，急需寻找一种每个工人从事劳动的"最佳方式"和工厂管理工人的最有效率的方法。

（二）管理效率是选择管理模式的根本标准

不同的管理方式、管理手段具有不同的效率结果；同一种管理方式在不同的社会历史条件下所产生的管理效率也不尽相同。为了取得较高的管理效率，就产生了管理方式、手段的选择问题。对不同管理方式的认同是管理理论分歧的根本原因。科学管理由泰勒首倡，对社会生产乃至人类社会发展具有重大影响，它的理论基础是"经济人"的假设，解决的基本关系是人与机器的关系，管理的对象是效率、最大利润问题，管理的工具是秒表、计算尺、现代统计学，管理的重心是纪律、制度、规范性、标准化。人文管理与科学管理的基本原则相反，其理论基础是"社会人"，解决的基本关系是人际关系，管理的对象是优质服务，管理的重心放在价值观的培养上等。

科学管理与人文管理分歧的根本原因是管理效率获得条件的变化，即社会历史条件和经济技术水平的改变。科学管理是"经济时代"的产物，在经济为中心的时代具有较高的效率。科学管理产生于19世纪末20世纪初的美国，当时，资本主义美国正处在原始资本积累时期，社会贫富不均，资本家不择手段地追逐最大利润；物质生产和消费是社会主导价值观念，生产状况的改善是社会的热点和焦点。因此，科学管理认为，物质刺激最能调动人的生产积极性、提高生产效率。随着科技的发展、经济的繁荣，人民生活水平得以极大提高，特别是第二次世界大战后，美国资本主义经济空前高涨，社会物质财富极大丰富，人们的消费观念由物质型向文化型转变，物质刺激已不像从前那样令人心醉神迷了，工资和福利也失去了往日的吸引力。怎样在变化了的社会历史条件下提高生产效率成为管理人员普遍关心的话题。人文管理理论应运而生，它把人际关系的改善、价值观的培养、情感投资、自由创造性等作为从事管理、提高效率的主要手段。人文管理是"文化时代"的产物，它在以文化需求为重心的社会具有较大效率。

（三）管理具有效率的背景

1. 科学管理具有效率的社会背景　崇尚物质消费的时代（社会）；机械化和手工操作的生产技术，即"体力型"的生产劳动；人们把工资、福利、奖金作为最大的需求和社会活动的主要目的；发展经济是社会的中心议题，国民生活水平较低；社会科技、教育较不发展，国民文化素质较低等。

2. 人文管理具有效率的社会背景　文化、环境同经济一样为社会所关注，国民生活充裕；物质消费热开始降温，文化消费、时间消费成为热点；自动化广泛应用于生产和生活领域，即"智能型"现代生产形成；创造性和人生价值成为人们从事社会活动的主要目的；社会科技、教育水平较高，国民具有较高的文化素质等。

（四）管理效率是管理制度兴衰的重要标志

管理效率是管理制度或荣或衰的重要标志。制度发展，事实上必然表现为管理效率的提高，反之，则是管理效率的下降。纵观组织发展史和社会发展史，我们会认识到无论是组织制度或是社会制度都与管理效率保持着正相关的一致性，都可以通过管理效率的高低窥视到管理制度的兴衰轨迹。较高管理效率必然为较先进的管理制度所拥有，较低的管理效率必然与落后的不合时宜的管理制度相伴随。

三、管理效果

（一）管理效果的概念

管理效果（management effect）是指管理主体预期目标的实现状况，包括工作任务的完成情况、工作效率的高低、工作效益的好坏等。

管理效能、效率、效果、效益是既相互联系又有区别的概念。效能高，效率不一定高；效果好，效益不一定好。但是，效率以效能为基础；效益以效果为基础。效能、效率、效果、效益之间既是传导关系，又是递进关系，一般情况下是正相关，但不一定是正比例。

（二）管理效果公式

$$F_m = Q_i PGM_i + E$$

管理效果公式的含义：

F_m：管理效果（管理手段投入后所带来的效果）；

Q_i：问题分析及界定（问题分类及分层）；

P：目的明细度；

G：目标有效性；

M_i：管理手段多样性，有效性（管理方法的分类和分层）；

E：实时效果评估及反馈；

i：分类、分层、分级别。

想要管理有效果，必须做到以下几个方面：

1. 对管理的问题进行分析（包括问题的定义、原因、类型、级别等分析）。

2. 明确自己管理的目的是什么，目的越明确管理效果越好（为什么要去管理）。

3. 有效的管理目标。

4. 针对不同管理问题，使用多种不同的管理手段。

5. 及时对管理的成果进行测评和反思。

这是一个定性分析公式，是分析管理效果的关键指标公式，是分析影响管理效果的决定因素的公式。任何一个管理手段都是针对问题产生的，使用一个管理手段，就必须找出使用这个手段背后的目的，在对待解决问题思路不是很清晰的情况下，其管理手段就可以考虑把想法写下来，列清楚；如果积累不足，经验不够，其管理手段就是在短时间内高标准投入，任何一个管理手段的投入都是有场景的、有原因的、有一定范围的。管理效果公式其实质就是解决问题的思考逻辑，有效的管理就是有效地解决问题，管理效果越好，说明解决问题能力越强。如何很好地解决问题，正如管理效果公式中所看到的，需要对问题进行分类分析，明确问题的产生原因，明确为什么要解决这个问题，制订有效的目标，针对不同类型问题使用不同的解决方法，并及时对结果进行评估和分析反馈。

例如，当我们回顾总结上一年自己工作学习生活上的得失后，我们就会得出在这一年里自己存在的问题，那么为了自己能变得更好，我们就需要做一系列的计划，来解决问题从而改变现状。而对这些问题，我们要如何解决呢，如何制订年计划呢？分析现状，找到问题所在即 Q_i，我们需要明确问题是什么，如何产生的，问题的类型等。还需要明确目的 P，即为什么要解决这个问题，你的目的有多明确，解决问题时，目标就越清晰，标准就越明确，从而效果越好。另外，目标的合理有效 G，这里我们可以借用下"SMART"原则，目标越切实可行，就越有效。采用多种不同应对问题的手段 M_i，针对不同性质的问题使用不同方法应对。及时对计划做出评估和反思，从而得出计划是否有效，管理是否有效即 E。然后针对现状再次找出问题，解决问题，给予改善，这是一个不断循环的过程。分类和层次是为了让管理更有针对性，在管理效果公式里，i 表示分类和分层。分类和分层其实是一个不断细化的过程。经过分类和分层后，会对定义和特征更加清晰，使管理更具有针对性。这样就可以不同类型不同对待，从而提高管理效果。

知识链接：SMART 原则

作为一个好的目标应该具有 5 个基本特征，用字母缩写 SMART 表示。

S（specific）是指目标应该是明确而不能含糊其辞。如"尽可能提高患者的满意度"的目标太笼统；"今年就诊患者的满意度提高到 96% 以上"的目标就很明确。

M（measurable）是指可测量的。目标应该是可以度量或数量化，也就是说，应该可以测量目标达到的程度和指标，如"护士技术操作合格率大于 95%"。

A（attainable）是指可达到的。目标应该是可执行的、可达到的。如果目标太大不可能实现，人们不断努力却总是无法达成目标，则会挫败其积极性而以失败告终。同时，目标应该具有挑战性。如果目标太简单，很容易达到的话，就不能迫使人们努力地去实现。因此，最好把目标定得稍高些，鼓励人们达到更高的标准。总的来说，目标应该是在可利用的时间、设备和资金支持等范围内是能够达到的。

R（results oriented）是指面向结果的。所选择的目标应是以结果为导向的，应该与组织的愿景一致。例如，某医院为减少院内感染率的发生所制订的项目管理目标是：将全院的院内感染发生率控制在 10% 以下。

T（target date）是指有目标期限的。人们在设定目标时，应明确完成日期或最终期限，给出清晰的时间范围，使各层次管理者和员工有安排地完成计划，如"将某大学护理专业建设成为全国的知名专业或重点学科"的目标是不具体的，应该设立一个目标期限，可改为"力争通过 3～5 年的努力，将某专业建设成为省内一流，全国领先的知名专业或重点学科"，这样目标就更加具体。

第二节　管理绩效的评价

一、管理绩效评价的概念概述

管理绩效评价（management performance evaluation）是指组织依照预先确定的标准和一定的评价程序，运用科学的评价方法、按照评价的内容和标准对评价对象的工作能力、工作业绩进行定期和不定期的考核和评价。管理绩效评价的内涵是运用一定的评价方法、量化指标及评价标准，对中央部门为实现其职能所确定的绩效目标的实现程度及为实现这一目标所安排预算的执行结果所进行的综合性评价。绩效评价的过程就是将员工的工作绩效同要求其达到的工作绩效标准进行比对的过程。

二、管理绩效评价的目的

1. 为员工的晋升、降职、调职和离职提供依据。
2. 组织对员工的绩效考评的反馈。
3. 对员工和团队对组织的贡献进行评估。
4. 为员工的薪酬决策提供依据。
5. 对招聘选择和工作分配的决策进行评估。
6. 了解员工和团队的培训和教育的需要。
7. 对员工培训和员工职业生涯规划效果的评估。
8. 对工作计划、预算评估和人力资源规划提供信息。

第三节　管理绩效的控制与提升

一、管理绩效的控制流程

（一）管理绩效的流程的概念

管理绩效流程（management performance process）是为了提升个人或团队的工作绩效，促进人员或团队的发展与成长的工作事项的活动流向安排。

（二）管理绩效的流程特点

1. 明确绩效管理的目的是提升个人或团队的工作绩效，促进人员或团队的发展与成长。

2. 帮助低绩效者找到真正影响绩效的问题并加以改善。

3. 组织与员工双赢，提升员工积极性。

4. 建立持续改进型绩效体系，绩效分析改善为主，绩效考核为辅。

5. 绩效考核的方向与组织战略方向一致，指导着员工向目标迈进。

6. 通过绩效管理推动组织全面提升。

（三）管理绩效的控制流程

1. 绩效诊断评估　任何管理系统的设计都有一个由初始状态到中间状态，再到理想状态的循序渐进的过程。如果管理者期望管理系统一步到位，则不仅不能将组织引向理想状态，而且还有可能会将组织引向毁灭。因此，咨询的首要工作是深入、系统诊断组织管理现状，摸清组织管理水平，才能为组织设计出科学、合理的绩效考核系统。

（1）组织机构设置及工作流程。

（2）部门设置及岗位责权分工。

（3）战略目标及目标管理。

（4）工作计划体系及组织数据化。

（5）相关部门或岗位过去1~3年的业绩表现。

（6）制度及薪酬系统。

（7）工作目标和计划实现周期。

（8）员工业务技能评估。

（9）作业指导书。

（10）战略目标和经营计划。

2. 绩效目标确定　组织管理系统都是为实现组织战略目标服务的。因此，明确组织目标指向，将有助于实现目标、凝聚员工，使员工们体验目标实现的成就。此外，管理者要意识到，没有绩效目标、没有计划，也就谈不上绩效。

（1）组织战略目标制订与确认。

（2）组织中长期经营计划。

（3）组织工作计划系统（项目计划、部门工作计划、个人工作计划等）。

3. 绩效管理方案　这是一个重要的步骤，必须根据每个岗位的特点提炼出关键业绩指标（也就是 KPI），编制规范的考核基准书，作为考核的契约。设计绩效考核的流程，对考核的程序进行明确规定，同时要对考核结果的应用做出合理的安排，主要要体现与绩效奖金的挂钩，同时应用于工作改进、教育训练与职业规划。

绩效管理组织建设包括：

（1）绩效管理实施计划。

（2）岗位关键指标和权重。

（3）考核周期及管理考核或跨部门考核。

（4）指标数据化量化设计。

（5）绩效管理表单设计。

（6）绩效管理组织设计、绩效分析评估改善流程设计。

4. 绩效测评分析　这是绩效考核的试运行阶段，必须开展全员的培训工作，要求每位员工深刻理解绩效考核的意义及操作方法；这也是绩效考核的完善阶段，可以根据组织的实际情况和绩效考核的实施情况，对绩效考核的相关方案做出一定的调整，以确保绩效考核的时效性与科学性。利用模拟实施阶段的测评核算出绩效结果，并对结果进行分析，挖掘绩效测评问题并组织相应的绩效面谈，以不断提升绩效。宣传引导绩效的目的是帮助低绩效者找到真正影响绩效的问题并加以改善，提升个人或团队的工作绩效，促进员工或团队的发展与成长。

（1）测试工作业绩与绩效考核结果，评估误差性。

（2）绩效管理培训（介绍绩效管理的意义、原理、一般方法和案例）。

（3）组织目标管理（介绍组织目标管理作用、基本思想、目标设定及目标管理表格的应用）。

（4）绩效管理与平衡记分卡培训（介绍平衡记分卡的理论来源、关键绩效指标的分类、指标来源及对绩效管理的重要意义）。

（5）全面绩效改善方案培训。

5. 绩效辅导改善　通过上一阶段绩效测评分析，暴露出组织各个层面的问题，有目标问题、组织体系问题、管理流程工作流程问题、有部门或岗位设置分工问题、员工业务能力问题。根据各方面暴露的问题，专业咨询辅导顾问进入给部门辅导改善。

（1）营销管理培训辅导。

（2）生产管理培训辅导。

（3）采购管理培训辅导。

（4）品质管理培训辅导。

（5）仓库管理培训辅导。

（6）行政后勤管理培训辅导。

（7）人力资源管理培训辅导。

6. 绩效考核实施　组织绩效管理运行，实施绩效管理与考核，并依据绩效管理方案周期性分析评估，持续改进完善绩效管理及组织各方面管理。

（1）选定考核实施的负责人（具备专业的绩效管理知识，在组织有管理威望，熟悉管理流程，丰富的沟通技巧）。

（2）试行期内广泛收集被考核人的意见和建议（让被考核人感受被尊重权，参与制订权）。

（3）分段收集考核数据，安排辅导（一个考核周期内的前期要特别关注，中期前由实施负责人安排绩效辅导）。

（4）考核周期内的中期前采取沟通（特别是非正式沟通，缓和被考核人的考核压力）。

（5）考核期结束使被考核人认同考核结果（在公布前先达成共识，保留不同意见）。

（6）绩效检讨（先让被考核人自行分析不足的原因及改善方案，并提出对考核的意见和建议；再协助分析重点缺失）。

（7）绩效办法适时修正（广泛吸取意见，至少在3个考核周期内修正一次）。

（8）对绩效考核结果应用（薪酬、奖罚、福利、调职等）。

知识链接：存在的问题

1. 考核断层，组织高层领导没有绩效考核表，或者考核流于形式，敷衍了事。

2. 绩效管理与战略实施相脱节，不能够引导所有员工趋向组织的目标。

3. 对绩效管理认识不明确，简单地将绩效管理等同于绩效考核。

4. 在绩效指标的设置上往往忽视组织的长期绩效，造成了组织的短视行为。

5. 除人力资源以外的其他部门在绩效管理上参与不够，实施效果大打折扣。

6. 上下级之间缺乏绩效沟通，员工对组织缺少承诺的同时也缺乏一份责任，上级在对员工缺乏培养的同时也缺乏对组织未来成长所担负的义务。

7. 绩效指标的设置全面完整，没有突出重点，对员工的行为无法起到引导作用。

8. 考核指标缺少量化或者量化指标过少，导致考核结果凭主观判断的可能性加大。

9. 绩效宣贯不够，不能自觉地将绩效管理贯穿于组织日常管理工作中，对绩效管理不认同、不接受。

10. 将绩效考核结果单纯地用于工资、奖金的发放，缺乏对员工的激励。

11. 忽视了绩效的反馈。

二、提升绩效的方法

1. 要检查流程系统本身　组成组织的流程系统绝不是简单的业务链条，而是复杂而封闭的循环系统，包括总系统、各支系统、各细支系统及末梢系统。因此，首先应检查组织流程的循环系统从起点到末梢是否畅通，是否闭合，有没有断裂、梗阻、栓塞的地方，有没有冗余和不够的地方，是否需要添加新的系统。

2. 确保监管有力　即便组织有很好的流程和管理制度，但如果监管不力，或监管不到位，或监管越位，或监管手段落后，或监管人员素质有问题，甚或组织架构太复杂，都会大大降低整个系统的运营效率。流程和制度都是固化的，而监管是灵活的，监管必须按原则办事。

3. 文化的导向也影响着组织整体的效率　如果组织鼓励个人英雄主义，不注意培养团队意识和协同作战能力，那么尽管每个人都想当英雄，每个人都很忙，但是大家没有养成协同作战的意识和习惯，个人、部门之间存在着边界高墙，效率也高不了。更为严重者，担心他人可能成为英雄影响自己，于是掣肘他人，甚至使绊儿。

所以组织应改变"忙"文化，把每个人的工作安排细化，要求在规定的时间完成规定任务，把关注形式转变为关注结果和过程相结合。但也不能走上另一极端——只关注结果，以致出现为结果而结果的现象，那会导致更恶劣的组织文化。

三、护理管理绩效的控制与提升

1. 提高考核工作效率　结合相应岗位职责及工作完成情况，对不同职称层级、工作岗位、班次的护理人员给予不同的考核系数，同时结合护理工作质量、服务质量对在岗护士进行量化考核，根据实际工作动态管理分配系数，奖惩罚劣，最大限度地调动护理人员工作积极性。

2. 提升考核分配质量　绩效考核如果没有量化数据和具体事实，就没有说服力。奖金分配不规范，会影响绩效考核的现实意义。应全院统一考核分配方法，每个人都可通过管理系统查看本人及本部门的考核排名、奖金分配报表，并可反查各类考核、分配项目的计算公式、计算结果，甚至每个人的出勤、门诊、住院、手术、查房考核记录。这样不仅会令护士心服口服，也可以给护理管理人员指明管理工作努力的方向。

3. 解决二次分配问题　在科室里过去的二次分配实际上是三次分配，即先分到临床科室、再分配到医疗组、护理组，最后再分配到个人。二次分配、三次分配都是靠经验、靠直觉，不仅工作量大，而且经常为分配的事闹矛盾。对大多数科主任、护士长而言，奖金分配不是权利，而是负担。因此，应该确保有排班、质量考核等应有权力，统计、核算全部由管理系统完成，不仅可以缓解工作压力，还可减少纠纷，可把主要精力放在医疗护理业务工作上。

4. 提升决策分析效果　以提升护理管理质量，促进护理人事分配制度改革为宗旨，聚焦护理工作中"岗位设置、人员配置、绩效考核、分配和激励机制"等影响护理管理效能的关键要素，按照"科学合理、公平公正、提升职业能力"的思路，建立基于护理工作岗位任务的绩效考评体系，形成制度安排，建立长效机制，强化护理工作过程的责任意识，调动护士临床工作的积极性和创造性，摆脱护理管理中"管理无章程、工作无头绪、执行走形式"的低效率徘徊状态，实现护理工作"管理提效、工作提能"的改革实效。

【案例 19-3】　　　　　　　　　　纷 纷 离 职

　　张红（化名）是某三级甲等医院脑外科病房护士长，一次在护士长会上对护理部主任抱怨说："我们脑外科对于保留有经验的高年资护理人员感到困难。近年来，我们先后招聘到工作能力强的高年资护理人员 12 人充实科室护理队伍。在过去的半年内，先后有 7 个人辞职离开了医院，这些离开医院的护理人员都是富有临床护理经验的人员并具有竞争性，他们离开医院的主要原因是科室护理工作太累，但在薪酬上不能体现他们的劳动价值。由于缺少有经验的护理人员，现在科室使用的护理人员多数为缺乏经验的护士。这种情况使我很担心护理工作质量。"

问题：

　　1. 根据绩效管理理论，能提出哪些关于高年资护士绩效管理的合理建议？

　　2. 作为护理部主任，你可以采取哪些措施改变脑外科护士结构现状？

思 考 题

1. 影响护士绩效的因素有哪些？
2. 护理绩效管理的功能有哪些？
3. 如何提升护理管理绩效？

（王　欢）

护理管理实用篇

第二十章 护理资源管理、护理成本管理与护理时间管理

第一节 护理资源管理

资源是组织或社会用来进行价值增值的财富，也是实施管理的物质基础。医院各个部门均有很多耗材、药品及器材，这是保证医院正常运行所必需的。管理好各个护理单元的耗材、药品及器材，发挥它们应有的作用，减少成本消耗，最大限度地提高经济效益，是护理管理者必须重视的关键问题。

加强护理耗材、药品及器材管理，提高护理耗材、药品及器材的使用率，减少浪费，为临床护理工作提供可靠的物质基础，保证安全高效的护理实施。

一、护理耗材管理

护理耗材是短期使用的物品，包括低值易耗品（如纱布、纸张、一次性注射器等）和高值易耗品（如血液过滤用的一次性滤过管、深静脉导管等）。护理耗材管理要求有以下几点：

1. 建立和健全管理制度，认真贯彻落实。

2. 建立账目，按物品种类分别登记，登记内容包括领取日期、数量、质量等，每月清点 1 次，做到账物相符。

3. 每月统计护理耗材量及日平均消耗量，分析使用情况，堵塞漏洞，降低消耗。

4. 按照规定时间及时请领，保证供应。

5. 各种耗材要按用途进行分类，固定摆放位置，规定专人管理。

> **知识链接："5S"管理**
>
> "5S"管理：即整理（seiri）、整顿（seiton）、清扫（seiso）、维持（seiketsu）、素养（shitsuke），是源于日本的一种比较优秀的作业质量管理方法，现在越来越引起国内医疗机构的重视，被广泛地应用于医院药品管理中。"5S"管理首先强调将作业现场的物品分为工作必备或是无关紧要两类，对于工作必备的物品要进行清理、整理，对无关紧要的物品要坚决摒弃，以达到使工作环境清洁的目的。"5S"除了对现场进行清理、整理之外，关键之处是要对广大员工进行素质教育，使清洁的现场得到维持，使员工的职业素质得到提高。

二、科室药品管理

科室药品是指由科室护士长或指定护理人员所负责管理的药品。为规范科室药品管理，提高用药安全，保障临床用药及时准确。护理药品管理的要求有以下几个方面：

（一）基数药品存放及管理

1. 各科室药柜的药品，根据疾病特点和需要确定基数药品种类和数量，包括口服药、注射药、

外用药、抢救药和毒麻药等，护士长应指定专人做好各类药品的领取和管理工作，保证患者正常使用。科室所有药品原则上只供本科室患者使用，其他人员不得私自取用，不得使用过期、变质的药品。

2. 病房区基数药品应指定专人管理，负责领药、退药和保管工作。管理人员掌握各类药品的领取、使用时间，做到定期清点、检查药品。

3. 设有专用清点本，每周清点记录并签名，检查药品数量和质量，防止积压、变质，如发现有沉淀、变色、过期、标签模糊时，应立即停止使用，并重新领取补齐基数。

4. 药柜内口服药应使用同一药瓶，药瓶内不得混放不同规格颜色的药片，瓶签清洁、规范，有中英文药名、剂量。

5. 内服药与外用药分开放置，静脉给药与胃肠给药分开放置，外观相似、药名相近的药品分开放置，同种药品但不同规格的要分开放置，按有效时限的先后有计划地使用，定期检查，防止过期和浪费。

6. 内服药（包括口服片剂、胶囊、丸剂、散剂、溶液、酊剂和合剂等）和注射剂为蓝框标签，高浓度电解质制剂（包括 15%氯化钾、10%氯化钠等）、肌肉松弛剂与细胞毒化等药品为蓝框红字标签；外用药（包括药膏、搽剂、洗剂、滴剂、栓剂等）和各种消毒剂为黄框标签；剧毒药为黑框标签。凡药品名称不清、过期、破损、变色、混浊等均不能使用，需及时更换。

7. 药品标签上注明药名、浓度或剂量、数量，要求字迹清晰、标识明显。如有标签脱落或辨认不清，应及时更改。

8. 抢救药放在抢救车内，药品放在原包装盒内。每周清点记录并有签名，用后补齐，便于紧急时使用。

9. 所有基数药品根据有效期远近严格按照"左进右出"的原则存放和取用。对于只有批号和有效期年限的药物，如阿托品、呋塞米等药品，应在药盒盖的内侧面注明药物批号及具体有效期。

（二）特殊药品存放及管理

1. 易氧化和需避光的药物应放在阴凉处避光保存，如维生素 C、氨茶碱、硝普钠、肾上腺素等，且现配现用，在使用过程中采用避光输液器、棕色容器或黑色外包装。

2. 易燃、易爆的药品或制剂放置在阴凉处，远离明火，如过氧乙酸、乙醇、甲醛等。

3. 需要冷藏的药品，如胰岛素、疫苗、皮试液、肝素、生长激素及类似药物，应放在医用冰箱冷藏室内，以保证药效。

4. 毒麻药品应建立基数药标识，统一贴于药盒的外上方靠近盖上缘处；应设专柜双锁两人保管，每班交接并签字，开启毒麻药柜时需两人在场；毒麻药使用需有医嘱和专用处方，护士见医嘱后方可给患者使用，使用后应认真核对医嘱并注意检查药品质量、有效期等；使用后保留空安瓿，由总务护士凭空安瓿、毒麻药品专用处方签到药房请领，及时补充；毒麻药品使用后应在处方签上登记毒麻药品批号及患者身份证号码，在毒麻药使用登记本上记录患者姓名、床号、住院号、药名、剂量、使用日期和时间等，并签字。

（三）贵重药品存放及管理

1. 贵重药品应单独存放并加锁保存。

2. 每班清点交接。

3. 患者停药后如有退药要及时退掉。

（四）胰岛素存放及管理

1. 未开启的胰岛素置于医用冰箱冷藏室内保存，开启后的胰岛素在注射使用前应在室温保存（不超过 25℃）。

2. 胰岛素第一次开瓶使用时要注明开启日期、时间、用法，在未被污染的情况下使用有效期为 4 周。

3. 胰岛素开启后在冰箱冷藏室存放，注射使用前需在室温环境中放置 30～60 分钟再进行。

4. 使用时查看有效期和开启日期等，有任一项过期均不得使用。

（五）急救药品使用及管理

急救药品是抢救患者生命的重要保证。抢救车内药品要做到"四定""三及时"的原则，即定数量、定位置、定人管理、定期维修，及时检查、及时消毒、及时补充。急救药品使用及管理具体要求为以下几个方面：

1. 各级护理人员应熟悉药品编号和位置，保证急救药品处于完好状态。

2. 急救药品必须固定在抢救车内，各病区抢救车需定点位置摆放。

3. 抢救车应专人管理，一般由总务护士负责，定期保养，每周清洁、检查，并有记录。护士长每月检查。

4. 急救药品必须编号明确，定位定数，方便取用。药品标签完整，药品名称、剂量、批号清楚，便于识别。

5. 设置药品近效期提示卡，提醒优先使用或及时消毒、更换，避免出现药品过期。如发现药品有变色、混浊、沉淀、过期、标签不清或无标签者，不得使用。

6. 使用频率低的急救物品，由护士长及总务护士清点后封存，注明有效期、责任人，每班检查封条是否完整并签名。

7. 各种急救药品使用后需及时整理、清洁、消毒、补充，保证其完好备用。

> **知识链接：双人搭配互换法**
>
> 采用双人搭配互换法参与急救车管理，可提高低年资护士对急救车的认识。通过定期清点、检查能促使低年级护士尽快了解和熟悉急救车内的物品、药品摆放位置、急救物品使用方法，大大缩短了抢救患者时寻找急救物品和药品的时间，提高了抢救的成功率，减少了医疗纠纷的发生。并且通过参与管理增强了低年资护士的责任心，有效避免了医疗安全隐患。

（六）高危药品使用及管理

高危药品多指药理作用显著、迅速，易危害人体的药品。高危药品使用及管理具体要求为以下几个方面：

1. 高危药品应由专人管理，定期检查，保障质量。

2. 高危药品应放于专用药品柜内，不得与其他药品混合存放，集中放置区域应附上高危药品目录。

3. 高危药品发放时需双人复核，确保发放准确无误，用专用包装袋打包并粘贴高危药品标识。

4. 医生应严格掌握高危药品使用指征、剂量、时间及给药途径，有确切适应证方可使用，病情改善后应及时停药。

5. 使用高危药品前应双人核对并严格执行"三查八对"，认真核对，保证用药安全。

6. 根据药品有效期，严格按照"左进右出"的原则取用。

7. 加强高危药品不良反应的监测，做好记录、定期分析总结，并及时反馈。

（七）药品请领管理

1. 病房护士每日处理医嘱后，及时更改各个执行本并通知药疗护士，领取当日用的各种药品。

2. 药疗护士用药房打印的针剂、片剂统领单查对药品，及时调取当日临时用药。

3. 药疗护士查对和领药时，应认真负责，精力集中，与药房人员交接清楚，避免差错。

4. 领回的药品按规定分类保管，及时补充基数药品，做好登记。

5. 停医嘱后，多余药物及时退回药房。

6. 领取口服药要求

（1）护士领取口服药前要洗手，清点使用数量，不能用手直接接触药品。

（2）认真核对药品，发现问题及时向药剂师询问。

（3）返回病房后，将药车放到服药室固定位置并妥善保管。

（八）发药及用药管理

1. 按医嘱规定的时间给药，严格执行药品现用现配原则。

2. 给药时严格执行"三查八对"，准确掌握给药剂量、浓度、方法和时间。认真核对患者姓名、床号、药品名称，必要时让患者自己说出名字。

3. 口服药做到发药到口，定时收回空药杯、清洗消毒备用。

4. 静脉注射药物应在抽好的注射器上注明患者姓名、床号、药品名称和剂量。

5. 对于首次使用的药品，护士应仔细阅读并保留药品说明书，与主管医生充分沟通，正确掌握给药剂量、浓度、方法、时间、过敏试验要求和配伍禁忌，必要时请药学部进行指导。

6. 用药后应观察药效和不良反应。如有过敏、中毒等反应要立即停用，并报告医生，必要时做好记录、封存及检验等工作。

7. 做好用药知识的健康宣教。患者应知道药品名称、作用及注意事项，掌握正确的用药方法。

（九）门（急）诊输液药品管理

1. 护士根据医生开具的输液单核对患者家属所取回的药品（药名、剂量、数量、有效期、用药天数），将用药天数及日期记录在输液单上，并告知患者药品保存方法。

2. 门急诊输液患者，原则上科室不留存患者药品，遇有年事已高、行动不便或特殊情况者可暂由科室保管，由护士与患者家属共同核对，在输液卡片上标明药品数量、日期，并签字。

3. 每次输液时，配液护士应认真检查药品（药名、质量、有效期、包装完整性等），如遇问题应耐心向患者做好解释工作，并积极协助解决。

4. 患者自带外院药品不予使用。

三、科室器材管理

科室常见的护理器材包括心电监护仪、呼吸机、输液泵等，保持其完好状态，是保证医疗安全实施的必要条件。护理器材管理的基本要求如下：

1. 建立和健全护理器材管理制度，认真抓好贯彻落实，收集管理各种仪器说明书，进口器材的外文说明书应尽快译出，了解仪器使用性能、使用方法及操作要求。

2. 制定器材使用操作规程，要求工作人员严格操作规程使用器材，新器材使用前应由专业人员讲解器材的使用、保管、注意事项，并且示范操作，指导护理人员严格按照操作规程使用。

3. 建立器材卡片，注明产品名、用途、厂家、出厂日期、启用时间、使用单位及维修情况等。

4. 科室器材要定人管理，定点存放，定期检查，定期维护，发现损坏，及时送修。

5. 建立使用登记本，记录使用的起止时间和完好性。

6. 器材的请领、维修、借出、报废等要详细记录在登记本上，并做好以下工作：

（1）修理应填写修理单，一式两份，一份送修理部门，另一份由科室留存。

（2）请领设备应将所请领的仪器依种类、编号、规格、数量、大小说明列于清单上。

（3）已到使用期限的器材应及时交器材供应维修部门，并用红笔勾出，经科室主任同意后送交器材供应维修部门。需要更换的应及时请领。

（4）借出器材应征得本科室护士长或科主任同意，且填写借条，在登记本上记录借出、归还日期。

（5）需要报废的器材设备应填写报废单两份。

7. 科室负责人更换时，应清点设备，办理移交手续，移交人和接收人应签字。

【案例20-1】　　　　　　　　　　　**心电监护仪管理制度**

某医院心电监护仪管理制度为：

1. 定人保管　各抢救仪器有专人负责保管。

2. 定期检查

（1）每班由专人清点记录，开机检查保持性能良好呈备用状态。

（2）护士长每周检查一次。

3. 定期消毒　心电监护仪表面每日由固定班次以 $250\sim500mg/L$ 有效氯消毒液擦拭。

4. 仪器不得随意外借，经相关部门领导同意后方可出借。

5. 定期保养

（1）固定班次日班每日清洁保养一次。

（2）保养人每周清洁保养一次并记录。

（3）设备科定期检修。

6. 使用中若心电监护仪突然出现故障应立即更换，必要时用手动血压计测量血压，立即通知设备科维修并做好标记，已坏或有故障的仪器不得出现在抢救室内。

问题：分析该院心电监护仪管理制度的合理性。

第二节　护理成本管理

【案例 20-2】　　　　　　　　　　某医院高效管理创造经营奇迹

某医院尝试建立一种新型的医院经营管理模式，其特色主要集中在以下几方面：以成本中心为依据实行分科管理；建立个人绩效制度；建立医师诊疗制度及合理的薪资制度；全面引进新的医疗技术，购置现代化高科技医疗仪器；建立合理的药品和设备采购制度及财务管理制度；全面实施电脑化管理。

该医院诸事讲求成本，不管是人力还是器材都能得到充分利用。院方提出医疗旺季要多加班，然后挪至淡季补休。此外，器材、设备等也统一采购，以降低成本和精减人事。清洁环境、床单、枕头及病员服等都外包，降低了不少人事成本。即使是高级主管，也未配车和专属司机，需要用车时统一调度。医院设立统一的采购部，只要超过 2000 元以上的物品，即使是一台咖啡机，也要经过采购部的比价，其他大、小工程更是如此。每一个专科是一个成本中心，其运行方式是独立经营。以心电图检查为例：为了建立绩效制度，首先要检查用人是否合理。该医院负责人实地查访，应用工业工程等理论，仔细测量并统计每一位患者每做一次心电图检查所需的时间；根据市场需求和每一位技术人员在额定时间段内检查的平均人数和质量核定需要的技术人员数量和其工作量。如果超过额定工作量，那么医院就拨出适当的绩效奖金。如果绩效奖金超过一定比例时，医院将考虑增加技术人员的数量，或是重新核定工作量，并在新的基准上重新运行。

问题：

1. 该医院在成本管理上有哪些成功经验可供借鉴？

2. 结合本案例分析我国各医疗单位如何进行成本管理？

我国护理成本研究起步较晚，20 世纪 80 年代后期我国医院开始探索医疗服务项目成本核算的方法，并先后就门诊服务、住院床位和部分化验单、特殊检查项目进行了成本核算及按病种收费的研究。所有护理人员必须增强成本意识，主动控制浪费和过多消耗，将护理成本与护理收入相比较，评价护理服务的效益，提高护理管理水平和护理工作的地位。

一、护理成本的内涵

随着卫生经济的发展，成本管理越来越受到医疗、护理及卫生保健领域的广泛重视。医院成本管理是一项综合的、复杂的、系统的工程，成本核算是市场经济条件下医院管理的核心之一，做好成本管理有利于促进医疗服务质量的提高和运行成本的降低，从而实现医院的快速发展。护理成本是医院的主要成本因素之一，因此，通过加强护理成本管理和核算，可以提高经济效益和服务质量，达到合理分配护理资源的目的。

（一）成本的概念

成本（cost）是指为取得商品或劳务的支出，由一个经济实体或单位所付出的实际价值。具体地说，成本就是在生产、销售或经营管理过程中发生的费用。因此，成本属于经济范畴，是为了实现某一特定的目的而发生的价值代价或损失。这种价值代价包括耗费的物化劳动和必要活劳动的价值。在医疗体系中，成本被诠释为：欲完成预定目标所需的支出，包含物、财和人等要素。

（二）成本管理的含义和内容

成本管理是指将机构在经营过程中发生的费用，通过一系列的方法，进行预测、决策、核算、分析、控制、考核等科学管理工作，其主要目的是减低成本、提高经济效益。成本管理的内容一般包括成本预测、成本决策、成本计划、成本控制、成本核算、成本分析和成本考核等。

成本预测是根据有关成本资料及其他资料，通过一定的程序、方法，对本期以后某一个期间的成本所做的估计。

成本决策是指在成本预测的基础上，通过各种方案的比较、分析、判断后，从多种方案中选择最佳方案的过程。

成本计划是根据其内所确定的目标，具体规定计划其内各种消耗定额及成本水平以及相应的完成计划成本所应采取的一些具体的措施。

成本控制是预先制定的成本标准作为各项费用消耗的限额，在经营过程中对实际发生的费用进行控制，及时揭示实际与标准的差异额，并对产生差异的原因进行分析，提出进一步改进的措施，消耗差异，保证目标成本实现的过程。

成本核算是指对经营过程中发生的费用按一定的对象进行归集和分配，采用适当的方法计算出总成本和单位成本的过程。

成本分析是根据成本核算所提供的资料及其他有关的资料，对实际成本的水平、构成情况，采用一定的技术经济分析方法计算其完成情况和差异额，分析产生差异的原因的过程。

成本考核是根据制订的成本计划、成本目标等指标，分解成内部的各种成本考核指标，并下达到各个责任单位或个人，明确各单位和个人的责任，并按期进行考核。

（三）护理成本管理概念

护理成本（cost of nursing）是指提供护理服务过程中所消耗的护理资源，即为人群提供护理服务过程中物化劳动和活劳动的消耗货币价值。护理服务是指在患者提供诊疗、监护、防治、基础护理等技术服务；物化劳动是指物质资料的消耗；活劳动是指脑力和体力劳动的消耗；货币价值是指产出的劳动成果用货币来表示其价值。

护理成本分为直接成本（direct cost）和间接成本（indirect cost）。护理直接成本是指为开展某项护理服务而消耗的费用，而且所提供护理服务项目的费用可以直接计入。护理间接成本是指无法直接计入某护理服务项目，而是采取分摊的部分费用。

（四）护理成本管理的内容

护理成本管理包括四个方面：一是编制护理预算，将有限的资源适当分配给预期的或计划中的各项活动；二是护理成本核算的开展，提高患者得到照顾的质量；三是护理成本-效益分析，计算护理投入和成本与期望产生之比，帮助管理者做出正确的决策；四是护理成本控制，利用有限的资源提高护理服务质量。

1. 编制护理预算　护理预算是护理管理者在一定期限内将所预期的收入和所计划的支出，以表格与书面文字的方式详述其内容与数据，使有限的经济资源即资金、物品和人员适当地分配给预期和计划的各项活动。一般的预算分营运预算和资本经费预算。前者含工作人员的工资、福利、供应品、小型设备等支出；后者提供的经费是有关大型设备器材、重要装备的购买。也有的机构增加人力预算，除机构内员工的人力计算、薪资核算外，并囊括了外借、临时聘用、交换等人员的费用支付。

预算的功能是规划和控制成本，是成本控制强而有力的工具。通过预算规划可发现组织内的、管理者能力上的及人事行政的弱点或缺点，供做改善与修正之用，有助于消除浪费及减低费用。

护理预算对于护理管理者而言是确定重要资源的工具，特别是人力资源，有助于整合整个工作效率。护理管理者可以依据预算来检查与修正预定的计划，当实际状况与预期结果不符时，可以根据情况适当调整资源再重新做合理安排或分配。护理预算也可作为计算护理人员、评量物品、申请医疗仪器设备及强化护理服务的依据。

2. 护理成本核算 成本核算是提高医疗卫生单位经济管理水平的重要手段，通过实行成本管理，可以使有限的卫生投入，依靠技术进步、科学管理和结构调整来提高效率，向社会提供更好的医疗卫生服务。

护理成本核算是制订护理管理者合理护理价格、衡量护理服务效益和合理配置人力资源的基础，是降低医疗护理成本的前提。只有通过护理成本核算，可以明确为患者服务过程中实际消耗的护理人力、物力和财力，真实地反映护理资料的耗费，从而提供最有效的护理方案，以降低护理成本，减轻患者的负担，达到已降低的成本提供较高质量服务的目的。因此，加强护理成本核算对节省护理资源，降低卫生费用具有重要意义。

（1）护理成本核算的原则

1）一致性原则：确认护理成本发生时，成本计算的总体方法要前后一致，如成本核算对象、成本计算项目、成本核算程序、费用分配方法等，一经确定，不应随意更改，以保持前后一致性。

2）合法性原则：合法性原则是指计入护理成本支出应符合国家的相关法律、制度，如成本范围和标准的规定。

3）重要性原则：重要性原则是指在护理成本核算中应注意区分主次，对于有重大影响的内容和项目，应重点处理，对无重大影响的成本，可以简化处理，以提高效率。

（2）护理成本核算方法。

1）项目法：项目法是以护理项目为对象，归集与分配费用来核算成本的方法，如一级护理中更换床单、口腔护理、预防褥疮护理成本的核算。项目法与护理收费有直接联系。计算护理项目成本可以为制定和调整护理收费标准提供可靠的依据，也可以为国家调整对医院的补贴提供可靠依据。但是项目法不能反映每一疾病的护理成本，不能反映不同严重程度疾病的护理成本。

2）床日成本核算法：护理费用的核算包含在平均的床日成本中，护理成本与住院时间直接相关。床日所包含的服务内容虽有一定的差别，但一般常规性服务项目都包含在内，如化验检查、一般治疗、患者生活护理等都不另收费。床日成本法并未考虑护理等级及患者的特殊需求，通常包括非护理性工作。

3）相对严重度测算法：将患者的严重程度与利用护理资源的情况相联系，如治疗干预系统用于 ICU 患者成本核算，由很多监护活动项目组成并能反映监护护理人力资源使用情况和患者疾病严重程度。

4）患者分类法：以患者分类系统为基础测算护理需求或工作量的成本核算方法，根据患者分类法的病情严重程度判定护理需要，计算护理点数及护理时数，确定护理成本和收费标准。患者分类通常包括两种：一种是原型分类，如我国医院采用的分级护理即为原型分类法；一种是因素分类法，如根据患者需要及护理过程将护理成本内容分为基本需要、患者病情评估基本护理及治疗需求、饮食与排便、清洁翻身活动等。

5）病种分类法：是以病种为成本计算对象，归集与分配费用，计算出每一病种所需护理照顾成本的方法，按病种服务收费是将全部病种按诊断、手术项目、住院时间、并发症和患者的年龄、性别分成 467 个病种组，对同一病种的任何患者，无论实际住院费用是多少，均按统一的标准对医院补偿。

6）综合法：即计算机辅助法，结合患者分类系统及 DRG 分类，应用计算机技术建立相应护理需求的标准实施护理，来决定某组患者的护理成本。

3. 护理成本-效益分析　护理成本-效益分析的基本内容是求出某种护理方法的投入成本与期望产出之间的关系，可以帮助管理者判定组织花费所产生的效益，是否大于资金的投入成本。分析的步骤：①明确要研究和解决的问题是什么；②要比较的护理方案的确立，收集相关数据；③选择适当的经济学分析方法；④确定与分析成本，确定结果的货币价值；⑤决策分析：护理成本-效益分析作为一种研究方法，可以不受管理体制的束缚，护理管理部门及护理研究人员，可以根据研究需要，选择不同的评价方法，准确反映护理成本投入和产生及护理人力生产力情况，为科学决策提供有力依据。

4. 护理成本控制　这是按照既定的成本目标，对构成成本的一切费用进行严格计算、考核与监督，及时揭示偏差，并采取有效措施，纠正不利差异，发展有利差异，使成本被限制在预定的目标范围内的管理方法。

1）差异分析：是指预算可支用的金额与实际支用的金额之差。当实际支出超过预算数时，称为负差异；反之，则为正差异。差异分析是成本控制的警示器。差异发生表示在管理上有异常情况发生，在分析差异时应多方面研究，详细了解情况。首先确定哪些项目偏离了预定目标；其次，找出哪些属于连续性的正差异，哪些属于连续性的负差异，并找出原因所在。不论是正差异还是负差异，只要超过一定的限度就应检查。通常我们只会注意负差异而忽略了正差异，其实正差异往往也是一种危机的预警，意味着该花费的而未花费，如仪器维护、设备保养等，省掉维护保养费用，仪器设备必然会加速损坏与耗费。负差异应从实际工作中追究原因，查处责任归属，适当改善、追踪，直到确实改正为止。对差异的检查和分析有助于发现问题和培养对成本控制的敏锐性。

2）成本监督：成本监督是监督费用的花费情况。护理管理者应针对费用支出情况，分析有无超出预算，了解有无正负差异出现，及早评估纠正，防患于未然。因此，为达到有效的成本控制，必须对成本进行监督。

护理成本控制是预先制订合理的目标，按照目标执行，将执行结果和目标比较，列出差异的项目，再给予分析、检讨、改正，以使成本降至最低。成本控制的意义在于减少不必要的花费，尽量从制度上着手改进工作方法与流程，减少人为的浪费，以达到医院资源的最佳使用效益。

（五）护理成本管理的意义

护理成本管理（nursing cost management）是运用管理学原理，将护理服务过程中发生的费用，通过一系列的方法科学管理，以达到降低成本、提高效益、优化护理服务质量的目的。

1. 降低医疗机构经营成本　护理成本管理是医疗机构经营成本的重要组成部分，通过护理成本管理降低医疗机构经营成本。医疗护理工作数量的多少、质量的好坏、工作效率和仪器设备利用率、医用材料的节约或浪费，最终都可以直接或间接地从医院成本中反映出来。因此，降低护理成本是护理成本管理的重要任务，也是降低医疗机构经营成本的主要途径。

2. 提高成本信息的准确性　成本管理是为经营管理服务，成本信息的准确与否，对于护理管理者是非常重要的。准确的成本管理可使成本预测和决策建立在可靠的基础上，成本管理的完善，决定成本管理的准确度。护理成本是医院成本的重要组成部分，必须纳入医院的成本管理系统。护理成本管理的水平影响医疗机构成本核算水平和成本信息的准确性。

3. 提高经济效益　成本费用的降低意味着利润的增加，通过成本管理工作的开展，可从不同角度出发，降低成本费用，提高整体经济效益。

4. 提高医疗机构竞争力　通过有效的护理成本管理活动，可以降低护理成本水平，提高医疗机构在市场的竞争力。

5. 提高员工的成本意识 成本管理除了要应用科学的方法外，还要求员工有强烈的成本意识。成本降低的潜力是没有尽头的，关键在于成本管理人员应重视成本管理和成本控制。

进行护理成本管理时要注意体现以下特点：①全过程性。从诊疗护理工作的全过程，从物资材料计划、采购、储存、保管、使用的全部环节，从临床、医技、行政工勤的各个部门，重视节约费用、降低成本管理工作。②全员性。成本管理要依靠医院每一位职工的关心、参与和管理，各负其责，控制自己应该控制的费用，这样医院的成本管理才会有效和持久。③技术经济性。护理成本管理绝不是单纯的经济活动，而是技术和经济相结合，将经济寓于技术活动之中，重视技术经济效益分析，这样才能获得降低成本的最佳方案。④经济责任结合性。护理成本管理必须建立在实行全面经济责任制，进行全面经济核算的基础上，这样才能实现全面的成本管理。

二、科室护理成本管理的方法

（一）人力成本

护理人员的数量占医护人员的数量的一半以上，常常被列为降低人力成本的重点。但单凭缩减护理人员或聘用资历低者担任专业性的护理工作并不能达到既控制人力成本又不减低医疗护理质量的目的。护理管理者应有效地调派人员，合理排班，使护理人员有效地发挥作用。在实际工作中常常有以下几种方法：

1. 机动护理人员机制 将人员过多的病房的人力机动性地支援到其他病房，以免人力的浪费。

2. 弹性工作制 工作时间可依病房或该单元的需要而确定，实行弹性工作，缓解某些班次的人力不足的现象。

3. 辅助人力的运用 运用非专业护理人员，经训练合格后以协助部分非专业的临床护理工作，如患者的日常生活活动照顾、翻身、沐浴等；或者聘用非专业的护理人员担任护理业务中较不需要专业训练的部分，如门诊的叫号及文书工具使用。

4. 实施患者分类 由患者分类系统选择结果，根据患者严重程度及护理活动内容选择护理人力配置。

（二）工作简化和改进

通过消除无效工作、合并相关工作及改进工作地点、程序与方法等缩短工作流程，减少人力、物力与时间的浪费，减少延误，降低成本，使工作效率提高，如作业电脑化：包括医嘱电脑输入、建立护理通报电脑系统等，可缩短护理通报工作流程，节省人工抄写及信息传达的人力与物力。

（三）物力成本

物资材料成本占医院运营成本的 30%～50%，因此，物资管理的好坏对医院运营有关键性的影响。

1. 增强物资管理意识，形成"三个主动" 主动加强医护器械的维护，主动对申购新设备提出质量和价格要求，主动清理闲置设备，并合理使用。

2. 增强节约意识，形成"三个注重" 注重水、电、燃气管理，注重医用护理材料管理，注重物资财产管理。

3. 增强经济意识，形成"三个严格" 严格物价政策，严格价格管理，严格控制收费。

（四）实行零缺陷管理

护理人员应严格遵守医院的各项规章制度，使各项工作规范化、标准化、科学化，提高护理人员的技术水平，增加责任心，端正服务态度，避免护患纠纷，减少护理缺陷、差错、事故的发生是控制成本消耗最为经济的手段。

第三节　护理时间管理

【案例20-3】 时间管理的价值

时间具有"供给毫无弹性""无法蓄积""无法取代""无法失而复得"等特性，所以时间是最不为人们理解和重视的，也正因为如此，时间的浪费比其他资源的浪费更加普遍，也更为严重。

因此，当人们无所事事，或者忙得晕头转向却不见成效时，应该暂时停下来审视一下自己的时间利用效率，审视一下自己在时间中所处的角色，寻找一条更为适合的途径，实现自己的目标，追求自己的人生价值。

假设一个人的生命中有三枚硬币，一枚硬币代表财富，一枚硬币代表健康，还有一枚硬币代表时间，这三枚硬币哪一个最重要呢？

通常人们都趋向于追求财富，如果在这三枚硬币中，把代表财富的硬币拿掉，则表示这个人有足够多的健康，也有足够多的时间，他有可能重新去创业，赢得财富，把代表财富的硬币重新放进自己的生命中。

如果在这三枚硬币中，把代表健康的硬币拿掉，这表示这个人有足够多的财富，也有足够多的时间，则他可以花费无以计数的金钱来治疗自己的疾病，至少可以拖延一定的时间，或借助高科技手段来延长生命，他可能把代表健康的硬币重新放进自己的生命中。

如果把代表时间的硬币拿走，让一个人没有自己的时间了，这时候，即使他有无数的财富，有很强壮的身体，可是生命留给他的只有一刹那，他无法用1亿美元去换10分钟，这就好比无数的0前面没有了1，是没有任何意义的，他不仅不能将代表时间的硬币重新放进自己的人生，而且财富和健康对他也变得毫无意义了。

问题： 结合本案例分析时间管理的价值有哪些？

时间管理是护理管理的重要内容之一。时间赋予每个人都是固定而有限的，做任何事情都要花费时间，管理者只有具有强烈的时间观念，学会有效控制时间的技巧，才能在管理活动中充分利用自己的时间，充分珍惜他人的时间，进而提高整个组织的效益。

一、时间管理的内涵

时间是宝贵的财富和资源。在现代社会，快节奏的时代步伐使人们对时间的价值得到了进一步的认识，护理管理者常常被时间的安排和管理困扰。因此，护理管理者应学会把握自己的时间，并有效率的运用，完成组织和个人的目标。

时间管理（time management）是指在同样的时间消耗情况下，为提高时间的利用率和有效性而进行的一系列活动。包括对时间的计划和分配，以保证重要工作的顺利完成，并留有足够的余地处理那些突发事件或紧急情况。时间管理的真正含义应该是指面对有限时间而进行的自我管理，实际上是一种个人的作业计划，使管理者自己控制时间而不被时间控制，从而对时间资源进行科学的使用。

时间管理实际上是指面对有限的时间，如何自行控制时间而不被时间所控制，工作而不被时间所左右，从而对时间有计划和合理分配，对时间资源进行科学管理。时间是恒定的、不可改变的，它不可减慢或加速。因此，从本质上说，我们能管理的不是时间本身，而是我们的行动。时间管理可以使管理者合理安排工作目标，科学合理地使用时间资源，在有限的时间内把主要时间用于抓重点工作上，以其余的时间应对临时事件，克服浪费时间的行为与现象，使自己成为时间的主宰，而不被时间所奴役。时间管理的目的在于支配时间，使工作井然有序，并且能提高工作效率，确保工作如期完成。

二、时间管理过程

时间管理过程是评估□计划□实施□评价。如何有效地运用时间，首先必须了解自己的时间是如何用掉的，有无浪费时间的习惯，并认识个人最佳工作时间。时间管理应从评估时间运用情况开始。

（一）评估

1. 评估时间的消耗 了解自己时间的具体使用情况是有效管理时间的第一步。管理者应准备一个记事本，按照时间顺序记录所从事的活动，充分了解每一项活动上花费的时间，通过对所有记录的时间资料进行综合分析，进而使管理者了解每一个工作活动的趋势或模式。同时可以明确自己实际所做的是需优先完成的工作而不是那些无关的工作、无意义的会议等，如护理管理者评估时间的消耗需要考虑：①有哪些护理活动及护理管理活动？每一项活动需要多少时间？②时间安排根据什么确定？③需要处理的紧急事务有哪些？④需要增加或减少的活动有哪些？⑤每天工作内容的顺序是否安排合理等。

2. 评估时间的浪费 浪费时间是指所花费的时间对实现组织和个人目标毫无意义。评估浪费时间是时间管理的重要一环。造成时间浪费的原因分为主观和客观因素两个方面，见表 20-1 所示。大多数人认为他们的时间问题是由于客观因素，如会议、电话、来访者等造成的。而主观因素造成的时间浪费，如缺乏明确目标、无工作计划、工作拖拉等，却常常被忽视，而其造成的后果是相当严重的。

找出自己浪费时间的主要因素（表 20-1）予以有效控制，将会使时间得到充分的运用。一个人必须学会控制造成时间浪费的内部因素，如明确的工作目标、工作不拖延、抓住工作重点等；还必须学会如何控制或约束外部浪费时间因素的发生，如有计划、有选择地参加会议或社交活动等；此外在解决这些时间问题的过程中，通过对比、分析结果，还可以使管理者了解每日究竟节约多少时间及取得何种成效。

表 20-1　浪费时间的主要因素

客观因素	主观因素
计划外的来访或电话	缺乏明确的目标，缺乏日程计划
无效或不必要的社交应酬过多	工作松懈、办事拖拉
会议过多	时间计划不周全或无计划
信息不充分，反馈不及时	授权不足
沟通不良，反复澄清误解	不善于拒绝非本职工作
上级布置工作无序、无计划	随时接待无计划的来访
政策与程序说明不清	处理问题犹豫不决，缺乏果断
协作者能力不足	文件、物品管理无序
突发事件	缺乏决策能力
文书工作繁杂、手续过多	耽搁于日常事务

3. 评估个人最佳工作时间 根据生物钟学说，每个个体的身体功能具有周期性，人的精力有时处在高潮，有时处于低潮，有时适合进行脑力劳动，有时适合进行体力劳动。充分认识个人最佳工作时间，认识自己在每日、每周、每月、每年不同的身体功能周期性，依照个人内在生理时钟来安排工作。为了有效地利用时间，要善于总结这些规律，在精力和体力最佳的时段里安排需要集中精神及创造性的管理活动，而精力和体力较差的时段里可从事常规性工作和次要工作。一般而言，一般人会感觉早上起床后精神、体力最好，而在午餐之后精神、体力较差。

（二）计划

1. 制订并确定工作目标与重点　护理管理者首先要明确组织及个人在单位时间内的具体工作目标，如列出每日、每周、每月必须完成的工作目标。其次，建立目标优先顺序，找出最重要、最紧急的事情放在首位并计划优先完成。

2. 列出时间安排表　根据目标及完成目标所需的活动来安排时间，制订时间计划应注意以下几点：

（1）计划要有弹性，以应付意外事件。

（2）计划要有领先性，一般制订计划的时机是每年度、每季度初，能初步规划的要预先规划。

（3）还应安排一定的时间来休息和放松心情，有助于管理者缓解压力，更有信心地投入工作。

（三）实施

时间管理的关键在于计划制订后即刻实施，并从最重要的事情做起。实施时间计划时应注意以下几点：

1. 集中精力与"即时处理"　完成工作应集中全力，这样才会节约时间，提高效率。实践证明，集中精力连续工作一个小时顶得上断断续续工作几个小时。一件事未完成又去做另一件事，再重新回到原工作时，又需花费时间和精力以重新进入状态，即"温习过程"。

2. 时刻注意节约时间　尽量减少拜访次数，当有要事商量，需要会见某人时，最好先预约，事先准备好谈话提纲。重要事情电话商谈前，应预先列出讨论的基本问题，通话时应减少寒暄，迅速进入正题。

3. 有效减少干扰　重要且必须完成的工作，尽量减少电话来访及突发事件干扰。

4. 提高沟通技巧　有计划、有选择地参加会议及社会活动；有意识地锻炼沟通交流能力，包括保持上下级沟通渠道畅通、学会倾听等。

5. 处理好书面工作　公文书写应简明、扼要、易懂，节约文字也就是节约时间；安排一定时间进行书面工作的整理，文件、案卷及时分类入卷归档，并编好目录方便查询备用；及时清理废弃文件。

（四）评价

实施时间计划的过程中，采取行之有效的控制手段可按时间计划完成工作目标，达到良好的时间管理。可采取"日回顾"、"周回顾"来了解自己是否按时间计划行动，在限定的时间内完成目标情况等。如未完成，应评价时间安排是否合理有效，活动主次是否分明，是否抓住工作重点，有无时间浪费情况并及时采取措施进行纠正。

（五）时间管理策略

1. 时间消耗的计划性、标准性、定量性　做出合理的时间安排和达到目标的计划，对时间的使用要有标准，并进行时间预分配，对实际的时间支出要按照标准进行有效控制。

2. 充分利用最佳的工作时区　人的最佳工作年龄段通常是25～50岁，对管理者而言，一般最佳有效的年龄段是35～55岁。另外，由于每个人的生物钟的差异，在每个季节、每周、每日不同时间的脑力、体力都有所不同，每个人都有自己最佳的工作时间。一些人的最佳工作时间是清晨，一些人的最佳工作时间是傍晚。因此，应该掌握自己身体功能的周期性，将要从事集中精力进行创造性劳动的活动安排在最佳的工作时间。

3. 保持时间利用的相对连续性和弹性　心理学研究认为，人们专心做一件事情或者思考一个问题时，最好能连续完成、不间断。如果出现间断，又需要一段时间集中注意力，有时甚至在间断后再也达不到间断前的效果。因此，处理关键工作时，要排除各种干扰，使精力完全集中。护理管理过程中容易出现突发事件，在计划时间时留有余地，并需注意劳逸结合，以利于工作的持久性。

【案例 20-4】　　　　　　　护理管理者如何有效安排时间
　　某医院病区的护理管理者存在管理工作时效差的主要因素有：职责不分明，处理与职责无关的事较多，或授权太少，事必躬亲，对某项工作做得太细；遇事犹豫不决，不能很快理清头绪，找出事情的主要矛盾或次要矛盾方面；工作没有认真计划，也不能及时总结经验；突发事件多，电话干扰多，会议、活动过多，应酬接待多等。
问题：对于护理管理者存在的以上问题，你认为如何有效解决？

三、护理管理中的时间管理

护理管理者应学会根据时间安排好自己的工作、生活，有效地利用时间，提高工作效率。

（一）时间管理方法

1. ABC 时间管理法　美国管理学家艾伦·莱金建议为了提高时间的利用率，每个人都需要确定三阶段的工作目标，即今后 5 年内欲达到的目标、今后半年欲达到的目标及现阶段要达到的目标。人们应该将其各阶段目标分为 A、B、C 三个等级，A 级为最优先且必须完成的目标，B 级为较重要很想完成的目标，C 级为不太重要可以暂时搁置的目标。ABC 时间管理法是时间管理的重要方法之一，使用 ABC 时间管理法，可以帮助管理者对紧急、重要的事件立即做出判断，提出处置措施，提高工作效率。护理管理者要将时间用于最重要的工作上，要有勇气并机智地拒绝不必要的事。运用 ABC 时间管理法主要抓住关键因素，以解决主要矛盾，保证重点，兼顾一般。ABC 时间分类特征及管理要点，见表 20-2。

表 20-2　ABC 时间分类特征及管理要点

分类	比例	特征	管理要点	时间分配
A类	占总工作的数量的 20%~30%，每日 1~3 件	（1）最重要 （2）最迫切 （3）后果影响大	重点管理 （1）必须做好 （2）现在必须做好 （3）亲自去做好	占总工作时数的 60%~80%
B类	占总工作的数量的 30%~40%，每日 5 件以内	（1）重要 （2）一般迫切 （3）后果影响不大	一般管理，最好自己去做，亦可授权别人去办理	占总工作时数的 20%~40%
C类	占总工作的数量的 40%~50%	（1）无关紧要 （2）不迫切 （3）影响小或无后果	不必管理	0

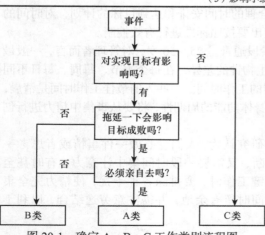

图 20-1　确定 A、B、C 工作类别流程图

ABC 时间管理法的步骤：

（1）列出清单：每天工作开始前，对全天工作日程列出清单。

（2）归类：先安排好固定工作时间，对清单上的工作进行归类，如果工作是常规的，如晨间交班等，即安排办理。

（3）工作顺序：根据事件的特征、重要性及紧急程度，确定 A、B、C 类别顺序，见图 20-1。

（4）填写分类表：按照 A、B、C 类别分配工作项目、各项工作预计的时间安排、实际完成的时间记录，见表 20-3。

表 20-3 ABC 工作类别安排表

管理者_____ 职务_____ 时间起止_____

类别	工作项目	时间分配	实际完成时间

（5）实施：首先全力投入 A 类事务，直到完成；取得效果再转入 B 类事务，若有人催问 C 类事务时，可将其纳入 B 类事务；大胆减少 C 类事务，以避免浪费过多的时间。

（6）总结：每日进行自我训练，不断总结评价时间使用情况。

2. 时间管理统计法　管理者在时间管理上遇到的主要困难是一些任务或者活动的范围、深度、广度难以精确把握。因此，这种情况解决的一个办法是事先拟定活动时间进度表。时间进度表应力求详细，尽可能把将来发生的情况安排在计划中，并留有余地，防止出现意外时束手无策。时间统计法的目的是对时间进行记录和总结，并分析浪费时间的原因，通过评价时间的利用情况决定采取适当措施来节约时间。记录的形式可以利用效率手册或台历，样式可参考表 20-4。

表 20-4 时间管理统计格式

日期（星期）	上午	工作项目	下午	工作项目
3 月 6 日（一）	8：30		14：00	
	9：30		15：00	
	10：30		16：00	
	11：30		17：00	
3 月 7 日（二）	8：30		14：00	
	9：30		15：00	
	10：30		16：00	
	11：30		17：00	

3. 学会授权　授权是指在不影响个人原来的工作责任的情况下，将某些责任委派给下属，并授予执行过程中所需要的权力。护理管理者可通过适当的授权来增加自己的工作时间，同时也为下属提供成长和锻炼的机会。护理管理者计划授权的工作内容包括工作要分配给何人，如何使下属有权力和动力做好所授予的工作。授权应该是一种法定合约行为，护理管理者和下属都应该了解和同意授权行为及附加的条件。为了执行工作的方便，护理管理者应该赋予下属一些特定的权力。作为护理管理者很多工作不能亲力亲为，而是通过适当的授权来完成的，这样可以使被授权人在力所能及的情况下发挥能力与专长。

4. 拒绝艺术　每个人的时间都是均等的，护理管理者也不例外。为使时间得到有效利用，护理管理者应学会拒绝艺术。护理管理者面临各项工作，要有所取舍，做到有所为，有所不为。很多情况下，护理管理者为避免内疚，以及预防因拒绝同事的请求而人缘尽失的后果而很难拒绝同事的一个合理的请求，类似事件在不经意间会占用护理管理者大量的时间。护理管理者必须拒绝承担不属于自己工作范围的责任：①请求的事项不符合个人的专业或职务的目标。②请求的事项非自己能力所及且需花费工作以外的时间。③对请求的事项感到很无聊或不感兴趣的。一旦承担后阻碍个人做另一件更有益于自己工作的请求。拒绝是一门艺术，护理管理者一定要学会如何巧妙而果断地说

"不"。拒绝时要注意时间、地点和场合，避免伤害他人。

5. 集中处理法 把类似的事情或顺便可以完成的事情集中处理。例如，把同类的档案资料集中放在一起，便于集中查阅或存取，可以节省查找的时间。

6. 象限管理法 象限法也称第四代管理时间。第一代时间理论主要利用便条与备忘录，在忙碌中调配时间与精力。第二代时间理论强调的是计划于日程表，反映出时间管理已注意到规划未来的重要。第三代时间理论是目前最流行的，讲究优先顺序的观念，也就是依据轻重缓急设定短、中、长期目标，逐日订立实现目标的计划，将有限的时间、精力加以分配，争取最高的效率。象限法是在前三代基础上，兼收并蓄，配合个人对使命的认知，将事情分成重要紧要、重要不紧要、不重要紧要和不重要不紧要四类，当事情来临后，先归类判断属于哪一类，再决定要不要花时间或花多少时间适宜。

7. 避免"时间陷阱" 为了有效地利用时间，护理管理者必须避免几个常发生的"时间陷阱"。其中最危险的"时间陷阱"就是活动轮回，即漫无目的的行为反复循环出现，宜采取的针对措施是明确列出有价值的工作目标，并为各目标保留执行所花费的时间，同时要获得对计划开展有重要作用人员的全力参与。在实施过程中，按照计划实施，定期进行阶段性评估，并发布有关进展报告。

知识链接："4D"原则简介

有学者对时间管理提出"4D"原则，即"Do it now.必须立刻做；Delegate it.委派别人去做；Do it later.拖一拖再做；Don't do it.丢掉不管"。人们遇到每一件事情时，都要有上述 4 种选择。你可以问自己几个问题再决定如何选择。

我的目标是什么？（对自己的需求要确切的了解）

这项活动与目标的关系如何？（确定某项活动与目标的相关关系是高、中、低，相关或不相关）

与其他工作相比，这项工作的优先程度如何？（决定新工作的优先程度）

这项新活动会把我从优先活动中拖开吗？能否由其他人代替去做？（确保新活动下不与更重要的活动相抵触）

如果某件事情既不能满足自己目标的需要，又与优先的工作相抵触，可采取丢掉不管的策略，以节省时间和精力；如果与你的目标相关，但属于无相关意义的工作，或者信息资料不完善的工作，可以拖一拖再办；把一些非优先地位的工作，如果下属可以胜任，则可委派给下属去做；剩下来的是你必须亲自动手去做的工作。在你必须亲自动手去做的工作中，也有个优先次序问题，把最重要的或做紧迫的工作放在最优先的位置，先做或者放在处于最有效的工作时间去做。

（二）时间管理在护理管理工作中的应用

应用时间管理时，充分发挥时间管理的优势，提高时间的利用率，护理管理者要重点把握以下几个关键点：①护理管理者应该具备时间成本效益与时效观念，以及定量控制自己的有限时间的能力。②护理管理者要熟练掌握节约与灵活运用时间的技巧。③护理管理者必须为自己和所管理的部门设定工作目标及完成目标具体时间。④护理管理者制订每日工作计划时应将工作目标及实现目标所必须完成的具体活动进行排序，确保对最重要的目标和最重要的事件给予优先权。

思 考 题

1. 简述护理耗材管理的要求。
2. 简述护理成本管理的概念及意义。
3. 论述时间管理的含义和策略。
4. 简述时间管理的方法。

（魏洪娟）

第二十一章 护理信息管理

美国前总统比尔·克林顿认为，信息产业革命是人类有史以来最大的一次革命，也是人类几百年才有的一次机遇。信息管理在组织管理工作中起着十分重要的作用。

第一节 信息的概述

一、信息的概念及种类

（一）信息及卫生信息

1. 信息的概念 对于信息的理解有狭义和广义之分。狭义的信息（information）是指经过加工整理后，对于接收者具有某种使用价值的数据、消息、情报的总称。狭义的概念认为信息就是经过解释的数据。因为不同的人对同一个数据会有不同的解释，得到不同的信息，从而对各自的决策起着不同的影响。广义的信息泛指客观世界中反映事物特征及变化的语言、文字、符号、声音、图形、数据等，是最新变化的反映并经过传递而再现。理解信息的概念，应抓住以下几个要点：①信息是客观事物变化和特征的最新反映；②信息是客观事物相互作用、相互联系的表现；③信息的范围很广；④信息都要经过传递；⑤人们获得信息后，经过加工和有序化的过程，实际上就是获得新信息的过程。

2. 卫生信息的概念 卫生信息是有关医学科技与卫生管理统计方面的信息，是卫生事业发展不可缺少的基本资源。通过卫生信息的收集、整理、分析，可揭示人群健康和卫生需求、卫生事业发展和卫生服务活动内在规律性和外部联系及其相应的社会卫生问题，改进组织、控制和管理卫生及其相关领域的活动。

（二）信息的种类

对客观世界的信息，一般可分为三大类。

1. 自然信息 自然信息指自然界中各种非生命物体传播出来的种种信息。

2. 生物信息 生物信息指有机界各种动物、植物相互传递的种种信息。这种信息直接反映自然界的变化，并为相应的信息接收源直接收纳和理解。

3. 社会信息 社会信息指与人类各种物质文化和生活相关的信息。它不是原始信息，而是在一定条件下，经过人们识别、筛选、加工之后形成的信息。经济信息是社会信息的一个重要组成部分，如金融信息、商品信息、企业信息、国民经济发展信息等。

信息从不同的角度可分为以下类型：

1. 按管理层次分类 信息可分为宏观信息、中观信息、微观信息。

2. 按管理内容分类 信息可分为信息生产、信息组织、信息系统、信息产业、信息市场等。

3. 按应用范围分类 信息可分为工业企业信息、商业企业信息、政府信息、公共事业信息等。

4. 按管理手段分类 信息可分为手工信息、信息技术、信息资源等。

5. 按信息内容分类 信息可分为经济信息、科技信息、教育信息、军事信息等。

二、信息的特征

1. 信息的真实性 信息是环境事实的可通信知识。信息价值的大小，主要取决于它是否符合事实，可以说，事实是信息的中心价值。

2. 信息的时间性 信息的时间性指信息的滞后性和在一定时间内的有效性，即信息是有生命周期的。

3. 信息的共享性 信息的共享性主要表现在同一内容的信息可以在同一时间由两个或两个以上的用户使用，大大提高了信息的使用率和人们的工作效率。

4. 与信息载体的不可分性 任何信息都是由信息实体和信息载体构成的整体。信息实体是指信息的内容；载体是反映这些内容的数据、文字、声波、光波等。

第二节 信息管理概述

一、信息管理概念

信息管理（information management）出现于 20 世纪 60 年代，但对信息的管理自古就有。信息管理是信息人员以信息技术为手段，对信息资源和信息活动进行科学的计划、组织、领导、控制，以实现信息资源的合理开发和有效利用。狭义的信息管理认为信息管理就是对信息的管理，是指信息内容进行收集、组织、整理、加工、储存、控制、传递、利用，并引向预定的目标。广义的信息管理认为信息管理不仅是对信息的管理，而且还要对涉及信息活动的各种要素（信息、设备、人员、资金等）进行合理的组织和控制，以实现信息及有关资源的合理配置，从而有效地满足对信息的需求。比较以上两种对信息管理的理解，后者比前者更全面、更深刻。前者强调信息自身的管理，后者强调信息管理对象不仅仅是信息自身，而应涉及与信息活动有关的各种要素，进行全方位的管理。

二、信息管理的过程

信息管理过程是指在整个管理过程中，人们收集、加工和输入、输出的信息的总称。信息管理的过程包括信息收集、信息传输、信息加工和信息储存。

（一）信息收集

信息收集就是对原始信息的获取。

（二）信息传输

信息传输是信息在时间和空间上的转移，因为信息只有及时准确地送到需要者的手中才能发挥作用。

（三）信息加工

信息加工包括信息形式的变换和信息内容的处理。信息的形式变换是指在信息传输过程中，通过变换载体，使信息准确地传输给接收者。信息内容的处理是指对原始信息进行加工整理，深入揭示信息的内容。经过信息内容的处理，输入的信息才能变成所需要的信息，才能被适时有效地利用。

（四）信息储存

信息送到使用者手中，有的并非使用完后就无用了，有的还需留做事后的参考和保留，这就是信息储存。通过信息的储存可以从中揭示出规律性的东西，也可以重复使用。

随着科学技术特别是信息工程、计算机技术等高科技技术的飞速发展和普及，当今世界已进入了信息化时代。企业和组织要求信息处理的数量越来越大，速度越来越快。为了让管理者及时掌握准确、可靠的信息，以及执行之后构成真实的反馈，必须建立一个功能齐全和高效率的信息管理系统。信息管理系统采用以电子计算机为主的技术设备，通过自动化通信网络，与各种信息终端相连接，利用完善的通信网，沟通各方面的联系，以保证迅速、准确、及时地收集情况和下达命令。

知识链接：信息管理的意义

    信息不仅是现代管理中的重要因素，也是影响社会发展的重要战略资源。因此，信息管理日趋重要，其意义主要体现在三个方面：

    1. 有效开发信息资源，提供优质服务　信息本身既不会自发地形成资源，也不会自动地创造财富。不加任何控制的信息不仅不是资源，反而可能对人们是一种妨碍。信息真正成为资源的方法是对信息进行管理，即对无序零散的信息进行搜集、加工成为系统的、有序的信息流，通过各种方式传递给需要的人群，发挥信息的服务功能。

    2. 对信息资源进行科学合理配置，满足社会需要　信息资源分布不均，且比较分散，信息交流和共享存在诸多障碍。信息管理就是寻找信息开发者、利用者和传播者之间的利益平衡点，建立信息管理体系，使信息资源能够得到最佳分配和有效利用，满足社会对信息的需求。

    3. 推动信息产业的发展，提高社会信息化水平　随着信息技术的高速发展，信息管理已经成为一项独立的社会事业。它在信息产业发展和各项管理活动中发挥着至关重要的作用。

三、信息管理的发展及要求

（一）信息管理的发展阶段

1. 信息管理的技术时期　该时期以狭义的信息管理为基本概念，着重运用计算机技术，通过建立计算机信息系统，实现对信息自身的有效处理。在其发展的几十年中，随着计算机科学的发展，涌现了各种新的信息系统。包括 ES-专家系统、DSS-决策支持系统、OAS-办公自动化系统、IRS-情报检索系统、MIS-传输加工系统、TPS-数据传输加工系统和 CBIS-计算机信息系统等。随着信息系统的进化，这一时期的信息管理对其在管理领域的作用范围和重心在逐步变化，总的发展方向是由管理"金字塔"的底层逐步向高层演化。进入战略决策管理层次后，信息管理技术时期的不足明显暴露出来，使之难以胜任高层管理的使命。

2. 信息资源管理时期　该时期以广义信息管理概念为基础，强调对信息的综合管理。一方面强调信息管理对象的综合化，强调对信息活动中信息、人、设备、技术、资金等各种资源的综合化管理；另一方面强调管理手段和方式的综合化，不仅应用信息技术方法，而且还综合采用经济、人文的管理方法，对信息活动诸要素进行综合管理。由于该时期与技术时期的信息管理思想、目标和方式有明显的区别，被视为信息管理发展的新阶段，并于 20 世纪 80 年代初提出了"信息资源管理"的新概念。

    信息服务是目的，建立信息系统、收集信息资源都是为了实现信息服务的目标。信息服务也是信息管理的出发点和归宿。信息源、信息服务和信息系统构成了信息管理的主体。对组织而言，信息源与组织实际管理问题相关，信息系统与组织采用的计算机信息技术相关，信息服务与组织中不同管理者的需求有关。

（二）信息管理的要求

1. 及时　所谓及时就是信息管理系统要灵敏、迅速地发现和提供管理活动所需要的信息。这里包括两个方面：一方面，要及时地发现和收集信息。现代社会的信息纷繁复杂，瞬息万变，有些信息稍纵即逝，无法追忆。因此，信息的管理必须最迅速、最敏捷地反映出工作的进程和动态，并适时地记录下已发生的情况和问题。另一方面要及时传递信息。信息只有传输到需要者手中才能发挥作用，并且具有强烈的时效性。因此，要以最迅速、最有效的手段将有用信息提供给有关部门和人员，使其成为决策、指挥和控制的依据。

2. 准确　信息不仅要求及时，而且必须准确。只有准确的信息，才能使决策者做出正确的判断。失真以至错误的信息，不但不能对管理工作起到指导作用，相反还会导致管理工作的失误。

为保证信息准确，首先要求原始信息可靠。只有可靠的原始信息才能加工出准确的信息。信息工作者在收集和整理原始材料的时候必须坚持实事求是的态度，克服主观随意性，对原始材料认真加以核实，使其能够准确反映实际情况。其次是保持信息的统一性和唯一性。一个管理系统的各个环节，既相互联系又相互制约，反映这些环节活动的信息有着严密的相关性。所以，系统中许多信息能够在不同的管理活动中共同享用，这就要求系统内的信息应具有统一性和唯一性。因此，在加工整理信息时，要注意信息的统一，也要做到计量单位相同，以免在信息使用时造成混乱现象。

第三节 医院信息管理

我国医院信息系统的研发工作始于 20 世纪 80 年代初期。医院信息系统是指利用计算机软硬件技术、网络通信技术等现代化手段，对医院及其所属各部门的人、物、财的流动进行综合管理，对在医疗活动各阶段中产生的数据进行采集、存储、处理、提取、传输、汇总、加工生成各种信息，为医院的整体运行提供全面、自动化管理及各种服务的信息系统。

当前国内外医院已经进入数字化、智能化医院的建设阶段。医院信息化建设一般会经历医院管理信息系统（HMIS）、临床信息系统（CIS）和区域信息系统（GMIS）三个阶段。数字化医院建设的核心就是信息化系统（图 21-1）。

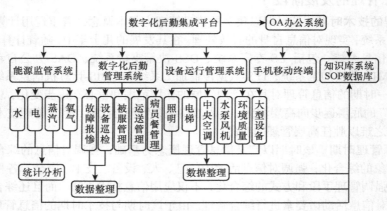

图 21-1 信息化系统

一、医院信息系统

（一）医院管理信息系统

医院管理信息系统（hospital management information system，HMIS）属于世界上各类行业信息管理系统中最为复杂的系统之一。它应用于医院的医疗管理、运营管理等各个方面，牵涉的信息庞大复杂，种类繁多；它融合了医院的主要管理思想和各部门的业务经验，是医院当前运作方式和业务流程的具体体现。它的技术手段与当前信息技术的发展密切相关，医院管理信息系统是由人、计算机技术和数据信息等诸多要素组成，以提高医院管理效率、促进医院决策科学化为目的，对医院管理信息进行收集、传递、存储、加工的系统。

1. HMIS 的构成 HMIS 由四部分组成。

（1）行政管理系统：如人事管理系统、财务管理系统、药房管理系统等。

（2）医疗管理系统：如门诊管理系统、住院管理系统等。

（3）决策支持系统：如包括医疗质量评价系统、医疗质量控制系统在内的医务管理系统等。

（4）各种辅助系统：如医疗数据库系统、医疗情报检索系统等。

2. HMIS 在医院管理过程中的作用　HMIS 能及时、系统地收集、处理医院运行过程中产生的大量信息，并为不同层次的管理者提供所需信息，从而提高医院管理水平。具体作用体现在以下几个方面：

（1）提高医院运行效率：例如，在药品管理子系统中，可以迅速反应药品的使用情况、剩余存储量，及时补充购买药品，可有效地避免药品出现断档或积压。

（2）降低人员的劳动强度，降低医院运作成本：HIMS 借助计算机系统，处理大量信息（药品的规格、价格，疾病的名称与编码等），可节省人力，降低成本。

（3）可减少因人为判断或计算失误给患者带来的损失：如在为患者计算住院费用时，只需要录入手术或药品名称，系统可以自行计算出所需费用清单，避免了人工计算时出现误差。

（4）为医院管理过程提供可靠的数据，利于决策和控制：例如，医疗质量的监督与评价、医院财务执行情况的监督与评价、各部门医疗工作量负担的监督与评价等。该系统产生报告的形式包括图、表格等，比较灵活、直观、易懂。

（二）临床信息系统

临床信息系统（clinical information system，CIS）是指以提高医疗质量为目的，利用计算机软硬件技术、网络通信技术对患者的临床信息进行收集、整理、存储、处理，为医务人员提供医学知识，并提供临床咨询、辅助诊疗、辅助临床决策的信息系统。临床信息系统包括所有以临床信息管理为核心的系统。

HMIS 和 CIS 是两个不同的信息平台。HMIS 是侧重医院管理的系统，数据采集和加工方法相对固定。而 CIS 是以患者为中心，侧重临床医疗过程管理的系统。患者的医疗过程个体性强、重复性差。因此，两者的区别是十分明显的（表 21-1）。

表 21-1　HMIS 与 CIS 的主要区别

类别	HMIS	CIS
系统中心	以医院为中心	以患者为中心
主要数据	人流、物流、财流数据	患者医疗质量
主要目标	实现医院现代化管理	提高医疗质量
主要内容	面向事务管理	面向医疗过程
服务客户	医院各级管理人员	医务人员

CIS 与 HMIS 既相互区别，又相互依存、相互关联。例如，在完整的护理信息系统中都会涉及这两方面的内容。对一般性信息的管理，如姓名、年龄、化验数值等 HMIS 的应用范畴；对医学专业知识信息的采集、处理和分析等应归入 CIS。

HMIS 是 CIS 的基础，CIS 是 HMIS 发展的必由之路。从医院管理内涵来看，CIS 是本质、是核心，因为医院管理的根本是围绕患者的诊疗过程展开的，医院的社会效益和经济效益主要来自于这个过程。

临床信息系统主要包括以下几个系统：

1. 医生工作站和电子病历

（1）医生工作站：2002 年，卫生部颁发的《医院信息系统基本功能规范》中新增加了医生工作站，并将其作为临床信息系统的重要组成部分。医生工作站系统是利用计算机系统辅助医生完成日常医疗工作的应用程序。医生工作站不仅可以支持电子病历的实现，还具有临床决策支持功能。

医生工作站可以将传统病案中的大部分内容电子化，主要功能包括以下几个方面：

1）病历管理：每个患者住院一次建一份病历。病历：包括病历首页、病程、检查单、检验单、医嘱和体温单等。患者在住院期间，该患者的病历由医生负责处理。

2）医嘱处理：提供了医生处理医嘱的各项功能，包括：新增医嘱、插入医嘱、删除医嘱、套餐医嘱、子医嘱、复制医嘱、停医嘱、作废医嘱、保存医嘱、提交医嘱。套餐医嘱是将配置好的医嘱成批下达，适用于入院医嘱、术前医嘱、术后医嘱等，减少这类医嘱漏下或误下的概率，杜绝大量潜在的差错的产生，大大方便了医生开医嘱。

3）检查、检验申请和报告查询：在检查方面，医生工作站提供了开检查申请单、查看预约时间、查询检查报告等功能。在检验方面，医生工作站提供了开检验申请、查询检查报告等功能；其中检验申请包括有固定项目的制式化验单和无固定格式的空白化验单，并且对未执行的申请单提供撤销功能。

4）查询功能：通过设置查看选项，可以设置显示患者信息的范围，可显示当前医生经管的患者信息，也可显示全科的患者信息。医生工作站提供了以下查询功能：

A. 查询体温单：患者的生命体征信息从护士工作站输入到计算机数据库，医生工作站显示患者的体温曲线。

B. 查看病历：医生工作站提供全部在科患者病历信息，可以调阅所有在科患者的病历。但调阅者只能对本人主管的病历进行修改，而对其他病历只能阅读，不能修改。

C. 病案检索：医生工作站主要管理的是在院患者的病历（包括患者虽已出院，但病历尚未归档的患者病历），病历一旦提交后，该患者姓名将从医生工作站患者列表中删除。有时出于临床和科研的目的，需要查找感兴趣的病历供参考，为了满足这一要求，医生工作站提供了病历检索功能。

D. 药品字典：医生工作站提供了药品字典查询功能，可以快捷、方便地获取药品的用法、禁忌、不良反应、注意事项等各方面的信息。

E. 等床患者查询：通过这一功能可以获得本科室等床患者的有关情况，包括等床人数、姓名、性别、住址等。

（2）电子病历（electronic medical record，EMR）：作为医院信息建设的重要组成部分，使用EMR已成为一种必然的趋势。EMR是指由医疗机构利用计算机信息技术将门诊、住院患者的临床诊疗和指导干预信息以电子化方式创建、保存和使用的数据集成系统，是个人在医疗机构历次就诊的完整、详细的临床信息资源。

电子病历的基本内容如下：

《电子病历基本架构和数据标准（试行）》将电子病历分为病历概要、门（急）诊诊疗记录、住院诊疗记录、健康体检记录、转诊（院）记录、法定医学证明及报告、医疗机构信息等七项基本医疗服务活动记录。这些记录分别与特定的诊疗活动密切相关，在各项医疗业务的开展过程中形成，并可在所有医疗活动中使用，以辅助诊疗。

2. 护理信息系统（nursing information system，NIS） 护理信息系统是指利用计算机技术帮助护士进行患者信息收集、整理、存储和传递，提供护理信息的系统，详见本节"二、护理信息系统"。NIS与HMIS相互关联，实现信息共享，是医院信息管理的重要组成部分。

3. 实验室信息系统 实验室信息系统（laboratory information system，LIS）是应用计算机和网络技术，对临床实验室信息进行采集、存储、处理、传输、查询，并提供分析、诊断支持的信息系统。

4. 医学图像存储与传输系统（picture archiving and communication system，PACS） 该系统是应用计算机和网络技术，对医疗设备如CT、MRI等产生的医学图像进行显示、存储、交换、输出、打印，以实现医学图像在医院内外的迅速传递和共享，使医疗人员和患者随时获得所需的医学图像的信息系统。

5. 临床决策支持系统（clinical decision support system，CDSS） 其是利用统计学、数据仓库、人工智能技术，根据收集到的患者资料，给予整合性的诊断和医疗意见，以辅助临床医疗工作的信息系统。CDSS可以分为基于数据仓库的管理决策支持系统和基于知识库和循证医学的临床决策支持系统。

6. 其他信息系统（重症监护信息系统和手术麻醉信息系统） 由于重症监护病房和手术室的仪器多为智能化的数字设备，医护人员不仅可以直接从设备上获取患者的各种生命体征信息，而且其产生的信息可通过集成直接被 HMIS 使用，并可以通过系统具备的各种图表（体温、呼吸、心率曲线等）直观、动态地了解患者信息变化。系统中的决策支持功能还可以提供诊断治疗的建议，供医生、护士参考使用，从而提高医疗质量、抢救水平，减轻了医护人员医疗记录的工作负担。

（三）区域医疗信息共享和交换

目前各级医疗机构大部分已完成相应的医院管理信息系统和临床信息系统的构建。这些医疗信息系统的建立为区域医疗信息电子化提供了坚实的基础。

区域医疗信息共享和交换是实现区域医疗信息化的核心环节。区域医疗信息共享是指从各级医疗机构进行信息采集，在医疗监管机构中心建立综合数据库和应用支撑系统，构建区域医疗数据交换、共享平台，以实现医院管理信息系统相关信息的自动采集、传输、整合和存储。

1. 区域医疗信息共享平台的构成 由医院端和数据中心端两部分组成。①医院端：主要负责采集医疗机构的临床数据和社区居民健康档案数据，利用数据交换平台向数据中心端传递。②数据中心端：主要负责存储数据，并对数据进行分类、整合后，向用户提供信息服务。

区域医疗信息共享平台的服务在以下两个子系统实现：

（1）区域医疗信息共享系统：在原有医疗机构内部数据交换整合的模式基础上，通过数据交换平台，实现各医疗机构之间诊疗信息和健康档案信息的交互和共享。该系统包括区域健康档案共享系统、区域诊疗信息共享系统和区域医学影像共享系统三个子系统。

（2）社区卫生服务系统：该系统通过对个人健康档案收集到的数据进行整理、分析，个性化地为居民实施健康教育和健康管理，并为政府有关部门提供公共卫生信息服务。社区卫生服务系统包括社区综合健康卫生服务系统、社区全科团队服务管理系统、社区居民健康档案互动服务系统三个子系统。

2. 区域医疗信息共享平台的功能

（1）业务层面

1）建立居民终身制电子健康档案，医务人员可更好地为居民提供个体化、全程医疗卫生服务，居民也可以从网上查阅自己的健康信息。

2）医生接诊时能够查阅就诊者所有的医疗记录和检验结果，使诊断更为准确，有效地保证"双向转诊"时治疗的连续性。

3）建立居民健康咨询服务系统，通过网络、电话等为居民提供所需的健康咨询及专业健康咨询服务，进而实现全面的家庭社区健康服务。

4）通过高性能网络对医疗机构进行实时监控，为医院安全监管提供支撑。

5）通过网络为区域卫生财务监管提供安全通畅的网络支撑，保障了财务数据的私密性。

（2）管理层面

1）数字惠民：通过共享系统可有效地减少重复检查，降低患者的就诊费用；通过对居民全程的健康信息管理可以提示诊疗安全性，增进医患沟通；居民可以实现对自身健康信息的自我监管，增进自我保健的健康理念。

2）决策支持：及时掌握本区域疾病发生发展情况及医院业务动态等信息，为资源调配等决策的制订提供保证。

3）改革支撑：更好地支撑区域双向转诊机制，有效纵向整合医疗卫生资源。

（四）信息系统的安全保障

医院信息系统中对患者的基本信息和诊疗过程的动态信息进行了详尽的记录，有些涉及患者的隐私问题。保护患者的隐私是所有医务人员的责任和义务。由于信息系统终端网络的开放性，网络容易受到偶然或者蓄意的破坏，导致医院信息的泄露。因此，确保信息系统的安全性、保密性、完整性尤为重要。为此，医院信息系统管理和使用人员应具有很强的信息保密意识，知晓信息保密规定，采取可靠的保障措施。

1. 建立标准化计算机机房　计算机机房作为网络核心设备所在地是网络安全的重要环节。机房在建设、装修时应严格按照机房标准设计、装修，做到专线、双路供电、防雷、防火、防水的安全规范，重要设备，如中心交换机等要做好备份。

2. 硬件和软件系统的安全保障

（1）服务器端：首先必须要使用不间断电源，保证服务器24小时不间断工作，防止停电造成数据库损坏。对于中心服务器，目前大部分医院都采用的是双机热备份磁盘阵列的模式。当一个服务器发生故障时，备份服务器能在十几秒内进行切换，启动数据库，一般能在2分钟内恢复业务处理。这可显著提高系统的安全性。

（2）客户端：为了防止病毒入侵，应在工作站电脑上只开放最小使用功能，拆除光驱、关闭USB端口，添加用户密码，实时监测病毒，并及时升级病毒代码。对工作站设置权限管理，使每个用户在系统中有唯一的账号和密码，且给予不同级别的权限，使工作人员只能操作自己的程序和调用相关的数据。通过这些措施阻止非法用户的入侵，以保障信息的安全。

（3）网络系统：考虑到网络系统的不稳定性，如门诊、急诊等连续性业务科室，应建立两个计算机网络配线间，将相邻的、同功能的信息点接入不同配线间内或分别连接到两个交换机。当一个配线间或交换机出现问题时，立即启动备用的设备，避免业务停顿，以减少损失。

3. 数据备份与恢复　数据安全是医院信息系统安全的核心部分，对数据进行加密，使它在网络传输和存储时不会泄露给非授权用户，保证数据的完整性、可用性、可控性。为此需加强对数据的备份和恢复工作，设置专人对备份数据进行检查，确保备份数据的完整。

4. 建立信息系统的应急预案

（1）建立应急预案的原则：应急预案是针对那些可能造成信息系统数据损失、网络瘫痪、设备破坏又具有突发性的故障。其首要目的是保护信息数据的安全；制订应急预案应结合实际，措施明确具体，可操作性强。

（2）应急预案的实施：故障发生后，根据已制订好的应急预案，做好组织协调工作，明确故障排除的责任与分工，及时排除故障。之后及时分析原因，讨论分析应急预案的执行情况，总结经验教训，避免类似事件再次发生。

5. 建立和健全的网络安全管理制度　建立和健全信息网络安全管理制度，明确信息系统各岗位人员的责任，并严格按章办事，管理者跟进督导和检查，确保医院信息系统正常运转。

二、护理信息系统

护理信息管理是医院信息管理的重要组成部分，护理信息的科学管理与医院信息化建设密切相关，因此护理信息管理工作十分重要，是护理管理的重要内容。

（一）护理信息的特点

医院信息主要包括患者信息、管理信息、医疗费用信息和业务过程信息四大类。护士也要对这四类信息进行采集、分析、管理和反馈，因此这里称为护理信息。护理信息（nursing information）除了具有信息的一般特点外，还有其专业本身的特点。

1. 动态性和连续性　个体的健康和疾病处于动态变化之中，如脉搏和血压的数值就有个体和不同时间段的差异，护士需要连续收集患者的信息，反映动态变化情况，以掌握病情变化。

2. 相关性　护理信息和多方面相关，涉及的部门和人员特别多，各方面的密切配合至关重要，如临床护理数据也直接影响到财务部门计费的准确性。

3. 准确性　护理信息除部分来源于客观世界，更多的信息是由护理人员的主观判断生成，如观察患者神志、意识的变化、出血量的多少等，都需要依靠护理人员的业务水平和经验，这些指标的准确与否关系着患者的病情变化与预后。

4. 大量性和分散性 主要是指医院每天都要面对许许多多患者，产生大量的信息，而信息大多分散在各个科室、各个专业和不同的医务人员，因此信息量大，分布面广，不集中。

5. 重复性 护理人员每日都要重复收集着患者的相关信息，如生命体征、病情变化等。

（二）护理信息系统的构成

护理信息系统（NIS）是临床信息系统的子系统。它的建立和完善改变了传统的护理工作模式，对于提高护理质量，促进护理管理的科学化、规范化有着重要意义。建立护理电子信息系统的目标是：系统支持护理工作各个方面信息的登记、汇总、分析和处理等操作，满足护理管理及护士工作的需要；充分利用各种移动终端设备实现护理工作的床旁实时记录；利用成熟技术手段，如条形码技术完成医疗系统中的"三查八对"工作，保证护理工作的正确性和高效性。NIS 主要包括以下几部分：

1. 住院患者信息管理系统 住院患者管理是医院管理的重要组成部分，耗用医院大量的人力、物力、财力。护士需要耗费大量的时间去办理收费，登记，填写各种卡片等间接护理工作。该系统是患者办理住院手续后，患者信息在病区护士站电脑终端显示，有利于及时准备床单位，患者到病区后即可休息。同时患者信息卡刷卡后可打印患者一览表、床头卡等相关信息，并与药房、收费处、病案室、统计室等相应部门共享，这样既强化了患者的动态管理，又节约了护士的间接护理工作时间。

2. 住院患者医嘱处理系统 该系统是由医生在电脑终端录入医嘱，在护士站电脑终端中显示，经核实医嘱无疑问后确认即产生各种执行积累单及当日医嘱变更单、医嘱明细表，确认领取当日、昨日、明日药后，病区药房、中药房自动产生请领总表及单个患者明细表，药房自动划价后与收费处联网收费入账。该系统由医生录入医嘱，充分体现出医嘱的严肃性、法律效应性。

3. 住院患者药物管理系统 该系统在病区电脑终端上设有借药及退药功能，在患者转科、出院、死亡及医嘱变更时可及时退药，并根据患者用药情况设有退药控制程序，避免人为因素造成误退药、滥退药现象。

4. 住院患者费用管理系统 本系统根据录入的遗嘱、诊疗、手术情况、在患者住院的整个过程中可以随时统计患者、病区费用的管理信息，如患者的费用使用情况，科室在某一时间的入、出院情况，各项收入比例，有利于调整费用的结构。

5. 手术患者信息管理系统 该系统在外科各病区及手术室电脑终端输入手术患者的信息，如拟行的手术方式，是否需安排洗手护士，是否需要特殊器械，手术时间，麻醉会诊邀请等。麻醉会诊后录入手术安排的时间，手术室房间号，麻醉人员、洗手人员及巡回人员名单，术前用药情况，特殊准备意见等，使病区与手术室之间紧密衔接。

6. 护理排班信息系统 该系统上设有护士长排班系统。护士长录入密码后显示排班程序，进行排班，修改，打印，与护理部通过电子邮件保持联络，使信息沟通便捷。

（三）护理信息系统的应用

1. 护理电子病历 护理病历系统提供患者生命体征记录和各类护理文件记录功能，包括护理评估单、患者体温单、护理记录单等。护理电子病历是电子病历重要的组成部分，也是评价电子病历系统实现水平的指标之一。目前国内比较成熟的是电子体温单，当护理人员录入体温数据时，系统直接生成体温曲线，极大地简化了护理人员的工作。护理电子病历软件对电子病历的书写权限、书写质量进行事前提醒、事中监督、事后评价的全过程实时监督，为护理病历质量控制提供了方便、便捷、安全的管理途径。

（1）电子护理计划：是护理病历的重要部分，它具有书面护理计划不可比拟的优势，体现在以下几个方面。

1）有效地减少了护士的书写工作，使护士将更多的时间和精力投入到对患者的照护方面。

2）实用性强，可以为护士快速提供一个符合要求的高标准的护理计划，可以有效地指导护士特别是缺乏临床经验的新护士选择合理的护理措施。

3）便于计划的存档、调阅，极大地方便了护理工作的经验总结，有力地促进了整体护理水平的提高。

4）促进整体护理计划的实施。

（2）护理术语规范化：电子护理计划虽然为护理工作带来了便利，但是在设计和实施过程中应注意护理术语规范化的问题。护理知识包含描述性数据和程序性数据。描述性数据在非规范化信息管理过程中十分常见，其只有一小部分文本信息能够规范化，而只有这部分规范化的信息才能够被计算机处理。护理术语规范化是护理电子信息管理的基础，也只有将护理信息用规范化的语言描述，护理学才能广泛地与信息科学相融合。

目前护理信息规范化已引起护理信息管理工作者的重视。国际上开发、应用多种护理专业术语系统，如国际护理实践分类（international classification for nursing practice，ICNP）、Read 编码的护理术语系统、北美护理诊断协会的护士诊断术语、Omaha 系统的护理术语处理系统等。

如果护理专业术语不统一，则在国内外护理领域很难沟通。如果术语控制过严，则会妨碍护理人员自由表达他们的观点，从而削弱了护理信息系统描述临床实践的能力。在使用电子计划进行信息管理时，既要鼓励使用规范化专业术语，亦要允许护士开放性地描述新发现的问题。

2. 移动护士工作站　移动护士工作站或称为个人数字助理（personal digital assistant，PDA），是以医院信息系统为支撑平台，以终端电脑为硬件平台，以无线局域网为网络平台，充分利用 HMIS 的数据资源，实现 HMIS 向病房的扩展和延伸。

医护人员通过移动护士工作站可以直接进行床边记录并储存患者相关资料，并可随时通过网络从数据库服务器中获得患者的医护信息及所需的医学参考资料。实现医护信息处理的无纸化，显著提高了工作效率和医院的信息化水平。

3. 医护患呼叫对讲系统　该系统可使患者随时清楚护士所在方位，护士在病房工作时也可以直接与呼叫患者对话，及时动态了解患者需要，避免医疗纠纷，同时，当医护人员进入病房护理患者时，可根据患者的具体情况，呼唤增派医护人员到场，使患者得到及时的护理。

（四）护理信息系统的管理

1. 护理信息管理的内容　主要包括病房信息管理、医嘱管理、护理计划管理和护理人员调配四个方面。

（1）病房信息管理：包括病房的基本信息和患者的基本信息的管理。病房基本信息主要是病房占用和空置情况、入院患者平均住院天数和病房周转率等。患者基本信息包括患者的一般情况、入院日期、住院号、病床号、入院诊断及病史摘要等。

（2）医嘱管理：包括医嘱输入、医嘱查询、医嘱打印和自动计费等。医生将医嘱输入计算机后，长期医嘱经由计算机将其分类汇编，由办公护士打印后交由值班护士执行；临时医嘱则自动打印成医嘱单，由医生交给护士处理。在执行过程中无须护士转输、转抄和核对。医护人员可随时随地通过医嘱查询系统对执行医嘱进行核对，可将差错事故的发生率降到最低。

（3）护理计划管理：包括对患者的入院评估、护理诊断、护理计划、护理措施、护理效果评价等一系列护理程序的管理。护士可将本病区的患者可能出现的护理诊断、可能会达到的护理目标及应采取的护理措施等提前输入计算机系统中，当患者住院后，责任护士根据对患者的评估，对照标准计划进行编辑、修改，就可以制订出个体化的护理计划。

（4）护理人力调配：科室护士长在预先制订的表格上将患者所要执行的项目做标记，然后由专人输入计算机，只需软件分析就可得到各病房每班需要多少护士。护理部也可以此为依据对全院的护理人员进行科学合理的调配。

2. 护理人员使用信息的管理

（1）提高护理人员对信息管理的认识：各级护理人员，尤其是护理部的工作人员要重视护理信息管理的重要性，自觉参与护理信息的收集、整理、分析、利用等。加强信息管理制度，实行护士长、科室护士长、护理部主任分级负责，减少信息传递过程中的不必要环节，防止数据丢失。

（2）普及计算机知识：组织护士积极参加培训，使其掌握计算机文字处理系统的应用和数据使用等相关知识，以保证信息的完整、真实、及时，并对数据进行适当的保密。

（3）保证信息渠道的畅通：各级护理人员应对信息及时传递、反馈，经常检查和督促信息管理工作，对违反信息管理制度和漏报或迟报信息、影响正常医疗护理工作或造成患者受损的情况，应追究责任，并给予责任人严肃处理。

（4）提高护理人员的素质：组织护理人员学习新技术和新方法，提升护理人员应用先进信息技术为临床护理和护理管理服务的能力。

【案例 21-1】　　　　　　　　　　为什么挂号难？

我国许多大医院普遍存在挂号难问题，特别一些有名的医院里还滋生了一大批"号虫"。他们的出现使医院挂号环节更加混乱，也加大了普通患者挂号的难度。某医院挂号部门的个别员工利用手中的特权为关系户"开后门"，有的甚至与号贩子勾结。由于挂号部门工作的特殊性，且不能产生直接的经济收益，缺乏有效的绩效考核制度，该医院挂号部门虽然设定了工作目标和管理制度，但依旧是服务质量低劣，管理混乱。

问题：结合你所学的管理学和信息学知识，分析如何改进？

思　考　题

1. 医院管理信息系统（HMIS）由哪几部分构成？
2. 什么护理信息系统？由哪几部分构成？

（王　欢）

第二十二章 护理安全管理与护理风险管理

近年来，人们对医疗安全问题的关注日益增加。护理工作作为医疗卫生工作的重要组成部分，在保障患者安全、促进康复和减轻痛苦等方面担负着重要责任。护士和护理工作与患者安全、医疗质量密切相关。护理管理者应该努力从管理工具与方法、规范制度、服务流程改进、人员培训、设备维护等方面识别和评价护理服务中各个环节的不安全因素，研究和探讨护理安全风险管理与防范的程序和重点，制订出护理安全管理防范目标，加强风险防范管理及效果评价，努力将护理风险降到最低，为患者提供安全、实用、及时、高效的护理服务。

第一节 护理安全管理

护理安全（nursing safety）是医疗安全的重要组成部分，是护理质量管理的重点。做好护理安全管理，保证患者安全，是国内外护理管理者高度重视的问题。

一、护理安全的内涵

（一）护理安全的概念

对护理安全的界定可分为狭义和广义。狭义的护理安全是指在护理工作服务的全过程中，不因护理失误或过失而使患者的机体组织、生理功能、心理健康受到损害，甚至发生残疾或死亡。我们通常阐述的都是狭义的护理安全概念。广义的护理安全包括狭义的护理安全的概念，还包括因护理事故或纠纷而造成医院及当事护理人员承担的行政、经济、法律责任等，以及在医疗护理服务场所因环境污染、放射性危害、化疗药物、血源性病原体、针头刺伤等对护理人员造成的危害。

【案例 22-1】　　　　　　　　　**护理安全不良事件**

患者，女，72 岁。因咳嗽、憋气及发热 2 个月入院。诊断为慢性支气管炎并发感染，肺源性心脏病和肺气肿。入院后由护士甲为其静脉输液。甲在患者左臂肘上 3cm 扎上止血带，当完成静脉穿刺固定针头后，由于患者的衣袖滑下将止血带盖住，所以忘记解下止血带。随后甲有事，中途离去，交代护士乙继续完成医嘱。乙先静脉推注药液，后接上输液管进行输液。在输液过程中，患者多次提出"手臂疼及滴速太慢"等。乙认为疼痛是药物刺激静脉所致，并且因为病情的性质，该患者点滴的速度不宜过快。经过 6 小时，输完了 500ml 液体，由护士丙取下针头，发现患者手臂局部轻度肿胀，以为是少量液体外渗所致，未予处理。静脉穿刺 9.5 小时后，因患者手臂局部疼痛做热敷时，家属才发现止血带未松解，于是立即解下并报告护士乙，乙查看后嘱继续热敷，但并未报告医生。止血带松解后 4 小时，护士乙发现患者左前臂有 2cm×2cm 水疱两个，误以为是热敷引起的烫伤，仍未报告和处理，又过 6 小时，患者左前臂高度肿胀，水疱增多且手背发紫，护士乙才向医生报告，经会诊决定转上级医院。转院第三天患者左前臂因严重缺血坏死，行左上臂中下 1/3 截肢术。患者术后伤口愈合良好，但因年老体弱加上感染引起多器官功能衰竭，于术后 1 周死亡。经医疗事故鉴定委员会鉴定为一级医疗责任事故。

问题：

1. 本案例发生了什么事故？

2. 导致这种问题的原因可能有哪些？

（二）护理安全的重要性

护理安全是护理管理的重点，是护理质量的重要标志之一，其重要性主要体现在以下三个方面：

1. 护理安全直接影响患者的治疗护理效果　护理工作的特点决定了患者从入院到出院的全过程都离不开护士。护理工作存在许多不安全因素，这些不安全因素直接影响护理效果。如不按规章制度和操作规程实施护理，轻者会增加患者痛苦，重者会加重病情及增加患者经济负担，甚至危及患者生命，造成无法挽回的后果。安全、有效的护理可促使患者疾病痊愈或好转，而护理的不安全因素则使患者的疾病向坏的方向转化，如疾病恶化，甚至造成患者功能障碍或死亡。

2. 护理安全直接影响医院的社会效益与经济效益　护理不安全带来的后果，如护理差错或事故，不仅损坏医院在患者和公众心目中的形象，给医院的信誉造成负面影响，而且增加医疗费用的支出及物资消耗，使医疗成本上升，增加患者经济负担和医院额外开支。"誉从信中来，信从安全出"。护理安全直接影响医院的社会效益与经济效益。

3. 护理安全是衡量医院护理管理水平的重要标志　安全是护理质量的重要内涵和基础，是实现优质服务的关键，是医院生存发展之根本。要全方位地满足患者生理、心理健康和文明服务的需求，关键环节就是要保证护理安全。护理安全可以综合地反映出护理人员的工作态度、技术水平及护理管理水平。护理安全管理措施不落实，护理不安全因素得不到有效控制，就会给患者造成不应有的痛苦。护理安全是衡量医院护理管理水平的重要标志。

【案例 22-2】　　　　　　　　　　　**输 血 事 故**

在某医院同一个病房住着年龄相仿的两位女患者。其中一位患者的床位靠近窗户，她觉得太阳照射较热就与另一位患者换了床位。这两位女性患者同时需要输血，分别是 O 型血和 B 型血。

护士推着治疗车来了，车上放着两袋血，一袋是 O 型血，另一袋是 B 型血。护士按照以往印象中的患者应该住的床位，很快为两位患者输了血。不一会儿，一位女患者喊道："我腰疼得厉害！"结果护士发现输错血了，经检查这位患者发生了溶血反应。

问题：

1. 本案例发生的原因是什么？
2. 护士应该怎样避免这类错误的发生？

（三）护理安全的影响因素

1. 护理人员因素　护理人员的思想素质、职业道德素质、心理素质、身体素质等不符合或偏离了护理职业的要求，就可能造成言语、行为不当或过失，给患者身心带来不安全的结果或不安全感。主要表现在以下几个方面：

（1）护理人员不能严格执行自己的工作职责、缺乏职业道德和责任心。个别护士没有把主要精力放在工作上，思想不集中，分心走神，未能严格执行各项制度和操作规程，尤其是查对制度，以致多用、少用、漏用或错用药物等。交接班制度不严，护士对患者病情不能做到心中有数，导致发生病情变化未能及时发现。未能按医院的分级护理制度按时巡视患者，导致未能及时发现病情变化。有的护士粗心大意，技术操作不细致，没有对危重、昏迷患者采取必要的安全措施，导致患者发生坠床、压疮、烫伤等。护理不及时，造成静脉输液及各种引流管脱出等。

（2）专业理论知识及护理技术水平偏低。业务知识缺乏、经验不足、技术水平低、操作失误等均可给患者造成不良后果。这种情况主要发生在初级护士及进修、实习护士身上。技术水平低，不虚心请教，不懂装懂，会造成一些护理安全问题。有的护士缺乏理论知识，或理论知识与临床实践不能很好结合，以至于对患者的病情观察不能做出准确的判断，缺乏预见性和主动性，在发现患者病情发生变化时措手不及，不能及时处理。

（3）服务意识不强，在进行护理治疗过程中不能很好地理解患者心理变化。个别护士缺乏责任心，主动服务意识比较薄弱。一些护士的服务态度简单生硬，甚至训斥患者，依赖患者家属或陪护做一些护士职责内的操作，如果患者病情发生变化，往往会引起纠纷。有的护士观察患者不仔细，不能及时做好必要的心理疏导，或在无意间违反了保护性医疗制度，使患者对治疗丧失信心，产生自杀现象。

2. 护理管理因素 护理管理人员未认真履行管理者的职责，对工作中各个不安全的环节缺乏预见性，未及时主动采取针对性措施，发现和处理问题不及时、措施不当，导致护理安全问题发生。主要表现在以下几个方面：

（1）护理管理人员安全意识不强，管理松懈，要求不严。个别护理管理者未把护士安全教育、护理安全管理纳入护理管理的重要日程。对护理工作的各个不安全的环节缺乏预见性，不能及时采取措施或措施不力。

（2）相关制度规范不够完善。护理安全防范措施及有关规章制度不完善、不健全，相关护理班次的职责不清，护理常规落实不到位等。护理人员严重不足、配置不合理等。

（3）业务技术培训力度不够。个别护理管理者对护理业务技术训练不够重视，在对新护士岗前培训及新技术开展、新仪器使用等方面的培训不够，导致安全事故发生。

3. 物资因素 护理物品、设备与药品管理是护理管理的重要内容，如数量不足、质量不好都会影响护理工作。

（1）物品方面：护理物品及耗材数量不足，质量不过关，如一次性输液器、注射器的质量差会造成输液反应等，这些都是护理工作中的不安全因素。

（2）设备方面：设备缺乏，设备性能不好，不配套，特别是急救物品器材不到位或使用中发生故障，都会影响抢救、治疗、护理工作，带来隐患。

（3）药品方面：药品质量差、变质、失效也会造成不安全。常见的现象有液体瓶口破损、液体有真菌生长、药液中有杂物等。

4. 环境因素 环境因素是指患者住院期间的生活环境安全。环境因素主要表现在以下几个方面：

（1）医院的基础设施、病区物品配备和放置存在的不安全因素。例如，地面过滑导致跌倒；热水瓶放置不当导致烫伤；病床无护栏造成坠床等。

（2）环境污染所致的隐性不安全因素：常见于消毒隔离不严所致的医院内交叉感染等。

（3）医用危险品管理及使用不当也是潜在的不安全因素。

（4）病区治安及社会环境。病区的治安问题，如防火、防盗、防止犯罪活动等。患者的经济状况、家庭、单位及社会对患者的关心程度，也对患者的安全构成一定影响。

5. 患者因素 护理活动的正常开展有赖于患者的密切配合。患者的心理素质，对疾病的认知及承受力，将影响患者的情绪及遵医行为。作为护士，应依法规范自己的职业行为，对患者耐心解释、说服，并做好思想沟通。

二、护理安全管理的内涵

（一）护理安全管理的概念

护理安全管理（nursing safety management）是指以创建安全的工作场所为目的，主动地实施一系列与安全及职业健康相关的各种行动措施与工作程序。

（二）护理安全管理的重要性

1. 重视医疗质量及医疗安全，确保患者安全 重视医疗质量，注重医疗安全，这是广大医务工作者的责任。当前我国患者安全问题面临诸多的挑战，在医院里各类不安全的事件时有发生，给患者造成新的痛苦，甚至危及生命。近年来，由于医院管理理念的进步和患者自主意识的增强，安全问题已经引起世界卫生组织及众多国家医务界的高度关注。

2. 保障患者安全是医疗护理质量的核心，是医院管理永恒的主题 护理工作作为医疗卫生工作的重要组成部分，为保障患者安全、促进康复和减轻痛苦方面担负着重要责任。由于护士直接为患者提供护理服务，与患者的接触密切，护理工作不仅技术性强，而且具有连续性、动态性、直接性及具体性等特点，因此，护士和护理工作与患者安全、医疗质量密切相关。

3. 做好护理安全管理是护理管理者肩负的责任 作为护理管理者，应该努力从管理工具与方法、规范制度、服务流程改进、人员培训、设备维护等方面识别和评价护理服务中各个环节的不安全因素，研究和探讨护理安全风险管理与防范的程序和重点，制订出护理安全管理防范目标，加强风险防范管理及效果评价，努力将护理风险降到最低点，从而为患者提供安全、实用、及时、高效的护理服务。

【案例22-3】　　　　　　　　　　"患者安全"质量管理系统

为了帮助医疗单位记忆、识别、改正错误，为患者建立一个安全的医疗系统，英国建立了全国性的"患者安全代理处"。它的目的是收集、分析和交流各种信息，并促进医疗单位从事故中学习和改进，对于每一个医疗单位，社会都应该提出这样的问题，他们对于患者的服务正在逐年变得更加安全吗？如果发生了重大事故，医院是试图掩盖它，还是会努力从中吸取教训？

曾经有一位美国医生，在研究了许多医疗事故之后写道：医护人员的错误往往是医院在系统、任务、程序的安排方面存在薄弱环节而引发的。现在的医院，质量管理系统十分薄弱，但大多数医护人员却不接受这个观点。他们把自己作为个体：做出决定，采取行动，承担责任，而不去想他们周围的因素，事实上，周围的因素、整个系统才是患者安全和医疗质量的决定性因素。

在过去的5年中，曾经有过一些涉及患者安全的研究报告，虽然资料的来源和范围不同，但他们使用的资料都是自医院的报告。这些研究的结论表明，在医疗事故中，个人原因造成的伤害只有4%~17%，其余的均是管理系统存在问题。

问题：
1. 从本案例可以看出，发生医疗安全问题的最主要的原因是什么？
2. 本案例中的观点说明了什么问题？

（三）护理安全管理机构的组织设置

1. 我国护理安全管理组织设置 目前，我国护理安全工作多数由医院护理部和各科室护士长监督管理，缺乏专职机构。

（1）以护理部、科室护士长、科室安全护理员组成的三级护理安全管理监控网络体系。国内大型医院各护理单元多由护理部牵头采用垂直管理，成立临床护理质量三级控制体系，下设不同护理管理组。病区由护士长和科室安全员共同负责护理安全管理工作。护理部制订工作指南，督导和监控护理安全管理工作。各管理组根据护理部制订的工作方针，制订工作计划，检查各科室护理质量，查找安全隐患，提出整改建议上报护理部，督促科室整改及检查整改结果。病区则由科室护士长和科室安全管理员收集并把已发生或可能出现的安全隐患上报护理部，护理部根据管理组意见督促科室整改。三级控制体系虽然加入了临床一线护士长和安全管理员的力量，符合临床需求的特点，但是力量单薄且他们身兼数职，难以做到全面的安全管理工作。

（2）护理安全管理委员会行使护理安全管理的职责。医院建立护理安全管理委员会，领导机构由护理部人员组成，实施机构由各科室护士长组成，执行机构由各科室部分护士直接参与。委员会制能充分体现护理管理的民主性、科学性，让护理管理更具客观性、公正性、主动性、实践性，充分调动广大护士的工作积极性。

2. 国外护理安全管理组织设置 多数发达国家设有护理安全专职机构，全面负责安全管理。英国于2001年建立了患者安全质量管理系统，成立了名为国家患者安全机构（National Patient

Safety Agency，NPSA）的组织。澳大利亚于 2000 年成立了医疗安全与质量委员会（the Australian Council for Quality and Safety）。该委员会在卫生部授权下对医疗服务质量进行监控评估，定期向联邦政府和各州卫生部长报告各地区医疗服务质量，确定安全质量报告体制建立的方向，制订医疗服务质量的发展战略。此外，它还在网站发布各种医疗质量信息，及时公布不良事件的调查情况和整改措施，推介医疗安全管理的成功经验。美国患者安全管理机构包括医疗机构认证联合委员会（Joint Commission on Accreditation of Healthcare Organizations，JCAHO）、国家质量论坛（National Quality Forum，NQF）、美国健康照护风险管理协会（American Society for Healthcare Risk Management，ASHRM）等，其机构较完善且各自分工职责明确，如国家质量论坛自 2002 年起每年都会就医疗照护领域中应避免的严重事件进行公布，以引起各州医疗机构的重视。WHO 于 2004 年 10 月成立了世界患者安全联盟（World Alliance for Patient Safety），该联盟从督促医护人员洗手入手，致力于改进患者的安全状况，取得了良好的效果。国外医院多设立全院的质量管理委员会，由各委员会接受、处理、讨论、提出建议，上报院务会审议通过，形成了比较完善的护理安全管理体系、完善的工作运行机制。

三、护理安全管理方法及控制

中国医院协会发布了《患者安全目标》（2019 版）。各医院护理管理者以此为安全管理目标并加以落实，不断提升全体护理人员的安全意识，这是护理安全措施落实及围绕质量管理的保障。不断改进环节管理中潜在的问题，从根本上不断提高护理安全，保障医疗护理质量，消除护理隐患，从而杜绝护理差错及护理纠纷的发生，为患者提供安全、有效的服务。

> **知识链接：2019 版患者安全目标**
>
> 　　2019 年 5 月 31 日—6 月 1 日，由中国医院协会主办的"2019 年中国医院质量大会"在成都召开。在 5 月 31 日上午大会开幕式上，中国医院协会发布了《患者安全目标》（2019 版）。
>
> 　　中国医院协会作为我国医院的行业组织，秉承"汇集行业智慧、推动行业发展"的理念，致力于推进医院医疗质量与患者安全管理体系建设。协会积极响应世界卫生组织及世界患者安全联盟工作，在原卫生部医政医管局的指导下，从 2006 年起连续发布了六版中国医院协会《患者安全目标》，为促进我国质量安全管理水平的提升发挥了重要作用。
>
> 　　2019 版患者安全目标：
>
> 　　目标一　正确识别患者身份
>
> 　　目标二　确保用药与用血安全
>
> 　　目标三　强化围手术期安全管理
>
> 　　目标四　预防和减少健康保健相关感染
>
> 　　目标五　加强医务人员之间的有效沟通
>
> 　　目标六　防范与减少意外伤害
>
> 　　目标七　提升管路安全
>
> 　　目标八　鼓励患者及其家属参与患者安全
>
> 　　目标九　加强医学装备安全与警报管理
>
> 　　目标十　加强电子病历系统安全管理

（一）护理安全管理的方法

1. 根本原因分析法（root cause analysis，RCA）　　根本原因分析是指由多学科的专业人员，针对选定不良事件进行详尽的回溯性调查的一种分析技术，以揭示患者安全事故或严重的临床失误的深层原因，并提出改进和防范措施。根本原因分析法的工作要点如下所示：

（1）找出问题：按照时间顺序排列护理过程中的各种活动和现象，识别发生了什么事、事件发生的过程等。

（2）找出原因：针对已发生的事件，运用科学的方法识别为什么会发生患者安全事故。

（3）确定措施：多学科的专业人员从不同的专业角度提出意见和建议，识别什么方法能够阻止问题再次发生，什么经验教训可以吸取，或者一旦发生问题医疗机构可以做什么。

2. 应用患者安全技术　患者安全技术是指用来帮助医护人员减少临床失误和增进患者安全的各类技术的总称。目前，护理工作中应用的患者安全技术包括以下几种：

（1）个人数字化辅助设备：如 PDA 移动护士工作站、医师移动查房等，实现床边生命体征录入、护理评估和护理记录等。

（2）数码系统：如二维码腕带识别系统，口服药、输液、检验、治疗等二维码扫描系统，检验条形码管理系统等。

（3）全自动口服药品摆药机：实现口服药自动摆药、自动分装、独立包装、自动打印及二维码识别等综合功能于一体。

（4）计算机医生工作站和护士工作站：实现医嘱的开具、转抄、打印、执行、核对、校正等功能综合电子处理化；医疗及护理病历实时电子化书写，并实现与影像、检验系统的联网操作。

（5）各类报警技术：如检验"危急值"在医生、护士工作站实时报警；护理病历生命体征预警报警技术。

（6）患者监护系统：电子监护系统的集束化管理、全智能电子监护系统的管理等，可随时接收每个患者的生理信号，如脉搏、体温、血压、心电图等，定时记录患者情况，构成患者日志。

【案例 22-4】　　　　　　　**化疗药物外渗导致的投诉**

　　患者，女，47 岁，诊断：乳腺癌术后转移。入住某医院肿瘤科化疗。鉴于患者需长期治疗，外周静脉条件较差，医护人员建议其使用经外周静脉穿刺置入中心静脉导管（PICC），但患者拒绝。护士小张在患者左侧内踝处静脉进行了留置针穿刺输入液体。晚上 18：00，根据医嘱应该输注化疗药 0.9% 氯化钠溶液 100ml+表柔比星 80mg，实习护生小李看见张老师正在交班，于是便自行按照医嘱在输注化疗药物前为患者从留置针处推注了呋塞米 20mg，在推注过程中，患者诉局部疼痛，实习护生小李没有重视，推药结束后便将化疗组液体接至留置针上，观察点滴正常便离开了。接班护士小王查房时，患者再次叙述输液穿刺处疼痛，经查看发现患者的留置针穿刺处局部皮肤红肿，护士小王立刻重新穿刺，对局部进行抽吸残余液体、冷敷处理。本次化疗结束后，患者办理了出院手续，回家休养。

　　2 个月后，医院接到患者的投诉，称因输注化疗药物时渗漏导致局部皮肤溃烂，并且护士未能清楚告知化疗患者使用与不使用 PICC 利弊等相关事项，要求医院赔偿。最终，医院为患者进行皮瓣移植，耗时 6 个多月伤口才好转。

　　护理质量与安全管理委员会分析讨论该案例指出，护理病历中静脉输注化疗药的相关宣教、外渗及处理记录不全，护理部下发的有关静脉化疗的护理流程及预防化疗药物外渗的预案部分细节要求不够具体。

问题：

1. 本案例揭示了该院的护理管理存在什么问题？

2. 应如何加强管理，防止此类事件的再次发生？

（二）护理安全管理的控制

护理管理者可以通过控制工作有效地应对复杂多变的环境对护理管理活动的影响，使复杂、烦琐的护理管理活动协调一致，确保护理管理系统按预定的目标和计划运转，从而减少管理失误及提高管理效能。对于护理安全可以从以下几个方面进行控制：

1. 加强护理安全教育的培训，强化安全意识　护理部定期对各级护理人员进行安全教育培训，学习各种法律法规，做到警钟长鸣。护理部每月通报医院护理不良事件统计的情况，讨论分析护理不良事件产生的原因，制订防范措施发放各科室认真实施，以避免类似事件再次发生。科室定期召开护理安全会议，针对科室发生护理不良事件的原因进行讨论分析。

2. 加强重点患者的安全管理　新入院患者严格进行护理安全评估，对高龄、意识障碍、失语、躁动、瘫痪等患者及时建立防坠床、防跌倒、防压疮风险评估表，提出防范措施，实行动态评估观察，使用防坠床、防跌倒、防压疮警示牌、佩戴腕带识别标识，同时做好患者及其家属的宣教工作。地面保持干燥，病房及走廊保持通畅，无障碍物，患者活动及外出检查时有人陪伴。避免周围不安全因素。

3. 加强重点时段的安全管理　重点时段包括早晨、中午、晚上、双休日、节假日等时间，由于这些时段值班护理人员较少，工作比较繁忙，极易因病情观察不及时、不到位而导致各种安全隐患。采用弹性排班，增加重点时段护理人员的数量，排班采用新老搭配，加强病房巡视，强化与患者的沟通、明确护理工作的重点，防范护理不良事件的发生，确保护理安全，提高护理服务质量。

4. 健全制度，加强护理核心制度的管理　护理规章制度、护理常规和护理技术规范是护理人员实施工作的依据，它不仅可以规范护理行为、保证护理质量，而且还有规避风险的作用。护理常规、规范的缺乏可以导致护理工作的盲目性和随意性，从而增加风险。在一些医疗护理过程和流程中，如果设计存在漏洞，也会对患者的安全带来威胁。护理部要定期修订护理规章制度、护理常规和护理技术规范、护理质量标准，加强对护士行为规范、健康教育等的考核。临床护士不但要熟记核心制度的内容，而且要深刻领会其内涵。特别是交接班制度、查对制度、抢救制度、患者身份识别制度、不良事件上报制度、分级护理制度、给药制度，要求每位护士不仅能熟记内容，更重要的是在工作中落实。强化岗位职责，做到工作规范化，技能操作优质化。

5. 加强高危药品的管理　根据高危药品目录进行分类管理，严格执行高危药品管理制度，做到单独存放、标识醒目、基数相符。对输液速度、浓度有严格要求的特殊药品，在输液架上悬挂控制输液速度警示标识，加强巡视，并对患者及其家属做好宣教。

6. 加强对年轻护士的培训　护理部对新进人员、实习生进行岗前培训，各科室护士长对其进行入科培训。培养年轻护士严谨科学、一丝不苟的工作作风，让年轻护士明确自己肩负着法律责任。

7. 加大护理流程质控的督查力度，及时做好护理不良事件的处理、分析　医院质控组每月对医院护理质量进行单项检查，每季度进行全面检查、不定期进行抽查，发现问题及时在护士长会上反馈，寻找发生的原因，制订有效的防范措施，并以书面形式下发各科室督促落实，避免同样问题再次发生。

知识链接：护理不良事件的分级标准

护理不良事件（nursing adverse events）是指在临床诊疗护理活动及医院运行过程中，不在计划中的、未预计到的或通常不希望发生的事件。不良事件类型可分为可预防性与不可预防性不良事件两类。可预防性不良事件是指因护士的不安全行为而造成的。不可预防性不良事件是指并非故意为之、护士过失、行为不当或不作为而发生的不可预防性异常事件。我国香港医院管理局《关于不良事件管理办法》将护理不良事件的分为七级。

0级：事件在执行前被制止。

Ⅰ级：事件发生并已执行，但未造成伤害。

Ⅱ级：轻微伤害，生命体征无改变，需进行临床观察及轻微处理。

Ⅲ级：中度伤害，部分生命体征有改变，需进一步临床观察及简单处理。

Ⅳ级：重度伤害，生命体征明显改变，需提升护理级别及紧急处理。

Ⅴ级：永久性功能丧失。

Ⅵ级：死亡。

第二节 护理风险管理

护理是高风险、高责任的行业，由于职业的特殊性、疾病的复杂性和不可预见性及医学技术的局限性，使得护理风险无处不在。如何建立起科学的护理风险管理机制，完善管理体系和手段，是目前护理管理中亟待解决的问题。

【案例 22-5】　　　　　　　**1 例静脉滴注多巴胺致皮肤坏死的风险事件**

患者，男，84 岁，诊断为冠心病，心房颤动，心功能Ⅲ级，2 型糖尿病，脑梗死。入院时病情危重，神志昏迷，四肢呈凹陷性水肿，血压 83/46mmHg，给予 5%葡萄糖加入多巴胺 20mg，30 滴/分静脉滴注。由于患者水肿严重，吸收不好，于住院第 4 天夜间输液过程中出现液体外渗，左下肢足背出现红肿，面积约 5cm×6cm。由于护士未及时发现处理，次日出现水疱、渗液，护士自行给予无菌注射器将水疱液体抽出，用无菌纱块覆盖处理。患者外渗区域出现溃疡、坏死达肌层，面积扩大。护士给予碘伏消毒，过氧化氢溶液清洗创面，庆大霉素和硫酸镁湿敷，患者坏死面积逐渐减小，但坏死组织一直未愈合。

问题：

1. 如何有效识别此类事件？
2. 如何做好类似事件的评估和控制？

一、风险管理的内涵

（一）风险管理的概念

风险是指人们遭遇不幸或损失的可能性，或者说，风险是指在未来的某一时间发生某种不良事件的可能性。护理风险（nursing risk）指患者在接受医疗护理过程中，由于风险因素直接或间接的影响导致可能发生的一切不安全事件。护理风险具有风险水平高、不确定性、复杂性及后果严重等特征。

风险管理是研究风险发生规律和风险控制技术的一门新兴管理科学。医院的风险管理（risk management）是指对患者、工作人员、探视者可能产生伤害的潜在的风险进行识别、评估、采取正确的行动过程。

风险管理是一种预防性的方法，目的是识别、评估和区分风险的严重程度，以便减少风险带来的负面后果。风险管理是一个过程，通过系统地、广泛地确认风险，量化风险所造成的影响，并推行风险管理的整体策略，使员工对潜在的风险有所警觉，从而在风险可能导致损失之前，有机会去解决或面对风险，从而使机构得到最大的益处。

（二）风险管理的发展

风险管理兴起于 20 世纪 30 年代西方工业化国家，70 年代迅速发展并形成了系统化的管理科学，尤其在银行风险控制和生态风险管理领域有广泛的应用。医院风险管理起源于 20 世纪 80 年代，美国是实施医院风险管理最早的国家，美国一些医院将商业策略融入健康照顾机构中，努力避免风险，提高质量。目前美国医院风险管理较为完善，有严格的制度和管理程序，其风险管理由具有专业证书的风险管理者完成。我国医院对风险管理的认识是由于市场竞争和患者维权意识的增强，特别是加入 WTO 以后，外资独资医院的管理和对患者的关怀服务对现有的医院管理理念产生很大的挑战。发挥风险管理在医院质量管理中的积极作用，并把它纳入组织持续质量改进的一部分，是应对挑战的措施之一。风险管理对医院医疗风险的防范越来越受到医院管理者的重视。

（三）医疗风险管理

医疗风险管理是指医院有组织、有系统地消除或减少医疗风险的危害和经济损失，通过对医疗风险的分析，寻求医疗风险的防范措施，尽可能地减少医疗风险的发生。

医疗安全与医疗风险的区别：医疗安全是从管理方面要求达到的一个目标，是为了避免和减少医疗风险。医疗风险是不安全的具体事件，是客观存在的现实。

（四）风险管理的目标及过程

风险管理的目标是使潜在机会或回报最大化，使潜在的风险最小化。风险管理过程各阶段的过程如下所示：

1. 风险识别　风险识别包括分析风险的来源、产生的条件、风险的特征、风险影响项目。

2. 风险评估　对风险及风险的相互作用的评估。

3. 风险控制　针对风险分析的结果，为降低项目风险的负面效应制订策略和技术手段的过程。

4. 风险管理效果评价　目的：一是监视风险的状况；二是监测风险的对策是否有效，监测机制是否运行；三是不断识别新的风险，制订对策。

二、护理风险管理的内容

护理风险管理（nursing risk management）指对患者、医护人员、医疗护理技术、药物、环境、设备、程序等不安全因素采用护理风险管理程序的方法，识别、评估并采取有效措施控制的过程。目的是减少护理风险事件的发生，降低风险对患者和医院的危害及损失，保障患者和医务人员的安全。

（一）护理风险管理的重要性

1. 医疗体系的性质决定了要进行护理风险管理　在医疗护理过程中，随时都存在着各种各样的风险因素，这是医学的实践性、探索性及未知性特点所决定的。作为医务人员，要主动研究医疗过程中存在的风险因素并预防风险的发生。保障患者的生命、健康和财产的安全及其他权益不受侵犯，这是医学及医务人员的责任。

2. 护理风险管理水平直接关系到患者的安全　医疗护理风险与护理安全并存，两者的程度是因果关系，在医疗护理风险系数较低的情况下，医疗护理安全系数就较高；反之医疗护理安全系数就降低。通过护理风险管理可以降低医疗护理活动中的风险，保障患者的安全。

3. 护理风险管理水平直接影响医院的社会效益和经济效益　护理风险管理不好，会使病程延长和治疗护理方法复杂化，增加物资消耗，提高医疗成本，增加患者经济负担。

4. 护理风险管理是临床护理管理中的一项重要内容，它为医院及护士优质护理服务提供了根本保证　临床护理质量与工作人员素质、医院的环境、组织管理体系都有密切的关系，护理工作中任何一个环节出了问题，都会影响甚至威胁患者的生命健康，也给护理人员、医院造成了经济、法律方面的风险。因此，有必要提高护理人员对风险管理的认识，加强护理管理工作，分析影响因素并提出改进措施，最大限度地做好护理过程的风险管理，为更优质安全的临床护理工作提供保证。

5. 风险管理水平直接影响医院和医务人员的自身安全　做好医疗护理风险管理除保障患者的身心安全以外，还包括医务人员本身的健康与安全。在医疗护理活动中如果因风险意识不强、管理不力发生事故和医疗纠纷，医院及医务人员将承担风险，包括经济风险、法律风险、人身风险等。

（二）护理风险的来源

1. 外部环境因素

（1）患者因素：患者疾病发生发展的复杂性、危险性、多变性等是造成护理风险的重要因素。

（2）感染或污染因素：医院内感染、环境污染（包括废弃物、剧毒药物、消毒制剂、化学试剂、放射线污染等）可导致患者和医务人员的身心健康受到损害。

（3）医源性因素：医疗设备、器械因素可能影响护理技术的有效发挥，而延误患者的抢救和护理，如医疗设备不全、性能不良、规格不配套，物资供应不及时、数量不足、质量低劣，都会降低护理技术能力，存在护理风险，影响护理效果。

（4）组织管理因素：组织领导、人力资源管理、设备环境管理、安全保障制度等方面的因素会直接或间接给患者、护士的健康造成损害。

（5）药物性因素：错误给药、无效用药、药物配伍不当或使用有质量问题的药物可导致的患者病程延长，出现药物不良反应或造成药源性疾病，甚至危害患者的生命。

2. 内部因素

（1）护士素质：护士的素质从不同方面影响着护理风险。护士的语言、行为不当，护士缺乏责任心，语言和行为过失是导致医疗纠纷、医疗事故的直接风险因素，其风险程度也较为严重。

（2）护理技术因素：护士技术水平低下、临床经验不足或相互配合不协调，直接或间接危害患者的健康甚至生命。

（三）护理风险管理的主要内容

护理风险管理是一个开放系统，它动态地与所处环境发生相互作用，在这个开放系统、动态的环境中，医院领导层、科室管理层、护理人员自我管理、患者自我管理四个层面是进行护理风险管理的基本要素，各个层面应明确各自的职责和主要任务。护理风险管理涉及多个部门或科室，从医院领导至护士多个岗位；每个因素是双重或多重角色，角色不同承担的主要任务亦不同。从护理管理的角度，护理风险管理的内容一般包括以下几项：

1. 护理环境风险管理　包括加强医院环境设施的安全管理，提供为患者治疗及护理服务项目的安全管理，以及加强医疗废物及化学、放射性环境管理等。

2. 护理制度风险管理　护理风险管理中，制度的建立和完善至关重要。内容包括制订院、科室两级专业技术人员责任制度，实施临床护理操作程序，统一护理记录表格和管理标准；制订药物使用安全手册，提高护士对药物事故的警觉性；减轻一线护士工作量，加强对护士人力不足部门的支持；设立质量及感染控制管理，加强护理质量、感染监测和呈报制度。

3. 护理组织风险管理　加强对护士的风险管理教育；在制度和法律责任方面提出医疗风险管理措施；建立信息数据保护和信息安全管理培训；制订医疗资料保密手册，以及护士违纪处理管理办法等提高组织风险管理能力。

三、护理风险管理的方法及控制

护理风险管理的程序包括护理风险识别、护理风险评估、护理风险控制、护理风险管理效果评价四个阶段，形成一个周期循环过程。这四个阶段不是简单的重复，每一次循环都是在前一个循环的基础上，使得护理质量不断提升，护理风险得到有效控制。

（一）护理风险程序管理

护理风险程序管理是指对患者、医护人员、探视者等可能产生伤害的潜在风险进行识别、评估并采取控制的过程。

1. 护理风险的识别　护理风险的识别是对潜在的和客观存在的各种护理风险进行系统、连续的识别和归类，分析护理风险事件产生的原因和过程。常用的护理风险识别方法有以下几种：

（1）通过对常年积累的资料及数据进行回顾性研究，分析和明确各类风险事件的发生部门、环节与人员。

（2）应用工作流程图，包括综合流程图及高风险部分的详细流程图，了解总体的医疗护理风险分布情况，全面综合地分析各个环节的风险。

（3）调查法，通过设计专用调查表调查重点人员及关键的环节，以掌握可能发生风险事件的信息。

> **知识链接：常用的护理风险评估量表**
>
> 　　入院护理评估是护理风险评估的第一步，通过入院护理评估，找出护理风险所在，再进行有针对性的风险评估。风险识别与评估的成果直接影响着整个风险管理流程的每一步，影响着最终的风险管理决策。全面、精确、符合临床实际的风险识别与评估成果，可以协助护理人员全面、清楚地认识所面临的各种风险，并依据风险的特性和严重程度采取相应的护理风险管理措施。
>
> 　　临床上常采用一些护理评估量表来及时识别高危人群，有效地进行护理风险管理。常用量表有：压疮 Braden 评分表、跌倒/坠床风险评估及护理措施表、日常生活能力评定量表、疼痛评定量表、格拉斯哥昏迷评分量表、新生儿 Apgar 评分表。

2. 护理风险的评估　　护理风险评估是在风险识别的基础上进行的。护理风险评估在明确可能出现的风险后，对风险发生的可能性及可能造成的损失的严重性进行估计。对易出现风险的护理项目进行程度和频率的评估，并进行定量分析和描述，包括护理风险发生的概率、损失程度、风险事件发生的可能性及危害程度，确定危险等级，为采取相应的护理风险管理措施提供决策依据。通过护理风险评估，使护理管理者关注发生于各个环节的护理风险，尤其是发生概率高、损失程度重的护理风险，更要在管理监控过程中严格防范，从而降低护理风险的发生率。可使用护理风险评估单、住院患者护理风险评估预警系统等。

3. 护理风险的控制　　护理风险的控制是护理风险管理的核心。风险控制是在风险识别和风险评估的基础上采取的应对风险事件的措施。主要包括风险预防和风险处置两个方面。控制手段主要是制定护理标准、程序与风险管理制度；建立风险管理组织；护士长夜间值班和查房；专职带教老师督导临床实习护士；临床业务规范化培训；安全意识教育与法律知识、沟通技巧培训；保证各种信息畅通等。

（1）风险预防：在风险识别和评估基础上，对风险事件出现前采取的防范措施，如长期进行风险教育、举办医疗纠纷及医疗事故防范专题讲座、手术患者安全核查表的执行等。

（2）风险处置：包括风险滞留和风险转移两种方式。①风险滞留是将风险损伤的承担责任保留在医院内部，由医院自身承担风险。②风险转移是将风险责任转移给其他机构，如第三方调解机构；最常见的风险控制方式是购买医疗责任保险，将风险转移至保险公司。

4. 护理风险管理效果评价　　护理风险管理效果评价就是通过信息反馈，评价风险控制方案及效果，如护理文书合格率是否提高、护士的法律意识和防范风险的意识是否增强等，以完善控制，进一步提高风险处理的能力，并为下一个风险循环管理周期提供依据。采用的方法有问卷调查法、护理质控检查、不定期组织理论考试等。对高风险项目与发生频度高的项目制订有效的解决办法，持续追踪纠正情况。

（二）护理风险的防范

1. 建立和健全风险管理组织，实践以预防为主的安全管理理念　　进行长效、稳固的风险管理，需建立和健全风险管理组织，使风险管理活动有系统、有计划、有目的、有程序地进行，达到有效监督及控制风险。建立多方位、多途径、多视角的护理风险管理组织，成立护理风险管理委员会、专职风险管理人员、科室风险管理小组三个层面的管理组织，各层面有专人负责，切实做好三级护理风险管理。建立风险信息网络，及时发现护理安全隐患，评价护理风险管理的可行性与有效性，把护理不安全事件的消极处理变为发生前的积极预防。

2. 完善护理制度及护理风险预案，对患者安全实施持续的监控　　制订完善风险管理制度，建立完善的护理风险预警制度和信息网络，抓好安全管理关键环节，对护理风险实现前瞻性管理和全程动态管理。平时有应急演练，抓好安全管理的关键环节，如假日护理安全管理规定、风险事件的评估和呈报制度等。在制订风险预案时，如突发事件意外停电、停气时的应急流程，应首先突出"预防为主"的原则，达到对患者安全质量的持续管理。

3. 动态调配护理人力资源，保证患者安全　根据危重患者及住院患者数量，动态调配护理人力资源。深入病区实际调研护理工作量、危重患者及住院患者数量等，进行及时合理的调配。护理单元每日根据工作量、危重患者数量及护理人力配置，动态调配班次和弹性安排护理人员的作息时间，保证足够护理人力。建立护理人力资源储备，当发生紧急情况需要人力支援时，随时进行全院弹性调配。

4. 构建安全文化，全面提升护理服务质量　安全文化是为了将职员、管理人员、顾客、供给人员及一般公众，暴露于危险或有可能造成伤害的条件降低到最低限度，而建立起来的规范、任务、态度和习惯的集合。将安全文化视为一种管理思路运用到护理管理工作中去，着力培养和影响护士对安全护理的信念和态度，以促进安全护理行为的养成，是一种可靠的管理策略。在护理风险管理中建立安全模式，将以护士为中心的分工护理模式改变为以患者为中心，实行全面、全程、无缝隙责任制护理，防范护理风险的发生。

5. 持续护理教育培训，提高风险防范意识与能力　对在职护士进行持续护理教育与风险意识的培训，确保护士具备综合专业能力。将已发生的风险事件作为风险教育素材，向职工进行风险意识教育，吸取教训，防患于未然。护理风险管理的核心在于提高护士素质，提高患者的满意度。应从职业道德和法律意识入手，加强风险防范与化解的教育，不断增强护士的责任感与诚信度，增强法律意识，提高护士防范护理风险的能力，减少系统内部人为因素引发的护理风险事件。

6. 建立风险信息网络，建立风险预报奖励制度和无惩罚上报制度　鼓励护理人员积极查找风险点，对发现风险点的护士给予绩效奖励。制订不良事件无惩罚上报制度，要求所有护理人员知晓上报途径，对本科室发生的护理不良事件，要求护士长在 24 小时内主动书面上报。在医院层面制订相关事件的预防措施，防止同类事件再次发生，保障患者的安全。

7. 设立专/兼职护患沟通机构，建立新型的护患关系，提高患者满意度　设立独立的护患洽谈室。在显著位置公布投诉电话、信箱，公示方便的投诉处理流程。建立良好的护患关系和护理风险预告制度，维护患者知情同意权，并实施签字认可制度，使护患双方共同承担起生命和健康的风险，建立抵御风险的共同体，提高患者满意度。

（三）护理风险控制的具体策略

1. 正确识别患者　对门诊就诊患者实行唯一标识管理，如使用医保卡、就诊卡等，提倡使用条形码管理。对住院患者在各类护理治疗活动中，至少同时使用两项识别身份方法，如姓名、腕带；健全转科交接登记制度，完善关键交接流程和患者识别措施，如手术（麻醉）与病房、急诊与病房。护理部落实相关督导职能。

2. 正确执行医嘱　在非急危重症诊疗活动中，不执行口头或电话通知的医嘱。在急危重症患者紧急抢救时，护士接口头医嘱后，应完整重述以获得确认，实施医嘱时双人核查，事后及时补记在护理记录单上。

3. 执行手卫生规范　制订手部卫生管理制度、实施程序及有效的监管制度和措施。正确配置有效便捷的手卫生设施。护理人员在操作过程中严格遵循无菌操作规范，确保临床操作的安全性。

4. 用药安全管理　严格执行麻醉类、精神类、放射性、毒性、抗菌等特殊药品的使用管理制度，有高危药品的存放区域、标识和储存方法的相关规章制度，加强临床用药管理，病区医嘱在执行前应有执行者签字，医嘱转抄后应有转抄者和主班护士双人核对签字，护士长不定时参与核对医嘱；对住院患者的口服药、注射剂加强核对，确保服药到口。制订静脉用药调配与使用操作规范及输液反应应急预案，提倡静脉用药集中调配与供应。

5. 建立临床"危急值"报告制度　报告重点是急诊科、手术室、重症监护室等部门的急危重症患者，护理人员接到口头或电话通知"危急值"或其他重要的检验结果，必须规范、完整、准确地记录患者信息，检验结果和报告者姓名与电话，进行复述确认无误后立即报告医师。

6. 防范与减少患者跌倒、坠床、压疮等意外事件发生 建立预防患者跌倒、坠床、压疮的评估与报告制度、流程，包括患者入院时评估其风险，实施预防跌倒、坠床、压疮的有效护理措施。对患者，特别是儿童、老年人、孕妇、行动不便和残疾患者，要主动告知跌倒、坠床、压疮的危险，如使用警示标识。对已经发生的事件要有分析和持续改进的措施。

7. 主动报告护理不良事件 建立医务人员主动报告护理不良事件及隐患缺陷的制度，采取非惩罚性措施。有方便报告护理不良事件与隐患缺陷的途径，如网上报告系统，内容简单，便于填写。护理安全信息管理持续改进，利用信息资源制订改进护理安全工作计划和具体的改进措施，通过评估和督查对新出现的问题进行整改。把改进措施整合到管理制度运行程序中。

8. 鼓励患者参与护理安全管理 主动邀请患者参与护理安全管理，鼓励患者在治疗前向护理人员提出洗手要求并告知安全用药的信息。告知患方提供真实病情和有关信息，以保障护理服务的质量与安全。

思 考 题

1. 简述护理安全管理和护理风险管理的内涵。
2. 试述护理安全管理的方法。
3. 护理安全管理控制有哪些方面？
4. 试述护理风险程序。
5. 简述护理风险控制的具体策略。

（刘聿秀）

第二十三章 护理管理常用方法及技术

第一节 PDCA 循环

【案例 23-1】 **运用 PDCA 循环模式管理病区环境**

　　某市三级甲等医院老年科，通过科学运用 PDCA 循环模式来对病区的环境进行改造，首先通过项目组成员与科室全体员工一起进行"头脑风暴"，每人思考后提出 3 条以上可能影响病区环境的原因，将这些可能的影响因素围绕 5 个方面分类，寻找每一个潜在原因与结果之间的关系，整理并描绘成因果图（鱼骨图）。针对因果图中的可控因素，项目组成员与科室全体员工再运用多米诺投票法进行评分，即每人均对各条原因按 1～5 分进行打分，取总分最高的前 3 个原因为主要原因。确定主因：①医务人员不良习惯；②物品放置不合理；③监管制度缺乏。首先确定目标：半年后使科室内员工对病区环境总满意度提高到 85 分以上，单项区域得分不低于 70 分。针对医务人员不良习惯，讨论制订了最佳实践分享和营造氛围的对策；针对物品放置不合理，讨论制订了分组责任制和空间改造的对策；针对监管制度缺乏，讨论制订了持续监控的对策。每个对策运用 PDCA 大循环套小循环模式和工作思路进行整改。运用 PDCA 循环模式管理病区环境 6 个月后，再次进行员工对病区环境的满意度调查。结果总满意度为87.5 分，单项区域满意度最低得分为 72 分。由此可见，科学的管理手段是提高医疗护理质量的重要保证，病区环境管理的一系列监管制度，强化了员工的责任心和自律性，固化了员工行为，提高了员工安全意识。通过项目改进，同时也发现一些有待进一步解决的问题，如员工的素养和某些制度、标准的细化等，项目组将这些问题转入下一个 PDCA 循环，有待持续改进。

问题：

　　1. 请问该案例中的 PDCA 循环有哪几个步骤？

　　2. 该案例中运用 PDCA 循环的现实意义有哪些？

一、PDCA 循环的内涵

（一）PDCA 循环的概念

　　PDCA 循环是计划（plan）、执行（do）、检查（check）、处理（act）四个阶段的循环反复的过程，是一种程序化、标准化、科学化的管理方式，由美国著名的质量管理专家威廉·爱德华兹·戴明于 20 世纪 50 年代初提出，又称"戴明循环"（Deming cycle）。PDCA 循环的过程就是发现问题和解决问题的过程。这种方法作为质量管理的基本方法，被广泛应用于各个领域的质量管理中，且取得了显著的成效，也被广泛应用于医疗和护理领域的各项工作中，如基础临床护理、护理管理、护士教育、健康教育干预等多领域内。

（二）PDCA 循环的步骤

　　每一次 PDCA 循环的四个阶段共有八个步骤。

　　1. 分析现有状况，找出存在的各种问题　强调的是对现状的把握和发现问题的意识、能力，发现问题是解决问题的第一步，是分析问题的条件。

　　2. 剖析各种影响因子　找准问题后分析产生问题的原因至关重要，运用头脑风暴等多种集思广益的科学方法，找出问题产生的所有原因。

3. 找出关键问题 分析问题的主要原因，提出相应的解决方案和策略。

4. 制订措施和计划 有了好的方案，其中的细节也不能忽视，计划的内容如何完成好，需要将方案步骤具体化，逐一制订对策，明确回答出方案中的"5W1H"即：为什么制订该措施（why）、达成什么目标（what）、在何处执行（where）、由谁负责完成（who）、什么时间完成（when）、如何完成（how）。

5. 按照制订的措施和计划实施 即按照预定的计划、标准，根据已知的内外部信息，设计出具体的行动方法、方案。再根据设计方案，进行具体的操作，努力实现预期目标的过程。

6. 检查实施后的结果 方案是否有效、目标是否完成，需要进行效果检查后才能得出结论。将采取的对策进行确认后，对采集到的证据进行总结分析，把完成的情况同目标值进行比较，看是否达到了预定的目标。

7. 将最终的结果标准化 即对已被证明的有效的措施，要进行标准化，以便以后的执行和推广。

8. 未解决的问题进入到下一个循环中 即总结问题，处理遗留问题。所有的问题不可能在一个PDCA循环中全部解决，遗留的问题会自动转进下一个PDCA循环，如此，周而复始，螺旋上升。

（三）PDCA 循环的特点

1. 系统性 即大循环套小循环，小循环保大循环，推动大循环。

2. 关联性 循环存在于每一个分级工作中，各分级工作中的循环逐层解决不同的问题且互相促进，循环起来。

3. 递进性 对每一次的 PDCA 循环都进行相应的总结，然后根据总结不断改进和提高，再进入下一个循环，从而质量管理不断向前进展。

【案例 23-2】 　　　　患者下肢深静脉血栓健康教育中 PDCA 循环的应用

深静脉血栓形成（deep vein thrombosis，DVT）是术后常见的并发症，下肢发生率较高，尤以左侧常见，临床上多表现为患肢疼痛、肢体肿胀、浅静脉曲张、皮肤温度升高、栓塞后综合征等。骨科大手术后 DVT 的发生率更高，若并发肺栓塞（pulmonary embolism，PE），则可导致患者死亡等严重后果。由于患者对 DVT 的认知情况较差，介于不了解和非常不了解之间，某医院护理团队通过科学管理程序，不断发现问题和有效解决问题，进一步提高健康教育质量和持续效果。通过对某市某三级甲等医院骨科行髋、膝关节置换术的患者共 90 例，进行分组干预，随机分为对照组和干预组各 45 例。干预组具体措施：①计划（P）。评估：收集患者一般资料，评估患者的生理、心理、语言交流能力等，并采用自行设计的健康信念行为问卷从易感性（易感性）、严重性（严重性）、益处（益处）、障碍（障碍）、健康动力和自我效能 6 个方面评估患者的健康信念水平，判断其健康教育接受能力。制订计划：以事先制订的计划方案为基础，根据患者的病情及接受能力，制订不同层次的健康教育计划。②执行（D）。发放预防 DVT 指导手册，按照拟定的计划进行，对于文化层次高、健康意识和接受能力强者，鼓励其自学，不断与其交流、探讨，使其充分参与到健康教育计划过程中；对于文化程度低、健康意识和接受能力差者，则以简洁明了的重复讲解为主，并进行多次示范，直到患者掌握。③检查（C）。通过直接提问及行为观察，检查健康教育的结果是否达到预期目标。尤其是早期活动方案执行情况，每天 11：00 和 16：00 检查是否按计划完成。④处理（A）。根据检查结果，对不足之处寻找原因，达标之处继续巩固，继而增加新项目，制订新计划，转入下一轮循环。对未能达到目标的内容，则查明原因，针对原因解决问题，使之按要求完成。结果显示健康教育能有效提高患者 DVT 疾病相关知识、健康信念水平及预防措施执行情况，进而降低 DVT 的发生率，提高患者的生活质量。

问题：

1. 请问以上案例用的是什么质量管理方法？

2. 该方法分几个阶段、几个步骤，具体内容是什么？

二、PDCA 循环在护理管理中的应用

在护理管理中，PDCA 循环有利于各项工作目标的完成，使工作有规律地运行，如保证分级护理顺利实施；科学地安排工作内容，提高工作质量和护理效率提高护理文书书写质量，及时发现操作中的不足，并加以调整；提高门诊护理安全管理，降低护理差错事故及纠纷发生率。PDCA 循环在护理管理中的实施策略为以下几个方面：

1. 计划（plan）——导入证据，科学部署　管理学家亨利·法约尔指出：管理即意味着展望未来，预见是管理的一个基本因素。计划是全部管理职能中最基本的一个职能。要对护理质量制订改良计划，就必须首先对护理环境进行调查评估，质量控制（quality control，QC）网络系统结构图的勾勒、护理服务的宗旨和任务的制订、QC 组织改良目标的建立、组织资源和自身能力的评估、可能的行动方案的确定、所有备选方案优劣势的分析、行动方案的抉择及执行计划的合适人员的挑选等皆应在循证实践的基础上，同时在改进护理质量计划的拟订过程中努力回答"5W1H"问题，从而使护理品质改良计划更具科学性和可操作性。

2. 执行（do）——以人为本，积极行动　当护理质量控制的目标和计划确立之后，就应采取积极的行动。改良护理质量乃一系统工程，需要群体和团队进行通力合作。某三级甲等医院护理部自 2002 年以来，通过组织计划、团队合作、成功激励、适度调控及组织竞赛等手段积极实施护理品质改良计划。通过对员工持续进行有效培训、部门自查及监控，有效减少护理服务质量的不稳定性，进一步提高了护理品质。

3. 检查（check）——对照目标，自查自省　这是 PDCA 循环的第三个步骤，是将执行护理质量改良计划的结果和预定的目标相对比，通过"自我考核""监督"等途径，客观检查和评价计划的执行情况，及时总结经验，发现问题，分析原因，重新修订下一步改良计划，继续指导下一步工作。建立临床护理专家督导可为护理质量控制过程构建"监督"机制，促进护理期间或终末护理行为的反省，及时发现临床护理实践中存在的问题，帮助积极应对，现场解决或提供整改方案。某三级甲等医院护理部自聘请院内外资深护理专家担任临床护理品质督导后，健全了医院护理品质的监督体系，及时客观地评价护理过程中所存在的隐患，有效防范了护理工作中一些潜在的差错，最大限度地发挥了专家的监督指导作用，使护理品质有了明显的提升。

4. 处理（act）——及时纠正，完善品质　在客观评价和自省的基础上，对护理质量中已经检出的问题及时进行整改，纠正偏差，再次完善计划和方案。作为 PDCA 护理管理过程中的最后一个环节，需要护理管理者和 QC 组成员持严谨、科学、审慎的态度，积极组织护理人员进行整改，如某医院充分运用护理程序、临床路径等先进护理方法，在科学循证的支持下，制订一套科学有序的整改方案并着手落实和实践，修订并完善了医院"各专科护理常规""各项护理工作制度""各科健康教育处方"等，创新了长期医嘱执行单、护理会诊单、院内一些护理危机及问题预案，从而不断完善行为，进一步改良了护理品质，更好地为患者提供满意优质的护理实践和服务。

第二节　品　管　圈

【案例 23-3】　品管圈活动在降低手术室护理差错率中的应用

　　某医院为降低手术室护理差错事故，由 8 位成员组成品管圈活动小组，其中由 1 名主管护师担任组长，并设立指导员 1 名，由护士长担任，并将该小组命名为"守护圈"，该小组所需要分析和解决的问题，主要包括手术物品准备的完善率、护理过程中差错的发生率、术后患者切口感染（均为 I 类切口）发生率及患者在住院期间对于护理工作的满意率。守护圈的全体成

员主要针对上述的护理问题，通过 80/20 法则（二八定律）及 5W1H 原则（六何分析法），制订详细的对策，并对本次品管圈活动的可行性进行分析。参照评分的具体结果确定实际的对策，如制定完善的手术规章制度，实施专科护理制度，提高手术护士的业务水平，拓宽护士的业务水平，创建完善的学习制度等。确定评价指标：护理过程中差错的发生率=某时间段内护理过程中差错的发生次数/该时间段内开展手术的总次数×100%。开展的品管圈活动在一定程度上夯实了手术室在基础护理方面的质量控制，通过成立"守护圈"，吸纳合格的组员，所有成员通过专业的技能考核，设立责任人，各自分工明确。各级人员根据品管圈活动计划表中内容严格控制护理质量，做到各尽其职。结果表明，在临床上开展品管圈活动能显著改善和提高手术室护理质量，降低护理过程中差错的发生率，值得在临床护理中推广。

问题：

1. 请问该案例中的品管圈的实施有哪几个步骤？
2. 该案例中运用品管圈的现实意义有哪些？

一、品管圈的内涵

（一）品管圈的概念

品管圈（quality control circle）是由同一工作现场内、工作性质相类似的人员组成的工作小组。品管圈在自我和相互启发下，运用各种质量控制手法，全员参与所进行的品质管理活动称为品管圈活动。品管圈活动是全面品质管理的一个环节，强调以下环节：自我启发、相互启发；自我检讨、自主管理；中层以上管理人员扮演支持、鼓励、关心辅导等角色；全员参与，共同讨论，集思广益。

（二）意义

1. 品管圈活动要求尊重人性，鼓励员工多动脑，多提出改善意见，发挥员工的智慧，开发无限脑力资源。

2. 建立自下而上的质量改善模式，使一线员工成为活动主体，打破以往自上而下，行政命令的改善模式，进而形成医院质量文化。

3. 提高员工管理知识与技能，节约机构成本，提高患者就诊满意度。

（三）组成部分

1. 圈名与圈徽

（1）圈名：给予圈名。例如，守护圈——降低巡回护士离开手术间次数，清畅圈——降低人工气道护理缺陷例数，知了圈——提高责任护士对诊疗信息知晓率，无痛圈——降低癌症疼痛患者爆发痛次数，护管圈——降低外周血管疾病介入手术后置管溶栓管道相关并发症等。

（2）圈徽：设完圈名，再设立圈徽。

2. 组成人员

（1）圈员：圈员适宜以基层员工为主，通常一个圈的人数最好在 7～10 人。

（2）圈长：通常由一位工龄较长且有领导能力的圈员担任，可采取大家推选制，也可由部门挑选或委任。

（3）辅导员：每一个圈必须有一位辅导员，他并非圈员中的一位，而是一位职位较高的人员，作为圈与医院的主要联系人，并负责引导、训练、协助圈长推行活动。大部分课题属于内部问题，可请护士长担任；若课题涉及范围广，可请护理部主任担任。

二、品管圈在护理管理中的应用（图 23-1）

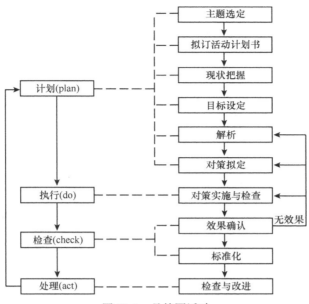

图 23-1　品管圈活动

（一）主题选定

品管圈活动要不断对自己的工作场所进行管理与改善，首先必须选定一个主题，而此主题应该是圈员根据自己工作现场的问题点而选择。遵循的基本步骤如下所示：

1. 四个步骤

（1）发现问题：选题时圈员们应先讨论，并列出工作现场的问题点。刚开始时圈员们通常没有问题意识，不容易找出现场的问题点，此时可依下列选题方向来激发圈员：①按照医院目标管理的方向；②上级重视、反复提醒的方面；③降低成本或提高效率和品质；④患者经常抱怨的问题；⑤从工作结果的分析讨论中发现；⑥从员工的期盼中发现。当数个备选主题选出后，则进入主题确认的工作，确认前须对各个主题的内容进行检查，以确认是否列举明确。明确的主题应具有可用来衡量的指标。一般而言，明确的主题应包含三项元素：动词（正向或负向）+名词（改善的本体）+衡量指标，如提高患者的出院满意度。

（2）选定主题：圈员们列出 4～8 个问题点后，即可通过讨论选出一个最适当的问题，作为本期活动主题。主题选定的方法大致可分成下列 6 种：

1）实际状况的需求：根据目前的状况（数据）来选择最需改善的项目。

2）文献查证所得的结果或目前与临床护理相关的重要议题。

3）强制投票法：用赞成或反对的投票方式，以少数服从多数的原则决定活动主题，此法较为主观。

4）记名式团体技巧法：是头脑风暴的延续，即将每个团体成员提出的意见按重要程度排列优先级，使组员很快地对比较重要的问题和解决方法取得一致的共识。

5）优先次序矩阵：团体成员以系统的方式将所表达的意见加以浓缩，再通过选择、加权的程序，利用质量控制标准进行方案的比较与选取。

6）评价法：按程序列出评价项目，所有成员依评价项目进行打分，然后将备选主题的分数求和或取其平均值，分数最高者则为本期品管圈的活动主题。因此法简单故较为常用（表 23-1）。

表 23-1 品管圈主题评价表

主题评价项目 主题	重要性	院方政策	迫切性	可行性	达成性	圈能力	总分	顺序	提案人
主题一									
主题二									
主题三									
主题四									

评分办法	分数	院方政策	重要性	可行性	圈能力
	5	非常符合	很重要	很可行	能胜任
	3	符合	重要	可行	尚能胜任
	1	无相关	不重要	不可行	无法胜任

注：①评分方法：有优（5 分）、一般（3 分）、差（1 分）三级；每个圈员对每一主题、每一评价项目均要打分。②评价项目可由圈员共同讨论自行拟定，选出 3～5 项进行评价，以上"重要性、院方政策、迫切性、可行性、达成性和圈能力"只是供参考的项目。③避免使用互为正、反面的项目来评价，如同时使用"达成性"及"困难性"为评价项目时，因造成重复评价，使最终评价结果不具客观性。④应以表格"纵向"来评价，也就是投票打分时，应先给主题一至主题四的"重要性"比较来打分，再针对各主题的"迫切性"评价打分⋯⋯依此类推，如只针对某一主题进行"重要性"、"迫切性"⋯⋯表格"横向"来评价，将无法真正比较各主题间的差异。⑤各评价项目最后得分可以总分或平均分计算，保留小数点后两位。

（3）衡量指标：主题选定后需对"衡量指标"进行具体的定义与说明，如选出的主题为"降低失禁相关性皮炎的发生率"，则需针对衡量指标"失禁相关性皮炎的发生率"的计算方式加以说明。

1）失禁相关性皮炎的定义：是指皮肤长期暴露在尿液和（或）粪便中所导致的皮肤炎症。

2）失禁相关性皮炎的计算公式：

失禁相关性皮炎的发生率=发生失禁相关性皮炎的患者例数/发生失禁的患者例数×100%

（4）选定理由：主题选定的理由可从五个角度进行说明：①强调主题对于本品管圈、医院的重要性；②表达方式需力求具体且应为事实；③数据能够量化，并尽可能以数据表示；④全体圈员有兴趣参加的原因；⑤全员达成共识且能通力合作。

此过程中常用的质量控制方法有头脑风暴、亲和图、评价法、流程图、查检表、记名式团体技巧法、评价法、优先次序矩阵等。至于选用何种方法，应根据主题特性灵活运用。

（二）拟定活动计划书

按照选定的主题，拟定活动计划书，基本步骤如下（图 23-2）：

1. 决定活动期限。
2. 按时间顺序拟定活动内容。
3. 拟订各步骤所需时间。一般用虚线表示计划线，用实线表示实施线。
4. 决定活动日程及圈员的工作分配。
5. 拟订活动计划书，并获得上级核准。
6. 进行活动进度监控。

（三）现状把握

1. 充分掌握现行工作内容 可通过各种形式的小组讨论，对现行工作进行归纳总结，绘制成流程图，以便查找原因和制订对策。

2. 到现场，针对现状，做实际观察 可制订检查表，把现状与标准的差距、不对的地方及变化加以观察和记录；或以 5W1H（when、where、who、why、what 和 how）的方式，全员分工收集以获得客观、符合事实的资料；也可通过问卷来获得数据资料。

What	When									Who	How	Where
	1月	2月	3月	4月	5月	6月	7月	8月	9月			
组圈	……									××	会议	学习室
定圈名圈徽	……									全员	会议	学习室
主题选定	……									全员	会议	学习室
活动计划	……									××	甘特图	学习室
现状调查		……………								全员	检查表	病房
目标设定				……						××	柏拉图	学习室
要因分析					……					全员	特性要因图	学习室
措施制订					……					××	脑力激荡法	学习室
措施实施						……				全员	系统图法	病房
评价分析						…………………				××	PDCA循环模式	学习室/病房
效果确认								……		××	直方图	学习室
标准化								……		××	标准化流程	学习室/病房
整理、报告								……		××	PPT	病区
标注	…… 表示计划				—— 表示实施							

图 23-2　拟定活动计划书

3. 数据分析，归纳出本次主题的特性　将数据加以整理和分析，常用方法为柏拉图分析法，见图 23-3。

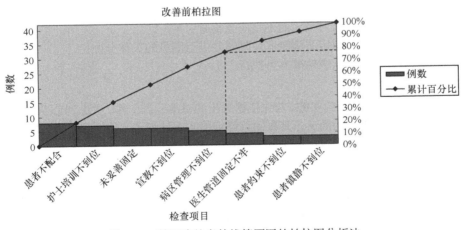

图 23-3　某医院的意外拔管原因的柏拉图分析法

（四）目标设定

任何主题选定后，必须设定改善目标。目标设定的内容表达方式：完成期限+目标项目+目标值，如"在 12 月 31 日前+失禁相关性皮炎+由 26%降低至 12%"。对目标的要求如下所示：

（1）目标设定完成期限一般约 3 个月，依问题的大小而定。

（2）目标设定可以通过查找文献、参考兄弟单位的标准或依据自己的情况确定。要考虑目标达成的可能性，是否为能力所及，是否能于活动期限内完成。

（3）目标需量化，具体明确化，并考虑活动结束后是否能进行评价或被肯定。

（4）尽量用统计学方法决定目标，要善用图表进行表达，如柏拉图、直方图、推移图等。

（5）目标值的计算公式：目标值 = 现况值–改善值 = 现况值–（现况值×改善重点×圈能力）

注意点：①改善重点是现状把握中需要改善的项目的累计影响度，数值可根据柏拉图得到。②目标设定需根据医院或单位的方针及计划，并考虑目前的圈能力，由全体圈员共同决定。

（五）解析

解析是品管圈活动的重要一环。通过对问题产生原因的分析，找出关键所在，小组成员要开阔思路，集思广益，从能够设想的所有角度去想象可能产生问题的全部原因，做成"特性要因图"（也就是"鱼骨图"）。也可根据实际情况选用新 QC 法中的"系统图"和"关联图"等，针对所存在的问题分析原因。主要步骤如下所示。

（1）列出问题，即需要分析的原因。

（2）展示问题的全貌，决定大要因（5M1E：人—man、机—machine、料—material、法—method、测—measurement、环境—environment）。可根据流程中包含的项目选取相应的大要因（大骨），决定中、小要因（中骨和小骨），可通过小组讨论来归纳。

（3）彻底分析原因，要针对结果，把原因一层层展开，分析到可以采取对策为止，防止"枣核形"循环，在末端因素上选出重要的原因（要因）。

（六）对策拟定

针对前一步骤利用鱼骨图或关联图选出的要因探讨所有可能的改善对策，对策拟定的主要步骤如下所示：

（1）针对要因思考改善对策，可用头脑风暴的方式进行讨论。

（2）评价改善对策，全体圈员就每一评价项目，依可行性、经济性、圈能力等指标评分，按80/20 法则进行对策选定。

（3）对策内容应为永久有效对策，而不是应急临时对策。

（4）考虑对策相互关系，拟定实施顺序及时间并进行圈员的工作分配。

（5）对策拟定后，需获得上级核准方可执行。

（七）对策实施与检查

对策拟定后，需要进行对策的实施。首先依据选出的对策分派工作，考虑到公平性与活动效果，将工作分派给有能力胜任工作的圈员；其次制订详细的实施计划（工作项目、完成时间、负责人、地点、设备、作业方法、材料、费用、协调事项等），并参照以下步骤实施：

（1）在实施前应召集相关人员进行说明及教育培训。相关人员的正确指导，是对策实施过程中成败的关键。

（2）在实施过程中，负责专项责任的圈员，应负起教导的责任，并保证实施过程中的做法正确。

（3）在活动过程中，应密切注意实施状况，收集相关数据，以监测活动效果。对发生的任何状况，无论正面或反面，必须详细记录，定期检讨。

（4）在实施中，如发现效果不佳，可重新调整后实施。如发现有反效果或异常时，应立即停止，改用其他对策。

（5）需要与其他部门协调和沟通的事项，以及经费、设备、技术方面的支持和协助要及时向相关部门和上级主管提出。

（6）完成情况应及时向主管和相关部门通报，以利于活动展开。

（八）效果确认

对策实施后，到底有没有效果，必须一一确认。效果确认分为单独效果确认和总体效果确认。每一个对策实施的单独效果，通过合理化建议管理程序验证，最后总结编制成合理化建议实施绩效报告书，进行效果确认。对无效的对策需开会研讨决定取消或重新提出新的对策。总体效果将根据已实施改善对策的数据，使用品管圈工具（总推移图及层别推移图）用统计数据来判断。需注意的几个方面如下所示：

（1）阶段的效果确认是全部的对策实施完毕一段时间后所得到的效果，某些对策也许会有相辅相成的效果，所以在这一阶段是做总效果的确认。

（2）有形成果是直接的、可定量的、经过确认的效果。目标达成率与进步率的计算：达成率=［（改善后数据−改善前数据）÷（目标设定值−改善前数据）］×100%，进步率=［（改善后数据−改善前数据）÷改善前数据］×100%。目标达成率过高（大于150%）时，表示我们在目标设定时对自己信心不足，以致目标值设定太低；目标达成率太低（小于80%）的原因可能有：①在设定目标值时高估本圈可改善程度，故在设定目标值时，请圈员根据实际情况共同商讨本圈的圈能力。②在"解析"这一步骤中做得不够彻底，则造成问题的真正原因没有被挖掘出来。③在"对策拟定"中所选出对策不够有效和有创意，或只是治标不治本的对策，无法真正解决问题。④对策在现场实施过程中，受某些因素（如人为、环境、政策等）影响，无法彻底实施，导致效果不佳。目标达成率高于150%或低于80%者应提出说明。有形成果的效果确认可用柱状图、推移图、柏拉图来直观表示。

（3）无形成果是间接的、衍生的、无形的效果。无形成果的效果确认可以用文字条例的方式表示，也可用更直观的雷达图评价法表示。

（九）标准化

标准化在品管圈活动中占有极为重要的分量，为使对策效果能长期稳定地维持，标准化是品管圈改善历程的重要步骤。标准化的目的是技术储备、提高效率、防止再发和教育训练。标准化的步骤如下：

（1）效果确认后，若对策有效，应继续维持改善后的成效，此时就需将改善的操作方法加以标准化，制订相应管理制度，建立起标准操作流程（或作业标准书）。作业标准书的书写不可长篇大论或模棱两可。一个好的标准的制订需要满足以下要求：①目标指向：标准必须是面对目标的，与目标无关的词语、内容不能出现。②显示原因和结果：如"熟知新药知识"，这是一个结果，应该描述如何熟知。③准确：要避免抽象词语。"调剂药品时要小心"。什么是要小心？这样模糊的词语是不宜出现的。④数量化：每个读标准的人必须能以相同的方式解释标准。为了达到这一点，标准中应该多使用图和数字。⑤现实：标准必须是现实的，即可操作的。⑥修订：标准在需要时必须修订。

（2）将标准化所规范的操作程序，通过持续的教育与训练的方式，使部门内所有同事能够了解、遵守进而加以落实。标准化后的对策，需持续进行监控并转化成日常管理项目，以防范问题再度发生。

（十）检查与改进

检查与改进需遵循的主要步骤为以下几方面：

（1）品管圈活动结束后，需以品管圈活动步骤为基础，讨论活动过程中每个步骤进行时所发现的优点与缺点及今后努力的方向，可作为日后活动改善的参考。

（2）所有意见提出时需取得全体圈员的共识，所检查的事项才会更趋于事实与完整。

（3）活动后的"残留问题"也需列出，以便后续持续追踪此问题。

（4）由于品管圈的运作并非一个圈完成而终止，而是持续不断地针对部门内的问题进行改善，因此活动结束后应列出下期活动主题，以贯彻品管圈的精神。

（5）就品管圈活动而言，此即为 PDCA 的"A"部分，通过此步骤让下一期的品管圈运作更顺畅。

第三节 临床路径

【案例 23-4】 急性阑尾炎

王某，女，21 岁，入院时间：2012 年 5 月 25 日。主诉：因转移性右下腹痛伴恶心、呕吐一天入院。现病史：患者于一天前无明显诱因下突发脐周部胀痛不适，伴恶心、呕吐，呕吐为胃内容物，无寒战、高热，无腹泻、黄疸等症，后疼痛转移至右下腹，呈持续性胀痛，伴恶心。末次月经：2012 年 5 月 10 日。在家自行口服"胃药"，无缓解。入院体检：体温 37.5℃，双巩膜及皮肤未见明显黄染，心肺听诊阴性。腹部检查：右下腹压痛、反跳痛明显，腹肌紧张。血常规：WBC 12×10^9/L。入院后急诊行"阑尾切除术"，术中证实"阑尾炎"。

问题：

1. 该患者是否符合进入临床路径的标准？
2. 观察变异及退出临床路径的指标有哪些？

一、临床路径的内涵

（一）临床路径的概念

临床路径（clinical pathway）是由临床医师、护士及支持临床医疗服务的各专业技术人员共同合作，为服务对象制订的标准化诊疗护理工作模式，同时也是一种新的医疗护理质量管理法。

（二）临床路径的发展

20 世纪 80 年代初，美国人均医疗费用由 60 年代的 80 美元上涨到 1710 美元，增加了 20 多倍。美国政府为了遏止医疗费用不断上涨的趋势和提高卫生资源的利用率，以法律的形式实行了以耶鲁大学研究者提出的诊断相关分类为付款基础的定额预付款制（DRGs-PPS）。这一改革给医院带来了经济风险，如果医院提供实际费用低于 DRGs-PPS 的标准收费，医院才能盈利，否则医院就会出现亏损。在这种情况下，医院为了生存，开始探索和研究低于 DRGs-PPS 标准费用的服务方法与模式，以保证医疗质量的持续改进和成本的有效控制。1990 年，美国波士顿新英格兰医疗中心医院选择了 DRGs 中的某些病种，在住院期间按照预定的诊疗计划开展诊疗工作，既可缩短平均住院天数和节省费用，又可达到预期的治疗效果。此种模式提出后受到美国医学界的高度重视，逐步得到应用和推广。后来人们将这种模式称为临床路径。

近年来，各国的临床路径应用逐渐增加和完善，我国自 1998 年起一些城市的大医院相继引入这一新的管理模式，并开展了部分研究和临床路径管理试点工作。2009 年，卫生部制定了《临床路径管理指导原则（试行）》，在 50 家医院开展临床路径管理试点工作，制订了呼吸内科、消化内科等 22 个专业 300 个病种的临床路径。2016 年，国家卫生和计划生育委员会办公厅发布的《关于实施有关病种临床路径的通知》（以下简称《通知》）。《通知》指出，国家卫生和计划生育委员会委托中华医学会组织专家制（修）订了一批临床路径，同时对此前印发的有关临床路径进行了整理，目前，共制订及修订了 1010 个临床路径，供卫生行政部门和医疗机构参考使用。

（三）临床路径的实施

1. 前期准备 成立临床路径实施小组，确立临床路径的人员组成及其职责；收集基础信息，分析和确定实施临床路径的病种和手术，选入原则为常见病、多发病和费用多、手术或处置方式差异小，诊断明确且需住院治疗的病种。探讨临床路径推广的可行性。

2. 制订临床路径　制订临床路径的方法主要为专家制订法、循证法和数据分析法，制订过程中需要确定流程图、纳入标准、排除标准、临床监控指标和评估指标、变异分析等相关的标准，最终形成临床路径医生、护士和患者版本。各版本内容基本相同，但各有侧重，详略程度和适用范围各有所不同。

3. 临床路径的实施　制订临床路径内容及表格，制订标准化的医嘱或护理流程，按照既定的路径在临床医疗护理实践中落实相关措施。

4. 评价与改进　在对临床路径进行结果评估和评价时，主要包括以下项目：患者住院天数、医疗费用、患者的平均住院成本、护理质量/临床结局、患者/家属的满意度、工作人员的满意度、资源的使用、患者并发症的发生率、患者再住院率。临床路径的宗旨是为患者提供最佳的照顾，因此每一次每一种疾病的临床路径实施后，都应根据对其评价的结果，以及实施过程中遇到的问题及国内外最新进展，结合本医院的实际，及时对临床路径加以修改、补充和完善。

（四）临床路径的变异处理

1. 变异的定义　变异（variance）是指按纳入标准进入临床路径的个别患者，偏离临床路径的情况或在沿着标准临床路径接受医疗护理的过程中，出现偏差的现象。由于这些新的情况出现，有可能改变了患者的住院天数，或者有可能改变预期的结果。变异分为正性变异和负性变异。正性变异表明患者在预计的最后期限之前到达了目标，负性变异表明患者未到达预期的结果或治疗未完成。在医疗机构里，对变异应有正确的认识，变异代表了个体的差异，而不是医护人员的不良行为，不要对它有负面的观念和看法。

2. 变异原因的分类　变异原因可分为操作因素、健康服务提供者因素、患者因素和不可预料的临床因素等四种。操作因素是包括医疗器械出现故障、患者的床不合适或一些治疗时间不佳等；健康服务提供者因素包括任何与工作人员的服务有关的问题，如组织结构、知识、诊断、治疗、药物及有关计划，以及与其他医务人员的协作等；患者因素包括：患者生理状况的改变或患者延迟治疗等；不可预料的临床因素包括患者因未进行一些临床检查耽误手术等。

变异的原因根据其来源还分为患者/家属、护理人员/医疗人员、医院/系统、社区等四种。

3. 变异的记录与分析　变异分析过程是为标准临床路径提供信息反馈的过程。在临床一旦发现变异应详细记录在变异记录单和交班报告本上。与系统或服务人员有关的变异不能记录在病历本上，与患者有关的变异需要记录在患者的病历上。变异记录在临床上是一个很重要的部分，它有助于研究并改善对患者的服务质量。由于临床路径所包含的每个方面都对康复很重要，因此出现变异必须记录产生的原因和结果，一般由个案管理者收集和分析变异的数据以便明确患者的病情变化和相应的结果。在美国很多医院对每种变异都制订编码，记录时用计算机输入变异编码与相关情况，并利用计算机自动统计变异结果。有的医院，在临床路径的表格上不用"变异"这个词，而用"触发（trigger）因素"来表达可能引起变异的因素。

如果变异趋势朝着正性方向发展，这意味着临床路径最后期限需要重新考虑，可以缩短，而负性变异被划分为系统或操作、健康照顾者或患者相关的变异。与系统或操作相关的负性变异，表现在服务的系统或组织上，阻碍患者预期目标的实现，如检查结果的推迟、床位缺乏、服务时间延期、设备和物资的长期缺乏等。与健康照顾者相关的负性变异表现在由照顾者引起的变异上，如医护人员技术不良、工作人员由于知识的缺乏不能实施正确的程序、护理人员缺乏使得护士评估患者病史的时间增加等。与患者相关的负性变异，常见的有：患者拒绝治疗、病情复杂化、体温升高、伤口感染、患者延迟急诊手术治疗、患者疼痛影响活动和康复等。在评估变异时，首先积极找出变异出现的原因和解决方法，思考患者为什么会拒绝治疗等，患者是害怕治疗还是担心副作用，匆忙做出决定是无益的，可能会限制了对变异原因的正确理解。分析变异必须认真，有客观依据。当增加或删除临床路径内的标准服务项目时，必须有统计分析结果的依据。因护士与患者接触最多，发现变异的机会也最多，护士发现有变异时应立即与医生讨论并加以处理。处理变异一定要有整体观，要与变异出现的原因、发展过程和结果紧密联系，会同专家咨询、分析讨论并找出系统性的解决方法，改进整体的工作质量。

知识链接：急性单纯性阑尾炎临床路径

一、急性单纯性阑尾炎临床路径标准住院流程

（一）适用对象

第一诊断为急性单纯性阑尾炎（ICD10：K35.1/K35.9），行阑尾切除术（ICD9CM-3：47.09）。

（二）诊断依据

诊断依据：①病史：转移性右下腹痛（女性包括月经史、婚育史）；②体格检查：体温、脉搏、心肺查体、腹部查体、直肠指诊、腰大肌试验、结肠充气试验、闭孔内肌试验；③实验室检查：血常规、尿常规，如可疑胰腺炎，查血尿淀粉酶；④辅助检查：腹部立位X线片排除上消化道穿孔、肠梗阻等；有右下腹包块者行腹部超声检查，以明确有无阑尾周围炎或脓肿形成；⑤鉴别诊断：疑似右侧输尿管结石时，请泌尿外科会诊；疑似妇科疾病时，请妇科会诊。

（三）治疗方案的选择

①诊断明确者，建议手术治疗；②对于手术风险较大者（高龄、妊娠期、合并较严重内科疾病等），要向患者或家属详细交代病情；如不同意手术，应充分告知风险，予加强抗炎保守治疗；③对于有明确手术禁忌证者，予抗炎保守治疗。

（四）标准住院日为≤7天

（五）进入路径标准

①第一诊断符合ICD10：K35.1/K35.9急性单纯性阑尾炎疾病编码；②有手术适应证，无手术禁忌证；③如患有其他疾病，但在住院期间无须特殊处理（检查和治疗），也不影响第一诊断时，亦可进入路径。

（六）术前准备（术前评估）1天，所必需的检查项目

①血常规、尿常规；②凝血功能、肝肾功能；③感染性疾病筛查（乙肝、丙肝、艾滋病、梅毒等）；④心电图；⑤其他根据病情需要而定：如血尿淀粉酶、胸透或胸部X线片、腹部立位X线片、腹部超声检查、妇科检查等。

（七）预防性抗菌药物选择与使用时机

按《抗菌药物临床应用指导原则》（2015年版）选择用药

（八）手术日为住院当天

①麻醉方式：连续硬膜外麻醉或联合麻醉。②手术方式：顺行或逆行切除阑尾。③病理：术后标本送病理检查。④实验室检查：术中局部渗出物宜送细菌培养及药敏试验检查。

（九）术后住院恢复≤7天

①术后回病房平卧6h，继续补液抗炎治疗；②术后6h可下床活动，肠功能恢复后即可进流食；③术后2～3天切口换药。如发现切口感染，及时进行局部处理；④术后复查血常规。

（十）出院标准（围绕一般情况、切口情况、第一诊断转归）

①患者一般情况良好，恢复正常饮食；②体温正常，腹部无阳性体征，相关实验室检查结果基本正常；③切口愈合良好（可在门诊拆线）。

（十一）有无变异及原因分析

1. 对于阑尾周围脓肿形成者，先予抗炎治疗；如病情不能控制，行脓肿引流手术，或行超声引导下脓肿穿刺置管引流；必要时行Ⅱ期阑尾切除术，术前准备同前。

2. 手术后继发切口感染、腹腔内感染或门脉系统感染等并发症，导致围手术期住院时间延长与费用增加。

3. 住院后出现其他内、外科疾病需进一步明确诊断，导致住院时间延长与费用增加。

二、临床路径在护理管理中的应用

目前，国外对临床护理路径的研究与应用比较成熟，美国、英国、澳大利亚、日本、新加坡等都有大量文献报道。早在 2000 年，新加坡樟宜综合医院已将临床护理路径用于 30 个病种。2005 年，德国推行临床护理路径并取得较好的效果。自 1997 年起澳大利亚 Westchester 医疗中心已经把临床护理路径用于心脏瓣膜修补、瓣膜置换术、先天性心脏病手术等。而在我国，1996 年第一次引入临床护理路径的概念，2002 年在北京召开了临床路径研讨会。四川大学华西医院已在心胸外科、儿外科、普外科、中医科、心血管内科、消化内科等 6 个病房进行临床护理路径模式试点，现已用于 33 个病种。国内许多医院等也相继引进临床护理路径，并开展了部分临床护理路径的研究和试点工作。如今，随着临床护理路径研究的不断深入，其研究和实施病例范围也逐渐扩大，已不再局限于外科手术患者，而是从急性病向慢性病，从外科向内科、从临床医疗服务到社区家庭医疗服务扩展。

（一）临床护理路径的内涵

临床护理路径是患者在住院期间的护理模式，是针对特定的患者群体，以时间为横轴，以入院指导、接诊时诊断、检查、用药、治疗、护理、饮食指导、活动、教育、出院计划等理想护理手段为纵轴，制订一个日程计划表，对何时该做哪项检查、治疗及护理，病情达到何种程度，何时可出院等目标进行详细的说明与记录。护理工作不再是盲目机械地执行医嘱或等医生指示后才为患者实施治疗护理，而是有计划、有预见性地进行护理工作。患者亦了解自己的护理计划目标，主动参与护理过程，增强患者自我护理意识和能力，达到最佳护理效果，护患双方相互促进，形成主动护理与主动参与相结合的护理工作模式。

（二）实施临床护理路径的意义

1. 降低医疗费用，降低平均住院日，提高患者满意度　临床路径的最初目的就是控制医疗费用，在标准的治疗程序实施过程中，可帮助患者加强对健康教育、所患疾病的了解，增强其自我保护意识和能力，使患者及家属主动参与治疗护理，促使患者满意度上升。

2. 规范医疗记录，减少病历书写时间，提升工作效率　临床护理路径的实施可以减少护士进行文书记录的时间，提高其工作效率，同时由于护理活动的程序化和标准化，护理项目也不会被遗漏。临床护理路径作为一种先进有效的护理管理模式，有利于临床护理专家的培养，同时也可使护理工作者成为医院改革实践的先行者，为实现建立以患者为中心的医院而努力。

3. 节约医疗成本，提高医疗质量，扩大管理效能　从国内外医院实施临床路径的经验来看，这一做法并未造成医疗质量的下降。相反，由于这种管理模式降低了医疗成本，提高了医疗资源的有效利用率，增加了医护之间及护患之间的互动，可培养护士工作的自主性、自律性，增强成就感，并可使医院多学科合作，促进护院风气转变。同时由于临床护理路径的监控机制，可以保障医院护理管理的有效进行，增进各方之间的沟通，保证临床护理工作质量持续性改善。这种方法不仅适用于医院内，在家庭护理、社区福利保健机构中亦起重要作用，扩大了管理效能。此外，临床护理路径还能使临床带教标准化、个体化，提高教学质量。

（二）实施护理临床路径的方法

1. 临床护理路径的制订　目前大多数医院采用纸质护理路径表同电子护理路径表相结合的模式。先设计护理路径管理模块，根据不同疾病设计不同的护理路径，以时间轴为主线，动态显示各护理路径检查、用药、治疗、护理、饮食、活动、健康教育项目、出院指导计划等内容。①患者管理模块，及时增加、删除、修改患者主要信息，并实时关联相关护理路径。②日常值班模块，根据患者在护理路径所处的位置不同，提示患者应进行护理路径的内容，并将反馈结果及时反映在系统中。③查询统计模块，可进行患者、护理路径、反馈结果等内容的查询，进行护理路径的执行情况、护理路径偏离原因、护理路径执行情况与住院费用对比等项目的统计，为改进护理路径提供帮助。

2. 临床护理路径的实施　患者入院后，责任护士将护理路径表的患者版发放给患者或其家属，并向患者宣教临床护理路径的相关知识，以取得患者及其家属的理解和配合，同时将护理路径的工作人员版附在病历前面，跟随患者的查房和治疗。护士负责根据实际情况逐项填写，依流程表时间完成计划内容，每完成一项便打钩、签名。同时将相关内容录入电子路径表进行患者登记，实施护理路径反馈，查看患者护理日程表、患者护理日程提示等，在患者出院后收集护理路径表，评价护理路径的实施效果。

3. 变异的处理　护理人员可针对变异认真分析、查找原因、总结经验、制订对策、不断改进和完善临床护理路径。引进持续改进的观念加强管理，审视每一个工作流程，从3个方面进行改进：对比服务标准规范，找出差距；对比患者的满意度，找寻不足；对比其他医院好的经验，发现问题。

【案例23-5】　　　　每逢佳节谁值班　工作探亲两为难

金晶（化名）是某医院呼吸科病区护士长。呼吸科有床位52张，护士21人，其中N4护士1人，N3护士5人，N2护士4人，N1护士7人，未定级护士4人。实际床位与注册护士比为1∶0.4，10年工龄以内护士占护士总数60%左右。呼吸科病房常年一床难求，老年患者居多，尤其是冬天，老年慢性支气管炎患者更多，病情大多危重，平均每天使用无创呼吸机在6～8台，一级护理患者数占2/3左右。科室排班分为日班、中班、夜班、帮班。病区日班设有床位护士、主班护士、治疗班护士、晚连班护士岗位。日班分为7组，每位床位护士分管7～8个患者。中班和夜班各有2名护士，帮班护士1名。

春节长假即将来临，护士长金晶每到这个时候排班都特别头痛。科室为了体现人性化管理，每位护士可以事先在温馨提示本上写下自己下一个月需要休息的日子，护士长排班时会尽量满足护士的要求。平时，大家都没有特殊情况，所有排班都能按照实际工作来排，可是，到了春节提出需要休息的人数就会激增。按照以往经验，春节期间患者都是满员，每天护士的人力配备必须充足。金晶担任护士长5年来，从没有在春节期间连续休过3天，每次都是丈夫带着孩子回家乡。这次春节，婆婆要过70岁生日，早就提出全家大团圆的愿望。看着提示本上因各种原因提出休息的护士名单，金护士长不知如何向护士们开口，春节的假期应该让谁休呢？

问题：

1. 护理部如何评价病区排班的有效性？
2. 特殊情境下的排班如何做到合情合理？

第四节　护士排班管理

一、护理工作模式

为了满足患者和护士的需求，采用不同护理模式，如个案护理、功能制护理、小组制护理、责任制护理、整体护理等完成护理任务。

（一）个案护理

个案护理是一名护理人员负责一位患者全部护理内容的护理工作模式，又称为特别护理或专人护理。这种护理工作模式主要适用于病情复杂严重、病情变化快、护理服务需求量大，需要24小时监护和照顾的患者，如入住ICU护理单元的患者，多器官功能障碍、器官移植、大手术或危重抢救患者等。在这种工作模式下，护理人员责任明确，责任心较强。护士掌握患者的病情变化，全面掌握和满足患者的需求，患者能够得到高质量的护理服务。护患沟通和交流比较容易，护士对患者的心理状态也有一定的了解。缺点是需要护理人员有一定的工作能力，护理人员轮班所需的人力较大，成本高。

（二）功能制护理

功能制护理是以工作中心为主的护理方式，将工作的特点和内容划分几个部分，以岗位分工，如医嘱处理班、治疗班、护理班等，对患者的护理是由各护士的相互协作共同完成的。护理人员按照分配做不同类型的工作内容，是流水作业式的工作方式。功能制护理在护理人员数量方面的要求不太高，人力成本较低但由于功能制护理的工作模式是分段式，因而存在满足服务对象的整体需要不足和不利护患沟通等弊病。

（三）小组制护理

小组制护理指由一组护士负责护理一组患者。小组一般由3～4人组成，负责10～20位患者的护理。小组设有一名小组长，小组成员由不同级别的护理人员组成，小组组长负责制订护理计划和措施，指导小组成员共同参与和完成护理任务。小组制护理的优点是小组任务明确，成员需要彼此合作，互相配合，维持良好工作氛围。小组中发挥不同层次护理人员的作用，调动积极性，护理人员能够获得较为满意的结果。其缺点是护理工作是责任到组，而不是责任到人，护士的责任感受到影响，同时患者没有固定的护士负责，缺乏归属感。小组制护理对于小组长的组织、业务能力有一定要求。

（四）责任制护理

责任制护理强调以患者为中心，要求患者从入院到出院，由责任护士和其辅助护士负责。每个护理人员负责一定数量的患者，由责任护士按护理程序、计划，执行符合患者健康需要的身心整体护理方案，为患者提供整体、连续、协调、个性化的护理。这种护理模式的优点是护士能够全面了解患者的情况，为患者提供连续的、整体的个体化护理；护理人员责任感增强，患者安全感增强；护患之间关系比较熟悉密切，增加了交流，护士独立性强；但要求责任护士有更高的业务水平，护理人力需求也会大一些。

（五）整体护理

整体护理是自20世纪90年代以来开展的新型护理模式，是责任制护理的进一步完善。整体护理是一种模式，也是一种理念，其宗旨是以患者的健康为中心，以现代护理观为指导，以护理程序为核心，为患者提供心理、生理、社会、文化等全方位的最佳护理，并将护理临床业务和护理管理环节系统化的工作模式。整体护理工作模式的核心是用护理程序的方法解决患者的健康问题。2010年，卫生部提出优质护理服务模式核心就是提倡责任落实的整体护理，这对促进临床护理工作模式改革，丰富护理内涵，突出护理专业特点，提高和保证临床护理服务质量起到积极的作用。

二、护理人员排班

国外对护理人员排班的研究起步较早，研究方向主要集中在护理人员排班的模型建立和应用两个方面。在早期研究中，通常使用数学规划的方法解决护理人员排班问题，但是当护理人员人数、排班时间和约束条件增加时，则求解相当困难甚至无法求解。近年来，国外已研制出多种基于软件计算的方法，应用于临床的实际排班中。目前国内外病房普遍实行以患者为中心的责任制护理，排班方式以三班制或二班制为主，也有部分科室实行自我排班。

（一）护理人员排班原则

1. 满足需求原则　指各班次的护理人力在质量和数量上要能够完成所有当班护理活动，从全面整体角度满足患者需要。除了满足服务对象的需要外，从人性化管理和管理的服务观点出发，管理者在排班过程中尽量满足值班护理人员的需求。护士长在具体安排时尽可能做到合理调整和安排，在保证护理质量的同时为下属提供方便。

2. 结构合理原则　对各班次护理人员进行科学合理搭配是有效利用人力资源,保证临床护理质量的关键。护理人员合理搭配的基本要求是做到各班次护理人员的能力相对均衡,尽量缩小各班次护理人员在技术力量上的悬殊差距,保证各班次能够处理临床护理疑难问题,避免因人力安排不当出现的护理薄弱环节。

3. 效率原则　效率原则是管理的根本。在具体排班时,护士长应以护理工作量为基础,结合病房当日实际开放床位数、病危人数、等级护理比例、手术人数、床位使用率、当班护理人员实际工作能力等对本病区护理人力进行弹性调配,在保证护理质量的前提下将人员的成本消耗控制在最低限度。

4. 公平原则　受到公平对待是每一个人的基本需求,也是成功管理的关键。护士长应根据护理工作的需要,合理安排各班次和节假日值班护理人员,做到一视同仁、公平对待,公正的排班对加强组织凝聚力,调动护理人员工作积极性具有直接影响。

5. 分层使用原则　除上述原则外,护士长还应对科室护理人员进行分层次使用。其基本原则是 N0(新护士)从事一般性护理及辅助性护理工作;N1(成长期护士)负责轻症、普通患者护理工作;N2(熟练型护士)负责危重患者护理;N3(精通型护士)承担危重患者护理、临床带教、专科护理指导等工作;N4(专家型护士)承担专业技术强、难度大、疑难危重患者的护理工作。这样可以从职业成长和发展规律的角度保证护理人才培养和临床护理质量。

(二)护理人员排班方法

1. 周排班法　以周为周期的排班方法称为周排班法。一般由病房护士长根据病房现有护理人力及护理工作情况进行安排。国内许多医院都采用周排班方法。周排班法的特点是对护理人员的值班安排周期短,有一定的灵活性,护士长可根据具体需要对护理人员进行动态调整,做到合理使用护理人力。一些特殊班次,如夜班、节假日班等可由护理人员轮流承担。周排班法较为费时费力,且频繁的班次轮转使护士在对住院患者病情连续了解方面存在一定局限。

2. 周期性排班法　周期排班又称为循环排班。一般以四周为一个排班周期,依次循环。其特点是排班模式相对固定,每位护士对自己未来较长时间的班次可以做到心中有数,从而提前做好个人安排,在满足护理工作的同时兼顾护士个人需要。由于周期性排班可以为护士长节约大量排班时间,因此还具有排班省时省力的特点。这种排班方法适用于病房护理人员结构合理稳定,患者数量和危重程度变化不大的护理单元。国外许多医院采用周期性排班,以满足不同护理人员的需要。

3. 固定排班法　每种班次人员固定,有1周制、1个月制、3个月制等类型。例如,中班1个月、夜班1个月及机动1个月,3个月为1个周期;固定夜班,各护理单元根据每天夜班需要护士人数固定护士,每3个月为1个周期,每班护士2~3名;固定全夜制,公开招聘全夜班护士,护士报名选择上全夜班的时间段,由护士长统筹安排1年或一段时期内的全夜班人员,每名全夜班护士值1个夜班、1个中班,然后休息1天,以此循环进行。固定排班方式适用于夜班及连班,有利于护士在固定时期内对患者实施护理,可提高患者的满意度及调整护士的"生物钟"。固定夜班制实施时应注意取得医院管理层的支持,为固定夜班护士提供较高的经济补偿,并运用激励理论给予心理支持。

4. 自我排班法　自我排班法是一种班次固定,由护理人员根据个人需要选择具体工作班次的方法。这种排班方法适用于护理人员整体成熟度较高的护理单元,国外一些医院采用这种排班方法。自我排班能较好地满足护理人员的个人需求,但也给管理者带来一些问题。一般情况下,多数护理人员更愿意值白班,不愿意节假日和晚上值班,这种情况需要由护士长做好协调工作。

5. 功能制护理排班法　功能制护理排班指按功能制护理工作模式进行排班,即根据工业流水作业方式对护理人员进行分工,如办公室护士、治疗护士、巡回护士等,再将护理工作时间分为白班、早班、中班、夜班、帮班等,各班护士根据分工不同承担相应的工作,如主班、治疗班、护理班等。其优点是分工明确,工作效率较高,缺点是岗位和职责不分层级,班次不连续,交接班频繁,不利于护士全面掌握患者的整体情况。

6. 整体护理排班法 整体护理排班指按整体护理工作模式进行排班。主要服务理念是以患者为中心，护理工作方式围绕全面、整体、连续提供优质护理进行。临床护理工作和治疗护理措施以患者疾病情况和个人特点为依据，以责任护士全面负责制和护理程序方式提供护理服务。主要特点是从工作模式上保证了服务的整体性、全面性和连续性。

7. 弹性排班法 弹性排班是在周期性排班的基础上，根据临床护理人力和收住患者病情特点、护理等级比例、床位使用率进行各班次护理人力合理配置。增加工作高峰时间人力，减少工作低峰时间人力，以达到护理人力资源的充分利用，缓解人力不足和避免人力浪费。该排班方式具有班次弹性和休息弹性，能较好地体现以人为本的原则，保质、保量完成工作及合理安排护士休假等。弹性排班可使患者对护理工作满意度提高，但是要考虑护士个人生活及其年资特点。

8. 小时制排班法 小时制排班是国外医院使用较为普遍的排班方法，护理人力分配在各班次较为均衡。为保持护理工作的连续性特点，根据各班次工作时间的长短，一般采用每日三班制。将一天 24 小时分为 8 小时制（早班、中班、夜班各 8 小时），10 小时制（每周工作 4 天，每天工作 10 小时）、12 小时制（白班、夜班各 12 小时；以 7 天为一周计算，每周工作 3 天，休 4 天，工作连续性更好）和 24 小时制。

9. APN 连续性排班法 为保证向患者提供优质护理服务，护士对患者病情的全面整体连续掌握就显得十分必要，借鉴国外排班模式，2010 年以来我国许多医院根据需要开始探索 APN 排班模式。这种排班是将一天 24 小时分为连续不断的三个班次，即 A 班（早班，8：00～15：00 或 7：30～15：30）、P 班（中班，15：00～22：00 或 15：30～22：30）、N 班（夜班，22：00～次日 8：00），并对护士进行分层级管理，各班时间可根据不同科室具体专科患者及护理特点进行调整。

该排班方式优点：①加强中午、夜班力量，确保护理查对和双签名制度的落实；②减少交接班次数及交接班过程中的安全隐患；③在 A 班和 P 班均由高年资护士担任责任组长，对疑难、危重患者的护理进行把关，充分保证了护理安全；④护士上班时间集中，避开上、下班交通高峰期；⑤增强护理工作的连续性，提高患者的满意度。主要不足：①夜班时间较长，护士可能疲劳；②需要足够的护理人力配备。

第五节 专科护理质量标准

【案例 23-6】 **患者排便用力 后果不堪设想**

有一名 46 岁男性患者，因"急性前壁心肌梗死"急诊入院，入院后立即在心导管室行急诊 PCI 术，术中前降支植入支架一枚，术后恢复良好。术后第三天下床活动，术后第五天，如厕排便时，突发意识丧失，经抢救无效死亡，当时床边超声心动图示：心脏破裂。

另有一名高血压合并高血压心脏病、心功能Ⅳ级的患者，因胸闷气急发作入院，入院后给予强心、利尿等治疗好转。近两天病情平稳，准备出院。患者如厕排便时，突发急性左心衰。

类似的事情，在心血管科病房每年都有发生。

问题：

1. 作为心血管病房的护士，我们可以做点什么？

2. 对有些不良事件通过专科护理手段是否能够规避或者减少其发生率？

3. 现有的专科护理常规对于排便的护理有哪些可以改进的地方？

一、专科护理质量内涵

质量是医院生存和发展的基础,是医院管理工作的核心内容。护理质量是医院质量的重要组成部分,随着医疗体制改革的深入和人们对健康需求的提高,医院专科护理质量管理也面临新挑战。

专科护理质量由一系列具体标准组成,目前没有固定的分类方法。20世纪60年代末,多那比第安主张用结构-过程-结果模式对医疗保健服务的质量进行评价,照护服务项目的结构、过程和结果相辅相成,良好的结构能够增加良好过程的可能性,而良好的过程也会对结果带来影响。对于护理专业来说,专科护理质量管理实践过程中需要有一个标准。护理质量标准可以分为基本护理质量标准和专科护理质量标准。专科护理质量标准是指用于评价专科包括单病种护理的质量,采用定量评价和监测影响患者结果的护理管理、护理服务、组织促进等各项程序质量的标准。专科护理质量标准的基本特点可以归纳为:①客观性,即从临床实际出发;②特异性;③灵敏性;④可操作性,即标准应易于测量和观察;⑤简易性和层次性。我国护理管理者在专科护理质量管理上也做了不懈探索和努力,以"结构-过程-结果"为理论框架,制定了护理质量标准和评价体系,专科护理质量标准的制定也受到国内专家越来越多的关注。

护理质量标准是用来评估医疗卫生决策、服务和结局,从而反映护理质量的检测工具。护理质量评价指标体系自从20世纪90年代大范围应用于临床,我国大多数医院护理质量评价强调技术操作标准符合率等客观指标,忽略了护士自身及患者的主观指标等内涵,护理质量标准注重终末质量评价,忽视环节质量控制,缺乏对于患者整体健康效果的评价。

专科护理质量评价是护理质量管理的核心和关键,是对构成护理质量的各要素进行计划、组织、协调和控制,以保证护理服务达到规定的标准和满足服务对象需要的活动过程。在强调具体技术指标的同时还应将患者的心理护理、健康指导、出院指导的落实率及患者跌倒/跌倒损伤率、压疮发生率、意外拔管率/拔管重置率、患者/护士满意度调查等过程与结果性指标列入护理质量评价内容,使评价内容适应社会发展趋势。不少研究已经验证其对护理质量的改善作用,有研究显示专科护理质量评价指标更能反映专科护理的真实质量,其对专科护理质量的促进作用要优于基本护理质量指标。纵观国内外相关研究报道,对专科护理质量评价指标的研究逐渐增多,科学严谨的研究方法学设计是专科护理质量评价指标构建的基础。迄今为止,国内专科护理质量评价指标的研究也处在起步阶段。

随着等级医院评审工作的推进,国家临床护理重点专科项目的建立及优质护理服务的开展,现行的护理质量评价体系与考核标准不能适应护理新形势的发展。建立系统的、科学的和先进的专科护理质量评价体系与考核标准,有利于提高临床护理质量,保证患者安全。更好地实践以患者为中心的整体护理模式,准确了解自身护理质量现状,持续改进护理工作质量。

知识链接:某三级甲等医院心内科专科护理指标监测方案建立及实施的过程

一、监测指标构建

(一)指标名称

急性冠状动脉综合征患者便秘发生率。

(二)指标界定

急性冠状动脉综合征患者(排除有习惯性便秘病史的患者)住院过程中连续3天未排便,界定为便秘。

(三)监测的意义

急性冠状动脉综合征(ACS)是心内科常见急症之一,病情重,变化快,易发生严重并发症。急性期患者易发生便秘,主要因素:绝对卧床休息,导致肠蠕动减慢;剧烈疼痛、心肌梗死后患者的恐惧及精神过度紧张,抑制了规律性的排便活动;一些药物的使用,如吗啡、罂粟碱等可抑制或减弱胃肠蠕动,导致排便困难。患者用力排便时可使血压升高,心率增快,心肌耗氧量增加,右心室压力增高,造成舒张期血流速度下降,心脏负荷和心肌缺血加重,心肌梗死范围扩大,导致心力衰竭、严重心律失常,甚至猝死。因此,对ACS患者,做好排便护理,预见性地解决患者排便中可能遇到的问题,防止过度用力,有助于减少意外死亡等突出事件。

(四)指标计算公式

$$ACS患者便秘发生率=\frac{ACS发生便秘患者人数(季度)}{ACS患者总人数(季度)}\times100\%$$

(五)目标值的设定

1. 文献资料:查阅相关资料,住院患者便秘的检出率为12.36%,全天卧床老年患者便秘发生率为38%左右,冠心病患者便秘发生率为20%~40%,冠心病急性期患者便秘发生率达40%~72.9%。

2. 基线资料:科内2015年第四季度收治的ACS患者共62例,便秘发生11人次,便秘发生率为17.7%。

3. 设定目标值:结合以上数据,设定ACS患者便秘发生率的目标值≤15%,下一年度的目标值根据上一年度的监测结果进行调整。

二、以心内科的护理常规为基础,通过查阅文献资料,召开专科护理指标监测的专项会议,一起分析了引起ACS患者便秘的原因,可以采取的护理措施,并制订了预防ACS患者便秘的护理流程。

三、指标评价标准(非直观量化的指标需制定评价标准)

统计符合指标监测要求的ACS患者住院期间连续3天未排便的人次。

四、数据收集方法

制订ACS患者每日排便情况记录表,对于符合要求的患者,在其床尾摆放记录表,床位护士每日下午14点关注患者排便情况,并做好记录。由护理组长每季度统计一次总的数据(在下季度第一个月的10号之前完成),科室组织讨论、分析,提出整改意见。

五、季度专科护理监测指标分析

(一)结果分析

经统计,2016年第一季度纳入ACS患者排便观察的总人数为106人,发生便秘者为13人,ACS患者便秘发生率为12.26%,较2015年第四季度ACS患者便秘发生率17.74%下降了5.48%,达到了预设目标值,分析原因:

1. 科内护士更重视ACS患者的排便护理,专门针对ACS患者制订了排便护理的流程,重新梳理了排便护理的措施。

2. 制订了ACS患者每日排便情况记录表,既方便床位护士了解患者排便的情况,又起到督促床位护士重视患者的排便问题。

3. 科室对全体护士进行了ACS患者的排便护理的培训,使其对排便护理有了更深的了解。

4. 存在不足:4月份进行数据统计时,发现ACS患者每日排便情况记录表设计不合理,只有排便原因分析,没有列出采取的护理措施;表格中的便秘原因分析需要床位护士写出原因,这样不但增加床位护士书写时间,而且便秘原因可能五花八门。

(二)2016年第一季度便秘主要原因分析

2016年第一季度ACS患者便秘主要原因分析如表23-2、图23-4。

表23-2　2016年第一季度ACS患者便秘主要原因分析

主要原因	频数	百分比	累计百分比
护理措施不到位	6	46%	46%
胃肠功能紊乱,进食少	3	23%	69%

续表

主要原因	频数	百分比	累计百分比
卧床时间长，肠蠕动减少	2	15%	85%
不习惯床上排便	1	8%	92%
使用吗啡	1	8%	100%
总计	13	100%	—

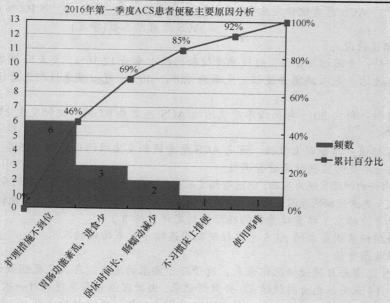

图 23-4　2016 年第一季度 ACS 患者便秘主要原因分析

（三）整改措施

1. 每周一次大交班时强调关注 ACS 患者排便护理的重要性。

2. 每月科内业务学习加强对护士的相关知识培训，护士长定期督查流程执行情况，提高排便护理措施的落实率。

3. 对心肌梗死后心力衰竭患者，因使用利尿剂，容易造成大便干结，可以与医生沟通提前使用缓泻剂。

4. 对长期卧床的患者，根据护理常规给予腹部按摩，在病情允许的情况下，可以教会患者自我按摩。

5. 护士长、护理组长定期检查排便护理措施的落实情况。

6. 规范记录

（1）查阅相关文献，列出 ACS 患者引起便秘的原因，每一条目用数字编号。

（2）对预防 ACS 患者便秘的护理措施进行重新梳理，每一条目用数字编号。

（3）优化 ACS 患者每日排便情况记录表，增加排便护理措施一栏，运用表格式记录，便捷、规范，且便于数据统计和分析。

附：ACS 患者每日排便情况记录表

床号姓名　　　　　　　　　　　　住院号　　　　　　入院时间

日期	排便情况	床位护士签字	采取的护理措施	未排便原因分析

表格使用说明：

1. 床位护士每日 14：00 关注患者排便情况，如有大便就打"√"，如果 24 小时没有大便就打"×"。排除有便秘病史的人，如果有 3 天未解大便，在表格原因分析一栏简要注明未排便原因。

2. 表格后面附未排便原因分析、采取的护理措施条目，每个条目用数字编号，采取了什么措施，直接填写数字，未排便的原因分析也用数字填写。

3. 每季度统计一次监测结果，由护理组长负责（在下季度第一个月的 10 号之前完成）。

二、专科护理质量的研究方法

本章第一节中介绍的管理方法在专科护理质量管理中同样适用。其他常用研究方法，如调查表法、因果图法、排列图法、直方图法、头脑风暴等。

三、医院专科护理质量标准

【案例 23-7】　　　　　　　　　　**维系生命的管道**

随着专科医疗技术突飞猛进的发展，临床各专科的护理管理者不仅要落实对基础护理质量控制，同时，更要重视专科护理质量的管理，专科护理质量的水平对于促进患者的早期康复同样至关重要。

有一个严重烧伤的患者，生命体征不平稳，血压低，需要使用去甲肾上腺素及多巴胺维持血压。一天，护士小王护理这位患者，依据输液规范需要更换静脉延长管。护士小王按照常规，关闭三通管，撤下原来的静脉延长管，取出新的静脉延长管接药液排气。在操作的过程中，因停止去甲肾上腺素及多巴胺泵入约 30 秒后，患者血压急速下降至 60/30mmHg。护士小王当时就慌了，不知怎么办了。幸好护理组长朱老师就在隔壁床位，发现情况后，立即打开三通管，紧急推注多巴胺 3ml 后（多巴胺的浓度为 180mg 加入 0.9%氯化钠溶液 50ml），患者的血压恢复至 100/56mmHg。患者转危为安，护士小王也吓出了一身汗。事后护士长、护理组长总结经验教训，组织全科年轻护士学习了血管活性药物的相关知识，制订了本科室血管活性药物更换流程，并进行学习、培训、考核。

之所以会出现上述情况，是很多年轻护士对疾病、药物知识不了解，未掌握专科护理要领，对专科护理的培训、考核显得的尤为重要，考核的依据就是要有科学的、规范的护理质量标准。

问题：专科护理质量培训考核都有哪些要点？

在改进思维模式和管理习惯，坚持"以人为本""以患者为中心"的医疗环境下，新的护理技术、方法不断运用和更新，护理质量评价的方法也就需要不断改进和提高。护理实践过程中需要有一个标准，护理质量标准是依据护理工作内容、特点、流程、管理要求、护理人员及服务对象特点、需求而制订的护理人员应遵守的准则、规定、程序和方法。护理质量评价标准是对护理活动或其结果规定共同的和重复使用的规则，工作规则是护理人员的行为指南和考核依据，也是护理人员工作的努力方向。

（一）制定专科护理质量标准的原则

1. 可衡量性原则　没有数据就没有质量的概念，因此在制定专科护理质量标准时要用数据来表达，对一些定性标准也尽量将其转化为可计量的指标。

2. 科学性原则　制定专科护理质量标准不仅要符合法律法规和规章制度要求，而且要能够满足患者的需要，有利于规范护理人员行为，提高专科护理质量和医院的管理水平。

3. 先进性原则 护理工作的对象是患者，任何疏忽、失误或处理不当，都会给患者造成不良影响或严重后果。因此，要总结国内外护理工作正反两方面的经验和教训，以科学证据为准绳，在循证的基础上按照质量标准形成的规律结合护理工作特点制定标准。

4. 实用性原则 从客观实际出发，根据现有护理人员、技术、设备、物资、时间、任务等条件，定出专科护理质量标准和具体指标，制定标准值时应基于事实，略高于事实，即标准应是经过努力才能达到的。

5. 严肃性和相对稳定性原则 在制定各项护理质量标准时要有科学的依据和临床基础，一经审定，必须严肃认真地执行。凡强制性、指令性标准应真正成为质量管理的法规；其他规范性标准，也应发挥其规范指导作用。因此，需要保持各项标准的相对稳定性，不可朝令夕改。

（二）制定专科护理质量标准的方法和过程

制定专科护理质量标准的方法和过程可以分为四个步骤：

1. 调查研究，收集资料 调查国内外有关专科护理质量标准资料、相关科研成果、实践经验、技术数据的统计资料及有关方面的意见和要求等。调查方法要实行收集资料与现场考察相结合、典型调查与普查相结合、本单位与外单位相结合。调查工作完成后，要进行认真的分析、归纳和总结。

2. 拟定标准，进行验证 在调查研究的基础上，对各种资料、数据进行统计分析和全面综合研究，然后着手编写专科护理质量管理标准的初稿。初稿完成后要发给有关单位、人员征求意见，组织讨论，修改后形成文件。必须通过试验才能得出结论的内容，需通过试验验证，以保证标准的质量。

3. 审定、公布、实行 对拟定的护理质量标准进行审批，必须根据不同标准的类别通过相关部门审批通过后公布，在一定范围内实行。

4. 标准的修订 随着临床护理实践的不断发展，当标准不能适应新形势的要求、此时就应该对原有专科护理质量标准进行修订或废止，制定新的标准，以保证护理质量的不断提升。

总之，对于每个护理单元、每位护理工作者在进行护理实践时，都应有可以遵循的专科护理质量标准，遵循专科护理质量标准可在一定范围内获得护理工作的最佳秩序，提高医疗质量。专科护理质量标准是了解护理工作正常进行的重要手段，是护理服务质量的保证和促进因素，可有效促进护理业务技术水平的提高，有助于护理教学和科研工作的开展。建立系统的、科学的和先进的专科护理质量标准，有利于提高临床护理质量，保证患者安全。

思 考 题

1. PDCA 循环分为几个阶段和几个步骤？
2. PDCA 循环在护理管理中的实践意义是什么？
3. 品管圈的十大步骤有哪些？
4. 实施临床护理路径的意义是什么？

（李惠玲 眭文洁 薛 媛）

主要参考文献

安鸿章.2007.组织人力资源管理师（三级）.北京，中国劳动社会保障出版社.

安维，白静，赵炜.2011.管理学原理.北京：中国人民大学出版社.

本乐乐，张媛媛.2016.新护士长非权力性影响力在护理管理中的重要性.当代护士，11（a）：155-156.

曹荣桂.2004.医院管理学（中）.北京：人民卫生出版社.

曹荣桂.2011.医院管理学.2版.北京：人民卫生出版社.

柴世学，薛军霞，王正银.2013.护理管理学.北京：中国协和医科大学出版社.

常健.2008.现代领导科学.天津：天津大学出版社.

陈安民.2014.现代医院核心管理.北京：人民卫生出版社.

陈传明，周小虎.2012.管理学原理.北京：机械工业出版社.

陈春花，杨忠，曹洲涛，等.2016.组织行为学.3版.北京：机械工业出版社.

陈桂英.2014.构建磁性医院文化 提升护士职业满意度——访华中科技大学同济医学院附属同济医院护理部主任汪晖.中国护理管理，14（9）：906-908.

陈国海.2013.员工培训与开发.北京：清华大学出版社.

陈国海，马海刚.2016.人力资源管理学.北京：清华大学出版社.

陈锦秀.2012.护理管理学.北京：中国中医药出版社.

陈锦秀，刘彦慧.2013.护理管理学.湖南：湖南科学技术出版社.

陈丽芬.2011.员工培训管理.北京：电子工业出版社.

成翼娟.2012.从敬业到精业——华西护理创新管理.北京：人民卫生出版社.

成翼娟，冯先琼，宋锦平，等.2005.护理质量评价标准的研究.中国护理管理，5（4）：28-30.

崔金锐，陈英.2014.护理敏感性质量指标研究进展.护理学杂志，29（12）：88-91.

丁淑贞，姜平.2013.护士长手册.2版.北京：人民卫生出版社.

方桂珍.2008.在护理人员中推行品管圈活动的探讨.护理研究：下旬版，22（4）：1103-1104.

方振邦，徐东华.2014.战略性人力资源管理.2版.北京：中国人民大学出版社.

冯占春.2006.管理学基础.北京：人民卫生出版社.

冯占春，吕军.2013.管理学基础.2版.北京：人民卫生出版社.

付亚，许玉林.2003.绩效管理.上海：复旦大学出版社.

关永杰，宫玉花.2009.护理管理学.北京：中国中医药出版社.

官翠玲，李胜.2015.医药市场营销学.北京：中国中医药出版社.

侯小妮，刘华平.2008.医院护理质量评价指标体系的研究现状.中国护理管理，8（2）：38-40.

胡丹青.2017.基于电子病历的急性冠脉综合征患者主要不良心血管事件预测.浙江大学.

胡艳宁.2012.护理管理学.北京：人民卫生出版社.

胡艳宁.2016.护理管理学.2版.北京：人民卫生出版社.

户倩.2007.医院护理成本管理的现状与对策.全国肿瘤护理学术交流暨专题讲座会议论文汇编，135-136.

黄金月.2014.高级护理实践导论.2版.北京：人民卫生出版社.

加雷恩·琼斯，珍妮弗·乔治.2005.当代管理学.3版.郑凤田，赵淑芳，译.北京：人民邮电出版社.

姜安丽.2006.新编护理学基础.北京：人民卫生出版社.

姜玫.2015.优化护理流程在STEMI急诊PCI救治中的效能研究.山东大学.

姜小鹰.2001.护理管理学.上海：上海科学技术出版社.

姜小鹰.2011.护理管理理论与实践.北京：人民卫生出版社.

姜小鹰，吴欣娟.2015a.护理管理案例精粹.北京：人民卫生出版社.

姜小鹰，吴欣娟.2015b.护理管理者素质与能力修炼.北京：人民卫生出版社.

雷金荣.2012.管理学原理.北京：机械工业出版社.

李春会，李惠玲，邹叶芳，等.2014.健康信念模式教育结合PDCA循环在预防骨科患者下肢深静脉血栓中应用的效果评价.中国实用护理杂志，30（20）：30-34.

李继平.2012.护理管理学.3版.北京：人民卫生出版社.

李军文.2005.透视护士长的领导效能：实现价值提升.四川大学，6-7.

李利霞，李莉.2013.双人搭配互换法参与急救车管理提高低年资护士急救能力.护理实践与研究，10（3）：107-108.

李霞，贺娜，李小琴，等.2016.目标管理模式在静脉药物调配中心应用的效果.护理管理杂志，16（8）：601-602.

李晓惠. 2010. 医院护理风险管理理论与实践：附临床护理风险事件案例分析. 北京：科学出版社.

李晓雯，袁欣. 2006. 护理服务礼仪与沟通. 北京：人民军医出版社.

李元峰. 2011. 医疗质量评价体系与考核标准. 北京：人民卫生出版社.

林菊英. 2007. 医院管理学护理管理分册. 北京：人民卫生出版社.

林新奇. 2011. 绩效考核与绩效管理. 北京：对外经济贸易大学出版社.

刘峰. 2014. 领导科学与领导艺术. 北京：北京大学出版社.

刘刚. 2016. 管理学. 北京：中国人民大学出版社.

刘华平，李红. 2015. 护理管理案例精粹. 北京：人民卫生出版社.

刘化侠，辛霞. 2015. 护理管理学. 2 版. 南京：江苏科学技术出版社.

刘敏杰，张兰凤，叶赟，等. 2013. 结构-过程-结果模式在护理质量评价中的应用进展. 中华护理杂志，48（4）：371-373.

刘昕. 2015. 人力资源管理. 2 版. 北京：中国人民大学出版社.

刘兴倍. 2004. 管理学原理. 北京：清华大学出版社.

刘秀英. 2011. 绩效管理. 杭州：浙江大学出版社.

刘学英，黄丽华，邹翼霜，等. 2016. 转运核查单的编制及在院内危重患者转运中的应用. 中华护理杂志，51（12）：1469-1473.

刘义兰，赵光红. 2009. 护理法律与病人安全. 北京：人民卫生出版社.

刘毅. 2013. 组织行为学. 2 版. 北京：人民卫生出版社.

刘志坚. 2012. 管理学——原理与案例. 广州：华南理工大学出版社.

娄凤兰，陈海英，刘彦慧. 2009. 护理管理学. 北京：人民卫生出版社.

卢根娣，张晓萍. 2013. 护理岗位管理. 上海：第二军医大学出版社.

陆舞英，雍萱，刘培. 2015. 患者监督评价机制在手卫生管理中的应用效果分析. 护理管理杂志，15（09）：643-644.

罗珉. 2009. 管理学原理. 北京：科学出版社.

马军，卢生康，王旺. 2012. 管理学基础. 北京：北京理工大学出版社.

倪栋梅. 2012. "品管圈"活动在健康教育质量改进中的应用效果探讨. 护理实践与研究，9（1）：97-98.

潘爱芬. 2014. 应用头脑风暴法改进护理管理模式对护理质量的影响. 中华现代护理杂志，49（3）：340-341.

乔恩·L. 皮尔斯，约翰·W. 纽斯特罗姆. 2003. 领导者与领导过程. 北京：中国人民大学出版社.

瞿群臻，甘胜军. 2016. 组织行为学. 北京：清华大学出版社.

芮明杰. 2008. 管理学原理. 上海：格致出版社，上海人民出版社.

史宝欣. 2011. 人际沟通与护理实践. 北京：人民军医出版社.

史瑞芬. 2006. 护理人际学. 2 版. 北京：人民军医出版社.

斯蒂芬·P. 罗宾斯，蒂莫西·A. 贾奇. 2012. 组织行为学. 14 版. 孙健敏，李原，黄小勇，译. 北京：中国人民大学出版社.

苏保忠. 2014. 领导与文艺. 北京：清华大学出版社.

苏兰若. 2013. 护理管理学. 3 版. 北京：人民卫生出版社.

隋伟玉，魏丽丽，孙黎惠，等. 2014. 医院护理质量评价方法及指标体系的研究进展. 护士进修杂志，29（16）：1469-1471.

孙健. 2012. 理解领导者权力的构成. 紫光阁，（3）：75-76.

孙健敏. 2009. 人力资源管理. 北京：科学出版社.

孙军霞. 2007. 加强护理成本管理　促进医院健康发展. 全国第十一届手术室护理学术交流暨专题讲座会议论文汇编（下），654-655.

孙玲红，孙琦，龚有红，等. 2008. 我国临床护理路径的研究现状. 护理管理杂志，8（3）：24-25.

孙万瑶. 2016. 品管圈活动对提高手术室护理满意度及降低差错率的应用效果分析. 护士进修杂志，31（17）：1600-1603.

孙小娅，鲁慧. 2014. 护理管理与研究. 2 版. 南京：江苏教育出版社.

孙晓敏，丁雅英，汪虹，等. 2017. 住院患者护理风险评估预警监控传报系统的建立与应用效果评价. 中国护理管理，17（03）：378-382.

孙耀君. 1987. 西方管理思想史. 太原：山西人民出版社，392.

谭乐，宋合义，富萍萍. 2010. 西方领导者特质与领导效能研究综述与展望. 外国经济与管理，32（2）：38-44.

汪欢，喻姣花，冯闰，等. 2014. 临床护理质量评价研究进展. 护理研究，28（2）：390-391.

王斌. 2011. 人际沟通. 2 版. 北京：人民卫生出版社.

王海芳，眭文洁，毛莉芬. 2016. 护理质量评价体系与考核标准. 北京：清华大学出版社.

王惠珍. 2012. 护理管理学. 北京：中国协和医科大学出版社.

王璞. 2005. 新编人力资源管理咨询实务. 北京：中信出版社.

王小合，张萌. 2016. 管理学基础案例与实训教程. 杭州：浙江大学出版社.

魏杰. 2002. 中国不能不信人力资本. 观察与思考，（10）：40-42.

吴琼，戴武堂. 2016. 管理学. 武汉：武汉大学出版社.

吴欣娟. 2015. 护理管理工具与方法实用手册. 北京：人民卫生出版社.

吴欣娟，张俊华. 2013. 护士长必读. 北京：人民卫生出版社.

武广华，王羽，于宗河，等. 2010. 中国医院院长手册. 3 版. 北京：人民卫生出版社.

夏梅. 2008. 临床护理路径在护理实践中的应用及展望. 护理研究：中旬版，22（9）：2355-2356.

谢建飞，刘佳，刘立芳，等. 2016. 护理中断事件管理的实践与成效. 中华护理杂志，51（08）：951-955.

邢以辉. 2016. 管理学. 4 版. 杭州：浙江大学出版社.

徐国华，张德，赵平. 2009. 管理学. 北京：清华大学出版社.

徐双敏. 2012. 公共管理学. 北京：北京大学出版社.

许亚萍. 2011. 护理管理学. 南京：江苏科学技术出版社.

约翰·科特. 1997. 变革的力量：领导与管理的差异. 北京：华夏出版社.

么莉. 2016. 护理敏感质量指标实用手册. 北京：人民卫生出版社.

杨蓉. 2010. 人力资源管理. 3 版. 大连：东北财经大学出版社.

杨跃之. 2016. 管理学原理. 北京：人民邮电出版社.

杨忠等. 2013. 组织行为学：中国文化视角. 3 版. 南京：南京大学出版社.

殷翠. 2011. 护理管理与科研基础. 2 版. 北京：人民卫生出版社.

余剑珍. 2003. 护理管理学基础. 北京：科学出版社.

曾国华，庞玉兰，稽国平，等. 2014. 管理学：理论、应用和中国案例. 北京：经济管理出版社.

张景，杨光芹. 2010. 时间管理法在护理管理中的应用. 中国护理管理，10（11）：91-92.

张明军. 2015. 领导与执政：依法治国需要厘清的两个概念. 政治学研究，（5）：10-22.

张亚萍，张玉婷，孙荣瑾. 2012. 时间管理法在临床护理管理中的应用. 齐鲁护理杂志，18（18）：103-104.

张岩松，张建锋，徐文飞. 2016. 现代管理学案例教程. 2 版. 北京：北京交通大学出版社.

张振香，罗艳华. 2013. 护理管理学. 2 版. 北京：人民卫生出版社.

赵德伟，吴之明. 2014. 护理管理学. 2 版. 上海：同济大学出版社.

赵志泉，张永生. 2013. 薪酬管理. 郑州：河南大学出版社.

中国医院协会. 2011. 三级综合医院评审标准实施指标（2011 年版）. 北京：人民卫生出版社.

钟代曲，蒋晓江，许志强，等. 2017. 慢性失眠症患者网络管理平台的建立与应用效果研究. 中华护理杂志，52（06）：702-706.

众行管理资讯研发中心. 2003. 培训需求分析与培训评估. 广州：广东经济出版社.

周凤鸣，田文军. 2011. 医院管理学. 医院文化分册. 2 版. 北京：人民卫生出版社.

周健临. 2005. 管理学教程. 上海：上海财经大学出版社.

周如女，罗玲，周嬿，等. 2013. 应用 PDCA 循环管理提高护理满意度的效果. 解放军护理杂志，30（11）：48-51.

周三多. 2010. 管理学. 北京：高等教育出版社.

周三多. 2014. 管理学. 4 版. 北京：高等教育出版社.

周文成. 2010. 人力资源管理：技术与方法. 北京：北京大学出版社.

周文坤. 2013. 管理学. 上海：上海人民出版社.

朱春梅，王素珍. 2010. 护理管理学. 上海：第二军医大学出版社.

朱丹，周力. 2006. 手术室护理学. 北京：人民卫生出版社.

朱顺痣，王大寒，何亚男，等. 2015. 基于时间序列模型的医院门诊量分析与预测. 中国科学技术大学学报，45（10）：795-803.

朱振云，叶天惠，王颖，等. 2017. 护理专案行动降低儿科外周静脉留置针不规范使用率. 护理学杂志，32（03）：40-42.

左月燃. 2009. 护理安全. 北京：人民卫生出版社.

（法）H. 法约尔. 1982. 工业管理与一般管理. 周安华等，译. 北京：中国社会科学出版社.

（加）史蒂文 L. 麦克沙恩，（美）玛丽·安·冯·格里诺. 2012. 组织行为学. 5 版. 吴培冠，张璐斐，等译. 北京：机械工业出版社.

（美）埃德加·沙因. 2011. 组织文化与领导力. 3 版. 马红宇，王斌，译. 北京：中国人民大学出版社.

（美）丹尼尔·A. 雷恩，阿瑟·G. 贝德安. 2014. 管理思想史. 6 版. 孙健敏，黄小勇，李原，译. 北京：中国人民大学出版社.

（美）里奇·格里芬. 2007. 管理学. 8 版. 刘伟，译. 北京：中国市场出版社.

（美）理查德·L. 达夫特. 2005. 领导学：原理与实践. 2 版. 杨斌，译. 北京：机械工业出版社.

（美）理查德·L. 达夫特. 2012. 管理学. 9 版. 范海滨，译. 北京：清华大学出版社.

（美）理查德 L. 达夫特，多萝西·马西克. 2009. 管理学原理. 5 版. 高增安，马永红，李维余，译. 北京：机械工业出版社.

Antonakis J，Cianciolo AT，Sternberg RJ. 2004. Leadership：Past，present and future. Thousand Oaks，CA，London，NewDehli：Sage Publications，3-15.

Bessie LM，Carol JH. 2009. Leadership roles and management functions in nursing：Theory and application. 6th Ed. Philadelphia：Wolters Kluwer Health/Lippincott Williams & Wilkins.

Franklin A. 2009. Nursing leaderships responsibility for patient quality，safety and satisfaction. Current review and analysis. Nurse leader，6（1）：34-43.

Robert D，Buzzell，Frederick D，Wiersema. 1981. Successful share-building strategies. Harvard Business Review，1（2）：135-144.

Roberta Carroll. 2010. Risk management handbook for health care organization. 6th ed. American Society for Healthcare Risk Management，2.

附录 急性阑尾炎手术临床护理路径

日期	项目	护理内容
入院当天（手术当天）	评估	1. 一般评估：生命体征及心理状态等 2. 专科评估：转移性右下腹痛、右下腹固定压痛；实验室检查：白细胞升高；全身症状：发热。胃肠道症状：恶心、呕吐，食欲缺乏
	治疗	1. 准备术前备皮及各项术前准备 2. 按医嘱补充水电解质及能量 3. 按医嘱补充合理使用抗生素
	检查	1. 按医嘱予抽血检查：如 BRT+BG、凝血三项、急诊生化 2. 完善相关检查：送患者去做胸腹部透视、心电图、B 超
	药物	1. 按医嘱补充水电解质及能量 2. 按医嘱合理使用抗生素
	活动	1. 入院后卧床休息 2. 术后 6 小时后指导患者适当床上活动，以促进胃肠功能恢复
	饮食	通知患者禁食禁水
	护理	1. 帮助患者适应患者角色，熟悉住院环境 2. 做好患者心理护理，保持心情舒畅，积极配合治疗 3. 术后按医嘱予去枕平卧 6 小时，低流量吸氧 6 小时，予多功能心电监护，及时准确记录 4. 术后留置腹腔引流管及尿管者注意观察引流液的色、性状、量、保持引流管通畅，做好记录 5. 观察腹部伤口及尿量情况 6. 送检病理标本
	健康宣教	1. 主管护士介绍住院规章制度，发连心卡 2. 如有恶心、呕吐，嘱患者头偏一侧将呕吐物吐出 3. 嘱患者做深呼吸，并告诉患者伤口疼痛是暂时的，消除其顾虑必要时按医嘱使用止痛药 4. 禁食至肛门排气、排便（轻者视具体情况），先进全流食，无不适可进普通饮食 5. 保持伤口干燥 6. 指导患者在床上使用大、小便器，教会患者床上排尿方法。排尿不畅可使用几种诱导排尿方法，如热水袋敷腹部或按摩膀胱法，听流水声，指压三阴交穴或艾灸关元穴、气海穴等。精神状态好者 6 小时后可搀扶到厕所排尿。下床时嘱患者先慢慢侧卧，再坐起，再过渡到下床
第 2 天（术后第 1 天）	评估	1. 一般评估：观察术后生命体征的变化，如体温高于 38.5℃，按医嘱予冰敷等退热常规处理，低于 38.5℃可不用特殊处理，继续观察体温变化 2. 专科评估：腹胀、腹痛情况，二便情况等
	治疗	1. 电针双腿足三里穴 2. 伤口照灯
	检查	复查血常规及急诊生化
	活动	适当下床活动
	饮食	排气排便后先进全流，无不适可进普食
	护理	保持伤口干燥；如有渗液及时更换敷料
	健康宣教	保持大便通畅
	其余同前	

续表

日期	项目	护理内容
出院前一天	评估	1. 一般评估：观察术后生命体征的变化，如体温高于 38.5℃，按医嘱予冰敷等退热常规处理，低于 38.5℃可不用特殊处理，继续观察体温变化 2. 专科评估：腹胀、腹痛情况，二便情况等
	治疗	1. 电针双腿足三里穴 2. 伤口照灯
	检查	复查血常规及急诊生化
	药物	按医嘱定时、定量服药，中药宜温服
	活动	适当活动如慢步、打太极拳等
	饮食	适当多进食易消化饮食，指导患者养成三餐定时进食的习惯
	护理	保持伤口干洁，1 周内勿淋浴，如局部有红肿热痛或渗液及时就诊
	健康宣教	1. 注意保暖防外感 2. 保持心情舒畅
出院随访		出院后 1 周内随访一次，1 个月随访第二次，3 个月内随访第三次

中英文名词对照

B

编码　encoding
病种分类法　diagnosis-related group

C

参与型领导　participative leadership
参照权　referent authority
长期计划　long-term plan
成本　cost
成本管理　cost management
成本控制　cost control
成就型领导　achievement-oriented leadership
成就需要论　acquired need theory
成熟度　maturity
程序化决策　procedural decision making
持续性计划　standing plan
持续性与连贯性　continuity and consistency
创新　innovation

D

电子病历　electronic medical record
定量方法　quantitative approach
定量预测　quantitative forecasting
定性预测　qualitative forecasting
动力原理　kinetic principle
动态原理　dynamic principle
独裁型领导　autocratic leadership
短期计划　short-term plan

F

发挥　performing
法定权　legitimate authority
反馈　feedback
反馈控制　feedback control
反馈原理　feedback principle
放任型领导　laissez-faire leadership
非程序化决策　non-procedural decision making
非权力性影响力　non-authority power
风险承担　risk acceptance
风险管理　risk management

风险回避　risk avoidance
风险教育　risk education
风险取消　risk cancellation
风险相关的法律事项　risk related law
风险预防　risk prevention
风险转移　risk transference
封闭原理　closed principle
福利　welfare

G

甘特图　Gantt chart
个人权力　private authority
个人数字助理　personal digital assistant
根本原因分析　root cause analysis
工作成熟度　job maturity
公平理论　equity theory
沟通　communication
沟通过程　communication process
沟通障碍　communication barrier
关键绩效指标　key performance indicator，KPI
管理　management
管理方格理论　managerial grid theory
管理过程学派　management process school
管理绩效　management performance
管理绩效流程　management performance process
管理绩效评价　management performance evaluation
管理科学理论学派　management science theory school
管理效果　management effect
管理科学　science of management
管理者训练　manager training plan
管理职能　management functions
规范　norming
归因理论　attribution theory
过程型激励理论　motivation theory of process

H

护理安全　nursing safety
护理安全管理　nursing safety management
护理不良事件　nursing adverse events
护理成本　nursing cost

护理成本管理　nursing cost management
护理成本控制　nursing cost control
护理风险　nursing risk
护理风险管理　nursing risk management
护理工作团队　work team of nursing
护理管理　nursing management
护理管理绩效　nursing management performance
护理团队工作调查问卷　nursing teamwork survey
护理文化　nursing culture
护理信息系统　nursing information system
护理组织工作　nursing organization management

J

基本假设　basic assumption
激励　motivation
计划　plan
绩效　performance
绩效管理　performance management
绩效评价　performance appraisal
绩效评价法　performance assessing methods
价值观　values
间接成本　indirect cost
奖赏权　reward authority
角色　role
解码　decoding
经验主义管理学派　empirical management school
具体性　specific
决策　decision making
决策理论学派　decision theory school

K

开发　development
科学管理　scientific management
科学管理理论　scientific management theory
可衡量性　measurable
可接受性　acceptable
可依赖性　credibility
控制　control
跨文化团队　intercultural team

L

临床信息系统　clinical information system
领导　leadership
领导风格理论　average loodeship style，ALS
领导理论　theory of leadership
领导生命周期理论　life cycle theory of leadership theory

领导效能　leadership efficiency
领导艺术　leadership arts
领导者　leader
路径-目标理论　path-goal theory

M

梅耶斯-布里格斯人格类型测试　Myers-Briggs type indicator，MBTI
魅力型领导理论　charismatic leadership theory
面试　interview
民主型领导　democratic leadership
敏感性训练法　densitivity training
明确性　clarity
命令团队　command teams
目标　objective
目标管理　management by objectives

N

内部招募　internal recruitment
内容　content
内容型激励理论　content motivation theory
能级原理　principle of grading energy

P

培训　training
培训管理　training management
培训与发展　training and development
平衡计分卡　balance score card，BSC

Q

期望理论　expectancy theory
前馈控制　feedforward control
强化理论　reinforcement theory
强制权　coercive authority
情境领导理论　situational leadership theory
权变管理理论　contingence theory of management
权变理论学派　contingency theory school
权变模式　contingency model
权力性影响力　authority power

R

人本原理　principle of humanism
人际关系　human relations
人力资本　human capital
人力资源　human resources
人力资源供给预测　labor supply forecast
人力资源管理　human resources management

人力资源规划　human resources planning
人力资源需求预测　labor demand forecast
人事管理　personnel management
人员培训　personnel training

S

社会系统学派　social system school
胜任力　competency
时间管理　time management
时间序列法　time series method
授权　delegation
双因素理论　two factors theory

T

探索　exploring
调整或解散　adjusting or adjourning
团队　team
团队合作态度调查问卷　team-work attitudes questionnaire

W

外部招募　external recruitment
委员会　committee

X

行为科学理论　behavior science theory
行政组织理论　theories of bureaucracy
系统管理理论学派　system management theory school
系统原理　principle of system
现场控制　concurrent control
现实可行性　realistic
项目团队　project team
校园招募　campus recruitment
效度　validity
效益原理　principle of benefit
心理成熟度　psychology maturity
薪酬　compensation
薪酬水平　compensation level
薪酬体系　compensation system
信度　reliability
信息共享　information sharing
信息管理　information management
虚拟团队　virtual team
需求层次论　hierarchy of needs theory

Y

亚文化　subcultures
一般管理理论　general management theory
一般行政管理理论　general administrative theory
一次性计划　single-use plan
医院管理信息系统　hospital management information system
医院信息平台　hospital information platform
因果预测法　causal forecasting method
影响力　power
有效的沟通　effective communication
预测　forecast
员工激励　employee advocate
员工开发　employee development

Z

战略伙伴　strategic partner
战略计划　strategic plan
战略性人力资源管理　strategic human resources management
战术计划　tactical plan
甄选　selection
整分合原理　whole-divide-compound principle
支持型领导　supportive leadership
直接成本　direct cost
职业生涯规划　career planning
指导型领导　directive leadership
指导性计划　directional plan
指令性计划　mandatory plan
质量　quality
质量保证　quality assurance
质量策划　quality planning
质量方针　quality policy
质量改进　quality improvement
质量控制　quality control
质量体系　quality system
中期计划　middle-term plans
主文化　dominant culture
专长权　expert authority
组合　forming
组织　organization
组织变革　organization change
组织文化　organizational culture
作业计划　operational plan